微创脊柱外科
病例荟萃

第2辑

Minimally Invasive Spine Surgery
Cases with Expert Commentary
The Second Series

邱贵兴　周　跃 ◎ 名誉主编

张西峰　张亚宁 ◎ 编　著

科学技术文献出版社
SCIENTIFIC AND TECHNICAL DOCUMENTATION PRESS
·北京·

图书在版编目（CIP）数据

微创脊柱外科病例荟萃. 第2辑 = Minimally Invasive Spine Surgery Cases with Expert Commentary The Second Series/张西峰，张亚宁编著. —北京：科学技术文献出版社，2023.6
  ISBN 978-7-5189-9840-1

Ⅰ. ①微… Ⅱ. ①张… ②张… Ⅲ. ①脊柱病—显微外科手术—病案—汇编 Ⅳ. ① R681.5

中国版本图书馆 CIP 数据核字（2022）第 226270 号

微创脊柱外科病例荟萃（第 2 辑）

策划编辑：蔡　霞　　　责任编辑：吴　微　　　责任校对：张吲哚　　　责任出版：张志平

出　版　者	科学技术文献出版社
地　　　址	北京市复兴路 15 号　邮编　100038
编　务　部	（010）58882938，58882087（传真）
发　行　部	（010）58882868，58882870（传真）
邮　购　部	（010）58882873
官 方 网 址	www.stdp.com.cn
发　行　者	科学技术文献出版社发行　全国各地新华书店经销
印　刷　者	北京地大彩印有限公司
版　　　次	2023 年 6 月第 1 版　2023 年 6 月第 1 次印刷
开　　　本	889×1194　1/16
字　　　数	635 千
印　　　张	25.75
书　　　号	ISBN 978-7-5189-9840-1
定　　　价	398.00 元

版权所有　违法必究

购买本社图书，凡字迹不清、缺页、倒页、脱页者，本社发行部负责调换

编 委 会

名誉主编　邱贵兴　周　跃

主　　编　张西峰　张亚宁

副主编　闫宇邱　杜建伟　赵　昱　薛　超

秘　　书　侯黎升　刘彦康　徐建彪

编　　者（排序不分先后）

Kwan Su Song	Jin Sung Kim	步荣强
丛　强　杜明奎	杜世新　邓小磊	丁　宇
范海涛　关家文	顾苏熙　高天阳	黄　鹏
侯晓华　霍志才	姜红振　孔清泉	李大刚
李　宁　李凝道	李树文　李天清	李子超
林芳轲　林光勋	刘　渤　刘　倩	卢公标
卢正操　马　斌	马宏伟　庞旭晖	秦聪聪
荣雪芹　单祥恒	唐翔宇　田　浩	田心毅
王　东　王晓鹏	王新刚　王永峰	卫建民
吴方前　谢　宁	薛　超　杨　波	杨　进
杨　军　杨　群	银和平　虞攀峰	袁　恒
袁华锋　曾清泉	占恭豪　张德辉	张嘉靖
张建军　张　锴	张雷鸣　张　琳	张　鹏
张晓明　张智发	张志伟　朱　博	朱何涛
朱卉敏　朱　凯	朱泽兴　苏江平	王宇飞
张青山　孙光伟		

名誉主编简介

就职于北京协和医院。国际矫形与创伤外科学会（SICOT）中国部主席，白求恩公益基金会理事长，骨骼畸形遗传学研究北京市重点实验室主任，国际华人脊柱学会主席，中国医学装备协会骨科耗材与增材制造分会主任委员，北京医师协会常务理事及骨科分会会长等。《中华骨与关节外科杂志》《中华关节外科杂志（电子版）》主编。

长期从事骨科医教研工作，首次在国际上提出特发性脊柱侧凸的中国分型——PUMC（协和）分型。该方法在国际脊柱外科权威杂志 Spine 上发表，引起世界范围内的广泛关注，使我国的脊柱侧凸治疗跨入国际先进水平行列。并在国际上首次发现了先天性脊柱侧凸患者最重要的致病基因（TBX6），发表于世界顶级医学刊物 The New England Journal of Medicine，为先天性脊柱侧凸遗传咨询、早期诊断及早期干预提供了理论依据。

研究课题涵盖我国转化医学发展战略、退行性疾病中长期发展战略、慢性脊柱退行性疾病、畸形的早期干预及规范化诊疗、脊柱畸形致病基因等。获得授权发明专利3项、实用新型专利9项，并研制出自主知识产权的通用型脊柱内固定系统（GSS）。

主编《骨科手术学》等40余部著作，在国内外发表论文、评述600余篇。积极倡导开展骨科诊疗规范化工作，制订了骨科领域的诊疗指南、加速康复系列专家共识及骨科技术操作规范等。

先后荣获国家科学技术进步奖二等奖（2项）和三等奖、教育部自然科学奖一等奖、北京市科学技术奖二等奖、中华医学科技奖二等奖、中国生物材料学会科学技术奖二等奖等。

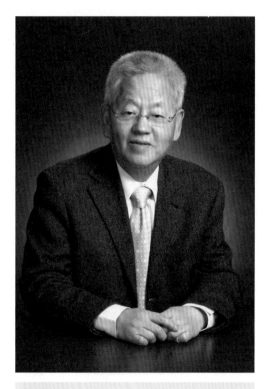

邱贵兴
中国工程院院士、主任医师、教授、博士研究生导师

名誉主编简介

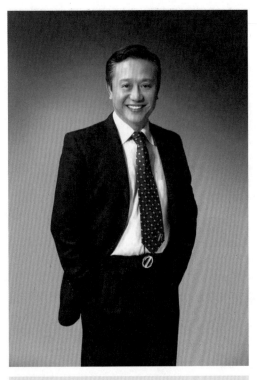

周 跃
主任医师、教授、硕士研究生导师

陆军军医大学第二附属医院骨科主任。现任国际微创脊柱外科学会候任主席，国际脊柱功能重建学会中国分会常务委员，中华医学会骨科学分会常务委员，中国医师协会骨科医师分会常务委员，中国医师协会内镜医师分会常务委员，中国康复医学会脊柱脊髓专业委员会常务委员，全军骨科专业委员会常务委员，重庆市医学会骨科学分会主任委员，中华医学会骨科学分会微创学组副主任委员，中国康复医学会脊柱脊髓专业委员会微创脊柱学组副主任委员，全军骨科专业委员会脊柱学组副组长，中国人民解放军医学科学技术委员会骨科学专业委员会脊柱外科分会副主任委员，中华医学会骨科学分会基础学组委员，中华医学会骨科学分会脊柱学组委员，世界华裔骨科学会财务总长，亚太微创脊柱外科学会委员，国际矫形与创伤外科学会（SICOT）中国部微创骨科专业委员会委员，中国中西医结合学会骨伤科专业委员会委员。

先后赴英国格拉斯哥矫形外科中心、奥地利因斯布鲁克大学医学院创伤外科中心、法国巴黎大学第三医学院脊柱外科中心、法国里昂大学神经外科医院中心、美国加利福尼亚大学医学院洛杉矶分校微创脊柱外科中心进修学习。

擅长脊柱脊髓疾病与损伤的应用基础研究和临床治疗，特别是微创脊柱外科技术。在国内外率先开展内镜下颈椎、胸椎、腰椎的外科手术，取得了非常好的临床效果。在脊柱和脊髓损伤的临床诊治和应用基础研究、脊柱侧弯矫形手术、以及脊柱创伤、脊柱退行性变和脊柱肿瘤手术治疗，尤其是微创脊柱外科等领域居国内先进水平。

主编简介

原中国人民解放军总医院骨科医院脊柱外科主任医师，白求恩公益基金会微创脊柱专业委员会主任委员，世界微创医学会 WMIMA-CHINA 脊柱内镜椎间融合联盟主席，中国医疗保健国际交流促进会骨科疾病防治专业委员会脊柱内镜学组副主任委员，中国医师协会内镜医师分会脊柱内镜专业委员会副主任委员，国际矫形与创伤外科学会（SICOT）中国部微创骨科专业委员会副主任委员，中国中西医结合学会骨科微创专业委员会脊柱内镜学组副主任委员，中国医师协会内镜医师分会常务委员，中国康复医学会脊柱脊髓专业委员会脊柱结核学组委员，中华医学会骨科学分会微创脊柱外科学组委员，中国康复医学会脊柱脊髓专业委员会微创脊柱学组委员，中国医师协会疼痛科医师分会脊柱疼痛专业委员会委员，全军骨科专业委员会脊柱外科分会委员，中国医师协会疼痛科医师分会脊柱疼痛微创工作组副组长，中国人民解放军医学科学技术委员会骨科专业委员会微创学组副组长，北京医学会骨科学分会微创学组副组长。

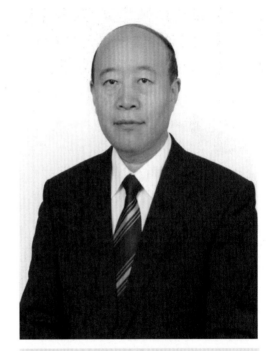

张西峰
主任医师、教授、硕士研究生导师

先后赴加拿大麦吉尔大学脊柱外科、美国德克萨斯苏格兰儿童医院、美国亚利桑那州凤凰城脊柱研究院、美国加利福尼亚大学医学院洛杉矶分校微创脊柱外科中心、美国克利夫兰医学中心脊柱外科、德国慕尼黑大学脊柱外科、韩国我立德医院、美国明尼苏达州双城脊柱中心、美国波士顿大学医疗中心、德国圣安娜医院学习和交流。

1998 年开始涉足脊柱疾病的微创治疗，2002 年开展脊柱结核的微创手术治疗，2003 年开始不遗余力引进并推广脊柱内镜技术，促进了国内各种脊柱微创技术的发展，并为多项微创脊柱外科术式的创新贡献了力量，是我国微创脊柱外科的开拓者之一。为脊柱内镜和微创脊柱外科在国内的发展与脊柱结核的微创治疗做出了突出贡献。已在国内外主流期刊上发表论文 50 余篇。多次参加国际和国内会议，担任微创脊柱外科培训班教员，并组织专门的微创脊柱外科培训班推广微创脊柱外科技术，培养微创脊柱外科医师。

擅长脊柱疑难疾病的鉴别诊断，以及脊柱退行性疾病、脊柱骨折、脊柱感染性疾病、脊柱畸形、脊柱肿瘤的微创治疗。

主编简介

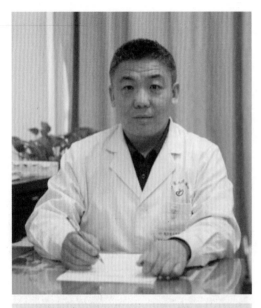

张亚宁

主任医师、临汾市医学会脊柱微创中心主任

主任医师，现任临汾市人民医院骨科主任兼脊柱病区主任，临汾市医学会脊柱微创中心主任。目前，主要从事脊柱相关疾病的诊疗和研究，尤其擅长颈椎病、寰枢椎不稳、复杂上颈椎骨折脱位、胸椎后纵韧带或黄韧带骨化症、腰椎间盘突出、脊柱感染和畸形等疾病的手术治疗，相继开展了经皮椎间孔镜技术、闭合复位经皮空心钉内固定术、3D 打印技术、MIS-TLIF、OLIF、ELIF、PPECD 等新技术项目。被授予"山西省优秀医师"、临汾市"百名好医生"、"临汾最美科技工作者"等称号，获得了临汾市科技进步奖二等奖、医师创新奖一等奖、医院"技术创新优秀专家"等荣誉。多次应邀在国家级、省级学术会议上进行学术交流，主持省部级科研项目 5 项。以通讯作者身份发表论文多篇，其中有 8 篇被 SCI 收录，有 10 余篇被中文核心期刊收录，参编著作 1 部。

现为中华中医药学会脊柱微创专家委员会常务委员、中国人体健康科技促进会神经脊柱和疼痛专业委员会常务委员、中华医学会结核病学分会第十七届委员会专业委员会委员、中国研究型医院学会脊柱外科专业委员会胸腰椎学组椎间盘修复与重建工作委员会委员、中国研究型医院学会脊柱外科专业委员会脊柱畸形学组委员、中国老年学和老年医学学会骨质疏松分会骨内科专家委员会山西省骨内科学组委员、世界微创医学会椎间融合联盟中国分会常务理事、晋陕豫骨科联盟理事长、白求恩公益基金会微创脊柱专家委员会常务委员、山西省专家学者协会医学分会骨科分会副主任委员、山西省医师协会骨科医师分会脊柱微创外科专业委员会常务委员、山西省医师协会微创脊柱学组第二届委员会常务委员、中华医学会山西分会第十届骨科委员会委员、山西省中西医结合学会骨伤科专业委员会脊柱学组委员、山西省康复医学会脊柱脊髓专业委员会委员、黄河金三角区域骨科协会常务委员、临汾市医学会脊柱微创学组专业委员会主任委员、临汾市医学会骨科分会主任委员。

　　1993 年毕业于第四军医大学（现更名为空军军医大学），2004 年毕业于中国人民解放军军事医学科学院，医学硕士，副主任医师。原中国人民解放军总医院第八医学中心骨科副主任医师。张西峰微创脊柱诊疗团队高年资主任医师，简式技术高年资临床指导专家。

　　现任白求恩公益基金会微创脊柱专业委员会委员，国际矫形与创伤外科学会（SICOT）中国部微创骨科专业委员会委员，世界微创医学会脊柱内镜椎间融合联盟常务委员，中华中医药学会脊柱微创专家委员会委员，中华中医药学会疼痛学分会委员，中华中医药学会亚健康分会委员，世界疼痛医师协会中国分会青年委员。

　　师承我国著名微创脊柱外科专家张西峰教授，已累计完成各种微创手术 6000 余例，其中脊柱内镜手术 3000 余例，在患者群中有良好的口碑。持有国家专利 2 项。发表论文 10 余篇，其中 1 篇被 SCI 收录。参与编写《脊柱微创解剖学》《微创脊柱外科病例荟萃》。

　　具有丰富的临床经验，擅长颈椎病、颈椎管狭窄、胸椎间盘突出、胸椎管狭窄、腰椎间盘突出、腰椎管狭窄、椎体占位、椎体结核、退行性骨性关节炎、骨质疏松等疾病的诊断及微创治疗，尤其擅长微创脊柱内镜（经皮脊柱内镜下腰椎间盘摘除术即 PELD）治疗椎间盘突出、椎管狭窄和椎体骨折微创椎体成形术。

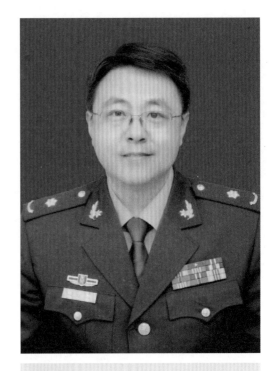

闫宇邱
副主任医师、硕士研究生

副主编简介

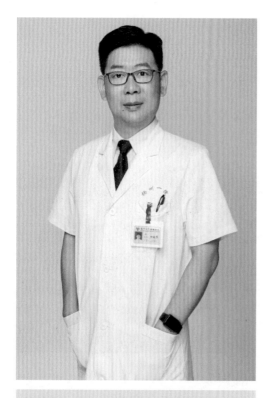

杜建伟
扬州大学附属医院骨科副主任、医学博士

扬州大学附属医院（扬州市第一人民医院）骨科副主任。

世界微创医学会内镜微创融合学组理事，国际矫形与创伤外科学会（SICOT）中国部微创骨科专业委员会委员，中华医学会骨科学分会微创学组委员，中国研究型医院学会脊柱外科专业委员会青年委员，中国康复医学会骨质疏松预防与康复专业委员会委员，中华中医药学会脊柱微创专家组青年委员，中华中医药学会脊柱微创专业委员会副秘书长、常务委员，江苏省医学会骨科学分会委员，江苏省医学会骨科学分会创新与转化学组委员，江苏省医学会骨科学分会脊柱学组委员，江苏康复医学会修复重建外科专业委员会委员，江苏省中西医结合学会骨伤科专业委员会委员，扬州市医学会骨科学专业委员会委员。

2013—2016年在中国人民解放军总医院骨科攻读博士学位，师从张永刚、王岩教授。2014年，跟随我国脊柱微创外科开拓者之一——张西峰教授系统学习经皮脊柱内镜技术，并成为张西峰微创脊柱中心核心成员。2017年，于美国亚利桑那州微创脊柱外科中心做访问学者，师从杨氏内镜发明人 Anthony T. Yeung 教授。

专业方向为脊柱外科，主攻微创脊柱外科，擅长脊柱退行性疾病、脊柱创伤、脊柱感染的微创治疗。

副主编简介

骨科主任医师，就职于山西医科大学附属临汾医院脊柱外科。白求恩公益基金会微创脊柱专业委员会委员，中华中医药学会脊柱微创专家委员会委员，山西省专家学者协会医学分会委员，山西省医师协会骨科医师分会脊柱微创外科专业委员会委员。

发表被SCI收录的期刊及核心期刊论文多篇，主持和参与科研项目多项并获奖励。专业特长为脊柱外科疾患的诊治。擅长于脊柱内镜微创手术，以及颈椎病、椎间盘突出、椎管狭窄、骨质疏松、脊柱损伤及脊髓损伤等方面的诊断治疗。

2009—2010年在西京医院脊柱外科及创伤骨科进行系统学习，返回本岗位后，主要从事脊柱外科相关疾患及损伤的手术治疗工作。2016年开始受教于国内脊柱内镜领域开拓者张西峰教授进行微创脊柱外科的学习训练，沿循微创与开放手术相辅的道路工作，参与脊柱内镜手术2000余台。

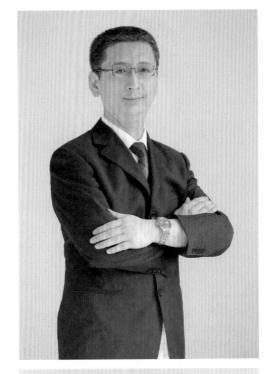

赵　昱
山西医科大学附属临汾医院脊柱外科、骨科主任医师

副主编简介

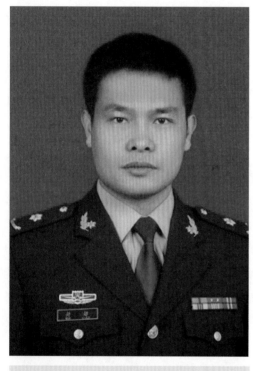

薛 超
副主任医师、副教授、博士后

就职于中国人民解放军总医院第一医学中心骨科。

本科毕业于第三军医大学，曾在陆军军医大学第二附属医院受教于周跃教授。2008年至今在中国人民解放军总医院学习，师从著名骨科专家王岩教授。2008年开始跟随张西峰教授、毛克亚教授学习脊柱微创技术，后随肖嵩华、陆宁主任学习脊柱肿瘤en-bloc手术。参与脊柱退变手术3000余台，脊柱肿瘤相关手术1000余台。学习经历了从微创到开放手术，再到微创的过程。

作为第一负责人获得医院部队及国家多项科研项目支持，包括中国人民解放军总医院苗圃基金、中国博士后科学基金面上资助项目、中国博士后科学基金特别资助项目各一项。作为主要参与人参与王岩教授军队"十二五"重大项目"战创伤四肢开放性损伤急救和修复技术及器材研究"，作为课题负责人负责军委后勤新上重大项目"战创伤救治策略"子课题研究。工作及学习期间发表多篇被SCI收录的论文。1篇发表于骨科临床专业影响因子最高的 *American Journal of Sports Medicine*（IF = 6.057）杂志。2017年被评为北京市科技新星。

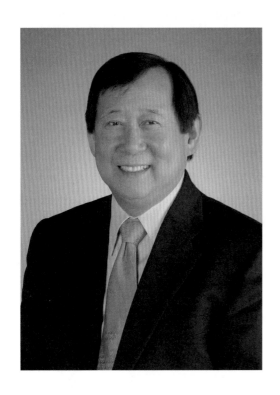

Endoscopic spine surgery is the least invasive and most versatile technique for surgical decompression, ablation, and irrigation of symptomatic conditions of the spine, especially in the lumbar spine. With surgical treatment, the technical aspects may have great variability that depends on a critical surgeon factor where each surgeon will have a different set of skills, augmented by their surgical volume, technical skills, and experience, "the surgeon factor".

The translaminar technique is initiated by Jean Destandeau in Bordeau, France, and the modern transforaminal approach is credited to Kambin and Hijikata. For experienced endoscopic surgeons, however, with training and experience in both translaminar and transforaminal approaches, as much as 80% ~ 90% of all painful degenerative conditions can be treated partially or fully with the endoscope. Since then, the development of endoscopic approaches have blossomed by other endoscopic pioneers adopting endoscopic spine surgery from all countries. They have evolved and advanced endoscopic spine surgery to encompass the full spectrum of approaches, from traditional translaminar approaches to foraminal, direct lateral, oblique posterolateral or anterior lateral or direct anterior. Xifeng Zhang is the innovative leader in China, adopting multiple approaches, and actually performing and teaching a full spectrum of endoscopic spine surgery. The technique is facilitated by the use of tubular retractors and endoscopic visualization.

All spinal conditions can eventually be treated with endoscopic visualization, using the endoscope to visualize areas of the spine with serial or indirect dilation as the technique evolves and surgical expertise expands. It will be an alternative to traditional open spine surgery.

Operating under local anaesthesia is the most efficacious, but perhaps more difficult when using the less familiar approaches such as the transforaminal approach. This enhances and facilitates the safety and efficacy of the endoscopic platform because patients can provide oral feedback to the surgeon during the surgical procedure, providing clinical correlation of the patho-anatomy of pain with pain and its pathophysiology.

Current traditional imaging techniques do not explain all causes of pain in patients seeking treatment that can be explained by decompression under local anaesthesia with the patient awake.

When we treat common low back pain, why some patients develop debilitating pain or are unable to accept and tolerate common low back pain is still not completely understood, as pain is multi-factorial and may be affected by individual pain tolerance, especially fellowshipped. Nevertheless, physicians of all backgrounds, from primary care, to non-surgical and surgical specialties all offer medical advice from their own narrow perspectives as practioners of spine care. Patients with disc degeneration, even in asymptomatic patients have a high risk of eventually developing low back pain, according to a prospective study assessment in Southern Chinese by the University of Hong Kong.

Endoscopic spine surgery, while best performed by surgically trained providers, are enthusiastically embraced by all who participate in spine care. Endoscopic surgery is very safe, and effective. Surgeons will have different skills that take time to develop. Validation by "evidence-based medicine" using traditional Cochrane Criteria is not always needed. With endoscopic visualization of the pain generators, a new "disruptive" concept may have to be accepted in the surgical literature.

This is not, however, a "see one, do one, teach one procedure". It takes years of training, and/or experience and diligence to become good and competent. We all need to be aware of each other's contributions as a multi-disciplinary team, with mentorship by experienced endoscopic surgeons. General traditional, and even fellowshipped trained spine surgeons who do not or may not support this subspecialty should not be enticed to adopt this technique, but instead welcomed to learn and participate only after they ask and want to be involved, but also be willing to learn from the experienced endoscopic pioneers who are leading the way.

By focusing on the patho-anatomic source of pain through endoscopic visualization, surgical pain management using endoscopic surgery philosophy and technique will move this subspecialty to mainstream medicine. Pain is better understood with in vivo visualization and probing of the pain generators using endoscopic transforaminal access, rather than just relying on inexact symptom diagrams. With endoscopic image correlation of the patho-anatomy of imaging studies, a new form of evidence-based medicine should be adopted. New instrumentation, techniques, specially configured endoscopes all facilitate effective surgical treatment of the pain generator, including visualization of the disc cavity and the ability to add intradiscal therapy.

When a surgeon combines interventional techniques with endoscopic visualization, additional effective steps in the treatment algorithm are available. Image abnormalities, or lack of imaging confirmation, however, may not explain the pain and disability experienced by each individual patient. Images do not always show variations in nerve supply and patho-anatomy, nor do they quantify the pain experienced by each individual patient, so correlation of diagnostic and therapeutic injections may be needed. The patient's pain complaints with respect to their response to these tests will require clinical acumen known historically as the "art of medicine". The ability to deliver results will depend on clinical acumen as well as surgical skill.

There is really no limit to the application of endoscopic spine surgery in the treatment of the spine from aging to deformity, to neoplasm and trauma. Traditional techniques and innovations for deformity and instability is one direction, but many of these conditions can be treated effectively and earlier with the advancement and evolution of endoscopic spine surgery.

This book edited by Xifeng Zhang will provide information through case reports, and specialized case examples and validated by imaging and discussion of results that will help propel and advance the field of minimally invasive spine surgery. I congratulate him for this very comprehensive book.

Anthony T. Yeung, M.D.

Clinical Professor, University of New Mexico School of Medicine

Albuquerque, New Mexico

Executive director Endoscopicspinetherapy. org

Phoenix, Arizona

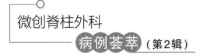

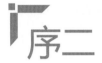

序二

　　脊柱外科是骨科领域的重点学科，涵盖面广，解剖复杂。在脊柱外科快速发展的过程中，传统的脊柱开放手术治疗各类脊柱病变虽然取得了良好的临床效果，然而存在切口大、创伤重、围术期并发症多等缺点。加速康复这一外科理念的提出，使微创外科成为外科发展的努力方向。

　　任何一项新技术都有其自身发展规律，都有一个逐步完善的过程。微创外科要求切口小、组织损伤少，对技术的要求更高。所以，必须严格把握手术适应证和禁忌证。由于微创手术学习曲线长，微创外科医师需要经过严格的技术培训，在熟练掌握开放手术的基础上，才能熟悉微创手术的局部解剖和操作技巧，避免各类不应有的并发症，真正通过微创为患者解决痛苦。

　　《微创脊柱外科病例荟萃（第2辑）》是以张西峰教授为代表的团队多年临床经验的进一步总结。他们在《微创脊柱外科病例荟萃》的基础上，丰富了病例的种类，并辅以新技术、新手段解决了在微创外科中遇见的一系列问题，以及通过大量实践，不断积累和总结经验教训，使微创手术技术操作越来越规范，越来越精准。其应用范围从最初的脊柱退行性病变，到脊柱感染、脊柱骨折、脊柱肿瘤甚至成人脊柱畸形，不断拓展，几乎涵盖了脊柱外科的各个领域。

　　张西峰博士师从中国微创外科的创始人之一——朱盛修教授，有良好的显微外科功底。在工作中，他以刻苦钻研的精神，不断创新，带领中国人民解放军总医院脊柱外科快速发展。这本《微创脊柱外科病例荟萃（第2辑）》既是他们工作的总结，也是他们突破自我、不断创新的成果。

　　感谢各位作者为我国微创脊柱外科事业发展倾注的心血。这本内容翔实、贴近临床实践的病例荟萃，一定能为更多微创脊柱外科同道在临床实践中提供参考和帮助。希望各位同道在实践中不断总结经验，共同推进微创脊柱外科的健康发展，更好地为患者服务。

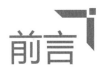
前言

　　数十年来，脊柱微创治疗技术如雨后春笋般在国内外蓬勃发展并日趋成熟，现已成为脊柱外科的重要治疗手段之一。虽然脊柱微创治疗技术与开放内固定脊柱外科技术几乎同时起步，但进步稍慢，近来随着微创治疗经验的积累与技术的创新，发展步伐加快。由于没有实战经验总结方面的书籍供大家参考，广大医师对微创脊柱能做什么、怎样做、要做到什么程度等仍存在困惑。我们整合大量的临床病例，编写了一本全面、直观、实用的介绍脊柱微创治疗技术经验的书籍，希望对喜欢微创脊柱外科技术的医师和医学生有帮助。

　　本人自1998年跟随刘玉杰教授学习，涉足脊柱微创治疗领域已经有20余个年头了。2003年跟随脊柱微创治疗技术的泰斗、脊柱内镜的发明人Anthony T. Yeung（杨桐）教授学习也已过去20个年头，随着对微创脊柱技术认识的深入，在继承"Yeung氏技术"的基础上探索出了一套符合国人思维理念和风格的"简式技术"和理念。脊柱内镜是治疗脊柱疾病的工具，每个人在使用这件工具治疗脊柱疾病的时候，都会经历不同的过程并产生不同的效果。我们愿意和大家分享我们的心得与体会，帮助更多初学者更好地掌握这项技术。

　　本书以"脊柱疾病个体化的微创治疗"为核心理念，以一个个具体的临床病例为基本单元，每个病例均配以完整的病史、查体、术前术后X线片、CT、MRI、微创手术治疗方案及术中操作图片，最后附以术后疗效分析及作者术后小结，使读者在对每个病例的学习中都有点滴收获，最终整体水平有所提高。与其他脊柱外科专著相比，本书具有直观、实用、贴近临床的特点，使读者在每个具体临床病例的学习中完成从理论到实践，再从实践回归理论的过程，将作者的经验总结转化为自己的临床经验。本书不是教科书式的指教，而是不同思维方法的引导。这是一本以微创思维为导向，结合临床实践，进一步指导临床工作的书。这是一本解答问题的书，更是提出问题的书。在这些病例中，我们尽量展示出探索过程中出现了哪些不足，希望阅读这本书后的读者能避开前人遇到的陷阱，更好地为患者服务。

　　本书邀请了部分国内脊柱外科领域专家，特别是从事微创脊柱外科工作的专家，展示各自的经典病例和精彩病例，展示各自的特色技术，最终形成了《微创脊柱外科病例荟萃（第2辑）》。希望本书不但是一本教知识的书，更是一本讨论临床思维、增强临床能力的书。

　　本书的撰写得到了美国新墨西哥州大学医学院Anthony T. Yeung教授的大力支持。Yeung教授是YESS技术的发明人，多年来一直不遗余力地支持中国微创脊柱外科的发展。"吃水不忘挖井人"，所有中国的微创脊柱外科医师都不会忘记Anthony T. Yeung教授及他对我国微创脊柱外科事业做出的巨大贡献。

　　感谢我们成长过程中所有的带教老师，感谢我们所有的同事，正是他们的鼓励、支持和无私奉献，才使微创技术在脊柱外科领域生根、发芽，不断壮大。感谢对脊柱内镜技术感兴趣的后来者，正是他们的存在，才使微创脊柱外科技术得以在中国蓬勃发展。还要感谢我们亲爱的患者，正是他们的信任、支持，让我们在这个领域，从无知到有知，从有所知到精通。

此次出版的《微创脊柱外科病例荟萃（第2辑）》是对《微创脊柱外科病例荟萃》的更新。伴随着时代的发展，临床技术的更新与迭代，以及新器械的应用使得临床医师在处理相同适应证的能力更加精进。而保持不忘初心的砥砺前行及对医学的敬畏式探索，才有了此书病例的不断更新。

许多跟随我学习的学生承担了病例的整理和校对工作。在此对他们高质量的工作表示衷心感谢，同时衷心感谢科学技术文献出版社在本书的编辑、出版过程中给予的大力支持，衷心感谢为本书的出版提供各种帮助的朋友们。本书在编撰过程中难免有一些不当之处，恳请大家批评指正。

目录

总　论

第一节　脊柱微创手术的原则和相关理念

脊柱微创手术是治疗脊柱疾病的一种新的趋势，具有创伤小、风险低、围手术期短及康复快的特点。作为一种外科手术，其同样须遵循外科手术治疗的原则。笔者通过多年脊柱微创手术的临床实践经验，提出脊柱微创治疗的两个原则和五个理念，作为临床工作的准则。

一、脊柱微创手术的两个原则

（一）手术熟练原则

医师是外科疾病治疗的决策参与者和治疗实施者，外科医师治疗技术水平的高低直接决定着手术的治疗效果。外科医师的技术水平包括理论知识水平和操作技能水平。从整体上说，新技术代表了更好的疗效、更短的疗程及更快地康复。外科手术是医师复杂的脑力与体力劳动的结合。每种新技术都需要学习和掌握的过程，我国地域广阔，医院级别差异较大，医师个人的能力、接受新技术的程度也不尽相同。从患者的角度讲，不能期望面对的医师已经掌握了最好的技术，要看施术医师熟练掌握什么技术，发挥该医师最大特长，追求现有条件下最好的治疗结果。从医师的角度讲，要不断学习和掌握新理论、新技术，用更熟练的、创伤更小的技术为患者服务。

（二）阶梯（分期）治疗原则

不同的手术方法有不同的优势和最佳手术适应证，而一种疾病在发生与发展的不同时期有不同的相对最佳的治疗方法。如在腰椎间盘退行性变的过程中，早期的病变仅仅是影像学信号改变，合并腰痛，主要是保守治疗；发生了腰椎间盘膨出，保守治疗无效时可以试行介入治疗；发生了突出、游离、椎管狭窄、退行性滑脱等，介入治疗无效后可以行内镜治疗；在患者年龄较大，合并腰椎退行性侧弯、峡部裂滑脱等病理情况时，就需要实施减压融合固定手术。跨阶段治疗疗效差，风险比较大。如在已经发生了严重的退行性病理改变的情况下，使用介入的方法，疗效差是可以预见的。仅仅是盘源性腰痛就使用椎间盘关节置换、融合的方法，不仅手术过程长，而且创伤过大，有时也可能导致早期发生相邻节段的退行性病变。不同阶段病变的程度不同，尽可能使用适合相应阶段的治疗方法是阶梯治疗原则的根本。

分期治疗是 Anthony T. Yeung 最新推崇的治疗原则。如退行性和峡部裂性腰椎滑脱，常规的治疗方法是减压融合固定。Anthony T. Yeung 的一项两年回顾性研究发现，32 例滑脱的患者实施单纯的内镜减压术后，只有 4 例进行了二期融合手术。我们的数据为 36 例滑脱患者进行单纯内镜下减压后，只有 3 例接受了二期融合手术，也证实了以上观点。

对于多间隙椎间隙病变，常规的手术方法可能要考虑多间隙减压融合固定手术或者杂交手术。应用脊柱内镜分期的治疗方法，减少了治疗的间隙数量，降低了融合固定的病例占比。

二、脊柱微创手术的五个理念

（一）以人为本的理念

理念、技术创新都是为了提高医疗水平，目的是让患者得到更好的治疗效果。医学的服务对象是人，人不是简单的生物个体，人的价值观不同，对社会的认知程度就不同，对同一事物的看法也不同。同样的疾病，因为社会背景、心理素质不同，采取不同的治疗方法是常见的。而同样的疾病、同样的治疗过程，因为个体差异，获得不同的疗效也不足为奇。医患双方要互相理解、互相尊重，医师用自己所学的专业知识与技能为患者解除病痛；患者要尊重医师，及时告知医师自己身体所发生的任何状况，积极配合医师所做的治疗，在现有的医疗条件下获得最满意的治疗效果。

（二）早日恢复的理念

由美国国立卫生研究院（National Institutes of Health，NIH）资助的一项大型多中心退变性腰腿痛保守治疗与手术治疗临床效果及成本效益比的对照研究（SPORT 试验）显示腰椎间盘突出症在开始治疗前，症状持续的时间越长，最终的治疗效果就越差，无论手术治疗还是非手术治疗都是如此，但这样的结论无法否定外科手术可以短期缓解临床症状，患者可以早日康复的临床治疗结果。与此同时，该研究还表明腰椎间盘突出症手术治疗远期疗效更佳。笔者认为可以忍受的非手术治疗的最低标准是不要因为疾病而无法体验正常的生活。例如，腰椎间盘突出症，在许多情况下通过保守治疗可以治愈，但是要遵循时间和效果最佳比例的原则。在现代影像学大量应用于临床以前，手术治疗的标准是保守治疗 6 个月无效的患者，实施手术治疗。在现代影像学大量应用于临床后，这个标准明显滞后于时代发展和患者的要求，临床医师应该尽量缩短治疗和康复的时间。对于腰椎间盘突出症患者现在应采用阶梯化治疗的理念。微创手术的广泛应用，降低了医师和患者的手术风险，缩短了患者康复的时间，是未来发展的方向。

（三）不做预防性手术的理念

疾病治疗贵在预防，正所谓"上医治未病"。应用保守的方法预防腰椎间盘突出症的发生是可取的。但是把这个原则扩展到应用外科手术预防可能发生的症状和体征，就是明显错误的导向，可能导致过度治疗，产生不必要的失败病例，造成一定的经济浪费。它主要体现在两个方面：第一，没有严重症状的责任间隙是否需要外科治疗？第二，腰椎疾病经常遇到多间隙多节段的问题，在治疗责任间隙时是否顺带治疗有影像学变化但临床没有症状的邻近间隙？笔者的观点：第一，对于没有超过患者

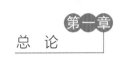

身体、心理承受能力的疼痛症状不做手术，即使微创手术也不做；第二，不做没有临床症状的邻近间隙病变手术。

（四）单纯椎间盘摘除的理念

融合手术曾经被认为是脊柱疾病治疗的金标准。随着临床病例的大量应用，笔者发现了融合手术带来的相关性问题。能否通过类似关节置换的技术，缓解或者克服融合脊柱产生的症状？由此产生了应用人工椎间盘置换、棘突间撑开、小关节置换等脊柱非融合的理念。脊柱非融合的理念拓展了人们对脊柱疾病诊疗的认识。但是，脊柱关节和四肢关节不同，脊柱非融合技术的创伤、手术难度、手术失败率、翻修难度、手术翻修率等问题又引起了医师的反思，阻碍了该技术的推广。单纯椎间盘摘除手术，没有消除椎体之间及小关节之间的活动度，就是接近生理状态的非融合手术。对于单纯腰椎间盘突出症的患者，单纯椎间盘摘除术保留了椎体间的小关节，保留了一定的椎间活动度，降低了脊柱重建手术的难度，符合最小手术原则、阶梯治疗原则，是理想的非融合治疗方法之一。最关键的是符合社会生活常理，容易被患者接受，值得临床医师深入对照研究。

（五）技术发展开放思维的理念

什么是腰椎间盘突出症治疗的金标准？即在某个阶段，某种治疗的方法被认为是最好的、被医师广泛掌握应用的方法。腰椎间盘突出症治疗的目的在于消除或缓解疼痛，恢复和改善神经功能，从而解除患者的痛苦，使患者恢复工作。随着对突出物病理认识的不断深入，病理和病情不断细化，治疗方法也呈多样化的发展，包括保守治疗、介入治疗及手术治疗等。随着脊柱生物力学研究的日益深入，手术疗法也受到了前所未有的挑战。这些挑战促使人们不断改良原有术式或调整手术适应证。医学的发展趋势清楚地表明，腰椎间盘突出症的治疗正在朝以尽量保持脊柱稳定为基本要素的无创与微创技术方向发展。深入研究、发掘、提高及客观评定各种非手术和手术疗法，接受各种新理念、新方法，具有重要的临床意义。方向比速度优先是最简单和实用的道理。方向错了无论什么样的先进交通工具都无法把我们带到目的地。手术的原则错了，任何好的方法都无助于获得好的结果。当医师关注各种先进的手术方法时，请不要忘记了手术最初的目的。

（张西峰）

第二节　脊柱疾病门诊诊疗技术

中国三级甲等医院患者多，医师相对接诊时间短。如何在很短的时间内收集最有用的信息得出正确的诊断，甚至确定未来的治疗原则，这需要坚实的理论知识基础和丰富的临床经验。通过以下简易门诊诊查方法，4～5小时可以完成50～70例普通脊柱疾病患者的门诊就诊任务。

（一）视诊

（1）看性别：男性退行性疾病比较多，女性在骨质疏松基础上的退行性疾病比较多。

（2）看年龄：生理年龄和实际年龄有区别，因此问年龄之前，先预先评估一下患者的年龄。

（3）看面部表情：观察患者的面容，大概可以了解疾病对患者的影响程度。

（4）观察患者进入诊室的方式：自己步行、家人陪伴、坐轮椅、扶拐杖。

（5）看步态：从患者的步态可以鉴别出严重颈髓、胸髓上位神经元损伤的患者，然后进一步完善自己的判断。

（二）问诊

通过与患者交流判断其是否存在焦虑、抑郁等问题。门诊上问题多、体征轻的患者要注意是否有焦虑和抑郁的症状。40～55岁的女性要密切关注更年期的问题。存在焦虑和抑郁症状的患者，脊柱疾病治疗的疗效不佳。因此，一定要排除精神因素对临床诊断和治疗的干扰。宁可保守一些，也不要在没有把握的前提下实施外科治疗。

（三）动诊

脊柱的活动能力可以很好地反映脊柱的病理改变，应该受到重视。通过患者的脊柱活动能力就可以判断其是需要进一步检查，还是暂时观察。影像学的大量应用，特别是脊柱核磁检查的广泛应用，极大地提高了脊柱科的门诊效率和诊断的准确性。

观察患者弯腰的动作，这是脊柱外科检查时最重要的动作。①不能够完成该动作的患者，一定不要忽视。相关的疾病包括：退行性疾病的急性期、风湿类疾病、脊柱感染性疾病、脊柱外伤、脊柱转移癌和原发癌。一定要及时给予相应的影像学、实验室检查，防止漏诊。②能够完成该动作的患者，一般没有严重的疾病，即使有问题也不在急性期。相关的疾病包括：脊柱软组织疼痛、非恶性脊柱疾病、退行性脊柱疾病的早期或缓解期等。

动诊的另外一个意义是准确判断肌肉的力量。严重患者的肌力判断没有难度，如瘫痪患者的肌力判断。最有意义的判断是4级和5级肌力的鉴别。如果患者能够足跟行走、脚尖行走，肌力就是5级。故动诊避免了对患者主诉和卧位查体的误判。

关于腰椎间盘突出症是否需要临床治疗：如果患者能够足跟行走、足尖行走、正常弯腰，站立位的直腿抬高试验阴性，VAS评分<6分，这样的患者临床外科治疗的迫切性不大；如果一项或几项行动受限，VAS评分>6分，患者有过适当的保守治疗，临床有效性大大提高，则设为今天门诊重点关注的对象。

颈椎疾病的患者，观察颈椎屈伸、旋转、侧屈的能力。其意义与腰椎检查类似。

因临床影像学应用广泛，触诊的应用较少。与中医骨科、疼痛科相比，脊柱科的触诊意义明显下降。如脊柱叩击常常用于脊柱压缩性骨折、非严重脊柱肿瘤的辅助诊断。

（四）量诊

视诊和动诊，加上影像学的参考，使得门诊量诊的意义和迫切性下降。对于脊髓损伤、脊柱侧弯等复杂病例，可以在门诊之后由主管医师参考教科书进行系统整理，为手术和病例记录提供资料。

（五）影像学检查

随着互联网医疗的应用，基层医院基础建设逐渐完善。医师在门诊之前就能看见清晰的影像学资料，对于筛选门诊患者、提高门诊效率有非常大的意义。

经过视诊、问诊、动诊、量诊及相关影像学检查后，下一步就是积极准备外科手术治疗。脊柱外科医师在看到开放手术解决患者疾苦的同时，一定不可忽视开放手术不良反应带来的弊端，如手术创伤过程及后续愈合不顺利对患者产生的不便，以及患者因此产生的心理压力等（图1-1、图1-2）。因此，在进行手术之前一定要严格把握手术适应证，要慎之又慎。

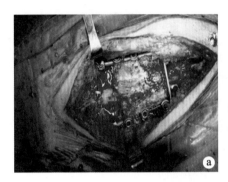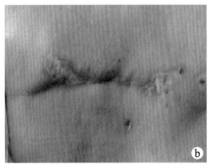

a. 术中创伤情况；b. 术后伤口外观

图1-1 巨大的手术创伤及伤口愈合不良

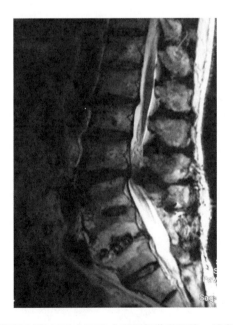

图1-2 腰椎 MRI 显示内固定术后相邻节段不稳、继发椎管狭窄

（张西峰 姜红振 朱泽兴 徐建彪）

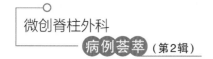

<h1>第三节 脊柱疾病日间手术管理</h1>

日间手术（ambulatory surgery）一般是指患者在入院前已完成相关检查和术前诊断，预约手术时间后，当日住院手术，24小时内出院的一种治疗模式。2003年，国际日间手术协会（International Association for Ambulatory Surgery，IAAS）提议将日间手术定义为患者入院、手术和出院在一个工作日内完成的诊疗过程，不包括在医师诊所和医院开展的门诊手术。

在欧美等发达国家，日间手术的起步较早，约83.5%的手术为日间手术，手术范围覆盖了大部分的外科常见疾病。目前国内也开展了相关研究，早在2009年张西峰教授就已经进行了脊柱外科领域腰椎间盘突出症的日间手术，近些年随着经验的积累，日间手术的发展取得了可喜的成果。2015年中国人民解放军总医院经皮脊柱内镜下腰椎间盘摘除术的数据显示，全年该院共实施脊柱内镜微创手术907例，其中在院时间不超过24小时的日间手术为838例，占全年脊柱内镜微创手术的92.4%。目前，经过多年的探索，我们已经形成了一套完善的日间手术就诊流程和管理模式。

一、脊柱外科日间手术的临床路径

（一）患者选择

由于日间手术在院时间较短，只有严格把握手术适应证，才能保证患者安全、快速地周转。

1. 腰椎间盘突出症患者

我们一般选择单一节段突出、无严重基础并发症的患者进行日间手术。年龄选择在70岁以下，如果一般情况较好，可以放宽至75岁。

（1）对于新发的腰椎间盘突出症患者或既往疾病再次加重的患者，微创手术减轻神经压迫、缓解疼痛的效果非常明显，因此为最佳的手术方式。

（2）对于腰椎间盘突出症引起的疼痛不明显但合并麻木及无力的患者，在结合影像学资料明确突出部位及状态后，也可以考虑进行微创手术。

（3）若影像学检查发现存在钙化或黄韧带肥厚，情况不严重者也可纳入日间手术的适应证。

2. 脊柱结核患者

经抗结核药物治疗无效，单纯椎旁及腰大肌脓肿而不伴有椎体明显移位、畸形或脊髓神经损伤的患者最适合接受日间手术。行病灶清除术后复发的结核患者也可以接受微创治疗。

（二）术前准备

脊柱外科手术由于操作部位靠近脊髓、风险高，因此完善的术前准备是保证手术顺利进行不可缺少的环节。影像学资料包括脊柱正侧位及动力位 X 线片、脊柱 CT、脊柱 MRI 和常规胸部 X 线片。实验室检查包括血常规、凝血四项、普通生化及感染性指标筛查，结核患者还需有红细胞沉降率及 C 反应蛋白的实验室结果。影像学检查 3 个月内有效，血液检查半个月内有效，且患者病情应无明显变化，否则应重新抽血化验。对于有心肺功能障碍的患者，应进一步检查血气、心电图等以评估患者心肺功能，判断是否可以耐受手术；对于合并高血压的患者，应待血压控制平稳［(130~139)/(85~89) mmHg］后再接受手术；对于合并糖尿病的患者，血糖应稳定控制在 8.9 mmol/L 以下后再接受手术；对于服用抗凝药的患者，应停药 1 周后再行日间手术。

（三）麻醉方式

笔者团队在严格把握手术适应证的情况下，均在局部麻醉下实施脊柱外科日间手术。在局部麻醉下实施手术有许多优势。

（1）局部麻醉对患者心肺功能影响较小，许多老年人无法承受全身麻醉手术，全身麻醉扩大了手术的范围。

（2）微创脊柱外科手术的操作在神经附近，局部麻醉下患者意识清醒，术中操作可根据患者的反应及时调节，可以很好地避免误伤神经。

（3）局部麻醉避免了上呼吸机及插尿管等操作，患者接受度高。

（4）局部麻醉时间短，术后患者恢复较快，能够更好地适应日间手术快速周转的需要。

笔者团队脊柱外科自 2002 年至今在局部麻醉下行 7000 余例微创手术，均取得了良好效果，证实了局部麻醉手术的可靠性。这也是微创脊柱外科手术转变为日间手术的一个重要条件。

（四）术后观察

患者完成脊柱外科日间手术后返回日间病房休息，观察其 2 小时内的心率、血压、呼吸及体温等生命体征是否正常；观察术后腰腿部症状是否缓解，直腿抬高是否恢复，伤口有无渗血、肿胀等情况发生。细致的术后监测能有效地发现异常情况，减少术后并发症的发生。对于有其他基础疾病的患者，应相应地延长观察时间，以确保患者的健康和安全。

（五）并发症处理

术后常见的并发症包括神经损伤、疼痛无缓解、头晕、头痛等。若患者术后出现腿脚的麻木及无力，首先应判断是由麻醉药物导致还是存在神经损伤，可嘱患者先静卧休息，待麻醉药物代谢后观察症状是否缓解。若持续不缓解，应及时转入普通病房继续观察治疗。术后疼痛多为手术切口处胀痛、酸痛，为术后正常反应，可嘱咐患者静卧休息，严重者予以氨酚羟考酮片等药物对症处理。若症状不缓解，应仔细排查是否为减压不彻底或存在神经损伤，应延迟出院或转入普通病房。头晕、头痛一般为椎管内压力变化引起，嘱患者静卧休息后可明显缓解。

（六）离院标准

笔者团队日间手术的出院标准：①各项生命体征平稳，伤口无明显肿胀及渗血；②术后疼痛视觉模拟评分（visual analogue scale，VAS）<3 分；③不需要进一步住院治疗的并发症，或相关症状经过休息后明显缓解；④饮食后无明显不适，大小便正常，患者可自行活动；⑤患者有陪同人员看护和照顾。

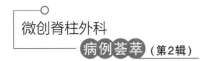

（七）出院后支持

虽然日间手术有床位使用率高、费用低等优点，但是由于在院时间短，也存在术后患者医疗照护减少的弊端。与此同时，日间手术患者在心理应激方面的问题较普通住院患者更为严峻。因此，术后支持及随访显得尤为重要。笔者团队为日间手术患者建立数据库，并制订了完整的术后指导和随访流程，对患者积极进行术后康复宣教，指导患者出院后的阶梯性恢复治疗，分别于术后1周、1个月、6个月及1年进行电话或门诊随访。除此之外，建立网络医患沟通平台，使患者可以足不出户及时与主管医师联系，解除患者对日间手术的后顾之忧，同时也一定程度上节约了患者的时间与金钱，降低了医院床位紧张的压力。

二、脊柱外科日间手术的治疗流程

随着近年来脊柱外科日间手术经验的积累和就诊模式的不断完善，现将就诊模式分为门诊诊断、术前检查、麻醉评估、手术预约、住院、手术、出院和出院后支持等环节。

门诊阶段由主刀医师完成诊断，在结合影像学资料初步筛选符合微创治疗的患者后，开具术前检查。完成检查后再次严格把握手术适应证，为符合条件的患者预约手术时间并开具日间手术入院证，于住院管理科办理日间手术入院前登记手续。

手术阶段由住院管理科在术前1天通知患者住院日期，患者手术当日早晨办理入院手续，进入骨科日间病区等候手术。期间完成术前疾病知识宣讲、术前谈话并签署相关手术文书。患者接到通知后进入微创脊柱外科手术室完成手术，术后返回日间病区休息，观察术后情况。

出院阶段对患者进行康复及随访知识指导。临床观察2小时后如无不适，由值班医师开具出院医嘱后办理出院手续。若存在其他不适，转入普通病房继续观察。出院后，建立随访机制，密切观察患者恢复情况，及时提出正确的康复意见。

总之，日间手术是微创脊柱外科技术成熟的标志，也是微创脊柱外科技术的发展方向和终极目标。日间手术可以优化医疗资源配置，提高患者满意率，降低医护人员工作压力，缓解医患矛盾，很好地补充和优化了目前脊柱外科的治疗方式，为脊柱外科的发展提供了新的平台和方向。

（张西峰　朱　博　刘彦康）

第四节　脊柱内镜技术总论

一、脊柱内镜技术的历史、现状与发展

近年来，经皮脊柱内镜下腰椎间盘摘除术（percutaneous endoscopic lumbar discectomy，PELD）的临床应用已取得了丰硕的成果。随着脊柱内镜技术及相应技术的迅速发展，该技术在传统开放手术领域中的应用也获得了成功，脊柱内镜技术已逐步进入一个崭新的时代。在微创脊柱外科技术蓬勃发展

的今天，正确认识脊柱内镜技术，熟练掌握其适应证和操作技巧是取得良好疗效的关键。如何正确看待脊柱内镜技术是我们要冷静思考的问题，本文将就各种脊柱内镜技术在脊柱疾病治疗中应用的历史、现状与进展进行简单描述，供大家参考。

（一）脊柱内镜发展史

脊柱内镜微创手术的基础来源于 Vails 和 Craig 等在 20 世纪 40 年代利用穿刺套管对深部组织进行操作的探索。1963 年，Smith 等首次阐述了使用木瓜蛋白酶溶解髓核的方法和结果。1972 年，Kambin 等提出在腰椎后外侧的神经根下方有一个三角形区域，是介入和外科的安全工作区域，称为"Kambin 三角"，由尾端椎体的上缘、硬膜囊或行走神经根的外缘和出口神经根内缘组成。1975 年，日本 Hijikata 等，以及之后美国的 Kambin 和 Gellman 分别报道了他们经皮切除中央髓核及采用后外侧经皮行腰椎间盘髓核抽吸治疗的结果。1983 年，Forst 和 Hausmann 报道了可在改良关节镜下直接观察椎间盘组织。1991 年，Kambin 报道了经后外侧关节镜下腰椎间盘切除术（arthroscopic micro discectomy，AMD）这一关节镜技术，证实 AMD 技术是安全有效的椎间盘摘除技术，其优良率可达到 85%。AMD 技术在术中可将改良的关节镜置入椎间盘内进行观察，对突出的椎间盘进行非直视下的摘除。但该技术无法在内镜直视下进行硬膜囊、神经根等椎管内结构的观察。此后，脊柱内镜得到不断发展和创新。1991 年，Yeung 在学习 Kambin 技术后获得了启示，在 AMD 技术的基础上，进一步研发了新的同轴脊柱内镜器械。1997 年，Yeung 研发的同轴脊柱内镜操作系统（Yeung endoscopic spine system，YESS）获得了 FDA 批准。同年 Yeung 就把这项技术介绍到中国，为中国微创脊柱外科技术的发展奠定了基础。YESS 是专为安全三角入路而设计的一套内镜手术操作系统，强调先进行椎间盘内部减压，建立一个盘内工作空间，然后再处理突出到椎管内的髓核，术后患者满意率达到 91%。该技术主要适用于包容性椎间盘突出或部分后纵韧带下型椎间盘脱出，其手术操作区域在椎间盘内，因此不能很好地处理脱出或游离入椎管内的椎间盘组织，对于关节突下方的椎间盘进行摘除也比较困难。2002 年，Hoogland 发明了 THESYS，进一步成熟后称为 TESSYS。该技术使用一种特殊的逐级钻孔器扩大椎间孔，使术者能够直接通过椎间孔到达椎管内从而取出突出的椎间盘组织，术后患者满意率可达 85.7%。但在 TESSYS 运用于临床的过程中，常发生神经根和硬脊膜损伤，穿刺定位不够精确，通道建立时间长、透视时间长等问题。2007 年，Hoogland 对 TESSYS 技术的第一代产品进行了改良和升级。随着技术的逐渐成熟和完善，现代的 PELD 技术进一步拓展了当初的技术，增加了镜下的设备，提高了神经根和硬膜囊的可视程度。

（二）腰椎内镜技术

1. YESS 技术

杨氏脊柱内镜手术（Yeung endoscopic spine surgery，YESS）技术（简称杨氏技术或 YESS 技术）的理念是椎间盘摘除的操作先从椎间盘内开始，然后到椎管内，即"inside out"的理念，由内向外，操作相对安全、简单，不易损伤椎管内血管、硬膜及神经根，对于包容性的椎间盘突出及后纵韧带内的突出较为有效。随着镜下器械如变角度的髓核钳、激光和磨钻的发展，YESS 技术也提高了效率，同样可以用于各种复杂的椎间盘突出病例。对于开展脊柱内镜初期的临床医师最好选择 YESS 技术，并

且将从 L_{4-5} 节段的椎间盘突出操作作为入门手术。YESS 技术对于髂嵴较高、横突较大及椎间孔狭窄的 L_5-S_1 椎间盘突出的患者处理困难，需要结合其他技术达到治疗的目的。

2. TESSYS 技术

该技术自后外侧的方向穿刺，主张直接进入椎管进行游离椎间盘摘除，然后进入椎间盘摘除，即"outside in"的理念。术中透视多，操作复杂，使用不同直径的环锯或磨钻，逐级去除部分上关节突前缘，扩大椎间孔，进入椎间隙。该技术操作远离出口神经根及背根神经节，但易损伤椎管内血管、硬膜及神经根。对于椎间孔狭窄、巨大突出型及脱出游离型的椎间盘突出患者有较好的疗效。其局限性主要是在实施椎间孔成形时增加了手术的难度和患者的不适感。

3. 简式技术

简式技术（easy technique，ET）是笔者在学习 YESS 的"inside out"理念和技术的基础上，结合 TESSYS 技术，按照中国传统大道至简的理念发展而来。简式技术秉承阶梯治疗、分期治疗的理念，不僵化、不盲从，主张用更简单的方法在脊柱内镜下完成开放手术。与其他规范化穿刺技术的区别在于主张个性化手术方案。因此，该技术是开放的、不断完善的手术方法。具体的步骤是：局部麻醉、俯卧位、日间手术的管理流程。L_{4-5} 以上的间隙主要采用后外侧入路的方法，L_5-S_1 处的间隙主要采用椎板间孔入路的方法。后外侧入路时，将穿刺针尖进入椎间盘的位置放在椎弓根连线的内侧缘。穿刺的方法：影像学水平位上后纵韧带的30°角延长线与皮肤的交点，即为手术的穿刺进针点。手术中首先进行椎间盘内减压，然后根据患者的病理改变，进行直视下的硬膜囊前方减压。术中工作面"面对后纵韧带边缘"，因此该技术是将工作面放在后纵韧带边缘的技术。简式技术结合了 TESSYS 技术变角度穿刺的方法和靶点穿刺的理念。对于髂骨较高的病例，向头侧倾斜工作套管避开髂骨。对于游离病理改变，进行穿过椎板或者部分椎板的靶点穿刺。对于椎管狭窄的减压手术，采取经椎板间孔入路、直视下操作的方法。简式技术简化了脊柱内镜的操作流程，不做椎间孔成形避免了过多的危险操作动作，降低了过多的 X 线暴露。外科直视操作精确有效，对于处理复杂的腰椎间盘突出症病例和复发病例有更多的优势。

4. 经皮椎板间入路技术

经皮椎板间入路技术是德国医师 Ruetten 团队主要应用的临床技术。该技术特别适合用于 L_5-S_1 椎间盘突出。除了椎间孔入路技术外，对于合适病例采用椎板间隙入路进行椎间盘的摘除同样也取得了良好的治疗效果。Choi 指出经椎间孔入路首选用于肩部、中央型及复发性的椎间盘突出，经椎板间隙入路首选用于腋部及游离型的椎间盘突出。该技术主要用于髂嵴较高、横突较大及椎间孔狭窄的 L_5-S_1 椎间盘突出，缺点是易损伤神经根且术中患者疼痛感觉稍强。

Choi 还报告了经髂骨开洞实施 L_5-S_1 椎间盘摘除的方法。在 2014 年中华医学会第十六届骨科学术会议暨第九届 COA 国际学术大会上，Choi、Wagner 和蒋毅等先后报告了经椎弓根上缘入路，部分磨除椎弓根上缘的骨质后摘除游离椎间盘的方法；张西峰展示了经硬膜囊摘除硬膜囊前方游离物的翻修病例；Ruetten 展示了使用直径 10 mm 的脊柱内镜进行椎板间孔成形、椎间盘摘除术的视频。

（三）脊柱内镜在颈椎的应用

脊柱内镜在颈椎的应用分为前路和后路两种入路技术。

1. 经皮内镜下颈椎前路椎间盘切除术

经皮内镜下颈椎前路椎间盘切除术（percutaneous endoscopic anterior cervical discectomy，PEACD）的进针点根据术者习惯可位于突出的同侧或对侧，用手指在胸锁乳突肌与气管之间向椎体前方推压，触及椎体表面，把喉和气管推向内侧，颈动脉推向外侧，从而进入盘内进行操作，主要治疗神经根型颈椎病的患者。对于 C_{2-3} 水平的椎间盘突出由于下颌骨的遮挡不宜采用此项技术。此技术的优点是微创、术中视野佳、可对神经根进行直接减压、保留相邻节段的活动度、患者接受程度高等，但该技术易导致食管、喉上/返神经、椎动脉或颈部血管等损伤，置管或摘除髓核时可将突出物推入椎管，进而造成脊髓或神经根损伤，同时可能会由椎前软组织水肿导致术后呼吸困难等，故掌握其解剖学关系很重要。PEACD 技术同常规颈椎融合的方式相比获得了较好的疗效，但相对于其他内镜技术来说需要进行特殊的手术培训。韩国 Choi 报道了 20 例前路小切口下经椎体进行椎间盘摘除的病例，手术方法类似传统的颈椎前路椎间盘切除术，取 3 ~ 4 cm 皮肤横行切口，切口位置在某种程度上高于目标椎间盘水平。椎体钻孔的位置高于椎间盘上 4 ~ 6 mm，通道的轨迹由所摘除的目标决定。所有患者的症状术后即刻或较快缓解，均无椎动脉损伤、霍纳综合征或喉返神经损伤。Lee 报告了前路使用 B-Twin 进行颈椎椎间融合的临床应用，但是没有获得广泛推广。

2. 经皮内镜下颈椎后路椎间盘切除术

经皮内镜下颈椎后路椎间盘切除术（percutaneous endoscopic posterior cervical discectomy，PEPCD）或者经皮内镜下后路颈椎椎间孔成形术（endoscopic posterior cervical foraminotomy），是在病变同侧进行穿刺，目标为椎板间孔的外侧缘。置入工作套管后需先磨除椎板、部分关节突及黄韧带，而后进入椎管，取出压迫神经的椎间盘组织。该术式主要针对的患者特点：有明显的单侧颈部神经根放射性症状，影像学检查显示椎间盘向侧方软性突出造成神经根压迫，同时伴有继发性神经根孔狭窄，或既往同一节段/相邻节段有前路颈椎手术史且保守治疗无效。该术式的优点是能够在镜下清晰地观察神经结构，避免后路开放手术遗留的术后颈部疼痛及邻近节段退变；缺点是无法扩大手术范围，无法重建椎间隙，学习曲线长。Ruetten 等进行的对比研究显示，接受该术式治疗的 87% 的患者没有再次出现神经放射痛，9% 的患者偶尔出现放射痛，说明取得了较好的疗效。

（四）经皮胸椎间盘切除术

经皮胸椎间盘切除术（percutaneous endoscopic thoracic discectomy，PETD）的主要适应证：没有移位的软性椎间盘突出，伴有脊髓损害或神经放射痛且保守治疗无效。术中肋骨既可以作为椎间孔的指引物，也可作为胸腔组织的硬性保护。胸椎神经根孔部位的纤维环无出口神经根覆盖，因此更容易进行操作。Choi 等报道了自 2001 年 5 月至 2007 年 7 月共 14 例进行了 PETD 手术的患者，平均随访时间 60.2 个月，均获得了很好的疗效。

（五）脊柱内镜技术的其他应用

1. 脊柱感染

由于脊柱局部组织解剖结构复杂，故脊柱深部的感染常给临床治疗带来困难。Ito 等对 15 例经抗生素治疗无效的椎体化脓性炎症采用后外侧脊柱内镜清创和灌注冲洗进行处理，术后常规抗生素治疗。所有患者在手术结束时即感疼痛减轻明显，说明取得了良好的临床效果。周旭、贺石生等报道了用脊柱内镜治疗3例相邻椎间隙椎体缘骨质破坏且伴椎旁脓肿形成，无脊柱不稳表现的边缘型椎体结核并获得了良好的疗效。张雪松进行了腹腔镜下腰大肌脓肿清除的尝试。笔者报道了介入和微创治疗脊柱结核取得了较好的临床效果，对没有脊髓压迫症状的脊柱结核患者是一种比较有效的临床治疗方法。所有这些经验表明脊柱内镜技术可以成为部分脊柱结核病例的治疗技术。

2. 椎管狭窄

脊柱内镜技术还可联合激光、环钻、可变角度磨钻等镜下特殊手术器械一起使用，可对椎板间孔和椎间孔及椎体后缘进行拓宽并常规进行骨性结构的去除，从而达到扩大椎间孔及对椎管狭窄进行减压的目的。激光的应用早期可见于1991年Kambin等对38例侧隐窝狭窄患者行侧隐窝狭窄经脊柱内镜下减压，33例（87%）效果明显，1例发生椎间盘感染，4例出现不同程度的下肢日光烧灼综合征，但均为暂时性的，经过保守治疗后恢复，表明AMD联合激光可以有效并安全地对椎管进行减压，但操作时需要特别小心，以防止日光烧灼综合征等并发症的发生。Martin等率先在脊柱内镜下使用激光治疗侧隐窝及关节突引起的椎间孔狭窄，为日后YESS技术的改良打下了基础，可通过使用激光、磨钻、环钻等进行椎间盘外的工作。Ahn将腰椎管狭窄根据病变部位分为中央狭窄、侧隐窝狭窄和椎间孔狭窄。脊柱内镜技术可以根据腰椎管狭窄的类型，选择椎板间、椎间孔和内镜下腰椎椎间孔切开术等方式达到椎管减压的目的。不久的将来，脊柱内镜技术将会是一种有效的替代传统开放性腰椎减压手术的技术。现阶段对于椎管狭窄的患者，我们有选择性地采用脊柱内镜技术对其进行治疗，常规采用环钻及可变角度磨钻进行椎间孔及椎体后缘的减压。相比较常规开放手术去除椎板、黄韧带等椎管后方组织的减压，我们提出了硬膜囊前方减压的概念，并取得了良好的短期随访疗效。从现阶段看，椎管狭窄的优良率还无法与椎间盘突出症术后的疗效进行对比，可见脊柱内镜下治疗腰椎管狭窄仍具挑战性。

3. 椎间不稳及椎间融合

Martin提出对于脊柱滑脱的患者，在激光辅助下的脊柱内镜减压技术可以为其椎间孔、峡部缺损、椎间盘和硬膜外间隙提供一个极简的探索方法，同时对于Ⅰ～Ⅲ级有明确靶向症状的患者允许适当进行椎间组织的切除及椎管减压，而不需要开放减压融合。在此方面笔者做过一些相应的尝试，发现对于下肢神经症状较重的患者疗效确切，但无法解除甚至会加重患者的腰痛症状。故在此基础上笔者进行了脊柱内镜下腰椎椎间融合的一些尝试。2011年笔者发表了一篇关于经皮内镜下椎间盘摘除并用B-Twin可膨胀椎间融合器治疗退行性腰骶椎疾病的报道。术后18个月根据Suk等标准评价植骨融合情况，21例患者中优1例，良19例，差1例，优良率为95.2%，可见内镜结合椎间融合是治疗腰椎不稳的良好组合。但此项技术也存在诸多风险，如B-Twin与椎体是点接触，近期患者会出现腰痛症状，远期可能出现椎间隙高度的丢失、塌陷等问题，该手术值得进一步商榷。再加上产品方面的原因，B-Twin逐渐淡出了我们的视线。但是，作为一种新的思路，可撑开椎间融合技术一定还有其临床应用的价值。Jacquot等对经皮内镜椎间孔腰椎椎体间融合进行了长时间的研究后发现，考虑到36%的并发症发生率，除非有决定性的技术改进，否则不建议使用经皮内镜椎间孔腰椎椎体间融合。此外，

Morgenstern 等指出内镜辅助下的经椎间孔入路腰椎间盘摘除椎间融合术（transforaminal lumbar interspace fusion，TLIF）可通过自然的椎间孔植入融合器到椎间隙，不去除任何骨性结构，是一种治疗伴或不伴轻度腰椎滑脱的腰椎椎间盘退行性疾病的手术方法。目前已有多家公司正在进行脊柱内镜下融合技术的变革与改进。经皮腰椎融合手术的需求和必要性还在探讨之中。

（六）显微内镜下椎间盘摘除术

显微内镜下椎间盘摘除术（microendoscopic discectomy，MED）是由美国 Foley 等在参考法国 Destandau 可动式椎间盘镜的基础上发明的固定臂通道技术，并获得了广泛的推广和应用。该技术来源于显微镜技术，介质是空气，与过去的小开窗手术相似，而脊柱内镜来源于关节镜，介质是水，技术来源于关节镜技术。MED 手术操作经椎板间隙，与矢状面的角度大约为 0°，不通过腹部的安全禁区，理论上对于腹部解剖结构较为安全，但是屡有后路手术损伤前方大血管导致严重并发症的病例报道。MED 可使用全身麻醉或硬膜外麻醉，适应证较为广泛。术中切开或切除黄韧带，牵开硬脊膜及神经根，显露突出的椎间组织进而摘除髓核，可观察到硬膜囊及神经根等。周跃曾报道 724 例使用 MED 手术治疗的患者，疗效优良率达 93.2%。但由于 MED 对椎管的侵扰较为严重，术中较脊柱内镜易出现神经根及硬膜的损伤，加上学习曲线比较长，手术难度大，该技术的应用一度出现下降的趋势。随着小通道下经椎间孔椎间融合内固定（minimal invasive surgery-transforaminal lumbar interspace fusion，MIS-TLIF）技术的应用，MED 技术得到进一步发展，如单侧入路双侧减压技术等，进一步降低了椎管狭窄外科手术治疗的创伤程度。

（七）展望

脊柱内镜技术已成为治疗腰椎间盘突出症的成熟的微创技术之一，今后将加强多中心长期随访对照研究，以期成为腰椎间盘突出症治疗的经典技术。随着器械的发展、技术水平的提高，对于椎管狭窄、椎间不稳的治疗及椎间盘的重建，已逐步成为临床上努力的方向。建立和完善培训体系及脊柱内镜医师准入制度也已成为大家的共识。近年来部分疼痛科和神经外科医师得到了规范的脊柱内镜技术培训，也已开展了此项微创脊柱技术，值得关注。

二、杨氏技术

（一）基本原理

杨氏技术穿刺方法规范、患者体位舒适、安全度高。Anthony T. Yeung 教授使用脊柱内镜 23 年，完成了 5000 例以上的脊柱内镜病例（图 1-3），仅发生了 1 例残留神经的热损伤、1 例残留神经的机械损伤、1 例肠道损伤、5 例硬脊膜撕裂，合计并发症发生率 <1%。中国人民解放军总医院张西峰教授从 2002 年开始 15 年间（2002—2017 年）共完成了 5080 例脊柱内镜手术，二次手术的翻修率为 1.66%。

用于脊柱内镜下选择性椎间盘切除术的部分器械（不按比例）

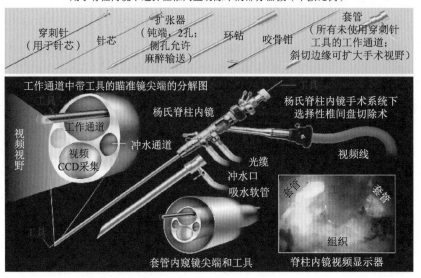

图1-3　YESS 内镜系统

（经 Anthony T. Yeung 教授许可发表）

除了以上明显的优势外，早期的 YESS 技术也有显露硬膜囊神经根较差的缺点。2003 年，笔者学习该技术不久后，结合 CT 引导下腰椎穿刺的经验，提出改良后的设想和方法，即在原来的方法基础上，将工作通道经椎间孔的侧方进入椎管，克服椎小关节对工作通道的遮挡，提高了硬膜囊的可视度和整个手术的便捷度，并于 2006 年发表了临床治疗结果。2009 年，TESSYE 技术被介绍至中国，丰富了脊柱内镜的穿刺方法。Anthony T. Yeung 后来也认可了极外侧入路或者侧方入路的安全性。缩小穿刺角度及磨除上关节突前缘可提高硬膜囊神经根的可视化程度（图1-4）。

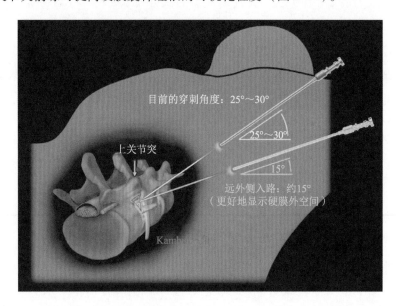

最初的 YESS 技术是 25°~30°入路，现在该技术也接受并使用了更小角度的进针方法，提高了硬膜囊和神经根的可视化

图1-4　YESS 技术的穿刺角度

（经 Anthony T. Yeung 教授许可发表）

当今市面上有各种各样的脊柱内镜手术设备，可以满足探查、减压、切除和冲洗病变腰椎等各种需求。对于每一种手术入路来说，不同的减压技术都受医师练习次数和熟练程度的影响。医师的理念和技术可以总结为由内向外、由外向内和靶向技术。没有任何一种术式能够解决所有的病症，因此我们在学习和继承 YESS 技术的基础上，综合了三种理念和技术，简化了脊柱内镜治疗技术的流程。在医师的技术与器械的关系中，技术是第一位的，器械是第二位的。本章在介绍 YESS 核心技术的基础上，结合国人的习惯介绍简化的脊柱内镜手术流程。Anthony T. Yeung 曾说："如果掌握了介入和脊柱内镜技术，在特定条件下，脊柱内镜技术将会是腰椎疾病手术干预过程中最有效的方法。"

外科手术非常依赖医师的能力，微创脊柱外科手术更是如此。医学院校和教科书给予医师的是知识，由于不同医师的努力创造，不断产生优于原先技术的新技术，不仅造福了患者，也以此推动了整个外科技术的发展。不同的医师有不同的执业范围和各自的技术特长，微创脊柱外科医师的执业范围大概为介入技术 + 脊柱内镜技术；脊柱内镜技术 + 脊柱开放技术；显微内镜技术 + 脊柱开放技术；脊柱内镜技术 + 显微内镜技术 + 脊柱开放技术等。Anthony T. Yeung 的执业范围为介入技术 + 脊柱内镜技术，23 年间他共完成了 10 000 例以上的介入病例，5000 例以上的脊柱内镜病例。中国脊柱内镜执业的医师大多数来源于骨科，也有来源于神经外科和疼痛科的医师。不同的执业背景，影响着医师的临床判断。因此，更有效地微创外科手术治疗，需要更多受过训练且经验丰富的医师。

在 2014 年中华医学会第十六届骨科学术会议暨第九届 COA 国际学术大会上，Anthony T. Yeung 在介绍自己从医经历的同时，还现身说法介绍了他本人患腰椎疾病及阶梯治疗的过程（图 1-5、图 1-6）。当时美国的脊柱外科医师都建议他做椎间融合手术，而 Anthony T. Yeung 指导 Christopher Yeung 用介入的方法寻找疼痛的病因，分 3 次应用脊柱内镜和非融合技术进行阶梯治疗，术后不久，Anthony T. Yeung 就恢复了正常的工作状态，当年底就来到了中国讲学。他本人已经 70 多岁高龄，曾经接受过心脏支架治疗，心理上也难以接受大手术可能带来的创伤。他把一次大手术分解为多次的局部麻醉微创手术，逐步发现问题并用微创手术解决了问题。他的观点是我不一定绝对不做融合手术，但是我可以让它延缓几年后根据情况再决定。我国开放手术背景的医师很少会用介入的方法寻找患者疼痛的根源在什么地方。Anthony T. Yeung 的工作和诊治经历，提示我们应重新审视自己的诊疗方式。我们现在的诊疗方式是将临床症状与影像学改变相结合，来决定患者的治疗原则和方法。我们是否应该在临床症状、影像学改变的基础上，加上介入诊断和介入治疗的方法，然后再决定下一步如何治疗？把临床症状和患者及家属的接受能力放在第一位，把影像学上的病变放在第二位。Anthony T. Yeung 的学识和经历对于提高中国微创脊柱外科医师的诊疗能力，有非常大的指导意义。

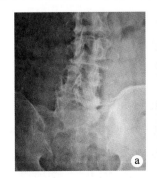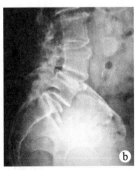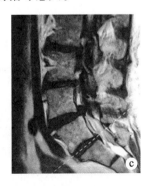

a. 正位 X 线片；b. 侧位 X 线片；c. 腰椎 MRI

图 1-5　Anthony T. Yeung 本人的腰椎 X 线片及 MRI 显示腰椎管狭窄、腰椎滑脱、脊柱侧位

（经 Anthony T. Yeung 教授许可发表）

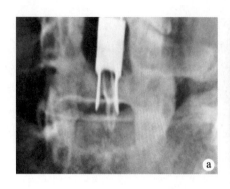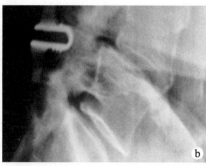

a. 术后正位 X 线片；b. 术后侧位 X 线片

图 1-6　Anthony T. Yeung 本人两次内镜手术、一次后路椎管减压非融合手术后的影像学资料

（经 Anthony T. Yeung 教授许可发表）

（二）操作基本要求（正规的 YESS 方法）

Anthony T. Yeung 使用 C 型臂 X 线机和脊柱外科专用手术床，是为了方便透视机的头尾侧推动。在手术过程中，C 型臂 X 线机比 G 型臂 X 线机手术操作范围宽。

Anthony T. Yeung 对手术和透视过程中医师和相关人员的放射防护要求严格，需要穿戴铅眼镜、铅手套、铅背心、铅围裙，手术床上要配备铅布帘，手术室装有悬挂式铅玻璃屏（图 1-7）。

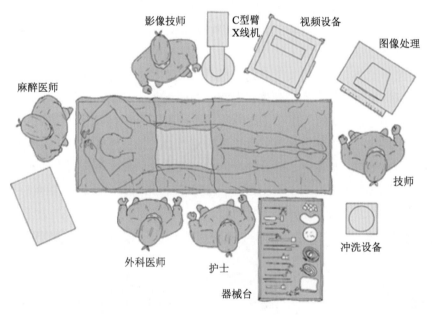

图 1-7　杨氏技术微创手术室配置

（经 Anthony T. Yeung 教授许可发表）

手术室配备：手术助手、麻醉师、放射科技师、台上护士、巡回护士等。药物配备：麻醉药物、止痛药物、融合药物、造影剂、染色剂、相关抢救药物和设备。

Anthony T. Yeung 对透视的要求也十分严格。按照 Ferguson 位透视方法，正位像目标间隙的椎体下缘终板和椎体上缘的终板，要呈一条直线。C 型臂 X 线机射线的中心线与椎体后缘的水平线重叠，使目标间隙双侧的椎间孔重叠在一起（图 1 - 8）。这样对椎间孔的穿刺，特别是多个部位脊神经背内侧支封闭的引导和监视非常有意义。

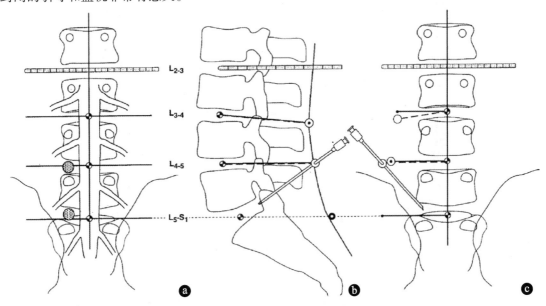

a. Anthony T. Yeung 最初主张穿刺针进入椎间盘的进针点位于椎弓根中心的连线上；b、c. 穿刺针与正中线的交叉点位于椎间盘的中心位置。2014 年中华医学会第十六届骨科学术会议暨第九届 COA 国际学术大会上 Anthony T. Yeung 也认为这个穿刺点在椎弓根内侧连线上

图 1 - 8 杨氏技术穿刺点模式

YESS 的 inside out 的理念，给学术界塑造了 YESS 技术只能够完成包容性腰椎间盘突出症的印象。事实上随着激光、可变角度磨钻的临床应用（图 1 - 9），YESS 技术可以实施椎间孔成形，椎体后下缘、椎体后上缘磨除。以上关节突前缘为支点，可以在后纵韧带前方或者后纵韧带水平摘除游离的椎间盘（图 1 - 10、图 1 - 11）。钙化型、椎体后缘骨折椎间盘突出症可以成为脊柱内镜的常规手术。腰椎管狭窄症脊柱内镜治疗技术也正逐步迈向成熟。

由于 YESS 技术工作通道与椎间隙呈平行状态，所以 YESS 技术是未来经皮内镜下斜外侧入路腰椎椎间融合术（oblique lumbar interspace fusion，OLIF）、干细胞移植、人工髓核等技术的基础。

对于 L_5-S_1 水平高髂嵴、远处游离的椎间盘，传统小切口、通道手术或者经椎板间孔的脊柱内镜手术可以取得同经椎间孔的椎间盘切除术一样的成功（图 1 - 12、图 1 - 13）。对于这种类型的突出，在传统入路有效果的情况下不需要强调椎间孔入路。椎间孔及椎间孔外的髓核突出选择椎间孔入路是为了追求同样的效果和更小的创口。Anthony T. Yeung 认为椎间孔减压结合背侧入路神经根切除术可以避免 75% 的融合手术。

文献已经证明经皮微创技术与传统手术相比，在同样的预后情况下，微创技术有更低的术后并发症发生率。微创手术提供了可替代减压和切除融合术的一线术式，在内镜手术中术者的经验是最重要的因素。Anthony T. Yeung 认为，很少有外科医师能够将所有的手术技术都掌握得很好。外科医师应该选择他可以处理的疼痛状况的类型，在逐步获得经验和技巧后再扩大他的舞台。

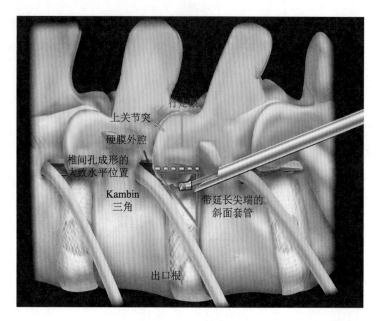

图1-9 使用可弯曲磨钻磨除上关节突前缘，扩大椎管可视角度

（经 Anthony T. Yeung 教授许可发表）

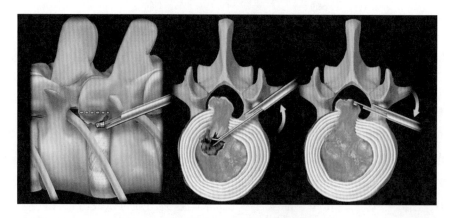

图1-10 以上关节突前缘为支点，可以在后纵韧带前方或者后纵韧带水平摘除游离的椎间盘

（经 Anthony T. Yeung 教授许可发表）

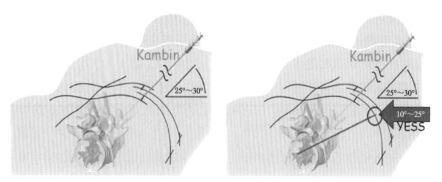

最初的 YESS 技术，进针点与冠状面成25°～30°，Anthony T. Yeung 认为10°～25°可以提高硬膜囊和神经根的可视度

图1-11 杨氏技术穿刺点

（经 Anthony T. Yeung 教授许可发表）

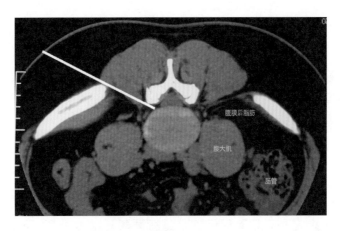

图 1-12 如果有髂骨遮挡，缩小穿刺点到棘突的距离，直到避开髂骨

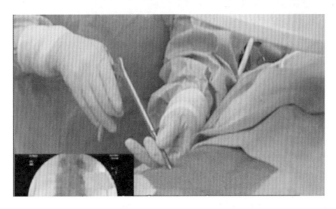

如果有小关节遮挡，可以使用椎板咬骨钳

图 1-13 杨氏技术椎板咬骨钳的使用

（经 Anthony T. Yeung 教授许可发表）

针对不同的执业医师，Anthony T. Yeung 认为非外科医师有资格执行一些外科手术技术方面的工作，但是非外科医师若没有经过训练或者不具备相关的背景将不会意识到、也不会正确地处理可能引起的并发症，除非他们可以加入一个多学科合作团队来一起工作。

三、简式技术

简式技术是在 YESS 技术的基础上，取众家之长，发挥各种器械的优势形成的一种简捷、高效、容易掌握的理念和方法。简式技术学习了 YESS 技术的管理方法，在保证安全的基础上，对患者实施日间手术管理模式，住院流程简单便捷。2015 年 1 年中国人民解放军总医院脊柱内镜手术达到了 907 例，全年实施日间管理模式的患者达到了 92%。

使用简式技术进行手术十分高效，1 天最多可完成 17 例脊柱内镜手术，最快的手术在 20 分钟内即可完成。简式技术将间接减压变为直接减压，将一种严格的技术变为灵活多样的技术。其理念是将工作面放在后纵韧带边缘（margin or face to margin of posterior ligament）的技术。它是在综合了各种技术、各种入路特点的基础上，形成的脊柱内镜技术。基本方法是在影像学资料上以水平位上后纵韧带 30°延长线与皮肤的交点作为穿刺进针点，进行直视下硬膜囊前方减压（图 1-14）。

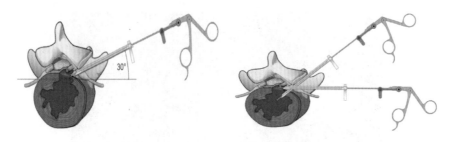

图 1 - 14　简式技术穿刺角度及减压示意

简式技术穿刺针进入椎间盘的位置在椎弓根内侧连线上。首先进行后纵韧带下方的减压，然后根据术中患者的病理改变，决定是否切除后纵韧带进行硬膜囊前方减压。简式技术兼具 YESS 安全、TESSYS 椎管内减压、靶点穿刺直接的优势，具有"简"和"变"的特点。穿刺过程简单，缩短了操作时间；不常规进行椎间孔成形减少了危险操作动作，缩短了手术时间，降低了患者的痛苦；直视下操作克服了间接减压不彻底的风险，也克服了透视下椎间孔成形透视多、风险大的缺点，体现了外科手术的优势。简式技术强调变化，手术适应证范围宽，可恰当地处理复杂性和复发性腰椎间盘突出症病例。

（一）应用解剖

YESS 技术强调工作通道与椎间隙呈平行的关系，因此全面掌握目标椎间盘平面上的断层解剖，是开展 YESS 和简式脊柱内镜技术的基础。

1. T_{12}-L_1 椎间盘水平面的断层解剖

该平面位于双侧肾脏的上缘，此处是腰大肌、腰方肌刚刚起始的部位，肌腹较小，尚可以看见胸椎发出的肋骨。椎小关节对椎管覆盖范围小。该间隙的安全穿刺角度：从皮肤的穿刺进针点到上关节突的前缘连线，穿刺角度与双侧上关节突连线的水平线成 40°～60°（图 1 - 15）。该穿刺角度可以很好地避开内脏组织器官。穿刺路径上的组织结构有皮肤、皮下脂肪组织、竖脊肌、上关节突外侧缘、椎间孔、椎间盘。该平面要在影像学资料上观察肾脏和椎体前方的腹主动脉。

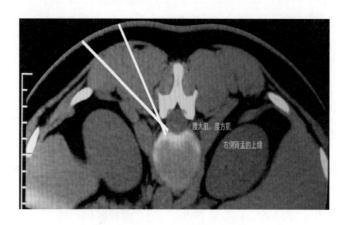

图 1 - 15　T_{12}-L_1 平面的安全穿刺角度

2. L_{1-2} 椎间盘水平面的断层解剖

该平面位于双肾盂水平。相较于 L_{4-5}、L_5-S_1 椎间隙，该平面椎小关节对椎管的覆盖范围有所减小。

该间隙的安全穿刺角度为25°~60°，可以看见两个肋骨（图1-16）。穿刺路径上的组织结构有皮肤、皮下脂肪组织、竖脊肌、上关节突外侧缘、椎间孔、椎间盘。该平面穿刺应避免损伤肾脏和椎体前方的腹主动脉、静脉。可能造成损伤的结构是硬膜囊，以及行走根、出口神经根和神经节。

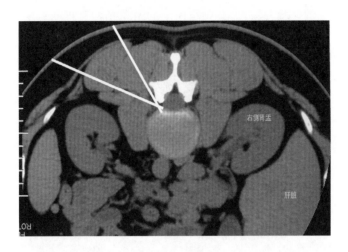

图1-16　L$_{1-2}$平面的安全穿刺角度

3. L$_{2-3}$椎间盘水平面的断层解剖

该平面位于双肾脏下缘，椎小关节对椎管的覆盖范围仍然较小，已经看不见肋骨。该间隙的安全穿刺角度为10°~60°（图1-17）。穿刺路径上的组织结构有皮肤、皮下脂肪组织、竖脊肌、上关节突外侧缘、椎间孔、椎间盘。可能造成损伤的结构是硬膜囊，以及行走根、出口神经根和神经节。

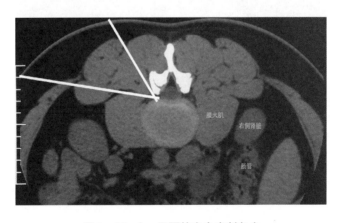

图1-17　L$_{2-3}$平面的安全穿刺角度

4. L$_{3-4}$椎间盘水平面的断层扫描

该平面已经看不到双侧肾脏，椎小关节对椎管的覆盖范围扩大，该间隙的安全穿刺角度为0°~60°（图1-18）。穿刺路径上的组织结构有皮肤、皮下脂肪组织、竖脊肌、上关节突外侧缘、椎间孔、椎间盘。可能造成损伤的结构是硬膜囊，以及行走根、出口神经根和神经节。

5. L$_{4-5}$椎间盘水平面的断层扫描

椎小关节对椎管的覆盖范围进一步扩大。侧位透视下如果没有髂骨遮挡，且在不伤害腹腔脏器的条件下，穿刺角度为0°~60°（图1-19）。对于高髂骨，双侧连线超过了L_{4-5}间隙平面，遮挡了常规的YESS穿刺路径。克服的方法是①穿刺点向棘突移动，避开髂骨，手术时在通道内借助磨钻、椎板咬骨钳、变角度磨钻，切除更多的上关节突前缘；②穿刺点向头侧水平移动，与椎间盘形成20°的角度，避开髂骨的遮挡（见TESSYS的穿刺方法）。穿刺路径上的组织结构有皮肤、皮下脂肪组织、竖脊肌、上关节突前外侧缘、椎间孔、椎间盘。可能造成损伤的结构是硬膜囊，以及行走根、出口神经根和神经节。

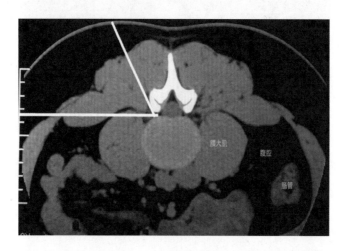

图1-18 L_{3-4}平面的安全穿刺角度

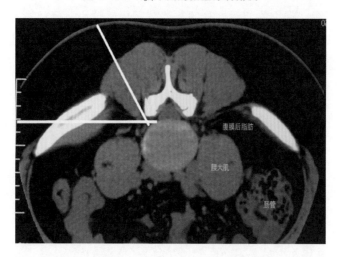

图1-19 理论上L_{4-5}平面有0°~60°的穿刺角度

6. L_5-S_1椎间盘水平面的断层扫描

此平面椎小关节对椎管的覆盖范围最大。侧位透视下一定有髂骨遮挡，如果严格按照YESS的方法，穿刺角度为60°，将降低许多病例的穿刺成功率。克服的方法是①穿刺点向棘突移动，避开髂骨，手术时在通道内借助磨钻、椎板咬骨钳、变角度磨钻，切除更多的上关节突前缘；②穿刺点向头侧水平移动，与椎间盘形成20°~45°的角度，避开髂骨的遮挡（见TESSYS的穿刺方法）；③实施经椎板间孔入路的方法（见椎板间隙入路的方法）。对于部分低髂骨病例，L_5-S_1节段的间隙也可从一侧完成双侧的减压。穿刺路径上的组织结构有皮肤、皮下脂肪组织、竖脊肌、上关节突外侧缘、椎间孔、椎间盘。最常造成损伤的结构是出口神经根和神经节（图1-20）。

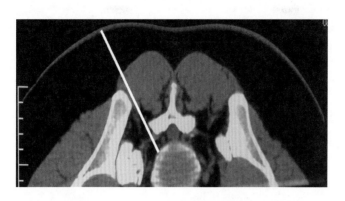

图 1-20　L_5-S_1 平面穿刺入路向棘突移动避开髂骨

（二）简式技术适应证和适应证选择原则

经过近 15 年的学习、探索、交流和总结，脊柱内镜技术越来越趋于成熟。脊柱内镜治疗脊柱疾病的适应证越来越广，具体如下：①单纯腰椎间盘突出症；②腰椎间盘游离；③椎间盘突出钙化终板离断；④腰椎管狭窄；⑤退行性腰椎滑脱；⑥退行性脊柱侧弯腰椎管狭窄；⑦颈椎间盘突出症（前路、后路）、脊髓型颈椎病、后纵韧带骨化症；⑧胸椎间盘突出症、黄韧带骨化、胸椎管狭窄；⑨脊柱肿瘤（神经鞘瘤、转移癌）；⑩脊柱骨折椎管占位；⑪脊柱退行性侧弯辅助减压；⑫各种脊柱开放手术的翻修手术；⑬各种脊柱感染性疾病；⑭脊柱异物；⑮各种脊柱疾病的微创辅助治疗。

腰椎间盘突出症手术适应证选择的原则：①大原则：VAS 评分 >6 分，坐骨神经痛马尾综合征患者。②小原则：VAS 评分 <6 分，疼痛症状越来越重者。③小原则：VAS 评分 <6 分，麻木越来越重者。④小原则：VAS 评分 <6 分，无力越来越重者。⑤小原则：VAS 评分 <6 分，准妊娠妇女、准备出国者。⑥小原则：VAS 评分 <6 分，影像学表现严重且经常发作者。

针对腰椎间盘突出症行介入治疗还是脊柱内镜治疗的问题，有 2 个原则：①VAS 评分 >6 分的坐骨神经痛者选择脊柱内镜治疗；②VAS 评分 <6 分，如果影像学改变轻选择介入治疗。

脊柱内镜手术不能替代全部开放手术，但是可以替代大部分开放手术。当脊柱内镜手术被广泛使用的时候，开放手术的适应证就越来越少了。开放治疗包含 MED、小开窗、TLIF、PLIF 等治疗方式，过去需要开放手术的病例，也有被多次微创手术、微创结合镜下融合和经皮固定慢慢取代的趋势。具体的疾病有选择性峡部裂滑脱、选择性成人退行性侧弯。

针对腰椎管狭窄行保守治疗还是手术治疗的问题，有 3 个原则：①大原则：行走距离 <200 m，结合影像学检查行手术治疗。②小原则：行走距离为 200~500 m，有相对适应证，结合影像学检查，行手术治疗。③小原则：行走距离 >500 m，保守治疗。

（三）操作基本要求

1. 简式技术方法

简式技术穿刺的方法是将穿刺针进入椎间盘的进针点从椎弓根连线的位置，向内侧推移到椎弓根内侧连线上（图 1-21）；严重突出的病例使用侧方入路的穿刺方法（图 1-22），此法已获得 Anthony T. Yeung 的肯定。L_5-S_1 间隙由于髂骨的遮挡，从后外侧进行 L_5 椎体下缘穿刺非常困难。中国人民解放军总医院从 2006 年开始开展椎板间孔入路（图 1-23），克服了 YESS 在 L_5-S_1 间隙后外侧入路比较困难的问题。经椎板间孔入路的病例约占本组病例的 15%。简式技术要求脊柱内镜医师掌握各种脊柱内镜的技术，以便在临床中可以采取微创方法处理大多数的腰椎退行性疾病（图1-24～图1-31）。

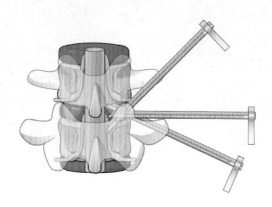

图1-21　简式技术穿刺进入椎间盘的靶点

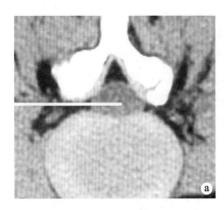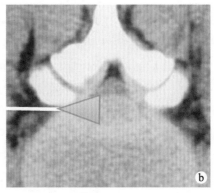

a. 正常椎间盘水平穿刺非常危险；b. 严重突出的水平穿刺比较安全，疗效有把握

图1-22　不同程度突出下的水平穿刺

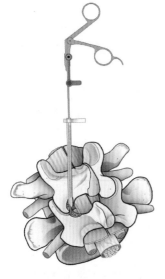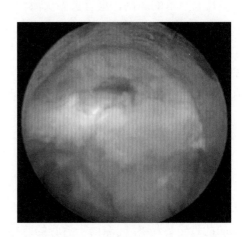

图1-23　全内镜直视下经
椎板间孔入路手术示意

图1-24　工作面正对后纵韧带，可看见硬膜囊神经根
周围的脂肪、后纵韧带及椎间盘的三层结构

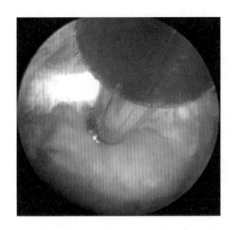

图1-25 在不破坏后纵韧带、保护好
神经的情况下摘除椎间盘，盘内操作
安全且不出血

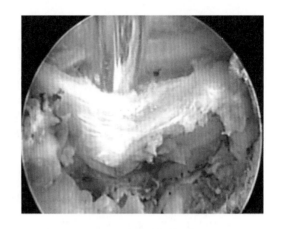

图1-26 完成后纵韧带下操作后，
检查韧带的完整性，根据突出的
性质决定是否切除后纵韧带

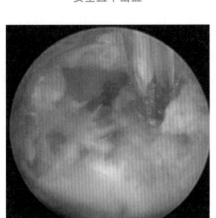

图1-27 切除后纵韧带后
寻找游离的椎间盘

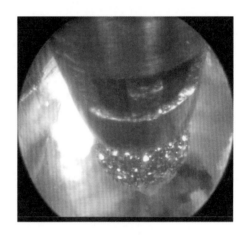

图1-28 内镜下用可弯曲
磨钻磨除上关节突前缘

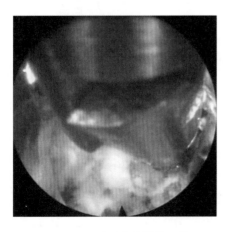

图1-29 磨除上位椎体下缘

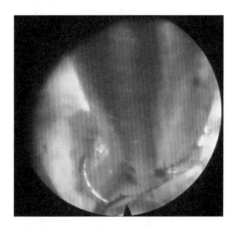

图1-30 磨除下位椎体上缘

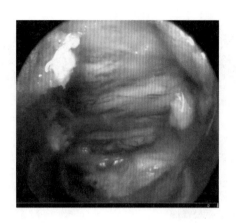

采用简式技术减压后可以看见同侧的神经根、硬膜囊及对侧神经根的腹侧，而采用 TESSYS 的方法减压后看见的主要是行走根外侧

图 1 -31　切断后纵韧带，磨除上位椎体下缘、下位椎体上缘后，最后达到的减压范围和效果

L_{4-5} 间隙即使有髂骨遮挡，穿刺也不会非常困难，可以将穿刺点向头侧移动，工作通道向头侧倾斜 20°以内完成穿刺（图 1 - 32）。L_5-S_1 间隙都有髂骨遮挡，如果向头侧倾斜在 30°以内，可以按照 YESS 的方法完成手术过程；如果向头侧倾斜超过了 30°，就需要考虑按照 YESS 的方法切除小关节前缘，或者按照 TESSYS 的方法进行后外侧入路磨除小关节操作，或者采用椎板间隙入路（图 1 - 33 ~ 图 1 - 36）。若以上几种方法都无法完成，还可以按照髂骨上开洞的方法或者小开窗、通道的方法完成 L_5-S_1 椎间盘摘除，但截至目前我们没有髂骨开洞的病例。

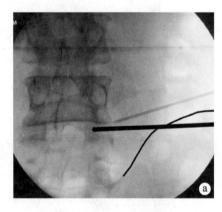
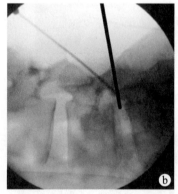

粗线显示 YESS 的理论方法；细针显示实际的穿刺方法，与椎间盘水平面成20°左右，然后按照 YESS 的 "inside out" 原则进行手术

a. X 线正位片；b. X 线侧位片

图 1 -32　L_{4-5} 间隙的穿刺策略

对于髂嵴比较高的 L_{4-5} 间隙和髂嵴比较低的 L_5-S_1 间隙，侧位透视无法做到与椎间隙水平线平行的穿刺时，可以向头侧倾斜一定角度，在不咬除和（或）磨除部分椎小关节的情况下，工作通道进入椎间隙。由于上下椎体终板的挤压，通道与椎间隙水平线间的角度可以缩小，但仍然可以按照 YESS 技术完成既定手术目标。

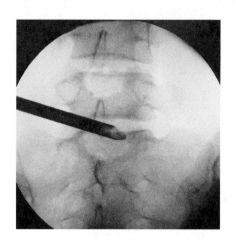

图 1-33　由于穿刺角度比较水平，对于髂骨比较低的患者即使是 L$_5$-S$_1$ 间隙
也可以从一侧完成对侧椎间盘的摘除，而不需要双侧入路，
对于 L$_{4-5}$ 间隙从一侧完成双侧减压就更加简单

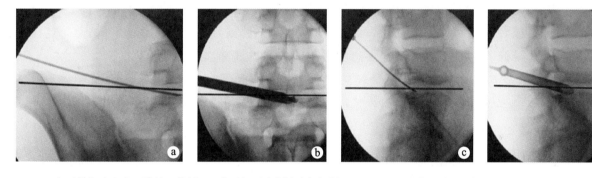

a. L$_5$-S$_1$ 间隙椎间盘突出，髂骨比较低，正位透视下穿刺针头侧倾斜 10°；b. 置入工作通道后头侧倾斜 8°；c. 侧位透视下穿刺针头侧倾斜 40°；d. 置入工作通道后头侧倾斜 17°。工作面可以位于椎间隙的后 1/4，以便完成手术操作

图 1-34　髂骨低时的穿刺技巧

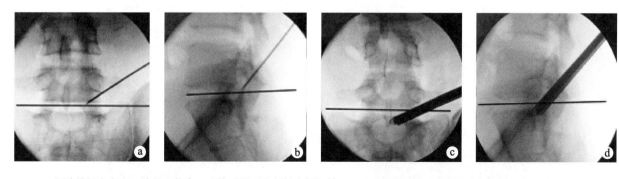

a. L$_5$-S$_1$ 间隙椎间盘突出，髂骨比较高，正位透视下穿刺针头侧倾斜 32°；b. 侧位透视下穿刺针头侧倾斜 55°；c. 置入工作通道后头侧倾斜 21°；d. 置入工作通道后头侧倾斜 48°。工作面在椎管内不进入椎间隙内，以便完成手术操作

图 1-35　髂骨高时的穿刺技巧

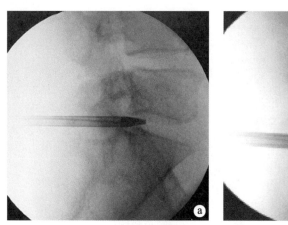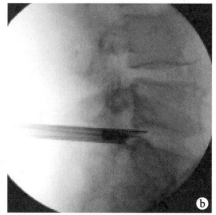

a. 透视侧位下置入扩张器；b. 透视侧位下置入工作套筒

图 1-36　对于髂骨较高的患者，可以从椎板间孔进入 L_5-S_1 间隙

　　简式技术延续了 YESS 技术"inside out"的理念，但不拘泥于穿刺针一定与椎间隙平行的原则，在正位上容许向头侧有 30°的倾斜，侧位上容许与椎体后缘连线呈水平角度。如果大于这个角度就需要做小关节成形，或者改变手术的入路方法，如使用椎板间孔入路的方法，否则影响手术疗效。这样做的结果是极大地降低了透视的次数，提高了患者在手术过程中的舒适度。

　　随着术者技术达到一定的熟练程度（少者 50 例，多者可达 100~200 例），经后路椎板间孔入路可以代替许多较复杂的椎间孔入路手术。在几次透视下，用非全内镜和全内镜的方法都可以达到手术目的。

　　2. 简式技术的操作过程

　　（1）简单的体位：俯卧位（可排除腰骶部后凸角度）。可以使用折叠手术床，或者使用可以透过 X 线的手术床（图 1-37）。

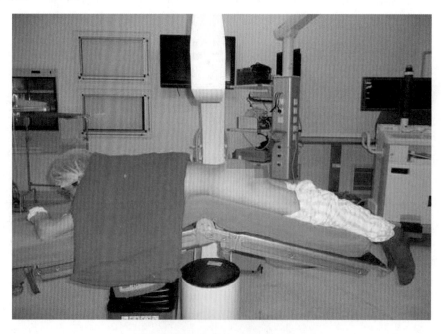

图 1-37　YESS 技术和简式技术手术体位

（2）简单的透视过程：没有特殊情况时，只进行正位透视（图1-38），当然这需要几十例甚至上百例手术经验的积累。最少的透视次数是1次，一般透视的次数控制在6次以内，要求有训练有素的放射技师或者医师的配合。从透视的次数上，可以看出医师掌握该技术的水平。由于透视过程具有辐射性，即使辐射剂量非常小，开展该手术的医师每年能接受的辐射量也是有限制的。

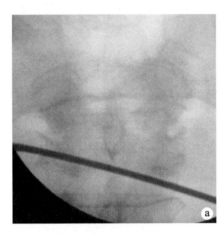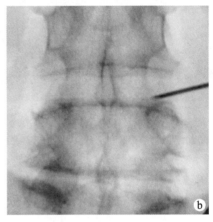

a. 明确目标椎间隙和进针点；b. 一次性靶向穿刺到达目标点，剩余的工作都是镜下操作

图1-38 靶向穿刺技术两次透视完成穿刺示意

Ahn报道，不使用铅围裙，一个医师1年可以做291例PELD手术。报道指出他们手术的平均时间是49.8分钟，透视的平均时间是2.5分钟。按照每次透视曝光0.6秒的时长计算，Ahn当时每次手术透视要达到225次曝光。而以椎间孔成形为特点的技术达到100次左右的透视是经常的事情。按照简式技术的方法1~10次透视计算，仅仅0.6~6.0秒的曝光时间。加上透视时要求手术相关人员站在透视机2 m以外的铅屏后，辐射对医师手术数量的限制一定程度上被解除。这显示了改良技术的特点和优点。

（3）简单的麻醉过程：使用1%的利多卡因，仅仅麻醉痛觉神经，不影响运动神经。手术中患者局部无痛觉，运动功能正常，可以配合医师完成手术操作。酗酒的患者，1%利多卡因镇痛效果差，在进入椎间盘的麻醉路径上可以使用2%利多卡因+75 mg罗哌卡因进行封闭。上关节突前和椎管内仅需使用1%的利多卡因，否则容易导致患者足屈伸无力，影响手术进程判断。

（4）"简""变"的穿刺技术过程：改良技术穿刺角度不僵化，根据每个患者的解剖特点，不同病例使用不同的穿刺角度。在CT和MRI水平扫描的影像学资料上确定穿刺角度后，根据影像学图像的标尺测量棘突到皮肤进针点的距离，然后进行实际操作。穿刺首先触碰的是小关节侧面，逐渐增大穿刺角度，进入椎小关节前缘的靶点。引导工作导管在不磨除骨质的条件下，直接使工作面到达硬膜囊和椎体后缘之间的后纵韧带。倾斜角度较大、椎管狭窄的患者也可在多级套管外、工作套管内或内镜下完成椎间孔成形术。把握住改良技术的"简""变"原则，根据内脏的位置，变化穿刺针的角度（图1-39）。工作通道与椎间隙的角度需要随时调整，工作面的角度也要随之变化。靶向穿刺，重视医师的手感和患者感觉的回馈是简式技术的核心部分。

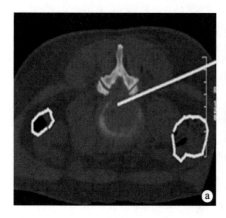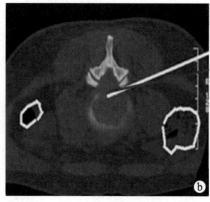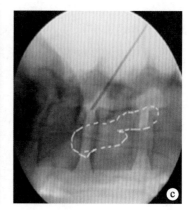

a. YESS 穿刺方法；b. 侧方入路穿刺方法（红色标示线）；c. 侧方穿刺要注意肠管安全，达到这个目标的关键点在于穿刺尽可能水平，一般是进针的角度与水平线的夹角和内镜的倾斜角度相同，即 25°~30°，理论上从同侧椎间孔能看见对侧椎间孔时是合适的进针角度

图 1-39　YESS 穿刺与侧方入路穿刺方法对比

与患者疗效相比，手术安全是第一位的。计划实施侧方穿刺时要仔细分析术前 CT。如果是消瘦等特殊状况的患者，俯卧位时让患者呼吸，透视下观察肠管积气的移动轨迹。一般来说，年轻、消瘦、女性患者要密切关注肠管的位置，北方人、中年男性、肥胖患者肠管位置则相对安全。一定要保证肠管积气在椎体后缘连线的前方，否则放弃侧方入路改为后外侧入路。

（5）"简""变"的手术过程：按照面对后纵韧带边缘的工作通道放置原则，结合患者的术中感觉回馈，首先将工作通道置于后纵韧带前方、椎管的中间，然后摘除后纵韧带前方的椎间盘。如果突出物属于游离型突出，退出工作通道后到后纵韧带的侧方，使用髓核钳等工具咬断后纵韧带并摘除向后方、上方、下方游离的椎间盘和纤维环碎片。在镜下环钻、通道内环钻、变角度磨钻的辅助下可以完成椎间盘突出钙化、椎管狭窄病例的治疗。

不同年龄阶段取出的椎间盘组织也不相同（图 1-40）。年轻患者的突出变性椎间盘组织多呈胶冻样，摘除的量比较少。有些情况下，仅需直视下射频消融即可。中年患者的突出变性椎间盘组织多呈成熟较大的块状，可以摘除整块或多个大块的纤维环组织。老年患者的突出变性椎间盘组织多为退变、碎裂的组织，碎块不大但量多，最多可以接近 12 mL。

（6）在内镜下完成开放手术的操作流程：一般情况下，MED 手术仅仅需要透视 1~2 次即可。PELD 手术也是一样的道理，简单的 1~2 次透视后，只要手术的间隙正常，借助术中对解剖结构的辨识和患者的反馈，即可一次完成手术操作过程，术中不需要反复透视。

如何辨析解剖标志点？内镜下是否可以识别解剖标志点？全内镜下后入路重要的解剖标志点是黄韧带及上下椎板交界点。非全内镜下后入路重要的标志点是椎间孔的最外侧点和患者的感觉。所有入路最重要的警示是患者的根性疼痛。如果患者说有下肢放射性疼痛，必须仔细辨别解剖结构，在没有疼痛的情况下逐步操作进入。如果没有明显的神经结构受累，也必须反复辨别，直到确认患者的提示是正确的，或者患者没有根性疼痛后，才可以继续操作。后外侧或者侧方入路重要的一个标志点是上关节突的前缘。穿刺针的第一个落脚点就在这个部位，然后滑动进入椎管，在进入椎管的过程中，没有根性疼痛。注射药物出现了根性疼痛，是最佳的进针位置。结束手术的标志：患者对侧出现了疼痛或者在使用射频的过程中，出现了对侧肢体的跳动。对于椎管狭窄，完全切除后纵韧带显露硬膜囊是一个重要的标志。对于游离型椎间盘突出，需要部分切除后纵韧带显露同侧的神经根和硬膜囊，这是这个手术的解剖标志。达到这个目标的关键点在于穿刺尽可能水平，一般是进针的角度与水平线的夹角和内镜的倾斜角度相同，即25°~30°。理论上从同侧椎间孔能看见对侧椎间孔时为合适的进针角度。

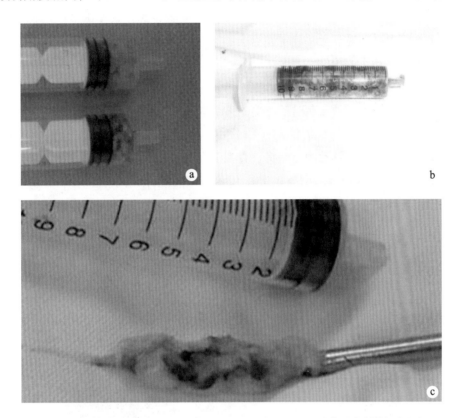

a. 年轻患者的椎间盘组织；b. 中年患者的椎间盘组织；c. 老年患者的椎间盘组织

图1-40　不同年龄阶段取出的椎间盘组织

（7）简式技术的缺点和补救方法：按照简式技术穿刺的方法操作，没有椎间孔狭窄、年轻的患者可不进行椎间孔成形。穿刺过程中的疼痛程度降低，患者对手术过程的耐受程度提高。穿刺角度缩小后，带来的风险是椎体外腹腔脏器如肠管等的损伤，以及椎管内如硬膜囊、神经根的损伤。Anthony T. Yeung 所治疗的5000 例病例中发生了1 例肠管损伤，5 例硬膜囊破裂。我们治疗的7000 例病例中没有发生肠管损伤，这可能与术前小心观察每例患者影像学资料上脊柱周围腹腔内脏的解剖结构有关；但发生了30~50 例硬膜囊损伤（图1-41），硬膜囊损伤发生比例较高与开展脊柱内镜手术初期广泛使用非全内镜手术相关。避免的方法：后外侧入路时，在穿刺和放置扩张棒的过程中，密切观察患者的

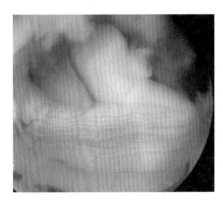

图1-41　硬膜囊破裂，
马尾神经进入工作区

反应。如果患者反馈有放射性疼痛，即停止进一步置入扩张棒，将工作通道建立在椎间孔外侧，直视

下逐渐进入后纵韧带下方、椎间盘内。椎板间孔入路无法直接进入椎体后缘者，可以将通道建立在椎板间孔最外侧缘，然后直视下扩大椎板间孔逐步进入。补救的方法：一旦发现硬膜囊破裂，如果椎间盘摘除工作尚未完成，一定想方设法完成手术避免后续的医疗纠纷。可小心转动工作套筒，让套筒的舌头部分挡住马尾神经，仔细找寻游离的椎间盘碎片并摘除。预防的方法：穿刺时，患者反馈根性疼痛，要考虑变换穿刺的进针点，可向棘突靠近。对于操作可能导致硬膜囊破裂的病例，将工作通道置于椎间孔，不置入椎管中央。对于无法确定是否会损伤硬膜囊的病例，不做非直视下操作，不做超过后纵韧带、看不见抓钳头动作的操作。

（8）减少透视后发生的问题及补救方法：透视少是否会出现穿刺失误的问题？会，一定会。透视少的原因是手术过程中增加了医师穿刺时的感觉这一指标。如果透视位置好，穿刺时的感觉不好、不到位，要及时增加透视确认穿刺的针尖位置（图1-42）。需要增加透视的情况如下：所处环境不熟悉、透视影像不清晰、使用了不熟悉的穿刺针、直视下发现了不正常的解剖结构。透视少导致的问题：做错了间隙，如L_5-S_1间隙做到了$L_{4,5}$间隙；实施L_5-S_1手术，工作面不在间隙，在骶管内。后面的病例讨论有具体的病例展示。

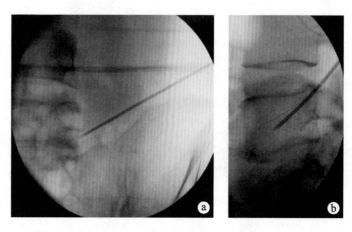

a. 正位透视下针尖在椎体小关节外；b. 侧位透视下针尖已经到达椎体侧方

图1-42　穿刺时的感觉不好、不到位，要及时增加透视确认穿刺的针尖位置

（9）硬膜囊破裂的处理方法和经过硬膜囊摘除游离的椎间盘：在脊柱内镜操作的过程中，因为操作不熟练、盲目操作、穿刺位置不佳、器械意外等原因，不免发生硬膜囊破裂的情况。发生硬膜囊破裂后，需要注意以下几点。

1）判断手术的流程，根据完成的情况，适当加快手术速度，尽快完成整个手术流程。

2）如果手术尚未完成，需要使用几种方法降低冲洗液的压力，避免因硬膜囊内流体静压升高而产生的各种症状。

3）一旦患者出现了硬膜囊破裂导致的颈痛，一般情况下患者很难配合更长时间的手术流程。需要尽快缩短整个手术流程，避免发生其他心脑血管意外。

4）如果是全身麻醉手术发生硬膜囊破裂导致了截瘫、术后惊厥、意识障碍、视力受限等临床症状，经过镇静等对症处理，一般可以顺利康复，大多没有严重并发症。由此可见缩短整个手术时间，对于降低术中并发症非常重要。在L_5-S_1间隙的手术过程中，在安全的前提下，加快和缩短手术流程，对于改善患者的手术体验非常重要。等患者出现不适的时候，手术已经可以结束了。降低游离椎间盘的残留概率，提高患者对局部麻醉微创手术的信任度。

5）若有患者椎间盘突出进入硬膜囊，经过硬膜囊摘除硬膜囊前方的游离椎间盘组织是可行的方法，术后也不需要特殊处理硬膜囊裂口。由于黄韧带只是裂口没有缺损，术后甚至不需要要求患者特殊卧床。

四、国家卫生健康委员会脊柱内镜手术分级与手术操作

腰椎退行性疾病严重程度不同，脊柱内镜手术的难度不同。卫生行政机构对脊柱内镜手术进行分级管理，规定准入制，都是为了提高疾病的诊断治疗水平。L_{4-5}椎间盘突出症发病率最高，手术难度低，可以是入门级的一级手术；游离型突出难度较大，为二级手术；钙化椎间盘的操作具备一定的难度，属于三级手术；椎管狭窄，需要解决许多的病理变化，是脊柱内镜手术中最难的四级手术。

1. L_{4-5}椎间盘突出症保守治疗无效

L_{4-5}椎间盘突出是脊柱内镜下手术最常见的类型，该类型所需的技术也是初学者首先要掌握的脊柱内镜技术（图1-43）。本院病例中L_{4-5}间隙突出占全部病例的53%。

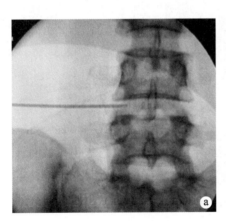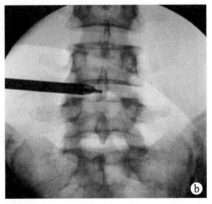

a. 穿刺针进入椎间盘的位置在椎弓根内侧连线；b. 工作面可以看见后纵韧带的上下缘

图1-43 穿刺路径与椎间隙水平

2. 特殊类型腰椎间盘突出症的椎间盘摘除

对于游离的腰椎间盘，不可以中规中矩地使用YESS方法，穿刺时要按照靶点穿刺的方法开始（图1-44、图1-45）。术中摆动工作通道，在变角度磨钻、激光等设备辅助下，完成游离病例的摘除术。对于远处游离的病例，不可进行椎间盘穿刺。要对椎管内游离的椎间盘进行靶点穿刺，建立工作通道，完成手术。

3. 钙化型腰椎间盘突出症

该型腰椎间盘突出症介入和内镜治疗均困难，但是随着外科辅助手段的提高，可以重新审视该病的病理机制和治疗方法。一般来说，钙化型腰椎间盘突出症患者病史比较长，症状和体征比较轻。如果症状重，出现症状时间比较短，说明一定是在钙化基础上，发生并合并了软性的突出。在激光和变角度磨钻的辅助下，钙化和椎体后缘骨折都属于脊柱内镜的手术适应证（图1-46~图1-51）。

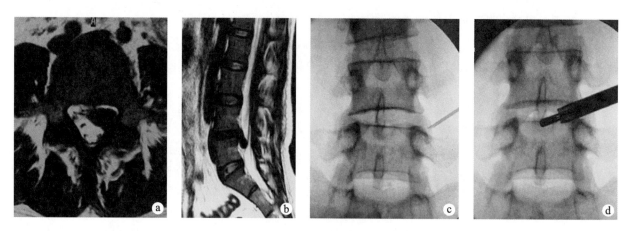

a、b. MRI 显示 L_{4-5} 椎间盘突出游离；c. 术前 X 线片显示椎间隙不水平；d. 手术结束时髓核钳的位置，可以看见椎间隙已经变水平

图 1-44　椎间盘突出手术前后椎间隙水平位置变化

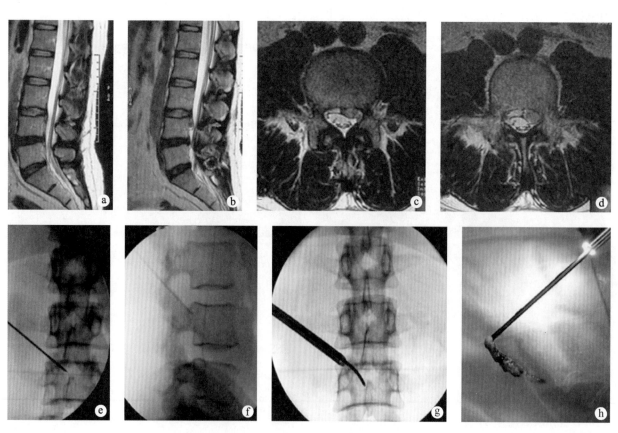

a~d. 术前 MRI 显示 L_{3-4} 椎间盘突出向下方游离；e~h. 穿刺时，套管不是进入到椎间隙，而是进入到椎管直接摘除游离的椎间盘

图 1-45　对于游离的腰椎间盘，穿刺时要按照靶点穿刺的方法

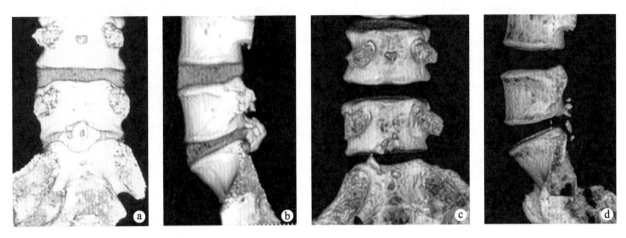

a、b. 术前 CT 三维重建显示 L_5-S_1 水平巨大椎间盘突出钙化；c、d. 术后 CT 三维重建显示钙化物去除

图 1-46 巨大椎间盘突出钙化，术后压迫的症状完全消失

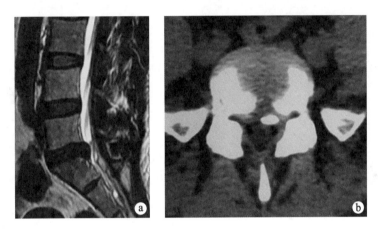

a. MRI 显示 L_5-S_1 椎间盘突出；b. CT 显示 L_5-S_1 椎间盘突出伴钙化

图 1-47 L_5-S_1 椎间盘突出伴钙化

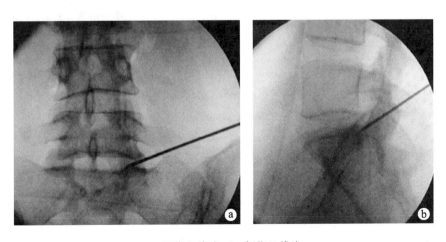

a. 正位 X 线片；b. 侧位 X 线片

图 1-48 L_5-S_1 椎间盘突出，按照经皮血管穿刺技术靶点穿刺的方法直达突出的部位

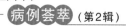

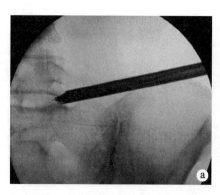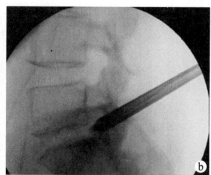

a. 正位 X 线片；b. 侧位 X 线片

图 1 -49　工作通道与椎间隙的角度变小，符合 YESS 的基本原则

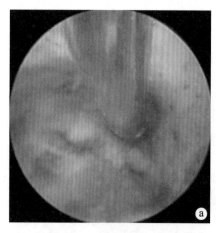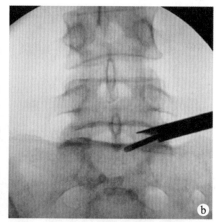

a. 双极射频感知后纵韧带后缘；b. 摘除后纵韧带后髓核钳可以顺利通过下位椎体后缘

图 1 -50　镜下双极射频和髓核钳辅助摘除突出椎间盘组织

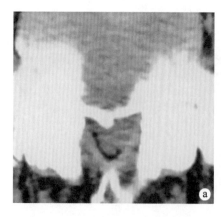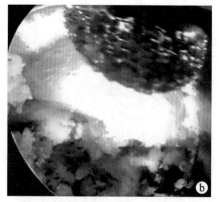

a. 钙化骨折的椎体后缘；b. 直视下磨除钙化物

图 1 -51　直视下可以轻易磨除钙化骨折的椎体后缘，然后摘除椎间盘

4. 椎管狭窄症

腰椎管狭窄是最后才进入脊柱内镜手术适应证范围的病理改变。当医师面对开放减压手术禁忌证的腰椎管狭窄患者时，随着辅助设备的丰富，腰椎管狭窄症开始逐渐进入了脊柱内镜的适应证范畴。

（1）第一种入路：经过椎间孔入路椎管减压（图 1 − 52、图 1 − 53）。最初的脊柱内镜手术仅仅切除椎体后缘的纤维环，进入椎间盘和椎管，摘除脱出的纤维环和髓核。在治疗腰椎管狭窄症时，要切除或者磨除增生的上关节突前缘、黄韧带、上位椎体的下缘、下位椎体的上缘、后纵韧带、增生肥厚的纤维环及退变的髓核组织。

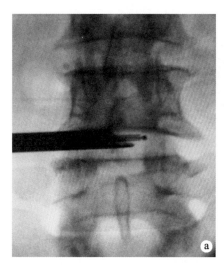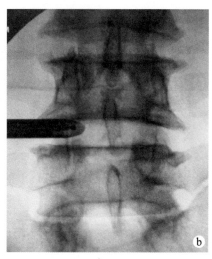

a. 套管位于对侧小关节内侧缘；b. 套管位于同侧小关节前缘

图 1 − 52　从对侧的小关节内侧缘开始给椎管前缘减压，一直退回到同侧的小关节前缘

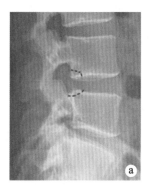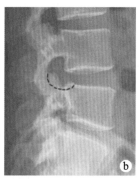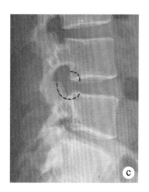

a. 图中的红色虚线为椎体后缘骨折需要磨除的上位椎体下缘或者下位椎体上缘；b、c. 图中的红色虚线为椎管狭窄需要磨除的上位椎体下缘、下位椎体上缘、椎小关节前缘、黄韧带、后纵韧带

图 1 − 53　不同的改变需要磨除的部位不同

（2）第二种入路：经椎板间孔入路，正位透视（图 1 − 54），经皮注射局部麻醉药物的针头即可作为定位标志使用。这个入路的方法是直视下，磨除整个黄韧带周围的骨质，将同侧的黄韧带完整切除，再磨除棘突下方的骨质，切除对侧椎板下方的黄韧带对椎管进行减压。

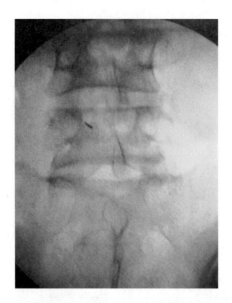

图 1-54　正位透视下使用局部麻醉针确定正确的间隙和手术开始的位置

五、围手术期处理

术前取得患者的理解与支持，进入手术室后患者俯卧于可透视的手术台上，全程在 X 线机监视下完成手术操作。术前半小时可以给予咪达唑仑和芬太尼镇静，缓解患者不同程度的疼痛及紧张情绪。术中患者必须保持神志清醒，可与术者交流术中体验，以防神经损伤。

术毕应询问患者下肢疼痛缓解程度，行直腿抬高试验观察改善程度。术后即可在腰围保护下下床活动，帮助患者树立康复的信心。术后即可恢复正常的自理生活，如吃饭和上厕所等，一般主张患者多卧床休息。可酌情使用止痛消肿类药物。术后 3~6 个月内避免剧烈体力劳动或体育锻炼。

六、复发性腰椎间盘突出症的内镜翻修

1. 概述

无论是传统的开放手术还是现在的内镜椎间盘摘除手术，都有一定的翻修率。复发性腰椎间盘突出症是腰椎间盘突出症手术后再次手术的主要原因之一。复发性腰椎间盘突出症传统的翻修多选择再次后正中入路的方法。由于再次采用后正中入路手术需要通过前一次手术的瘢痕组织，所以较初次手术要困难很多，对手术医师综合能力的要求也相应会高很多。传统的翻修方法常常采用椎管减压、融合、椎弓根螺钉内固定的方法，明显增加了手术造成的创伤和手术的难度。随着脊柱内镜技术越来越成熟，实现内镜下翻修手术，将极大地降低翻修手术的难度，同时降低开放手术创伤带给患者的痛苦。

脊柱内镜多采用后外侧入路的方法，避免了从原来的瘢痕组织中进入手术部位，因此避免了手术瘢痕带来的显露障碍。即使选用了后正中入路，穿刺扩张瘢痕也比在开放手术中直视下显露瘢痕的难度下降了许多。即使从原先的椎板间孔入路，由于部分椎板被切除，手术难度也没有预想的那么高。掌握一条原则：如果第一次手术后症状完全缓解，然后再次出现了根性疼痛，这样的患者可以行微创

内镜翻修，否则第一次手术后效果残留，再次行内镜手术翻修效果不好。当然这样的患者即使行开放手术，翻修效果也没有把握。

后路椎板间孔入路能否作为前后正中手术后的翻修方法，答案是可以的，没有我们想象中那么困难。关键点是直接到达椎板间孔外缘的椎板，然后进行没有根性疼痛的操作。有一个前提，即使用局部麻醉的方法进行脊柱内镜翻修手术。

许多内固定手术的围手术期及远期发生了许多需要再次手术的情况。其中由椎管受压导致的根性疼痛是常见的情况，此时脊柱内镜的微创减压能力可以获得最大限度地发挥。此节一并叙述。

2. 病因

人类腰椎的退行性变，不因做过腰椎手术而停滞，因此腰椎间盘远期复发与人类腰椎的退行性变有关。腰椎间盘突出症术后再次出现症状是复发还是上一次手术没有取干净并不好明确甄别。一般认为腰椎间盘突出症复发是指术后 6 个月以后同一节段发生腰椎间盘突出症，并且影像学表现与临床症状相符合。但文献资料显示，腰椎间盘突出症患者再手术多发生在术后半年时间内。韩国的我立德医院（Wooridul Hospital）统计显示，手术残留是微创手术疗效不好和翻修的主要原因。

对于脊柱内镜术后是否需要再次内镜手术：一般术后 2 小时，麻醉作用消失，若下肢症状缓解率没有达到 80%，要怀疑是否有椎间盘组织残留压迫。如果术后短期（如术后 3 天）再次发生了严重的坐骨神经痛，只要没有超过术前的疼痛程度，就可以按照围手术期组织出血、水肿导致的反跳痛给予患者对症治疗。如果这个症状是变化体位时突然发生的，要怀疑残留椎间盘的再次突出。可行 MRI 等影像学检查进一步明确，必要时实施探查手术。如果没有特殊情况，一般来说半年之内不再进行 MRI 或者 CT 检查。原因是椎间盘摘除后，突出物周围的组织并不能马上恢复原位，椎间盘摘除的部位会被出血、水肿所充填。因此，影像学上原先突出的部位，不可能恢复成正常的解剖学影像。这时的影像学检查结果容易造成患者的误解。要告诉患者多关注临床症状，影像学表现仅用于辅助诊断。如果疼痛缓解半年以上再次发生了坐骨神经痛，可以描述为腰椎间盘突出症术后复发。

腰椎间盘突出症术后再手术的主要原因如下。

（1）术中椎间盘组织残留：医师在学习的早期阶段，术前病变部位定位不准确、穿刺不准确、入路方式选择不当，都可以导致减压不充分。对于脊柱内镜技术经验缺乏的医师，在治疗游离型、中央型、脱出型、椎间孔外型椎间盘突出时都可能出现减压不充分，使得神经症状缓解不彻底，可能导致再手术的发生。无论什么时候都不要忽视残留的问题，笔者的病例中有学习初期时出现的残留，也有经过 4000 例手术后出现的残留，故不可大意。

（2）椎间隙内的椎间盘短期再突出：椎间盘摘除多少合适？一般认为摘除掉压迫神经的突出椎间盘即可。如果摘除过多，术后容易造成患者短期腰痛，远期椎间隙塌陷、腰椎不稳；如果摘除过于保守，容易造成短期再突出。这是临床见到的短期复发的原因之一，甚至术后很短时间内即可发生再突出。手术中医师掌握摘除的干净程度非常重要，期望降低再手术率是合理的，期望消除再手术率是不科学的。

（3）适应证选择不当：对于腰椎间盘突出症合并椎管狭窄、椎体滑脱、椎体失稳的患者，务必慎重选择手术方式。盲目追求微创，技术上无法完成预定手术计划，会影响手术疗效，也是腰椎间盘突出症术后再次手术的原因之一。笔者团队数据库显示在刚刚开展工作的前200例病例中，有12例术后短期内即进行了小开窗翻修手术，主要与当时技术不成熟、适应证选择不当有关。

（4）术后椎间盘组织再次突出：现阶段内任何脊柱手术都无法阻止椎体退行性改变，所以腰椎间盘突出症复发理论上是无法避免的。椎间盘突出压迫神经根多需要一段漫长的时间，再次突出的发生率并不高。笔者见过显微内镜下椎间盘摘除术（MED）术后复发的最长间隔为14年，经皮脊柱内镜下腰椎间盘髓核摘除术（percutaneous endoscopic lumbar discectomy，PELD）术后复发的最长间隔为10年。

3. 腰椎间盘突出症再手术率

由于每个手术医师的学习方式与临床经验都不相同，治疗患者采取的手术方式、手术入路等也不相同，故患者术后的再手术率也不相同，文献统计再手术的发生率为2.5%~18.0%。笔者应用脊柱内镜技术治疗的1880例患者中，再手术患者有42例（2.23%），其中前200例患者的再手术率高达6%。随着术者手术临床经验的丰富，2015—2017年统计的2789例患者中，22例接受了原来节段的翻修，术后再手术率可以降到1%以下。

韩国的一项全国性调查研究显示，2003—2013年，在18 590例下腰痛手术患者中，14.8%（2758例）的患者经历了第二次手术，其中传统开放融合手术（后路椎弓根螺钉内固定植骨融合术）的再手术率为11.7%，后路椎板切除间接减压术的再手术率为18.6%，传统开放单纯椎间盘摘除术的再手术率为13.7%，脊柱内镜下椎间盘摘除的再手术率为12.4%，介入射频消融术后的再手术率为14.7%。全部再手术患者中29.8%（768例）的患者是在术后1个月内经历了二次手术的。可见无论采取何种手术方式，再次手术都是非常普遍的事情。

为什么简式技术相对的翻修率比较低？因为简式技术来源于YESS摘除前方椎间盘的技术。摘除的工作区域在椎间盘的位置，摘除的量相比椎管内摘除、后入路摘除的量要大。这是简式技术复发率低的原因之一，相对的缺点是术后患者腰痛的发生率可能要高于其他方法，甚至有患者述说术后健侧腰部出现了疼痛。国人就诊常见的问题是能否彻底治愈？能否不复发？复发率是多少？这是我们比较重视控制再手术率的一个原因。

4. 术后疼痛的处理

原则上腰椎间盘突出症患者如果能够耐受术后症状，ODI（Oswestrydisabilityindex）评分在5分以下，患者生活、工作不受太大影响，可以首先选择保守治疗的方法，短期观察临床症状的发展方向；如果患者无法忍受术后症状，ODI评分在6分以上，严重影响生活、工作，可以考虑进一步外科治疗。这是外科手术阶梯治疗的原则和理念，先保守治疗再选择微创手术或者开放手术。当然不同的患者对疼痛的耐受程度不同，工作的性质、个人的性格都是影响手术疗效的因素。关于术后翻修手术方式的选择要把握以下几个关键点。

（1）选择医师最擅长的手术方式：微创技术具有很多的优势，但由于学习难度大，掌握技术需要经历一段较长的时间，而脊柱内镜技术是微创技术中最难的部分之一，所以在治疗复发性腰椎间盘突出症时，建议医师选择自己最擅长的手术方式。

（2）椎板间隙入路：由于术后瘢痕组织的形成，使得再手术时神经根损伤、马尾神经损伤、硬脊膜损伤的风险增加。需特别注意的是如果术前骨窗不大，在椎板间隙入路建立工作通道过程中很容易引起并发症，所以手法必须轻柔。如果无法到达手术的靶点，可以直视下扩大椎板或者选择后外侧入路。

（3）椎间孔入路：椎间孔入路可以选择局部麻醉手术，这为一些全身麻醉手术风险较大的患者提供了一次治疗机会，并且可以避免一些全身麻醉手术的风险。椎间孔入路可以避免面对后路手术的瘢痕组织，降低了硬脊膜撕裂及神经根损伤的风险。

（4）融合技术的选择：患者在手术后症状改善不明显且持续存在，影像学显示突出不严重，在排除焦虑症、抑郁症、更年期等精神心理因素后，建议使用融合的方法进行翻修。对于手术疗效要求高、不能够接受反复微创手术的患者，神经功能损害严重（如麻木、无力）且保守治疗不缓解的患者，都建议使用椎管减压、椎间融合、椎弓根钉内固定的方法进行翻修。同时必须向患者交代翻修手术疗效低于首次手术的临床治疗效果。

5. 手术操作和技巧

具体操作方法见简式技术操作和技巧。

6. 经皮脊柱内镜下椎间孔入路在补救其他脊柱手术中的应用

经皮脊柱内镜下椎间孔入路手术可以对多种脊柱手术术后椎间盘突出症的复发进行辅助翻修治疗，如脊柱椎体内固定手术后相邻节段椎间盘突出（图 1-55）、滑脱手术后遗留小骨块（图 1-56）、TLIF 手术后出现了对侧神经症状（图 1-57）和椎管内假性硬脊膜囊肿（图 1-58）、非融合手术后椎间盘突出复发（图 1-59）、显微内镜下椎间盘摘除术（MED）术后椎间盘突出复发（图 1-60）。

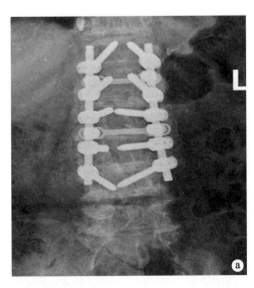
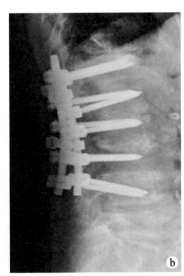
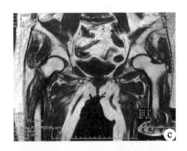
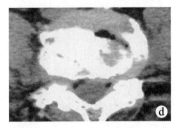

a. 腰椎内固定融合术后正位 X 线片；b. 腰椎内固定融合术后侧位 X 线片；c. 双下肢冠状面 MRI 显示股骨头无异常；d. CT 显示极外侧椎间盘突出

图 1-55　脊柱椎体内固定手术后相邻节段椎间盘突出

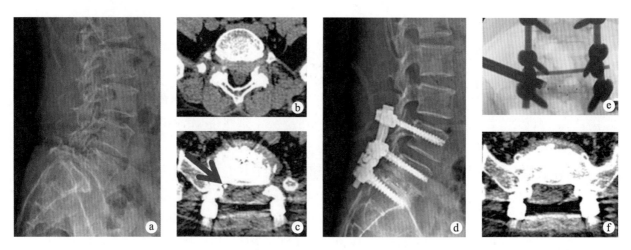

a. 滑脱患者手术前矢状位 X 线片；b. 滑脱患者手术前水平位 X 线片；c. 手术后水平位 X 线片显示的残留骨块（红色箭头）；
d. 手术后侧位 X 线片；e. 脊柱内镜下经椎间孔入路翻修去除残留骨块；f. 翻修术后复查显示残留骨块消失

图 1-56　经皮脊柱内镜下椎间孔入路辅助翻修滑脱手术后遗留小骨块

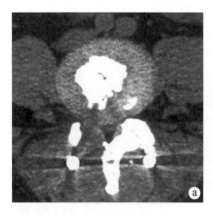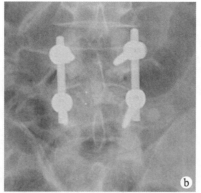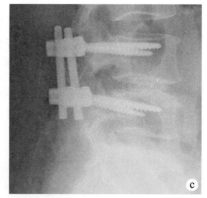

a. 术后 CT；b. 术后正位 X 线片；c. 术后侧位 X 线片

图 1-57　经椎间孔入路腰椎间盘摘除椎间融合手术（TLIF）后出现了对侧神经症状

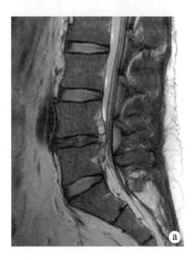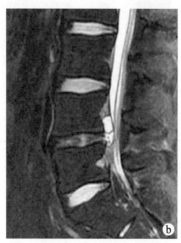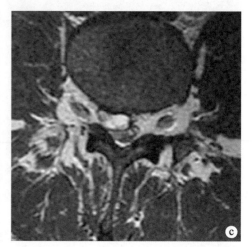

a. 矢状位 T_1 像；b. 矢状位 T_2 像；c. 轴位 T_1 像

图 1-58　MRI 显示 L_{4-5} 水平椎管内假性硬脊膜囊肿

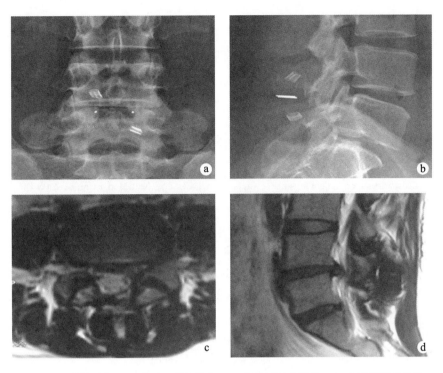

a. 术后 X 线前后位；b. 术后 X 线矢状位；c. 术后 MRI 水平位；d. 术后 MRI 矢状位

图 1-59　非融合手术后椎间盘突出复发

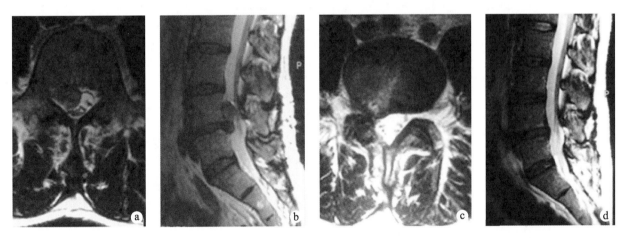

a. MED 术后水平位 MRI；b. MED 术后矢状位 MRI；c. 脊柱内镜翻修手术后水平位 MRI；d. 脊柱内镜翻修手术后矢状位 MRI

图 1-60　显微内镜下椎间盘摘除术（MED）术后椎间盘突出复发

七、经皮脊柱内镜技术的展望

　　不远的将来，脊柱内镜会更加普及，将造就更多优秀的脊柱内镜医师。脊柱内镜手术会成为门诊手术，未来脊柱内镜将熟练地应用于所有脊柱的前方和后方减压。脊柱手术和腹部手术类似，可见日后大部分都是内镜手术了。

（张西峰　张　琳　刘彦康）

参考文献

1. KIM K H. Safe sedation and hypnosis using dexmedetomidine for minimally invasive spine surgery in a prone position ［J］. Korean J Pain, 2014, 27(4)：313 − 320.

2. CHIU J C. Evolving transforaminal endoscopic microdecompression for herniated lumbar discs and spinal stenosis ［J］. Surg Technol Int, 2004, 13(1)：276 − 286.

3. ZHANG M M, AI C L, DUAN Y R. WHO the second global patient safety challenge：safe surgery saves lives ［J］. Chin J Evid-based Med, 2008, 8(1)：65 − 66.

4. CHI Y L. Minmally invasive orthopaedic surgery：appoint of view ［J］. Natl Med J China, 2006, 86(43)：3025 − 3026.

5. BINA R W, ZOCCALI C, SKOCH J, et al. Surgical anatomy of the mini mally invasive lateral lumbar approach ［J］. J Clin Neuro Sci, 2015, 22(3)：456 − 459.

6. TARZIA V, BURATTO E, DALLIN C, et al. Jarvik 2000：evolution of surgical implantation from conventional to minimally invasive technique ［J］. Ann Cardiothorac Surg, 2014, 3(6)：621 − 623.

7. HANLEY E N J R, HERKOWITZ H N, KIRKPATRICK J S, et al. Debating the value of spine surgery ［J］. J Bone Joint Surg Am, 2010, 92(5)：1293 − 1304.

8. RIHN J A, HILIBRAND A S, RADCLIFF K, et al. Duration of symptoms resulting from lumbar disc herniation：effect on treatment outcomes：analysis of the Spine Patient Outcomes Research Trial (SPORT) ［J］. J Bone Joint Surg Am, 2011, 93(20)：1906 − 1914.

9. 刘忠军. 要重视微创技术, 更要重视微创理念 ［J］. 中国脊柱脊髓杂志, 2008, 18(5)：332.

10. YEUNG A, KOTHEERANURAK V. Transforaminal endoscopic decompression of the lumbar spine for stable isthmic spondylolisthesis as the least invasive surgical treatment using the yess surgery technique ［J］. International Journal of Spine Surgery, 2018, 12(3)：5048.

11. 安燚, 王振军. 日间手术的概念和基本问题 ［J］. 中国实用外科杂志, 2007, 27(1)：38 − 40.

12. 刘小南, 俞德梁, 赵青川, 等. 关于日间手术模式的研究及应用进展 ［J］. 医学哲学, 2014, 35(2)：56 − 59.

13. 朱博, 张西峰, 高天阳, 等. 脊柱外科日间手术临床路径探索 ［J］. 中华临床医师杂志(电子版), 2016, 10(22)：3487 − 3490.

14. 税章林, 石应康, 马洪升, 等. 日间手术诊疗模式的实践与本土化的思考 ［J］. 中国医院, 2012, 16(4)：38 − 40.

15. MITCHELL M J. Anxiety management：adistinct nursing role in day surgery ［J］. Ambul Surg, 2000, 8(3)：119 − 127.

16. SMITH L, GARVIN P J, GESLER R M, et al. Enzyme dissolution of the nucleus pulposus ［J］. Nature, 1963, 198(1)：1311 − 1312.

17. KAMBIN P, GELLMAN H. Percutaneous lateral discectomy of the lumbar spine a preliminary report ［J］. Clin Orthop Relat Res, 1983, 101(1)：219 − 221.

18. HIJIKATA S, YAMAGISHI M, NAKAYAMA T, et al. Percutaneous discectomy：a new treatment method for lumbar disc herniation ［J］. J Toden Hosp, 1975, 5(2)：39 − 44.

19. FORST R, HAUSMANN B. Nucleoscopy-a new examination technique ［J］. Arch Orthop Trauma Surg, 1983, 101(3)：219 − 221.

20. KAMBIN P. Arthroscopic microdiskectomy ［J］. Mt Sinai J Med, 1991, 58(4)：159 − 164.

21. YEUNG A T. Minimally invasive disc surgery with the Yeung Endoscopic Spine System (YESS) ［J］. Surg Technol Int, 1999, 8(4)：267 − 277.

22. TSOU P M, YEUNG A T. Transforaminal endoscopic decompression for radiculopathy secondary to intracanal

noncontained lumbar disc herniations: outcome and technique [J]. Spine J, 2002, 2(3): 41 – 48.

23. HOOGLAND T, SCHUBERT M, MIKLITZ B, et al. Transforaminal posterolateral endoscopic discectomy with or without the combination of a low-dose chymopapain: a prospective randomized study in 280 consecutive cases [J]. Spine, 2006, 31(3): E890 – 897.

24. HOOGLAND T, VAN DEN BREKEL-DIJKSTRA K, SCHUBERT M, et al. Endoscopic transforaminal discectomy for recurrent lumbar disc herniation: a prospective, cohort evaluation of 262 consecutive cases [J]. Spine, 2008, 33(3): 973 – 978.

25. GORE S, YEUNG A T. The "inside out" transforaminal technique to treat lumbar spinal pain in an awake and aware patient under local anesthesia: results and a review of the literature [J]. Int J Spine Surg, 2014, 8: 28.

26. 张西峰, 王岩, 肖嵩华, 等. 经皮侧方入路内镜下椎间盘切除术的可行性及临床应用 [J]. 中国脊柱脊髓杂志, 2006, 16(5): 659 – 662.

27. 张西峰. 侧方入路椎间盘镜治疗腰椎间盘突出症 [J]. 实用医学杂志, 2007, 23(3): 3473 – 3474.

28. CHOI G, LEE S H, RAITURKER P P, et al. Percutaneous endoscopic interlaminar discectomy for intracanalicular disc herniations at L_5-S_1 using a rigid working channel endoscope [J]. Neurosurgery, 2006, 58(Suppl 1): ONS59 – 68.

29. CHOI K C, KIM J S, RYU K S, et al. Percutaneous endoscopic lumbar discectomy for L_5-S_1 disc herniation: transforaminal versus interlaminar approach [J]. Pain Physician, 2013, 16(7): 547 – 556.

30. CHOI G, KIM J S, LOKHANDE P. Percutaneous endoscopic lumbar discectomy by transiliac approach: a case report [J]. Spine, 2009, 34(7): E443 – 446.

31. SARINGER W F, REDDY B, NOBAUER-HUHMANN I, et al. Endoscopic anterior cervical foraminotomy for unilateral radiculopathy: anatomical morphometric analysis and preliminary clinical experience [J]. J Neurosurg, 2003, 98(Suppl 2): 171 – 180.

32. TAN J, ZHENG Y, GONG L, et al. Anterior cervical discectomy and interbody fusion by endoscopic approach: a preliminary report [J]. J Neurosurg Spine, 2008, 8(6): 17 – 21.

33. YAO N, WANG C, WANG W, et al. Full-endoscopic technique for anterior cervical discectomy and interbody fusion: 5-year follow-up results of 67 cases [J]. Eur Spine J, 2011, 20(8): 899 – 904.

34. CHOI G, LEE S H, BHANOT A, et al. Modified transcorporeal anterior cervical microforaminotomy for cervical radiculopathy: a technical note and early results [J]. Eur Spine J, 2007, 16(9): 1387 – 1393.

35. LEE S H, LEE J H, CHOI W C, et al. Anterior minimally invasive approaches for the cervical spine [J]. Orthop Clin North Am, 2007, 38(7): 327 – 337.

36. RUETTEN S, KOMP M, MERK H, et al. Full-endoscopic cervical posterior foraminotomy for the operation of lateral disc herniations using 5.9-mm endoscopes: a prospective, randomized, controlled study [J]. Spine, 2008, 33(8): 940 – 948.

37. O'TOOLE J E, SHEIKH H, EICHHOLZ K M, et al. Endoscopic posterior cervical foraminotomy and discectomy [J]. Neurosurg Clin N Am, 2006, 17(8): 122 – 130.

38. CHOI K Y, EUN S S, LEE S H, et al. Percutaneous endoscopic thoracic discectomy: transforaminal approach [J]. Minim Invasive Neurosurg, 2010, 53(8): 25 – 28.

39. LEE H Y, LEE S H, KIM D Y, et al. Percutaneous endoscopic thoracic discectomy: posterolateral transforaminal approach [J]. J Korean Neurosurg Soc, 2006, 40(9): 58 – 62.

40. ITO M, ABUMI K, KOTANI Y, et al. Clinical outcome of posterolateral endoscopic surgery for pyogenic spondylodiscitis: results of 15 patients with serious comorbid conditions [J]. Spine, 2007, 32(9): 200 – 206.

41. 周旭, 张海龙, 顾广飞, 等. 脊柱内镜下治疗胸腰段结核伴椎旁脓肿三例报道 [J]. 国际外科学杂志, 2013, 40(5): 786 – 788.

42. ZHANG X, ZHANG Z, ZHANG Y, et al. Minimally invasive retroperitoneoscopic surgery for psoas abscess with thoracolumbar tuberculosis [J]. Surg Endosc, 2015, 29(8): 2451 – 2455.

43. KAMBIN P, CASEY K, O'BRIEN E, et al. Transforaminal arthroscopic decompression of lateral recess stenosis [J]. J Neurosurg, 1996, 84(8): 462 – 467.

44. KNIGHT M T, ELLISON D R, GOSWAMI A H, et al. Review of safety in endoscopic laser foraminoplasty for the management of back pain [J]. J Clin Laser Med Surg, 2001, 19(7): 147 – 157.

45. KNIGHT M T, VAJDA A, JAKAB G V, et al. Endoscopic laser foraminoplasty on the lumbar spine—early experience [J]. Minim Invasive Neurosurg, 1998, 41(1): 5 – 9.

46. AHN Y. Percutaneous endoscopic decompression for lumbar spinal stenosis [J]. Expert Rev Med Devices, 2014, 11 (8): 605 – 616.

47. KNIGHT M, GOSWAMI A. Management of isthmic spondylolisthesis with posterolateral endoscopic foraminal decompression [J]. Spine, 2003, 28(8): 573 – 581.

48. 张西峰, 王岩, 肖嵩华, 等. 经皮内镜下椎间盘摘除 B-Twin 可膨胀椎间融合器临床应用 [J]. 中国修复重建外科杂志, 2011, 10(9): 1153 – 1157.

49. FOLMAN Y, LEE S H, SILVERA J R, et al. Posterior lumbar interbody fusion for degenerative disc disease using a minimally invasive B-Twin expandable spinal spacer: a multicenter study [J]. J Spinal Disord Tech, 2003, 16(7): 455 – 460.

50. JACQUOT F, GASTAMBIDE D. Percutaneous endoscopic transforaminal lumbar interbody fusion: is it worth it [J]. Int Orthop, 2013, 37(3): 1507 – 1510.

51. MORGENSTERN R, MORGENSTERN C, JANE R, et al. Usefulness of an expandable interbody spacer for the treatment of foraminal stenosis in extremely collapsed disks: preliminary clinical experience with endoscopic posterolateral transforaminal approach [J]. J Spinal Disord Tech, 2011, 24(9): 485 – 491.

52. MORGENSTERN R. Full endoscopic TLIF approach with percutaneous posterior transpedicular screw fixation in a case of spondylolisthesis grade I with L_{4-5} central stenosis [J]. J Crit Spine Case, 2013, 3(1): 115 – 119.

53. FOLEY K T, SMITH M M. Image-guided spine surgery [J]. Neurosurg Clin N Am, 1996, 7(3): 171 – 186.

54. 周跃, 张峡, 初同伟, 等. 椎板间隙后路显微内镜治疗腰椎间盘突出症724例 [J]. 脊柱外科杂志, 2003, 1(2): 85 – 88.

55. KAMBIN P, GELLMAN H. Percutaneous lateral discectomy of the lumbar spine: a preliminary report [J]. Clin Orthop Relat Res, 1983, 174(3): 127 – 132.

56. HIJIKATA S. Percutaneous nucleotomy. A new concept technique and 12 years' experience [J]. Clin Orthop Relat Res, 1989, 238(9): 9 – 23.

57. FORST R, HAUSMANN B. Nucleoplasty-a new examination technique [J]. Arch Orthop Trauma Surg, 1983, 101(6): 219 – 221.

58. KAMBIN P, SCHAFFER J L. Percutaneous lumbar discectomy. Review of 100 patients and current practice [J]. Clin Orthop Relat Res, 1989, 238(3): 24 – 34.

59. KAMBIN P, O'BRIEN E, ZHOU L, et al. Arthroscopic microdiscectomy and selective fragmentectomy [J]. Clin Orthop Relat Res, 1998, 347(6): 150 – 167.

60. YEUNG A T. Minimally invasive disc surgery with the Yeung Endoscopic Spine System (YESS) [J]. Surg Tech Int, 1999, 8(1): 1 – 11.

61. HERMANTIN F U, PETERS T, QUARTARARO L, et al. A prospective, randomized study comparing the results of open discectomy with those of video-assisted arthroscopic microdiscectomy [J]. J Bone Joint Surg, 1999, 81(9): 958 – 965.

62. TSOU P M, YEUNG A T. Transforaminal endoscopic decompression for radiculopathy secondary to non-contained intracanal lumbar disc herniation [J]. Spine J, 2002, 2(1): 41–48.

63. YEUNG A T, TSOU P M. Posterolateral endoscopic excision for lumbar disc herniation: surgical techniques, outcome and complications in 307 consecutive cases [J]. Spine, 2002, 27(4): 722–773.

64. CHOI G, LEE S H, BHANOT A, et al. Percutaneous endoscopic discectomy for extraforaminal lumbar disc herniations: extraforaminal targeted fragmentectomy technique using working channel endoscope [J]. Spine, 2007, 32(2): E93–99.

65. RUETTEN S, KOMP M, MERK H, et al. Full-endoscopic interlaminar and transforaminal lumbar discectomy versus conventional microsurgical technique: a prospective, randomized, controlled study [J]. Spine, 2008, 33(9): 931–939.

66. NELLENSTEIJN J, OSTELO R, BARTELS R, et al. Transforaminal endoscopic surgery for symptomatic lumbar disc herniations: a systematic review of the literature [J]. Eur Spine J, 2010, 19(2): 181–204.

67. GIBSON J N, COWIE J G, IPRENBURG M. Transforaminal endoscopic spinal surgery: the future "gold standard" for discectomy? —A review [J]. Surgeon, 2012, 10(5): 290–296.

68. JASPER G P, FRANCISCO G M, TELFEIAN A E. Clinical success of transforaminal endoscopic discectomy with foraminotomy: a retrospective evaluation [J]. Clin Neurol Neurosurg, 2013, 115(10): 1961–1965.

69. WANG H, HUANG B, LI C, et al. Learning curve for percutaneous endoscopic lumbar discectomy depending on the surgeon's training level of minimally invasive spine surgery [J]. Clin Neurol Neurosurg, 2013, 115(10): 1987–1991.

70. CARRAGEE E J, SPINNICKIE A O, ALAMIN T F, et al. A prospective controlled study of limited versus subtotal posterior discectomy: short-term outcomes in patients with herniated lumbar intervertebral discs and large posterior anular defect [J]. Spine, 2006, 31(6): 653–657.

71. KIM C H, CHUNG C K, PARK C S, et al. Reoperation rate after surgery for lumbar herniated intervertebral disc disease: nationwide cohort study [J]. Spine, 2013, 38(7): 581–590.

72. 张西峰, 王岩, 肖嵩华, 等. 经皮侧方入路内镜下椎间盘切除术的可行性及临床应用 [J]. 中国脊柱脊髓杂志, 2006, 16(9): 659–662.

73. YEUNG A T. Minimally invasive disc surgery with the Yeung Endoscopic Spine System (YESS) [J]. Surg Technol Int, 1999, 8(1): 267–277.

74. HOOGLAND T, VAN DEN BREKEL-DIJKSTRA K, SCHUBERT M, et al. Endoscopic transforaminal discectomy for recurrent lumbar disc herniation: a prospective, cohort evaluation of 262 consecutive cases [J]. Spine, 2008, 33(9): 973–978.

75. 邹德威, 马华松, 海涌, 等. 脊柱内窥镜下腰椎间盘摘除术(附80例初步报告) [J]. 中国脊柱脊髓杂志, 1998, 8(6): 307–310.

76. CHENG J, WANG H, ZHENG W, et al. Reoperation after lumbar disc surgery in two hundred and seven patients [J]. Int Orthop, 2013, 37(8): 1511–1517.

77. 徐少克. 经皮内窥镜下手术治疗复发性腰椎间盘突出症 [J]. 中国脊柱脊髓杂志, 2010, 20(7): 541–543.

78. CHOI K C, LEE J H, KIM J S, et al. Unsuccessful percutaneous endoscopic lumbar discectomy: a single-center experience of 10, 228 cases [J]. Neurosurgery, 2015, 76(4): 372–380.

第二章
···· 经皮脊柱内镜下治疗腰椎间盘突出症 ····

第一节　关于经皮脊柱内镜下腰椎间盘
突出症微创治疗的思考

腰椎间盘突出症是临床常见的影响人体运动功能的退行性疾病。经皮脊柱内镜下腰椎间盘髓核摘除术（percutaneous endoscopic lumbar discectomy，PELD）是现有条件下创伤最小的直视下腰椎间盘髓核摘除技术，国内也有很多相关治疗的报道，探索 PELD 技术的实施原则，将有助于临床开展该项技术，更好地缓解患者的痛苦。

1. PELD 的适应证是相对的和发展的

外科技术是依据时代的发展而发展变化的。例如，CT 和 MRI 技术发明前后，腰椎间盘突出症的手术适应证就发生了很大变化。脊柱内镜发明后，PELD 的适应证一直是在不断发展变化的。腰椎间盘突出症的内镜手术适应证变化是绝对的，不变是相对的。它们是矛盾的统一体，变化促进了技术的进步，不变有助于初学者掌握此项技术。

2. 不同的医师有不同的手术适应证

外科学的发展方向是从探查手术，到切开大手术，再到小切口微创手术。医学是一门需要不断学习的科学。医师成长的不同阶段，手术适应证也不同。一个医师在学习和掌握该项技术前后，手术适应证是不同的。个人的学习方向与外科学的发展方向相似，使得手术成功率越来越高，在解决问题的前提下，手术时间越来越短，手术创伤越做越小，手术适应证越来越宽。一名外科医师要不断学习新技术，掌握并熟练地运用这些新技术，为患者服务。

3. 单纯的腰椎间盘突出症不需要实施融合手术

腰椎间盘源性腰痛、单纯腰椎间盘突出、合并其他病理变化的腰椎间盘突出症、腰椎退行性疾病、腰椎退行性侧弯、老年性骨质疏松等病理改变发展的过程是人类个体退变的过程，是生命的正常过程。上述疾病不同的阶段表现为不同的病理变化，不同的变化有相应的处理和治疗手段。单纯腰椎间盘突出症作为脊柱退行性疾病的早期病理过程，许多简单的手术都可以使其获得长期缓解，不需要过早应用终极治疗手段。融合手术创伤大、技术难度大、费用高、康复时间长，不应作为单纯腰椎间盘突出症的首选术式。单纯的腰椎间盘突出症手术后，可能因为手术的减压不良、腰椎继续退变等原因，有部分患者需要再做翻修手术。在 PELD 成熟之前，多数翻修手术是融合手术。相较于 PELD，融合手术是大手术，疗效确切，但是它也有创伤大、风险高、康复时间相对长、相邻节段可能出现继发病变等缺点。

4. 单纯的腰椎间盘摘除手术是否就是非融合手术？

单纯腰椎间盘摘除手术（如内镜手术）没有增加脊柱的不稳定性，脊柱可以在新的病理改变的基础上，建立新的平衡，使腰腿痛得到缓解。单纯腰椎间盘摘除术后脊柱的活动度如何？毋庸置疑，这时的脊柱活动度一定不如正常的椎间盘和脊柱功能状态下的活动度。人工椎间盘置换术及小关节重建后的活动状态是否一定能够达到正常的生理状态？正常的生理状态下，即使没有接受腰椎间盘摘除手术，人的腰椎间盘退变也无法逆转。大多数老年人，椎间盘正常的缓冲功能丢失，影像学检查都会显示退变的表现。我们应该接受单纯腰椎间盘摘除术后的腰椎退行性改变。只要患者没有必须通过外科手段解决的腰腿痛，就不要过早地进行外科干预。

侯树勋等的随访发现，腰椎间盘突出症无论是否接受外科治疗，其远期的病理改变是相似的。曾经在国内广受追捧的腰椎非融合手术逐渐受到冷落的一个原因就是它不但没有优于单纯腰椎间盘摘除术，反而出现了许多内置物翻修手术等问题。是否为单纯腰椎间盘突出症实施人工腰椎间盘置换术、小关节置换手术，值得商榷。同时 Kim 等的研究显示动态稳定只能够保留手术节段有限的运动功能，仍然会导致上位椎间盘的应力集中，因而无法有效预防邻近节段的退变。

5. 腰椎间盘突出症外科治疗的趋势

CT、MRI 普及之前，腰椎间盘突出症外科治疗的适应证是保守治疗 6 个月无效，严重的坐骨神经疼痛或者腰腿痛者。随着影像学技术的普及及人们对生活质量要求的提高，保守治疗 6 个月才考虑治疗的标准已经很难被患者所接受。保守治疗无效后，症状的严重程度应该是外科治疗的首要标准。对于症状严重的腰椎间盘突出患者，只要影像学表现比较严重，症状发生的时间已经不作为是否进行外科治疗的首要标准。至于外科治疗的方法，因患者的病情而异。腰椎间盘突出症及其他脊柱疾病外科治疗的总体趋势是在向微创化方向发展的。因此，将脊椎退行性疾病终极治疗的融合手术扩大到单纯腰椎间盘突出症，不值得提倡，或者应该明确反对。

6. 脊柱内镜治疗腰椎间盘突出症的适应证

按照微创的观点和方法，轻微的腰椎间盘膨出可以实施介入手术。所有严重的腰椎间盘突出症，出现了保守治疗无法缓解的腿痛或腰腿痛均可以考虑实施 PELD。这是非常宽的适应证，包括腰椎间盘突出、脱出、游离，症状病史较短的钙化型或椎体后缘骨折型腰椎间盘突出，部分腰椎间盘突出症术后复发，腰椎融合术后手术间隙或相邻间隙椎间盘突出，腰椎融合术后即刻出现的对侧坐骨神经痛，部分高位腰椎间盘突出症，以坐骨神经痛为主的腰椎管狭窄等。按照这个目标，可以减少脊柱外科实施的融合手术比例，降低手术风险及手术并发症的发生率，减少手术用血量及平均住院天数，缩短术后康复时间。

7. 阶梯治疗和分期治疗的理念

腰椎间盘突出症分许多阶段或不同程度，临床表现差异很大。因此，疾病初期使用无创或者介入的方法；中期使用微创的方法；后期随着年龄的增长，合并狭窄、不稳后使用融合的方法，这就是所谓的阶梯治疗理念。腰椎间盘突出症如果合并其他的病理改变如表现为腰腿痛，可以先实施 PELD 缓解坐骨神经痛。如果腰痛能够同时缓解，是最好的结果。如果脊柱不稳引起的腰痛不缓解，可以实施其他的微创融合方法，降低了一次融合手术的风险，这就是所谓的分期治疗理念。阶梯和分期治疗的理念降低了需要开放手术治疗的患者数量，降低了并发症的风险程度。

8. 不做预防性手术，避免过度治疗

腰椎间盘变性是人体生理变化的正常过程，侯树勋等发现"黑间盘"在50岁以上的人群中普遍存在。这提示我们，对患者的体格检查不认真，忽略患者的临床表现，单纯依靠影像学改变进行诊断和手术治疗，是容易出现偏差的。正确认识腰椎间盘正常的生理变化是严格把握手术适应证的基础。部分患者的腰椎间盘不是简单的单一节段突出，有的是两个或者多个节段突出。腰椎融合术后的晚期并发症之一是相邻节段退行性变，因此腰椎融合手术常需要扩展到更多的节段。如果实施微创PELD，几乎不用考虑相邻节段退变的问题。能够将公认需要全身麻醉下开放、融合的手术，做成局部麻醉的微创手术，就是尽量避免了过度治疗。为了长久的健康，任何的过度治疗都不可以接受。

9. 外科手术的有限化需要患者的理解

腰椎间盘突出责任间隙的认定和治疗需要获得患者的理解和认同。临床上许多的患者表现为多个间隙的影像学表现，没有症状的突出间隙是否需要治疗？我们数据库中前1420例患者中，仅22例做了多间隙的内镜手术。多间隙手术仅占全部患者的1.5%左右，其中仅1例1年后做了开放融合手术。只要患者能够认同，非责任间隙不需要同期治疗，特别是针对微创手术而言。有32例做了钙化型腰椎间盘摘除手术，占2.3%，其中尚没有患者实施翻修手术。有27例实施PELD后，接受了开放翻修手术，占1.9%。而50例曾经接受过开放椎间盘摘除手术的病例中有3.5%的患者接受了内镜翻修手术。内镜手术的适应证非常宽，翻修率比较低，除本身复发后可以补救外，还可以很好地作为其他治疗方法失败后的补救方法。关于腰椎间盘突出症术后复发的发生率，不同的临床研究报道有不同的结果，一些研究报道的开放手术腰椎间盘突出症术后复发发生率为5%～15%，且随访时间越长，发生率越高。因此，退行性疾病不要期望使用外科治疗的方法一次性彻底治愈，只要把它控制在不影响正常生活、工作的范围内即可，要有与退行性疾病长期共存的认识和心理准备。有限化手术是达到这个目标的方法。

10. PELD手术的优点、疗效和并发症

PELD手术可以在局部麻醉下，按照门诊日间手术的模式实施。其具有手术适应证宽、局部创伤小、患者痛苦小、见效快、术后康复时间短、复发补救方法简单等优点。但是，只要进行外科手术就有出现并发症的可能。PELD手术的治疗效果与其他小切口手术、通道手术、融合手术等外科手术一样，也可能存在疗效不满意、发生各种并发症等情况。并发症包括：伤口感染、周围神经损伤、神经节损伤、硬脊膜破裂等。随着手术技术的提高，并发症的发生风险越来越低。按照内镜手术、通道手术、小切口手术、开放融合手术的梯次，手术越大，并发症的风险越大。降低手术的规模，就可以降低手术并发症的风险。

总之，腰椎间盘突出症是千变万化的，临床治疗要以变对变，应用丰富多样的治疗方法，以阶梯和分期理念为原则，用创伤最小的方法为患者缓解痛苦。

（张西峰）

第二节　巨大型腰椎间盘突出症脊柱内镜治疗

病例 1　巨大型腰椎间盘突出症脊柱内镜治疗

【病例简介】

基本信息　患者男性，42 岁。

主诉　腰痛 1 年，加重伴双下肢疼痛麻木、无力 40 天。

现病史　患者 1 年前无明显诱因出现腰部疼痛，休息后可好转，未规律治疗，疼痛间断发作。于当地医院行针灸理疗治疗，效果不佳。约 40 天前，患者因长途驾车后出现腰腿部疼痛加重，活动受限，双下肢麻木、无力，以右下肢为重。保守治疗后症状稍好转，但仍不能站立活动行走及平躺，需侧卧位及扶拐下床（图 2 - 1、图 2 - 2）。今为进一步治疗来诊，以"腰椎间盘突出症伴双下肢不全瘫"收入院手术治疗。

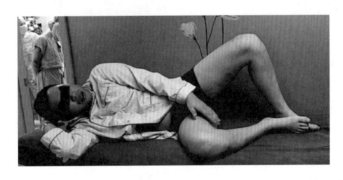

图 2 - 1　术前被动体位，屈髋屈膝畸形，双下肢直腿抬高试验阳性（约 0°）

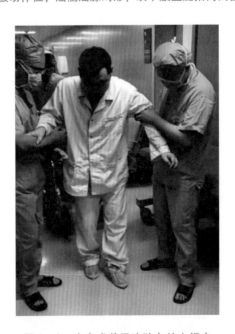

图 2 - 2　患者术前无法独自站立行走

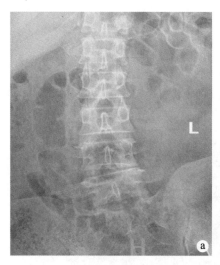

查体 腰椎活动受限，腰椎生理曲度变直，被动体位，屈髋屈膝畸形，$L_{4.5}$棘间及周围压痛阳性，放射痛阳性，骶尾部及双下肢皮肤感觉减退，大小便正常。右下肢：股四头肌肌力3级，胫骨前肌肌力3^+级，踇长伸肌肌力2级，屈趾肌肌力2级；左下肢：股四头肌肌力3级，胫骨前肌肌力3级，踇长伸肌肌力2级，屈趾肌肌力2级。双侧直腿抬高试验阳性（约0°），双侧膝腱反射、跟腱反射未引出。

辅助检查 腰椎正侧位X线片：腰椎侧弯，退变增生，$L_{4.5}$椎间隙变窄，生理曲度变直（图2-3）。腰椎CT：$L_{4.5}$椎间盘突出，中央型，突出物巨大（图2-4）。腰椎MRI：$L_{4.5}$椎间盘突出巨大，中央型，椎间隙变窄（图2-5）。

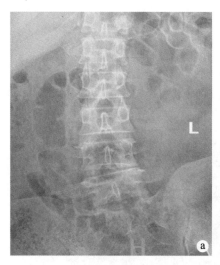
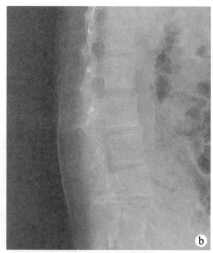

a. 正位；b. 侧位

图2-3 腰椎正侧位X线片显示腰椎侧弯，退变增生，$L_{4.5}$椎间隙变窄，生理曲度变直

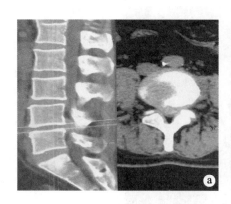
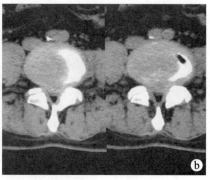

a. 矢状位；b~d. $L_{4.5}$椎间盘水平轴位

图2-4 腰椎CT显示$L_{4.5}$椎间盘突出，中央型，突出物巨大

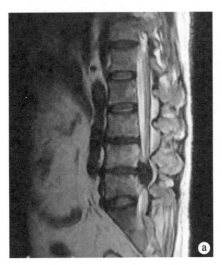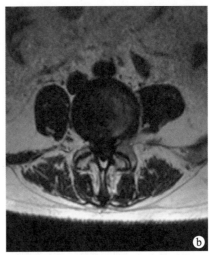

a. 矢状位；b. 轴位

图 2-5　腰椎 MRI 显示 L_{4-5} 椎间盘突出巨大，中央型，椎间隙变窄

【手术指征】

影像学检查显示 L_{4-5} 椎间盘突出巨大，中央型，髓核高度游离，椎间隙变窄，终板炎（Modic Ⅱ型），结合患者临床症状、体征、影像学改变，手术指征明确。

【术前计划与手术技巧】

患者出现双下肢不全瘫症状，双下肢肌力 3 级，CT 及 MRI 提示椎间盘突出巨大，髓核游离，占据椎管 60% 以上空间，符合手术指征。考虑到椎间盘突出巨大，且有双下肢不全瘫，建议患者行开放减压手术，但是患者拒绝行融合内固定手术。考虑到患者的意愿、年龄等因素，拟行脊柱内镜手术治疗，若后期出现顽固性腰痛再行融合手术（图 2-6 ~ 图 2-11）。

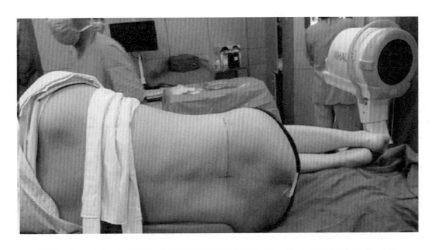

图 2-6　术前患者俯卧位时下肢疼痛难以耐受，体位被迫改变成侧卧位

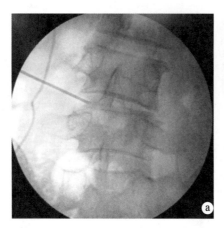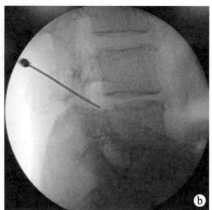

a. 正位；b. 侧位

图2-7 多次调整穿刺点旁开距离，最后旁开12 cm，透视见穿刺针位置良好

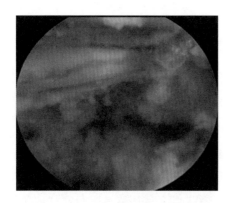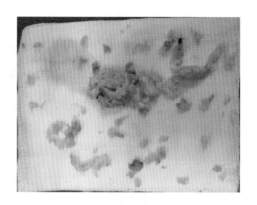

图2-8 术中见神经根及硬膜得到充分减压　　　图2-9 术中切除大量椎间盘组织

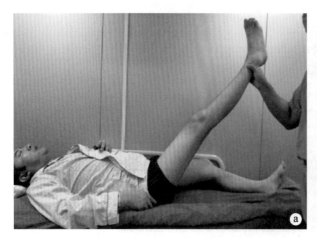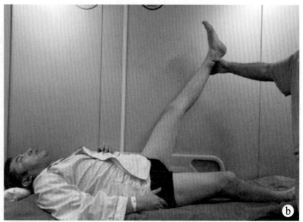

a. 右侧；b. 左侧

图2-10 术后即刻直腿抬高试验阴性

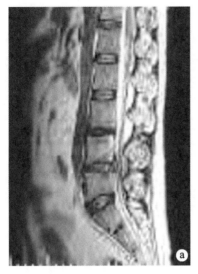 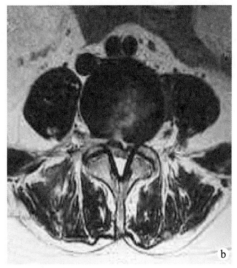

a. 矢状位；b. 轴位

图 2 - 11　术后 10 天复查腰椎 MRI 显示脱出物清除彻底，椎管容积基本恢复正常

【术后治疗】

建议卧床及静养 3 个月，佩戴腰围辅助下床活动。

【讨论与思考】

对于巨大型腰椎间盘突出症，游离组织往往占据椎管矢状径 1/2 以上的空间，神经根和硬膜囊受压变形明显，临床症状突出，严重的可以出现鞍区感觉减退及大小便障碍等马尾综合征表现。所以，巨大型腰椎间盘突出症必须手术治疗。传统开放手术一般采用全椎板减压脊柱融合内固定术，这样虽然可以彻底减压，减少腰椎不稳的发生，但是巨大的脱出髓核造成椎管有效空间非常有限，行开放手术时枪式咬骨钳的插入可能导致神经的损伤，且对神经、脊髓干扰大，术后出现腰椎手术失败综合征的概率较高。另外，患者年龄也是需要考虑的因素，融合后往往加快邻近节段退变不稳，对年轻患者尤其不利。于是我们按照阶梯治疗原则及对患者最有利原则，制订了个体化诊疗方案。先行脊柱内镜减压，若后期患者出现残留或顽固性腰痛再行开放手术。

脊柱内镜下治疗巨大型腰椎间盘突出症的优势在于对神经和脊髓干扰小。术中可以先行盘内减压，有一定空间后再去除部分后纵韧带及纤维环，磨除部分上、下椎体边缘骨质可以更好地处理巨大椎间盘，实施盘外减压。术后周围组织粘连轻，不影响腰椎的稳定性。

本例患者因下肢疼痛不能平卧，被迫将手术体位变为侧卧位，这种体位时在患者腰部垫腰垫，可加大患侧间隙，便于操作，同时侧卧位时，腹腔脏器向下方位移，降低了穿刺对腹腔脏器的损伤风险。但是侧卧位后不论是透视还是术中镜像，术者操作都需要重新适应。当椎管内减压到一定程度时，可以尝试再次变为俯卧位，按照我们熟悉的体位操作。

术前定位穿刺时考虑到患者椎间盘突出巨大（中央型），在选择穿刺旁开距离时偏外，这样可以更好地处理突出椎间盘，便于从盘内到盘外进行减压，并且可以直接面对后纵韧带。在定位时选择 L_{4-5} 旁开 14 cm，但在穿刺过程中患者出现下肢疼痛症状，故将穿刺点内移 1 cm，仍出现下肢疼痛症状，再次将穿刺点内移 1 cm，选择旁开 12 cm，此时患者下肢疼痛症状消失。基于患者反馈考虑穿刺偏外靠前，可能穿刺到出口神经根引起下肢症状，所以逐渐内移穿刺点。目前有研究显示，旁开距离过大损伤出口神经根概率增大，同时患者腰椎曲度反弓，矢状位下出口神经根与轴位角度变大，进而与关节突距离变小，穿刺时损伤神经根风险增大。

（术者：张西峰）

（整理：邓小磊　姜红振）

病例2　巨大腰椎管内钙化的脊柱内镜治疗

【病例简介】

基本信息　患者男性，37岁。

主诉　腰骶部疼痛伴右下肢疼痛2月余，加重10天。

现病史　患者5年前无明显诱因出现腰骶部疼痛，行按摩等保守治疗后好转。2个月前无明显诱因再次出现腰骶部疼痛，疼痛呈酸胀性，伴右大腿后侧、小腿后外侧、右足跟疼痛，久坐、久走后疼痛加剧，偶有右下肢乏力感，不伴有下肢麻木，否认踩棉感，当时患者未予重视。10天前患者感上述症状加重（右下肢VAS评分7分），并出现右下肢麻木，伴间歇性跛行，行走距离约10 m，自觉偶感小便费力，遂至当地医院就诊。行MRI等检查后诊断为"L_5-S_1椎间盘突出症"，未予处理，遂来我院就诊，以"L_5-S_1椎间盘突出症"收入我科。

查体　L_5-S_1棘突间轻度压痛、叩击痛。右侧足部外侧、足底针刺觉稍减弱，四肢其余感觉正常，鞍区感觉正常。腰部活动受限。右下肢踝背伸肌、蹬背伸肌肌力4级，右足跖屈肌肌力4级，四肢其余肌肉肌力及肌张力正常。右侧直腿抬高及加强试验阳性，左侧阴性，膝腱反射正常，双侧跟腱反射正常引出。病理征阴性。

辅助检查　腰椎CT及MRI显示L_5-S_1髓核脱出伴钙化（中央偏右，钙化占据椎管前后径达2/3，并呈广基底表现，占据中央椎管），同层椎管及右侧椎间孔变窄，神经结构明显受压，L_5-S_1椎间隙变窄，L_{1-2}及L_{4-5}椎间盘退变（图2-12、图2-13）。

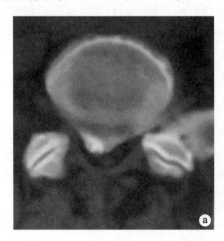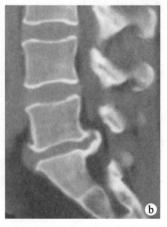

a. 轴位；b. 矢状位

图2-12　CT显示L_5-S_1水平腰椎间盘突出伴钙化，中央偏右，钙化占据椎管前后径达2/3，并呈广基底表现，占据中央椎管

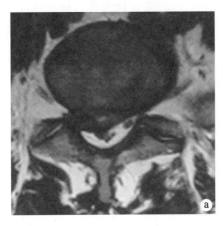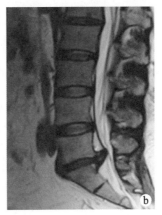

a. 轴位；b. 矢状位

图 2-13　腰椎 MRI 显示 L_5-S_1 水平髓核突出，椎管及右侧椎间孔变窄，神经结构明显受压

【手术指征】

本例诊断为 L_5-S_1 椎管狭窄症（后纵韧带钙化）伴不全马尾神经损害。巨大椎管内钙化形成，导致椎管狭窄，神经受压并存在神经损害，症状体征重，诊断明确，保守治疗无效。

【术前计划与术式选择】

术前全科讨论，拟采用经皮内镜椎板间入路椎管减压术（椎间盘髓核摘除，钙化块磨除），主要考虑以下因素。

1. 传统手术可能显露更好，对于神经结构的保护相对更加安全，但对于这种巨大的钙化、椎管内占位，可能需要去除过多的骨性结构，这会影响节段的稳定性，需要行固定融合手术且会损失一个运动节段，并且增加了手术时间和花费。

2. 尝试采用经皮内镜下的钙化块磨除减压，从我科丰富的腰椎管狭窄的内镜手术经验和熟练的技术上来讲，是可以完成的，且对患者运动节段的保留有着积极的意义。

3. 术中情况预判及预案：工作管道进入椎管和放置管道后可见，椎管内神经受压严重，无多余空间，故采用经皮内镜椎板间入路，首先去除部分内侧关节突，向上、向下充分切除部分椎板，向中线方向切除足够的黄韧带，有效扩大椎管的后方才能考虑逐步进入椎管。

4. 神经粘连和推移困难：必须小块逐步磨除骨块，尽量避免直接推挤神经结构，神经在钙化块的挤压下，局部存在极大的张力，表现为神经结构上的张力明显增高（内镜术中可清楚地观察到）。在神经已处于高张力及部分损伤的情况下，即使是非常轻微的外力都可能造成神经损伤加重。必要时中转手术方式，采用开放手术。

5. 切除范围：在有效保护神经的情况下，尽可能多地切除突出的椎间盘组织。

【术中情况及处理】

全身麻醉下，依据术前计划，首先去除部分内侧关节突、上下椎板及偏中线的椎板间黄韧带，开窗面积明显大于普通 PELD，逐步小心地旋入工作管道。庆幸的是，神经结构和钙化块之间尚无明显粘

57

连，还有一点推移度，整个手术过程均是在一点一点地磨除硬化骨块，整个过程中几乎没有推挤神经结构，手术持续约 2 小时。减压完毕后，患者神经根的活动度可，硬膜囊比之前明显膨胀并可见脑脊液搏动。

术中可见后纵韧带钙化突入 L_5-S_1 椎管，占据大部分椎管内空间，向头侧达到纤维环止点上方，向尾侧达到纤维环止点处，压迫硬脊膜囊及右侧 L_5 和 S_1 神经根，在 L_5 神经根和硬膜囊的腋下，有一小片髓核组织，大小约 0.8 cm×0.6 cm×0.4 cm，挤压 L_5 神经根，神经根及硬膜囊张力明显增高，神经根充血、水肿。磨除致压的钙化块，取出变性髓核组织约 1 g，充分减压后可见硬脊膜搏动良好。

【术后治疗】

患者术后感右腿痛较术前明显缓解（VAS 评分术前 7 分，术后 3 分），自述右侧臀部和腹股沟部存在麻木感，自解小便费力加重，考虑为术中对于马尾神经的挤压性损伤所致，予以口服塞来昔布抗炎、止痛，甲钴胺营养神经处理。术后第 2 天患者出院，出院时情况：右腿痛 VAS 评分 2 分，右侧腹股沟区浅感觉稍减退，右侧踇背伸肌、右足跖屈肌肌力 4 级，切口情况正常。

术后 2 年随访（电话）：患者小便费力的情况在术后 2 个月恢复正常，右侧腹股沟和臀部麻木及右腿疼痛在术后 1 年半时完全消失，右足跖屈肌肌力仍较健侧稍差，但不影响功能，患者口服甲钴胺 1 年（图 2 - 14）。

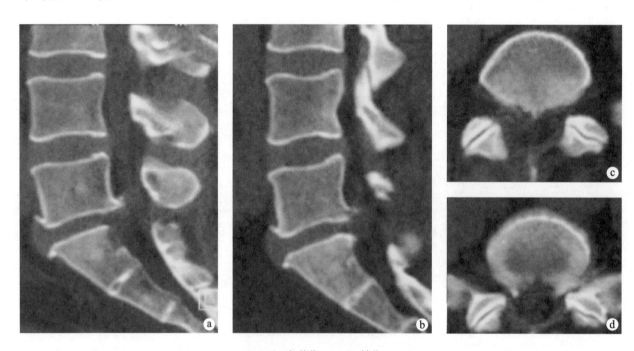

a、b. 矢状位；c、d. 轴位

图 2 - 14　术后复查腰椎 CT 显示 L_5-S_1 间隙水平骨性物已经切除，神经压迫已经解除

【讨论与思考】

1. 钙化块切除的必要性和范围

关于钙化是否需要切除及切除范围，目前仍存在一定争议。我们认为可从以下几点考虑：占位钙

化是否参与致病；切除骨性部分是否影响脊柱节段的稳定性；切除的难易程度和风险。Bae 等认为要结合具体情况分析，对于椎体后缘离断症，位于病变腰椎节段下位椎体后上缘的较大离断钙化组织引起患者症状、参与致病的可能性大，应予以切除。而 Morimoto 等报道，根据发育的时间节点，离断钙化组织在青少年期有进展风险，故钙化部分青年期以后可参与致病。我们认为，应将临床表现与影像学特点等因素结合分析，对于年轻合并明显退变可能的这一类患者，应该在保护好神经的前提下尽可能多地切除钙化结构，因为钙化具有发展性。

2. 内镜下手术切除的技术性考虑

PELD 在 L_5-S_1 节段具有较大的入路优势，一般不需要破坏骨性结构，可有效避免髂嵴的阻挡，快速穿刺定位，缩短手术时间，减少射线暴露剂量。但其对于椎间孔区的病变处理能力不足。本例患者的椎管占位特点，从侧隐窝的分区来讲，主要是位于 Ⅰ 区和 Ⅱ 区，椎板间入路处理是没有问题的；从椎管内的占位来讲，其主要是中央偏右的钙化和突出，占据椎管前后径的 2/3，对神经结构的挤压严重，推移神经存在较大风险，一般内镜下切除难度大，但为了确保患者微创手术的疗效，并在获得了良好的手术前沟通基础上（术中必要时可能中转手术方式），最终采用椎板间入路。

术中的情况验证了我们术前的预判，手术操作空间极其狭小，神经移动性极差，但庆幸的是神经结构还没有粘连，可以轻微移动。术中磨除钙化块是一个艰难而又危险的过程，接近 2 小时的减压时间对于患者身体和心理都是一种考验和煎熬。在神经保护方面，一定要有一个概念，即神经已经处于外来的压力导致的高张力状态（极小的外力都可能带来严重的神经损伤加重），能够不推挤尽可能不推挤，但即使这样，术后患者仍然出现了马尾神经损伤加重的情况。

3. 神经保护和神经功能的判断

在神经保护方面，术中基本没有推挤神经结构，但术后还是出现了神经损伤。究其原因，我们认为，术者在术中只进行了常规的神经状态检查，如神经的张力判断。这是极其粗糙的。我们术后总结，如本例患者采用基础 + 局部麻醉，是不是可以给我们在术中提供更多的即时反馈；再者，我们在术中如加用神经电生理检测，是否对我们的术中操作具有重要的指导作用。

4. 不能采用内镜治疗的椎管内钙化占位的思考

通过对这例患者的治疗，我们感觉对于骨性部分位于中央双侧或体积较大（>50%）伴有马尾神经损伤表现的患者，建议慎用全脊柱内镜手术，可采取传统开放手术尽可能切除。一方面，钙化较大时一般会超过小关节突平面，切除难度大，技术要求高，可能无法彻底切除骨性部分；另一方面，内镜本身有一定直径，且此类手术不同于单纯腰椎间盘突出症，内镜下处理时可先摘除部分软性致压因素来扩大神经移动空间，所以此时若采用微创内镜手术，风险较大，可能导致医源性马尾神经损伤，或导致已存在的神经损伤加重。

（术者：孔清泉）

（整理：杨　进　姜红振）

第三节　钙化型腰椎间盘突出症的脊柱内镜下治疗

病例3　钙化型椎间盘突出症的脊柱内镜下治疗

【病例简介】

基本信息　患者男性，28 岁。

主诉　腰痛伴右下肢疼痛 6 年，加重 4 个月。

现病史　患者外伤后腰部及右下肢疼痛 6 年，曾通过按摩、针灸等方法对症治理，症状有所缓解，4 个月前因外伤引起症状加重，经休息、理疗、按摩等对症处理后症状不缓解，患者为求进一步治疗来诊，以"腰椎间盘突出症"收入院。

查体　腰椎活动受限，前屈 20°，背伸 10°，左右侧屈 10°，L_5-S_1 棘间压痛阳性，右侧旁开 1.5 cm 压痛阳性，右下肢直腿抬高试验阳性（30°），右小腿后侧感觉减弱，右足四趾背伸肌肌力减弱，右足末梢血液循环良好。

辅助检查　腰椎正侧位 X 线片：腰椎侧弯，L_5-S_1 间隙变窄，相应椎间孔可见高密度影，腰椎退变增生（图 2 – 15）。腰椎 CT：L_5-S_1 椎间盘突出，偏右侧，椎间盘钙化，右侧神经根受压变粗（图 2 – 16）。腰椎 MRI 显示 L_5-S_1 椎间盘突出，偏右侧，侧隐窝狭窄（图 2 – 17）。

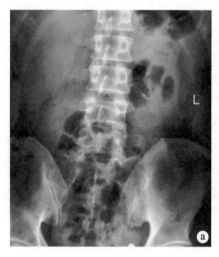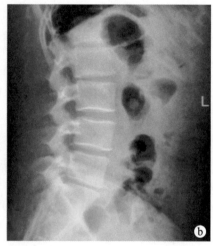

a. 正位；b. 侧位

图 2 – 15　腰椎正侧位 X 线片显示腰椎侧弯，L_5-S_1 间隙变窄，相应椎间孔可见高密度影，腰椎退变增生

【手术指征】

影像学检查显示 L_5-S_1 椎间盘突出巨大，偏右侧，侧隐窝狭窄，与临床症状、体征相符，符合手术指征。

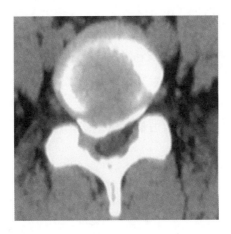

图2-16　腰椎 CT 显示 L_5-S_1 椎间盘突出，偏右侧，椎间盘钙化，右侧神经根受压变粗

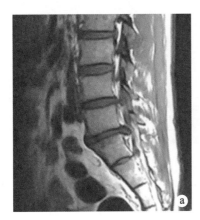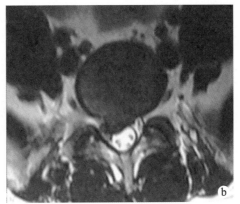

a. 矢状位；b. 轴位

图2-17　腰椎 MRI 显示 L_5-S_1 椎间盘突出，偏右侧，侧隐窝狭窄

【术前计划与手术技巧】

　　患者病史较长，近期症状加重，从 CT 上看椎间盘钙化，压迫右侧神经根，且神经根增粗，目前患者症状较重，符合手术指征。考虑到患者还很年轻，遵循阶梯治疗原则，拟行脊柱内镜手术治疗。由于患者突出物较大，且椎间盘钙化，为了更好地清理钙化组织，彻底减压，选择椎板间入路（图2-18、图2-19）。

【术后治疗】

　　建议卧床及静养3个月，佩戴腰围辅助下床活动行走。

【讨论与思考】

　　钙化型腰椎间盘突出症是腰椎间盘突出症的一种特殊类型，临床上的特点是患者大多病史较长，粘连较重。有人统计椎间盘突出钙化占比为 4.7%~15.9%，且呈明显上升趋势。钙化椎间盘组织基底一般宽大，可蔓延至侧隐窝、神经根管、椎间孔，造成椎管狭窄。钙化型椎间盘突出，非手术治疗往往无效，而且钙化物对神经根的摩擦会造成神经根变粗，症状加重。一般临床表现以根性疼痛症状为主，大多采取手术治疗。随着脊柱内镜技术的发展及相关器械的不断更新，在内镜下联合磨钻等器械，可切除压迫神经根、硬膜囊的钙化灶，对压迫的神经组织彻底减压，这样减少了传统手术出血量大、损伤重、脊柱失稳等不足。在手术方式的选择上，L_5-S_1 椎间盘突出，若选择后外侧入路，常因髂嵴和肥大横突的阻挡而导致穿刺失败，同时也很难完整暴露钙化灶和分离钙化灶与神经根之间的粘连，易造成髓核残留或减压不够从而影响临床疗效；若选择椎板间入路，镜下视野较椎间孔入路更易辨认，且可以在完全直视下切除椎管内突出或脱出的椎间盘组织，可充分暴露钙化灶，广泛探查椎管，完整切除钙化灶，对神经组织彻底减压。

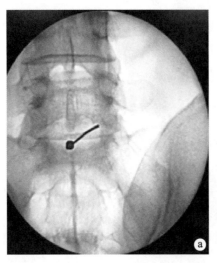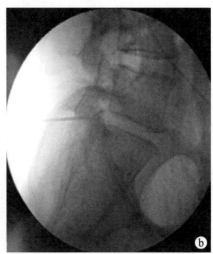

a. 正位；b. 侧位

图 2-18　术中穿刺定位置管

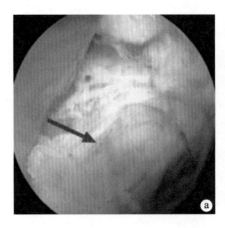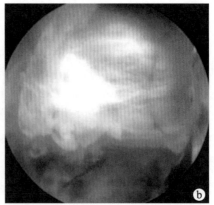

a. 镜下观；b. 侧位

图 2-19　内镜下见神经根水肿粗大（红箭头）

　　此病例在局部麻醉下行全内镜下椎间盘摘除术，考虑到 CT 提示钙化灶巨大造成椎管狭窄，要先部分减压创造有效空间后，再进入椎管内减压。术中在切除黄韧带时患者疼痛难忍，遂小心地对黄韧带逐步进行切除。探查见钙化灶巨大，神经根水肿变粗，神经根与钙化灶粘连严重。拟从神经根腋下进入，由于术中神经根粘连严重，椎管狭窄，无操作空间，剥离过程中患者又因疼痛无法忍受，术中改变手术策略，尝试从神经根肩部进入，磨除部分关节突内侧及椎板，创造有效空间，绕开神经根从其肩部进入，即从椎间盘侧方进入，掏出钙化灶内髓核组织及盘内部分髓核，由于患者术中疼痛反应剧烈，仅对钙化灶行部分清除。术后 2 周电话随访，患者腰腿部疼痛 VAS 评分 2 ~ 3 分，临床疗效显著。虽然术中未全部切除钙化灶，但术后患者症状缓解明显。本病例也提示我们，对于伴有椎管狭窄、钙化粘连严重的椎间盘突出类型，术中可先切除部分黄韧带，为手术操作创造空间；对于粘连严重的钙化灶并不强求全部切除，可以借助镜下磨钻磨薄后解除神经压迫，同时术中应与患者密切交流，尽可能减少对神经根、硬膜囊的损伤。

（术者：张西峰）

（整理：邓小磊　姜红振）

病例 4　L₅-S₁ 钙化型椎间盘突出症的脊柱内镜下治疗

【病例简介】

基本信息　患者男性，29 岁。

主诉　腰部及左臀部疼痛 3 年，加重伴左下肢行走困难 3 周。

现病史　患者于 2010 年无明显诱因出现腰部及左侧臀部疼痛，休息后缓解，3 周前患者无明显诱因再次出现疼痛，行走时疼痛明显加重伴有跛行，最远行走距离约 200 m，严重时不能行走，休息后疼痛症状可缓解。当地医院行左侧臀部利多卡因 + 盐酸异丙嗪封闭治疗，疼痛症状未见明显好转，遂于我院就诊。

查体　间歇性跛行，最远行走距离约 200 m。左下肢直腿抬高试验阳性（30°）。双下肢感觉及肌力无明显异常。生理反射存在，病理征阴性。

辅助检查　腰椎 X 线片显示腰椎生理曲度变直，无明显侧弯（图 2 - 20）。腰椎 CT 显示 L₅-S₁ 水平椎间盘突出伴明显钙化（图 2 - 21）。腰椎 MRI 显示 L₅-S₁ 椎间盘突出，左侧硬膜囊、神经根受压（图 2 - 22）。

【手术指征】

患者椎间盘突出伴钙化，出现了严重的临床症状，无法正常工作。

【术前计划与手术过程】

手术分为两步，首先经后外侧椎间孔入路行椎间盘切除术，根据术后复查的情况决定是否行二次手术（图 2 - 23 ~ 图 2 - 25）。

【术后情况及随访】

患者出院时一般情况良好，左侧臀部及左下肢疼痛症状基本缓解，伤口愈合良好，未见渗出及感染迹象。术后 1 个月恢复正常工作。术后 1 年半随访，症状缓解良好，没有反复。

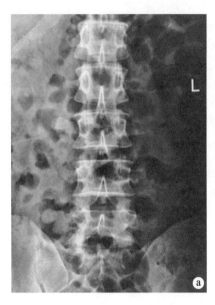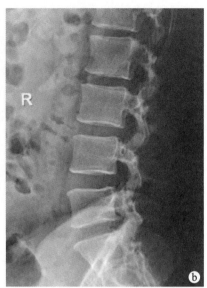

a. 正位；b. 侧位

图 2-20　X 线片显示腰椎生理曲度变直，无明显侧弯

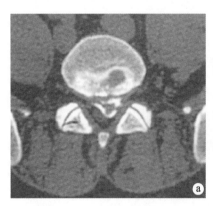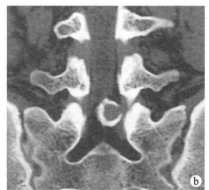

a 轴位；b. 冠状位

图 2-21　腰椎 CT 显示 L_5-S_1 水平椎间盘突出伴明显钙化

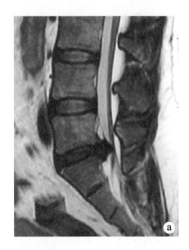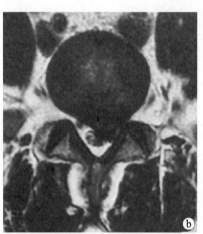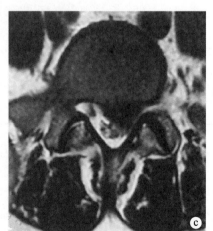

a. 矢状位；b. L_5-S_1 轴位；c. L_5-S_1 轴位（偏尾侧）

图 2-22　腰椎 MRI 显示 L_5-S_1 椎间盘突出，左侧硬膜囊、神经根受压

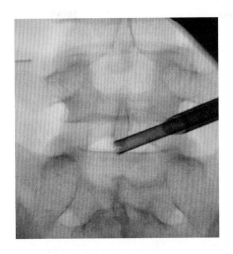

图 2-23　经后外侧椎间孔入路行椎间盘切除术，术中使用环钻

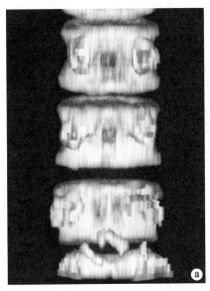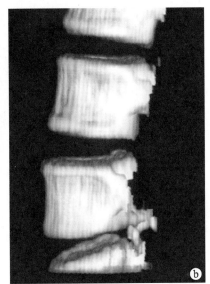

a. 冠状位；b. 矢状位

图 2-24　第一次经后外侧手术后复查发现，钙化突出物大概摘除了 50%

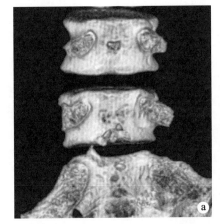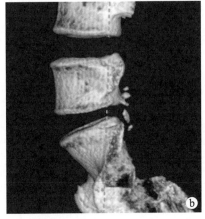

a. 冠状位；b. 矢状位

图 2-25　第二次手术后复查三维 CT 显示原残留钙化物已大部分切除

【讨论与思考】

该患者诊断明确，首次微创术后症状改善不明显，因患者腰椎间盘突出钙化严重，微创不一定能缓解全部疼痛。术前沟通时，将病情及术后症状改善不明显、再次手术可能性大告知患者及其家属。该患者经过二次手术后，症状明显改善。内镜下不同入路方式多次手术对于钙化性椎间盘突出的切除是一种可以考虑的策略。

（术者：张西峰）

（整理：张　琳　姜红振）

病例5　脊柱内镜下青少年钙化型腰椎间盘突出症的治疗

【病例简介】

基本信息　患者男性，12岁。

主诉　腰痛伴右下肢放射痛半年，加重1个月。

查体　右下肢后外侧麻木，右足外侧感觉减退，右踝关节跖屈肌肌力4级。右下肢疼痛VAS评分8分，腰背痛VAS评分4分。

辅助检查　X线片显示脊柱侧弯，腰椎生理曲度消失（图2-26）。CT扫描显示L_5-S_1椎间盘硬性突出，钙化明显（图2-27）。MRI检查显示L_5-S_1椎间盘突出（中央偏右），压迫硬膜囊及神经根（图2-28）。

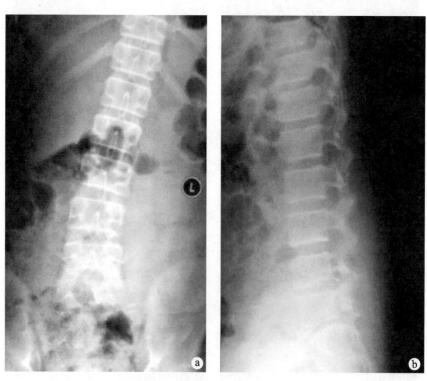

a. 正位；b. 侧位

图2-26　术前正侧位X线片显示脊柱侧弯，腰椎生理曲度消失

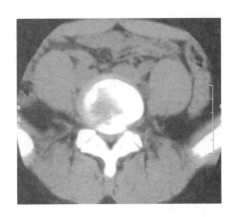

图 2-27　腰椎 CT 显示 L_5-S_1 椎间盘突出，钙化明显

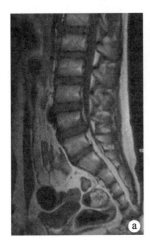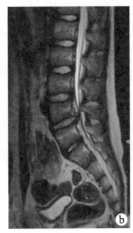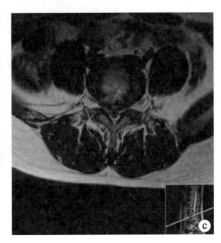

a. T_1 矢状位；b. T_2 矢状位；c. 轴位

图 2-28　腰椎 MRI 显示 L_5-S_1 椎间盘突出，中央偏右侧，压迫相应的硬膜囊和神经根

【手术指征】

患者腰椎间盘突出症（L_5-S_1）诊断明确，影像学与症状体征符合，保守治疗 6 个月无改善，严重影响患者生活与学习。

【术前计划与手术技巧】

对于 L_5-S_1 椎间盘突出，我们一般采用经椎板间入路，避免高髂嵴影响手术操作，同时可以比较方便地处理钙化，但是术中由于患者突出椎间盘对神经根挤压严重，内镜无法进入，更改为椎间孔入路。

术中将突出的软性髓核摘除后，发现硬膜囊及神经根没有很好地松解，遂将钙化部分完全切除，神经根活动度良好。

无论是经椎间孔入路还是经椎板间入路，我们都采用局部麻醉，如果很好地掌握局部麻醉技术，即便患者只有 12 岁也能很好地配合完成手术。

【讨论与思考】

对于钙化型椎间盘突出，并不是整个突出的钙化物都是导致临床症状的原因。一般来说，导致患者出现明显症状的主要是钙化物周围的软性突出，所以理论上将周围软性的突出摘除即可缓解大部分临床症状。手术以缓解疼痛症状为目的，而不是为了术后得到漂亮的影像学图片。如果临床症状缓解了，即使还有少量钙化残余，都是可以接受的。对于切除多少钙化椎间盘，我们的经验是由术中硬膜囊及神经根松紧度决定，最终达到神经组织彻底减压的效果。对于切除钙化也是有一定手术技巧的，我们的做法是用微型高速磨钻将上位椎体后下缘和下位椎体后上缘磨掉，这样就把钙化的起止点卸掉了，再取出钙化物，这样效率高、去除钙化彻底，也比较安全。患者术后下肢活动明显改善，复查 CT 显示钙化组织得到有效切除（图 2 - 29、图 2 - 30）。

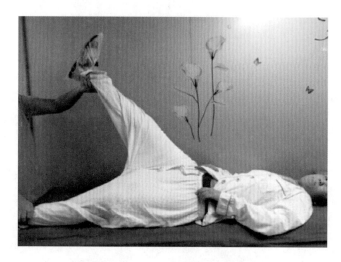

图 2 -29　术后即刻直腿抬高试验阴性

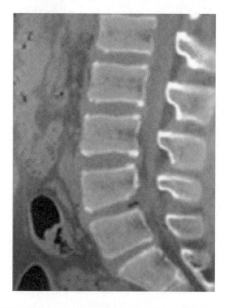

图 2 -30　术后复查 CT 显示 L_5-S_1 间隙水平改变，椎管内钙化椎间盘组织消失

　　关于麻醉的问题，无论是经椎间孔入路还是经椎板间入路，我们都是采用局部麻醉，这例患者虽然只有 12 岁，但也能很好地配合医师完成手术，证明局部麻醉是完全可行的。以我们的经验，除了常

规的利多卡因外，在椎管外可以用罗哌卡因加强麻醉效果，同时在穿刺针到达椎间孔后追加一部分麻药（1% 利多卡因 5 mL），等待 3~5 分钟后再进入通道，使麻药局部浸润，从而改善麻醉效果。

（术者：张西峰）

（整理：庞旭晖　姜红振）

第四节　游离型腰椎间盘突出症的脊柱内镜下治疗

病例6　脊柱内镜下经上位椎板间孔处理残留椎间盘组织

【病例简介】

基本信息　患者男性，58 岁。

主诉　腰腿痛 9 年，加重生活无法自理 3 个月。

现病史　患者于 9 年前弯腰洗脸时突然出现腰部疼痛，不能下床行走，当地医院诊断为"L_5-S_1 椎间盘突出症"，卧床休息及保守治疗无效，行臭氧 L_5-S_1 椎间盘消融治疗，术后腰部疼痛明显减轻，恢复运动功能。2007 年上述腰痛症状再次出现，再次行臭氧 L_5-S_1 椎间盘消融治疗，术后疼痛好转。2013 年腰腿痛症状再次发作，再次行臭氧治疗，疼痛缓解不明显，遂于我院就诊。

查体　跛行步态，弯腰受限。左臀部放射痛，VAS 评分腰部 8 分、下肢 9 分。左小腿、左足背外侧及左足跟部皮肤感觉减退，双下肢肌力、肌张力正常。生理反射存在，病理征阴性。大小便正常。

辅助检查　X 线片显示腰椎生理曲度存在，腰部结构无明显异常（图 2 - 31）。腰椎 MRI 显示 L_5-S_1 椎间盘突出向上游离，接近 $L_{4.5}$ 椎间隙水平（图 2 - 32）。

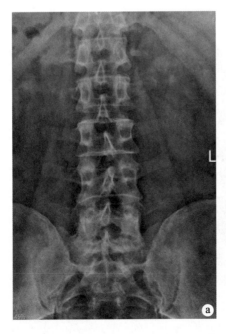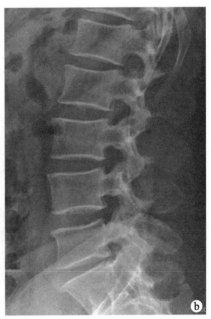

a. 正位；b. 侧位

图 2 - 31　X 线片显示腰椎生理曲度存在，腰部结构无明显异常

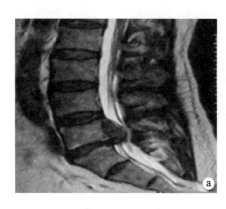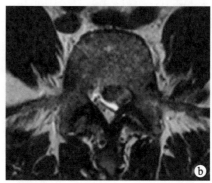

a. 矢状位；b. 轴位

图2-32　腰椎MRI显示L5-S1椎间盘突出向上游离，接近L4-5椎间隙水平

【手术指征】

腰椎间盘突出症多次发作，经过两次介入治疗后再次发作。CT和MRI检查显示突出物游离进入椎管。VAS评分腰部8分，下肢9分。疼痛严重影响患者的工作和生活。

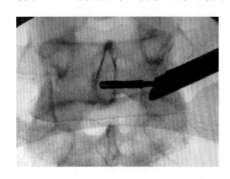

图2-33　第一次手术选择后外侧入路

【术前计划与手术过程】

L5-S1椎间盘突出脊柱内镜治疗常规有两种入路方法：后外侧和椎板间孔。

第一次手术选择了从后外侧L5椎间孔入路（图2-33）。经L5椎体下缘上椎间孔进入椎管摘除游离的椎间盘，术后症状缓解不彻底（图2-34）。3天后，再次手术，计划采取经L4-5椎板间孔入路（图2-35、图2-36）。手术过程顺利，通过硬膜囊摘除了游离的椎间盘。

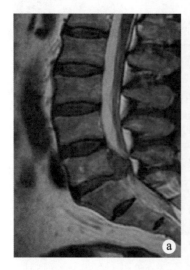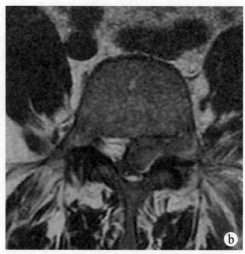

a. 矢状位；b. 轴位

图2-34　第一次手术术后复查MRI显示L5椎体水平椎管内依然有许多突出的椎间盘组织

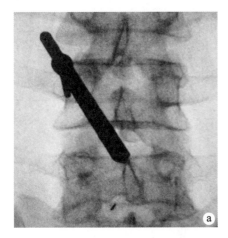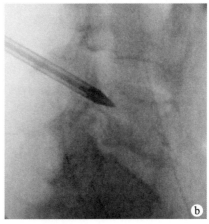

a. 正位；b. 侧位

图 2 –35　第二次手术选择经 L_{4-5} 椎板间孔入路，工作通道从硬膜囊中间进入椎体的后方

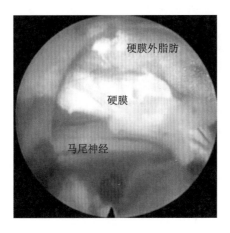

图 2 –36　镜下可以看见硬膜外脂肪、硬膜、马尾神经

【术后治疗及并发症】

　　术后缝合伤口皮肤，患者卧床 10 天后，伤口顺利愈合。术后 3 个月行腰椎 MRI 检查随访显示游离椎间盘完全摘除（图 2 –37），没有发生硬脊膜囊肿，没有脑脊液漏。

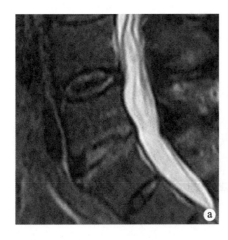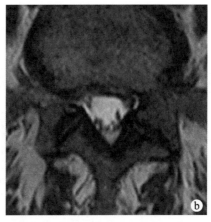

a. 矢状位；b. 轴位

图 2 –37　术后 3 个月随访腰椎 MRI 显示游离椎间盘完全摘除

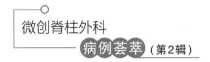

【讨论与思考】

一般情况下，臭氧、溶核酶等介入方法治疗后，将导致游离的椎间盘碎裂，椎间隙塌陷。后期的开放手术、微创内镜手术都要十分小心游离物摘除不彻底的问题。

该例患者术中工作通道穿过硬膜囊发生硬膜囊破裂后，未行特殊处理。脊柱内镜手术中硬膜囊破裂后一定不要慌张，看清楚破裂的部位和程度，挡住破裂口，完成椎间盘摘除的整个手术过程。如果当时不能够完成手术，将给后续的治疗造成困难。开放手术中椎板和黄韧带被切除，硬膜囊破裂处理不当，术后在硬膜囊周围会出现脑脊液假性囊肿。脊柱内镜下硬膜囊破裂后椎板和黄韧带是完整的，对破口形成了覆盖，加上卧床限制脑脊液压力，硬膜囊的破口会顺利愈合，周围不会形成假性囊肿。即使形成脑脊液漏，只要适当卧床，破口会自然愈合，囊液会被缓慢吸收。

所以对于开放手术来说，硬膜囊破裂经过术中恰当处理，术后延迟卧床时间可以顺利愈合。对于脊柱内镜中的硬膜囊破裂，处理就更加简单，仅需缝合皮肤，限制卧床1周即可。

（术者：张西峰）

（整理：张　琳　姜红振）

病例7　L_5-S_1 椎间盘脱出向上游离伴严重骨化的脊柱内镜治疗

【病例简介】

基本信息　患者女性，47岁。

主诉　反复腰痛伴左下肢放射痛10余年，加重1个月。

现病史　患者于10余年前劳累后出现腰部疼痛，休息后可以缓解，未予重视，未经规律保守治疗。2014年以来，间断出现左下肢放射痛并伴感觉异常。2016年7月，患者自觉症状进一步加重，腰部疼痛伴左下肢酸胀、疼痛，并有麻木感，跛行加重，步行50 m即出现左下肢疼痛、麻木，以左小腿外侧及足背为主，踇背伸肌肌力4级，踝背伸肌肌力5级，跖屈肌肌力5级。保守治疗后症状缓解不明显，遂于我院就诊。

查体　步入病房，左下肢放射痛，左小腿后侧、左足背外侧皮肤感觉减退，左踇背伸肌肌力4级。生理反射存在，病理征阴性。大小便正常。

辅助检查　腰椎X线片显示患者腰椎生理性弯曲变直，可见 L_5-S_1 椎间隙后缘部分骨赘形成（图2-38）。腰椎CT显示 L_5 椎体节段后方椎管内左侧伴巨大椎间盘突出，L_5-S_1 节段突出钙化明显，伴骨赘增生形成，致 L_5 神经根管狭窄（图2-39）。腰椎MRI提示腰椎节段退行性变，其中 L_5-S_1 节段椎间盘向上游离高位脱出压迫硬膜囊及神经根，椎管内钙化导致腰椎管狭窄，增生部分压迫硬膜囊（图2-40）。

【手术指征】

患者 L_5-S_1 椎间盘向上高位游离脱出，相应节段突出钙化，椎管狭窄诊断明确，但症状表现为 L_5 神经根受压迫症状（小腿前外侧及足背区域感觉异常），且近1个月有明显加重，踇背伸肌肌力减退至4级，无明显 S_1 神经根压迫症状（小腿后方、足跟部及足底部感觉无明显异常，跖屈肌肌力5级）。影像学表现提示患者责任间隙有明显的椎间盘脱出，压迫出口神经根，而无突出钙化造成相应节段椎管狭窄的症状。

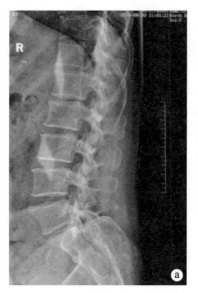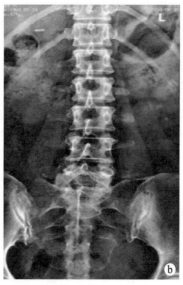

a. 正位；b. 侧位

图 2-38　腰椎 X 线片显示患者有腰椎生理弯曲变直，可见 L_5-S_1 椎间隙后缘部分骨赘形成

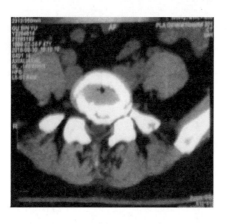

图 2-39　腰椎 CT 显示 L_5 椎体节段后方椎管内左侧伴巨大椎间盘突出，
L_5-S_1 节段突出钙化明显，伴骨赘增生形成，致 L_5 神经根管狭窄

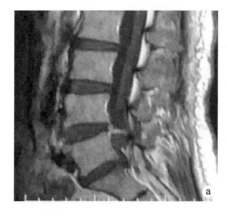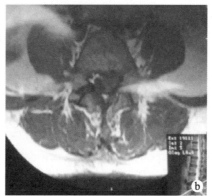

a. 矢状位；b. 轴位

图 2-40　腰椎 MRI 显示腰椎节段退行性变，其中 L_5-S_1 节段椎间盘向上游离高位脱出压迫
硬膜囊及神经根，后纵韧带钙化导致腰椎管狭窄，增生部分压迫硬膜囊

【术前计划与手术技巧】

患者本次就诊是为了缓解间歇性跛行，左下肢放射痛、感觉异常及肌力减弱的症状。结合体征与影像学表现可以确定患者为椎间盘向上高位游离脱出造成相应节段出口神经根压迫的症状，并无突出钙化造成的相应节段椎管狭窄的症状，加上患者保守治疗效果不佳，行常规开放手术创伤大、风险高，最终我们决定实施微创脊柱内镜下椎间盘摘除及神经根减压术。

采用椎板间入路，利用患者 L_5-S_1 椎板间的自然间隙，成功建立工作通道，实施手术（图 2-41、图 2-42）。

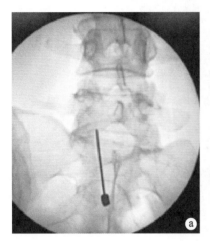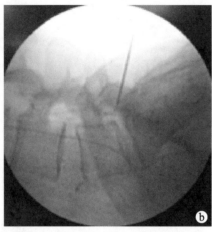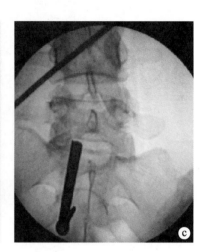

a. 正位；b. 侧位；c. 正位

图 2-41　术中定位，建立工作通道

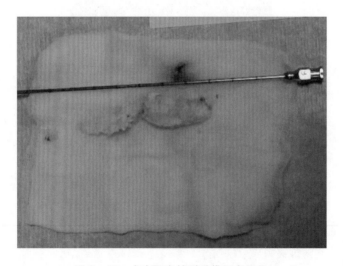

图 2-42　术中取出的脱垂椎间盘组织

术中使用磨钻磨除部分小关节内侧及上位椎板下缘，行脱出椎间盘摘除，对 L_5 神经根充分减压。术后患者恢复良好，放射痛明显减轻（图 2-43、图 2-44）。

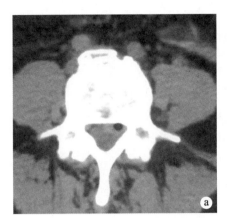
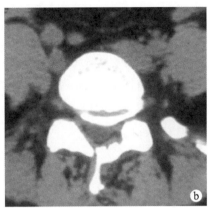

a. 可见原突出处伴气泡形成；b. 原骨化的后纵韧带仍然存在

图 2-43　术后复查 CT

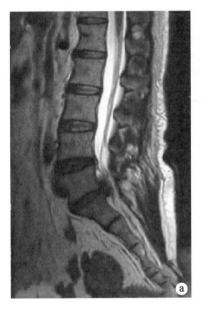
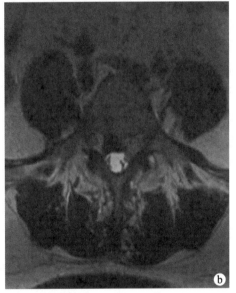

a. 矢状位；b. 轴位

图 2-44　术后复查 MRI，见神经组织压迫解除

【术后治疗】

术后常规护理。患者术后即佩戴腰围自行下床如厕，自觉症状较术前明显缓解。因本例患者术前就有肌力减弱，故术后嘱患者继续服用营养神经药物。

【讨论与思考】

本例患者 L_5-S_1 椎间盘脱出游离，并伴有严重的突出钙化。临床症状主要由 S_1 神经根的受压导致。手术方式的选择，我们采取椎板间入路，在经皮脊柱内镜下直接面对游离脱出的椎间盘组织，去除目标神经根周围的压迫物，内镜直视下充分减压。虽然对于严重骨化的后纵韧带并没有进行过多的处理，但最终解决了患者最直接的问题，获得了满意的临床效果。

对于椎间盘脱出同时伴有严重突出钙化的病例，我们认为首先应该明确病因，是椎间盘脱出还是骨化的韧带导致的神经受压症状，还是两者兼而有之？术前精确的诊断及神经根定位是必需的。从对患者最有利、造成创伤最小的角度来考虑最佳的手术方案。不过，当严重的突出钙化及黄韧带肥厚等原因导致椎管狭窄时，并不是说选择微创的脊柱内镜手术方案是必需的。但对于严重突出钙化，同时伴有椎间盘游离脱出的患者，能明确仅为神经根受压而无椎管狭窄症状时，从微创治疗的角度出发，经皮脊柱内镜手术应该是首选的方式。

（术者：张西峰）

（整理：吴方前　姜红振）

病例8　脊柱内镜下联合入路治疗脱出游离型椎间盘突出

【病例简介】

基本信息　患者男性，54岁。

主诉　左下肢间断性疼痛不适8年，加重伴间歇性跛行1个月。

现病史　患者8年前无明显诱因出现左下肢酸困、疼痛不适，休息后可缓解。1个月前上述症状再次出现，经按摩3天后症状明显加重——患者不能久站，间歇性跛行（约30 m），给予卧床休息、针灸等对症治疗3周，症状无缓解。当地医院CT检查提示L_5-S_1椎间盘脱出、椎管狭窄。为求进一步诊治于我院就诊，以"腰椎间盘突出症、椎管狭窄"收入院。

既往史　痛风10余年，否认高血压、糖尿病、心脏病等慢性病病史。

查体　间歇性跛行（约30 m）。腰椎正常生理弯曲存在，左下肢直腿抬高及加强试验阳性。左下肢VAS评分8分。

辅助检查　腰椎CT：腰椎退行性变，L_5-S_1椎间盘脱出、椎管狭窄（中央偏左型），腰椎骨质增生（图2-45）。腰椎MRI：L_5-S_1椎间盘脱出、椎管狭窄（图2-46）。

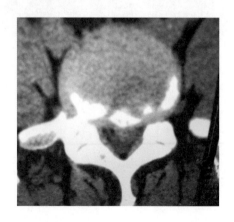

图2-45　腰椎CT显示L_5-S_1椎间盘突出，位于中央偏左侧，椎管狭窄

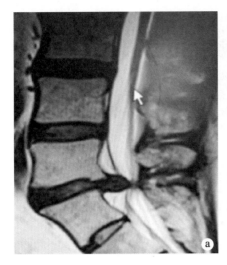
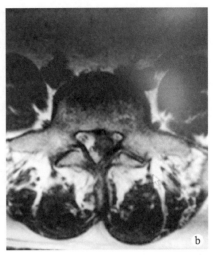

a. 矢状位；b. 轴位

图 2-46　腰椎 MRI 显示 L₅-S₁ 椎间盘脱出，左侧神经根和硬膜囊明显受压

【手术指征】

患者间歇性跛行 1 个月，无法正常生活、工作，保守治疗效果差，VAS 评分 8 分。患者及家属有手术愿望。

【术前计划】

手术计划和停止手术的计划：椎板间孔入路脊柱内镜下摘除责任椎间盘，必要时改为或联合后外侧椎间孔入路。

【手术过程与手术技巧】

术中使用 7 号针头正位透视确定 L_5-S_1 间隙，更换 20 cm 穿刺空芯针。引导建立工作通道，进入椎管（图 2-47）。直视下看不到游离的椎间盘组织，患者疼痛剧烈，行椎板间孔成形术后仍无法找到游离的椎间盘。术中决定增加一条后外侧入路。后外侧入路的时候，按照习惯只实施正位透视，拟平行椎间隙进入椎间盘。在穿刺过程中，感觉不似平时轻松，后面建立通道后，发现周围都是骨质。视野内看到的是硬膜囊和神经根，没有发现游离的椎间盘。加行侧位透视，发现工作通道并非经过椎间孔进入椎管，而是通过椎管侧方进入椎管，遂退出工作通道，再次进行椎间孔穿刺，侧方透视确认此次穿刺位置理想后，建立工作通道。术中磨除了部分 S_1 关节突前缘及 S_1 椎体后上缘。手术过程中，椎管内出血比较多，采用了压迫、填塞吸收性明胶海绵、增加水压等方法止血。

术中顺利找到位于神经根内侧缘脱出的椎间盘组织，但游离到远侧的髓核无法全部摘除。术中与患者及时沟通，如果无法耐受手术可以选择二期手术，患者表示能够配合手术。术中再次从后路椎板间孔进入，发现视野内有明确的残留椎间盘组织，逐步取出 3 块游离的退变髓核组织，硬膜囊搏动良好，减压彻底。整台手术用时 4.5 小时。

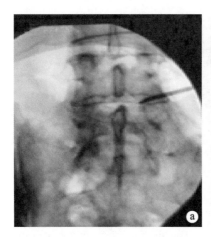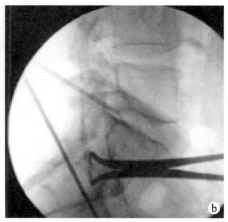

a. 正位；b. 侧位

图 2-47　术中定位情况

术者需熟练掌握脊柱内镜两个常用的入路方法，在一种入路无法完成手术时，改用另外的入路方法。手术过程中术者要耐心细致，尊重患者的感受，如患者有疼痛感立即停止操作，防止神经根损伤。遇到困难时，不急不躁，坚持不懈，逐步完成预定任务。

【术后治疗】

患者术后症状消失，可即刻站立与行走，予以常规术后康复治疗。

【讨论与思考】

微创手术的理念是用最小的创伤解决主要的问题，小的切口可以获得最小组织损伤和更快愈合，但是由于切口小，空间有限，导致手术操作非常困难。微创手术需术者熟练掌握多种入路方法，在一种入路无法完成手术时，及时改变手术入路。

对于一些复杂的病例，术者的经验及技术固然重要，但术者坚持不懈、精益求精的手术精神也必不可少，遇到手术困难不要轻言放弃。术前查体、检查应尽量完善，仔细阅读影像资料，充分了解病变的性质、部位等情况，要考虑到术中可能出现的突发状况，一旦出现问题时沉着应对。

控制出血对于内镜下操作尤为重要，大量出血会增加硬膜囊撕裂和神经根损伤的风险。硬膜外或是小关节周围的出血会干扰手术医师的判断，使其无法进一步操作，应迅速查明出血点，可联合多种方法（使用纤维胶原蛋白凝胶或吸收性明胶海绵、增加水压等）止血。术中应减少在未查明出血点时的反复止血操作。

（术者：张西峰）

（整理：马　斌　姜红振）

第五节　极外侧椎间盘突出症的脊柱内镜下治疗

病例 9　脊柱内镜下治疗 L$_{3-4}$ 椎间孔外侧型椎间盘突出

【病例简介】

基本信息　患者男性，52 岁，骨科医师。

主诉　腰痛 10 个月，加重伴左下肢放射性疼痛 5 天。

现病史　患者于 10 月余前无诱因出现腰痛，偶伴左下肢疼痛不适，休息后可缓解，未予特殊治疗。5 天前出现左下肢疼痛不适加重，保守治疗无效，不能久坐、久站，行走 50 m 左右出现腰臀部及左下肢疼痛麻木感，以大腿前方及膝盖为著。进一步行 MRI 检查提示：L$_{3-4}$ 左极外侧型椎间盘突出。以"腰椎间盘突出"收入院。

查体　腰椎未见明显畸形。腰背部压痛，下肢无叩击痛，双下肢直腿抬高试验阳性（约 70°），加强试验阴性，双侧跟腱反射、膝腱反射未引出，股神经牵拉试验左侧阳性、右侧阴性。腰部后仰背伸时下肢疼痛明显加重。

辅助检查　X 线片见腰椎退行性改变，向右侧略弯，生理曲度变直（图 2 - 48）；L$_{3-4}$ 椎间隙变窄。CT 显示 L$_{3-4}$ 椎间盘左极外侧突出（图 2 - 49）。MRI 矢状位及轴位显示 L$_{3-4}$ 椎间盘左极外侧突出，L$_3$ 神经根受压（图 2 - 50、图 2 - 51）。

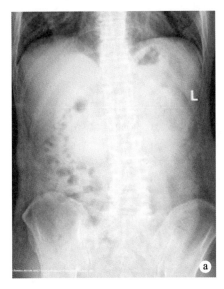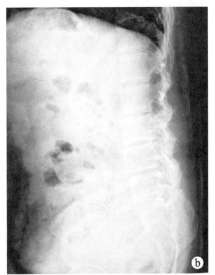

a. 正位；b. 侧位

图 2 - 48　X 线片正侧位见腰椎退行性改变，向右侧略弯，生理曲度变直

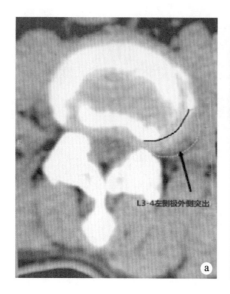
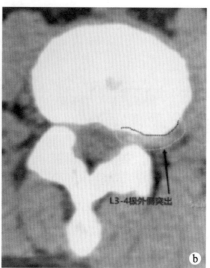

a、b. 轴位

图 2-49　CT 轴位示 L$_{3-4}$ 椎间盘左极外侧突出

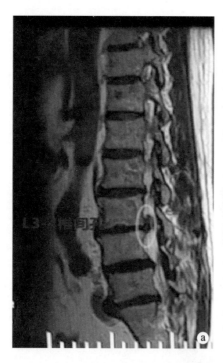
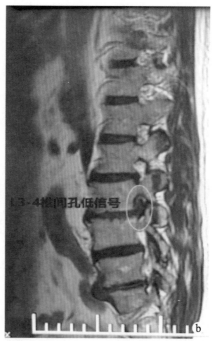

a. 左侧椎间孔 T$_2$ 矢状位（偏内侧）；b. 左侧椎间孔 T$_2$ 矢状位（偏外侧）

图 2-50　MRI 显示矢状位 L$_{3-4}$ 中央椎管旁（左侧）椎间盘向上突出，L$_{3-4}$ 椎间孔内（左侧）
脂肪信号消失，脑脊液信号消失，提示椎间孔神经受压

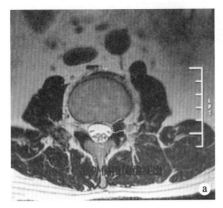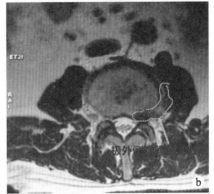

a. L_{3-4} 轴位；b. L_{3-4} 轴位（略低层面）

图 2-51　MRI 显示轴位 L_{3-4} 椎间盘左极外侧型突出，左侧神经根信号消失，
突出延伸至关节突关节腹侧，中央椎管旁

【手术指征】

影像学资料显示患者 L_{3-4} 椎间盘左极外侧型突出，VAS 评分 7~8 分，有显著间歇性跛行症状，疼痛麻木范围位于左侧 L_3 神经根感觉支配区，左侧股神经牵拉试验阳性。严重影响患者日常工作及生活。

【术前计划与手术技巧】

术前在 MRI 轴位制订穿刺路径，选取后正中偏左侧 7 cm 处为进针点，1% 利多卡因 20 mL 局部麻醉后，插入导针，透视显示针尖位于 L_{3-4} 关节突腹侧，位于突出物的略微内下方（图 2-52、图 2-53）。

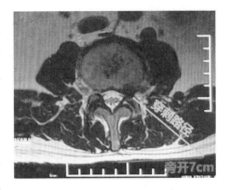

图 2-52　术前于 MRI 轴位
制订穿刺路径

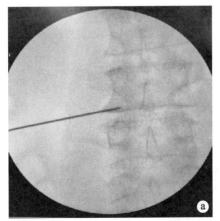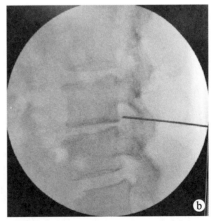

a. 正位；b. 侧位

图 2-53　穿刺针到位后的正侧位透视

沿导针做切口，置入通道至 $L_{3,4}$ 椎间孔附近、L_4 上关节突处，一次性无菌微创脊柱刨刀镜下磨除上关节突部分骨质、椎弓根下缘部分骨质，扩大椎间孔，探查见变性椎间盘组织突入椎间孔，予以摘除。于神经根腹侧掏出松脆变性的椎间盘组织，见硬膜囊及神经根完全松解，搏动良好，患者自诉下肢痛麻感明显减轻，拔出工作通道，缝合切口。

【术后治疗及并发症】

术后次日出院，VAS 评分 0~1 分。嘱患者在家以平卧为主，1 个月内下地活动应佩戴护腰，术后 10 天拆线。术后无并发症出现。

【讨论与思考】

椎间孔外侧椎间盘突出的发生率低于椎管内突出，占所有腰椎间盘突出的 7%~12%。由于椎间盘突出碎片位于狭窄的神经根孔附近，作为感觉传入"第一门户"的背根神经节直接受压，加上局部无菌性炎症刺激，其临床症状往往更为严重：严重的神经根疼痛，更显著的运动功能障碍。这也就意味着椎间孔外侧椎间盘突出整体预后良好率低于椎管内突出的患者。故早期有效解除出口神经根的压迫刺激尤为重要。

由于严重的神经卡压及刺激，保守治疗效果往往欠佳。开放手术存在出血较多、创伤大、肌肉剥离范围广的问题，术后易发生肌肉萎缩、粘连、切口感染、脂肪液化、腰背痛等并发症。利用脊柱内镜技术，可将操作界面置于突出物及出行根的内下方。在不损伤出行根的前提下，于出行根根腹内侧进行突出髓核的摘除及神经减压。由于出行根根被向外、向头端挤压，安全三角头端顶角区域扩大，三角平面更趋向水平，所以穿刺靶点不再争取靠近安全三角的尾端底边，可更偏向头侧，皮肤穿刺进针点也更偏内侧，尽可能和安全三角平面垂直，必要时磨除部分上关节突尖部腹侧骨质，以扩大镜下视野和安全操作区域。

（术者：张西峰）

（整理：张嘉靖 刘彦康）

病例 10 脊柱内镜下治疗腰椎管狭窄合并极外侧型椎间盘突出

【病例简介】

基本信息 患者男性，71 岁。

主诉 腰痛伴左下肢放射痛 10 余年，加重 2 周。

现病史 患者于 10 年前无诱因出现腰痛，伴左下肢放射性疼痛不适，症状逐渐加重，给予保守治疗，效果欠佳。2 周前出现左下肢疼痛不适加重，保守治疗无效，不能久坐、久站，不能长距离行走，行走约 10 m 即可出现左下肢剧烈疼痛，严重影响日常生活。

查体 腰椎未见明显畸形，腰背部轻压痛，下肢叩击痛阴性。双下肢皮肤感觉对称，双髋关节活动无受限，双下肢其他肌肉肌力大致正常。双侧跟腱反射、膝腱反射未引出。双侧直腿抬高试验阳性（约60°），加强试验阳性。双侧股神经牵拉试验阴性，病理征阴性。

既往史 高血压病史 10 余年，规律口服氨氯地平等药物治疗，血压控制可。

辅助检查　X 线片见腰椎退行性改变，L$_{4-5}$椎间隙高度下降（图 2 – 54）。CT 显示 L$_{4-5}$节段椎管狭窄，椎间盘左极外侧突出，部分钙化（图 2 – 55、图 2 – 56）。MRI 矢状位及轴位示 L$_{4-5}$椎管狭窄，椎间盘左极外侧突出，黄韧带增厚，硬膜囊受压明显，椎管局限性狭窄（图 2 – 57、图 2 – 58）。

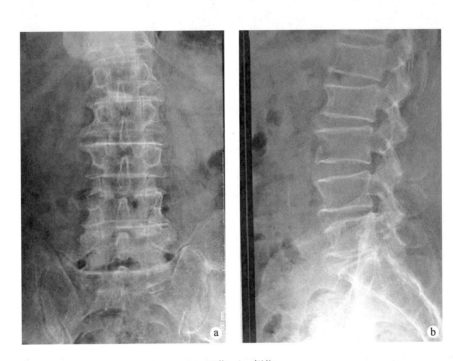

a. 正位；b. 侧位

图 2 – 54　X 线片显示腰椎退行性改变，L$_{4-5}$椎间隙高度下降

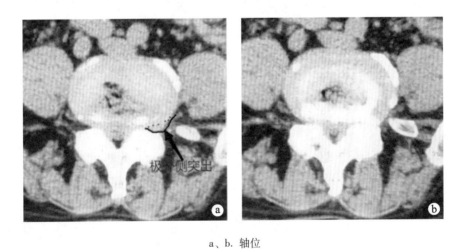

a、b. 轴位

图 2 – 55　CT 显示 L$_{4-5}$节段椎管狭窄，椎间盘左极外侧突出，部分钙化

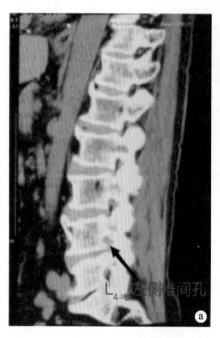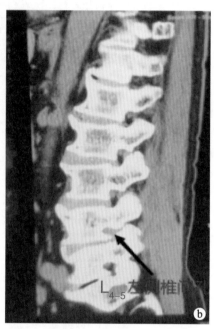

a. 椎体左侧矢状切面；b. 椎体左侧矢状切面（更靠外）

图2-56　CT显示矢状位 L_{4-5} 节段椎管狭窄，左极外侧型椎间盘突出，椎间孔内密度增高

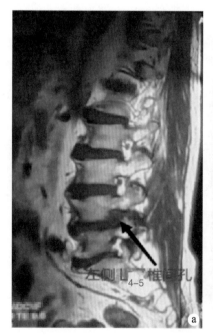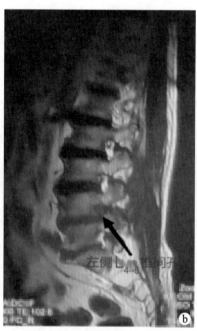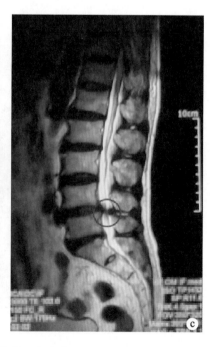

a. 左侧椎间孔 T_1 矢状位；b. 左侧椎间孔 T_2 矢状位；c. 椎管 T_2 矢状位

图2-57　MRI显示矢状位 L_{4-5} 椎间孔内脂肪信号消失，脑脊液信号消失，提示出行根受压；
黄韧带增厚，中央椎管狭窄

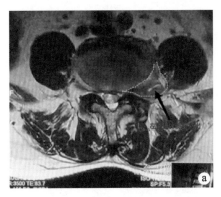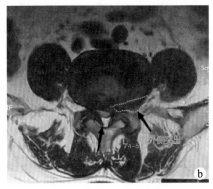

a. L$_{4-5}$轴位；b. L$_{4-5}$轴位（略低层面）

图 2-58　MRI 显示轴位 L$_{4-5}$节段椎管狭窄，左极外侧型椎间盘突出，左侧出行根信号消失

【手术指征】

影像学资料显示显著椎管狭窄、极外侧型椎间盘突出，患者疼痛症状明显，VAS 评分 8~10 分，有显著间歇性跛行症状，双侧直腿抬高试验阳性（约 60°），加强试验阳性。

【术前计划与手术技巧】

患者目前主要症状为间歇性跛行，直腿抬高试验尚能达到 60°，考虑椎管狭窄为主要责任病变。拟先行局部麻醉内镜下后路椎板减压、椎管扩大术。取俯卧位，拟调整腰部屈曲至 30°时，患者出现严重的左下肢疼痛加重，难以忍受手术体位，考虑 L$_{4-5}$极外侧突出导致的 L$_4$ 神经根卡压，故改为侧卧位，改行局部麻醉内镜下极外侧型椎间盘突出摘除术。C 型臂下正侧定位 L$_{4-5}$间隙，做好体表标记后术野常规消毒铺巾，选取后正中偏左侧 8 cm 处为进针点，2% 利多卡因 20 mL + 0.9% 氯化钠注射液 20 mL 局部麻醉后，插入导针，指向 L$_4$ 神经根椎间孔出口，送入穿刺针，C 型臂透视下针尖位置良好，局部注入 1 mL 1% 利多卡因，患者自觉左下肢疼痛及麻木症状稍有缓解。沿导针做切口，置入通道至 L$_{4-5}$椎间孔附近、L$_5$ 上关节突处，微创脊柱刨刀镜下磨除 L$_5$ 上关节突腹侧部分骨质、L$_4$ 椎弓根下缘部分骨质，扩大椎间孔，逐步分离出口根周围粘连的黄韧带等组织。于神经根腹侧掏出松脆变性的椎间盘组织，见硬膜囊及神经根完全松解，搏动良好，患者自诉下肢痛麻感明显减轻，拔出工作通道，缝合切口。

【术后治疗及并发症】

患者术后次日出院，VAS 评分 0~1 分。嘱患者在家以平卧为主，1 个月内下地活动应佩戴护腰，术后 10 天拆线。无术后并发症出现。术后复查 CT 显示 L$_{4-5}$节段椎管极外侧突出物摘除，L$_5$ 上关节突尖端磨除（图 2-59、图 2-60）。

【讨论与思考】

极外侧型椎间盘突出指突出物位于椎间孔外，导致相应节段的出口神经根于椎弓根下方受到机械性压迫或炎性刺激，而引起严重的腰背部疼痛及下肢放射性疼痛，甚至下肢感觉及运动功能障碍。不同于中央椎管内椎间盘突出，椎管内突出常导致突出下一节段的行走根受累。其典型症状包括：严重的下肢放射性疼痛，多为急性起病；在 L$_{3-4}$节段时，直腿抬高试验及股神经牵拉试验多为阳性；间歇跛行，活动或负重情况下症状加重；下肢无力，股四头肌有萎缩表现。

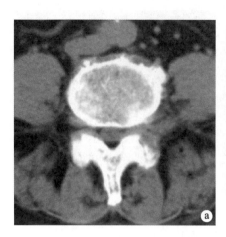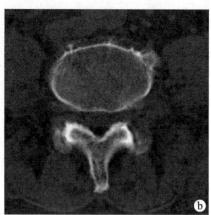

a. 术后CT L$_{4-5}$轴位（组织窗）；b. 术后CT L$_{4-5}$轴位（骨窗）

图2-59　术后复查CT显示L$_{4-5}$节段椎管极外侧突出物摘除，
左极外侧型椎间盘突出，L$_5$上关节突尖端磨除

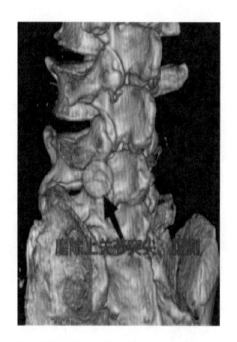

图2-60　术后CT三维重建显示L$_5$上关节突尖端磨除

　　通常我们更关注中央椎管内椎间盘突出，而忽视椎管外的椎间孔区域，易出现漏诊。故当患者临床症状严重且椎管内突出不能解释时，应注意椎间孔区及椎间孔外有无突出的椎间盘组织，以免手术靶点判断失误。本病例中，患者的影像病理改变包括了中央椎管狭窄和极外侧型椎间盘突出。由于出现典型的间歇性跛行，下肢放射疼痛明显，但直腿抬高试验阳性不显著，股神经牵拉试验阴性，故考虑症状为中央椎管狭窄。因患者术中行屈曲体位时出现显著的下肢放射性疼痛，考虑L$_{4-5}$极外侧椎间盘突出导致的L$_4$神经根刺激症状，故改变手术计划，改行极外侧突出摘除。

同传统后外侧入路的椎间孔穿刺技术相比，穿刺点旁开更少。需磨除少许上关节突尖端及腹侧骨质。由于极外侧型突出的髓核在椎间孔附近向头侧及外侧挤压出口神经根，故把穿刺针及工作套管置于突出物的略微内下方，此为最佳位置，可为摘除突出或脱出的髓核组织提供便利，从而缩小对出口神经根及神经节的挤压损害。选择经皮内镜技术的优点：创伤小，仅仅磨出部分关节突关节，即可充分显露向极外侧突出的椎间盘；对骨性结构及韧带的结构破坏较小，保留了脊柱的稳定性；不进入椎管，对神经组织骚扰较小。

【点评】

该患者的临床症状不典型，以左侧腰腿痛为主，但查体双侧直腿抬高试验均阳性，提示控制双侧下肢的神经根均有压迫存在。观察患者影像学资料，$L_{4,5}$节段椎管确有中央偏左的椎间盘突出，左侧侧隐窝变窄。病变节段椎间隙变窄，也隐约提示$L_{4,5}$椎间盘的广泛突出导致椎管狭窄症。从左侧椎板间入路进行双侧黄韧带去除扩大，必要时进行术侧及对侧的神经根腹侧探查减压，似乎为比较妥当的减压方式。但结合患者仅仅接受了极外侧突出的间盘去除，椎管减压并未实施，患者的临床症状就已经明显缓解，提示患者真正责任部位就是左极外侧突出的$L_{4,5}$椎间盘，椎管狭窄并非患者的责任部位。

$L_{4,5}$椎间盘左极外侧突出压迫的是出行根L_4，理论上，应该和$L_{3,4}$椎间盘旁侧型突出压迫行走根L_4一样。由于正常情况下L_4神经根为分叉神经，大部分加入股神经，小部分加入坐骨神经，患者更多表现为股神经牵拉试验阳性，或者股神经牵拉并直腿抬高试验均阳性。当分叉神经前置（如L_3神经成为分叉神经），则L_4神经全部加入坐骨神经，L_4神经受压时只有直腿抬高试验阳性；当分叉神经后置（如L_5神经成为分叉神经），则L_4神经全部加入股神经，受压时只有股神经牵拉试验阳性。本例患者受压神经为L_4神经根，只表现为直腿抬高试验阳性，故属于分叉神经前置的可能性较大。

患者双下肢直腿抬高试验均阳性，误导了术者责任部位的判定。似乎可解释为左侧L_4神经根在椎间孔外受压后，硬脊膜连同右侧的L_4神经根向左侧移位，右侧神经根被动牵拉紧张，导致出现直腿抬高试验阳性。临床实践中临床表现千奇百怪，要注意仔细甄别。

（术者：张西峰）

（整理：张嘉靖　刘彦康）

（点评：侯黎升）

病例 11　L_5-S_1 极外侧椎间盘突出合并椎板结构变异的治疗

【病例简介】

基本信息　患者男性，20 岁。

主诉　腰部及左下肢疼痛 4 年，加重 16 个月，伴左小腿、足背外侧麻木 2 个月。

查体　跛行步态，腰部前屈严重受限。左下肢沿 L_5 神经根支配区域放射性疼痛，伴左臀部疼痛。左足背、小腿外侧皮肤感觉减退，以足背为著，左踇背伸肌肌力 4 级，左腓骨长肌、腓骨短肌肌力 4 级，左足内翻肌肌力 4 级，左髂腰肌肌力 4 级，左股四头肌、股二头肌肌力 4 级。左侧直腿抬高试验阳性（约 30°），左侧膝腱反射活跃，左侧跟腱反射未引出，病理征阴性。左下肢疼痛 VAS 评分 8 分，腰背痛 VAS 评分 7 分。

辅助检查 X 线片及 CT 三维重建显示 L_5 左侧椎板及关节突增生，椎间孔及椎板间隙狭窄（图 2－61）。MRI 显示 L_5-S_1 椎间盘突出，左侧侧隐窝及椎间孔狭窄（图 2－62、图 2－63）。

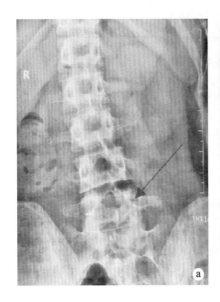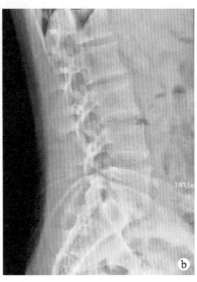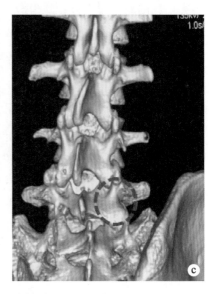

a. 正位 X 线片；b. 侧位 X 线片；c. 三维 CT

图 2－61 X 线片及 CT 三维重建显示 L_5 左侧椎板及关节突增生（红箭头），椎间孔及椎板间隙狭窄（红圈）

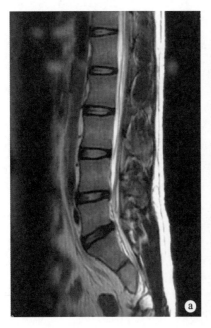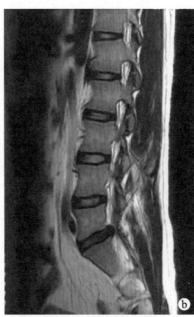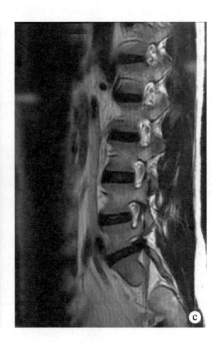

a. MRI 矢状位（经中线）；b. MRI 矢状位（经左侧侧隐窝）；c. MRI 矢状位（经左侧椎间孔）

图 2－62 腰椎 MRI 显示 L_5-S_1 椎间盘突出，左侧侧隐窝及椎间孔狭窄（红箭头）

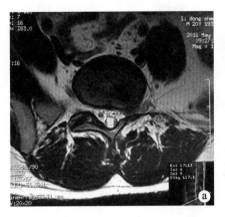 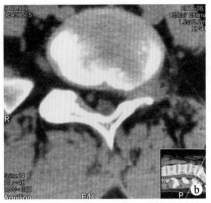

a. MRI 轴位；b. CT 轴位

图 2-63 MRI 及 CT 显示 L$_5$-S$_1$ 间隙椎间盘组织椎间孔外突出（红箭头）

【手术指征】

患者被诊断为 L$_5$-S$_1$ 椎间盘椎间孔外突出，病理表现为 L$_5$-S$_1$ 椎间盘椎间孔外突出，神经根卡压在突出的椎间盘与椎弓根之间。患者病史长，经多种保守治疗无效。VAS 评分腰部 7 分、下肢 9 分。影像学检查示 L$_5$-S$_1$ 椎间盘椎间孔外突出。

【术前计划与手术过程】

L$_5$-S$_1$ 椎间盘突出脊柱内镜治疗常规有两种入路选择：后外侧椎间孔入路及后侧椎板间入路。我们计划行椎间孔入路，皮肤进针点自中线旁开 11.5 cm，穿刺角度自头侧向尾侧倾斜 15°。

患者左侧关节突肥大，椎间孔狭窄，穿刺及置管过程中腰部及左下肢疼痛剧烈，行椎间孔成形术，用磨钻磨除左侧部分上关节突后，置管成功，但患者左下肢 L$_5$ 根性疼痛症状加重，改为经椎板间入路。因 L$_5$ 椎板发育异常，椎板间隙狭窄并被左侧肥大的椎板遮挡，用磨钻磨除 L$_5$ 左侧椎板下缘扩大椎板间隙后置管成功，使用髓核钳摘除突出的椎间盘残核，可见完全减压的下行神经根（图 2-64）。

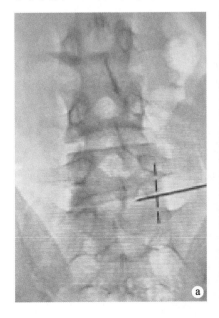 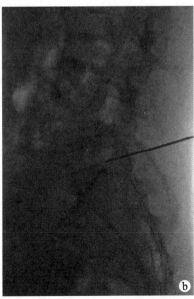 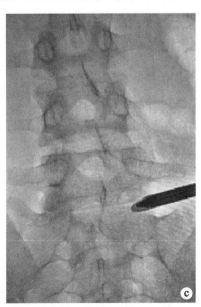

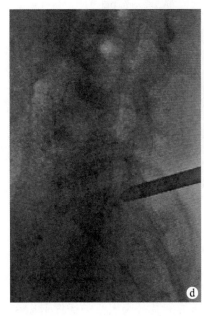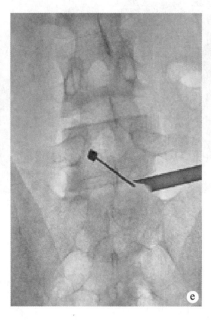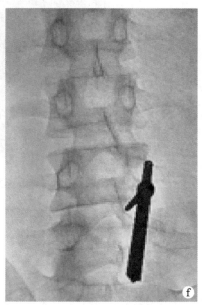

a~d. 术中后外侧入路放置通道位置超过椎弓根中点连线，太靠椎间孔下缘；e、f. 虽然置管成功，但患者术中出现左侧 L_5 根性疼痛症状加重，不得不改为后侧椎板间入路

图2-64　术中定位

【术后治疗及并发症】

患者术后腰部及左下肢疼痛稍缓解，疼痛程度比术前轻。予以卧床休息，激素、脱水剂、神经营养药物等治疗，疼痛症状减轻，好转出院。

【讨论与思考】

该例患者为典型的极外侧型椎间盘突出，主要压迫同节段的出口神经根，经皮脊柱内镜手术首选侧方经椎间孔入路。穿刺中皮肤进针点需更靠内侧，通常要离正中线 5~8 cm，进针角度应较陡，穿刺针与正中矢状位平面的角度一般为 45°~50°，穿刺靶点对准椎弓根中点连线和 S_1 椎体上终板线的交点，侧位透视下位于椎体后缘，以保证针尖位于椎间盘后缘。

此患者椎间盘低位向上脱出，神经根被卡压在突出的椎间盘与椎弓根之间，神经实际上没有活动度，因而表现为比一般的椎间盘突出患者更加疼痛。另外，由于突出的椎间盘组织向后方推压神经根，使其移位至穿刺针的路径上，经三角区进入工作通道时容易误伤神经，且有可能刺激神经根导致患者剧烈疼痛而最终无法顺利完成手术。本例从侧方入路虽然置管成功，但患者术中出现左侧 L_5 根性疼痛症状加重，不得不改为后方经椎板间入路，在非直视下摘除突出于椎间孔外的椎间盘组织。术中虽然 S_1 神经根得到充分减压，但 L_5 神经根因解剖限制，在非直视下完全摘除突出的椎间盘组织非常困难，很容易有残留，因而出口神经根也不容易被充分减压。

（术者：张西峰）

（整理：张晓明　姜红振）

第六节　复发性腰椎间盘突出症的脊柱内镜翻修

病例 12　L$_5$-S$_1$ 椎间盘突出内镜手术后复发翻修

【病例简介】

基本信息　患者男性，37 岁。

主诉　腰椎术后 1 个月，腰背部疼痛 3 天。

现病史　患者长期背部疼痛，左下肢放射性疼痛，会阴部麻木，不能长距离行走，于 1 个月前在我院行 L$_5$-S$_1$ 内镜下椎板间入路椎间盘切除手术，术后下肢放射性疼痛明显改善，会阴部麻木症状逐渐改善，休息 10 余天后逐渐正常工作，劳累后偶有腰背部不适。复诊前 3 天症状再次加重，腰背部及左臀部疼痛，会阴部疼痛，无二便功能障碍，复查腰椎 MRI 见 L$_5$-S$_1$ 术后改变，椎间盘突出再突出，左旁侧型。

查体　腰背部原伤口愈合良好，周围无明显红肿，腰骶部局部压痛明显，双下肢无明显放射性疼痛，弯腰活动良好，双下肢直腿抬高试验阴性，左小腿外侧皮肤触觉及针刺觉减退，双下肢其他肌肉肌力大致正常。

辅助检查　X 线片显示 L$_5$-S$_1$ 椎间隙变窄（图 2 - 65）。CT 显示 L$_5$-S$_1$ 椎间盘突出（图 2 - 66）。MRI 显示 L$_5$-S$_1$ 术后改变，椎间盘向椎管内左旁侧突出，神经根受压（图 2 - 67）。

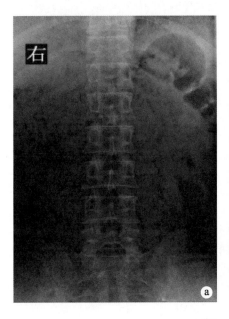
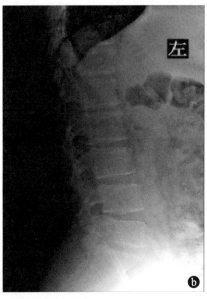

a. 正位；b. 侧位

图 2 - 65　腰椎正侧位平片显示 L$_5$-S$_1$ 椎间隙变窄

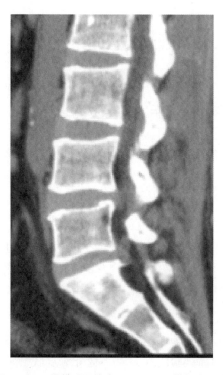

图 2 -66 腰椎 CT 检查显示 L₅-S₁ 椎间盘突出

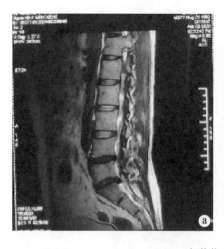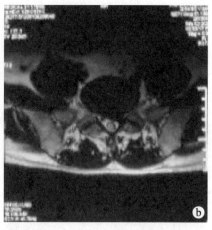

a. 矢状位；b. 轴位

图 2 -67 腰椎 MRI 检查显示 L₅-S₁ 内镜术后改变，椎间盘向椎管内左旁侧突出

【手术指征】

患者第一次手术后症状明显改善，恢复正常工作后，再次出现腰背部及左臀部疼痛，会阴部疼痛。腰椎 MRI 显示 L₅-S₁ 椎间盘向椎管内左旁侧突出，考虑 L₅-S₁ 椎间盘突出脊柱内镜手术后复发，症状明显，并且有会阴部症状，有行减压手术的必要。拟再次行脊柱内镜下腰椎间盘摘除、神经根松解术。

【术前计划与手术过程】

拟行 L_5-S_1 脊柱内镜下椎间盘切除术。手术从原来后侧左椎板间孔入路，全内镜下进入椎管，小心摘除突出组织，取出游离髓核组织，镜下见神经根减压充分，射频有效电凝皱缩破损的纤维环组织，防止术后复发。

【术后治疗及并发症】

手术后复查影像学提示 L_5-S_1 突出摘除满意（图 2-68），术后 1 个月患者因腰背部及会阴部疼痛再次入院，给予针刀等保守治疗有所减轻，次日腰背部及会阴部症状再次出现，给予脱水、止痛等对症治疗好转后出院。

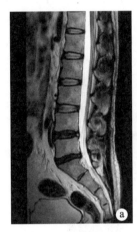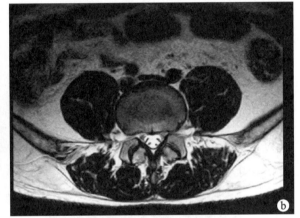

a. 矢状位；b. 轴位

图 2-68 术后复查腰椎 MRI 显示 L_5-S_1 椎管内减压满意

【讨论与思考】

脊柱内镜手术后存在复发的可能，国内外各大脊柱中心统计的术后复发率不尽相同，为 1%~25%，笔者所在中心近年来的复发率在 1.5% 以下，复发的原因也因人而异，可能跟过早回归工作、腰部负重及重体力劳动等有关。对于如何能减少复发概率，笔者所在中心的经验是利用简式技术 inside out 的理念，不光能对椎管进行有效减压，也可对盘内髓核进行适当摘除减压，预防再掉落。其次，我们尽量保留后纵韧带的完整，这是因为后纵韧带对于椎间盘向椎管内突出具有拦阻作用，保留其完整，不随意切断，亦可以有效降低术后复发率。针对腰椎间盘突出的术后复发病例，达到手术指征者，可再次行微创内镜手术治疗；未达手术指征者，建议保守治疗。本例患者采取的是椎板间入路，首先进行的是椎管内游离髓核的取出，此操作更倾向于 inside out 理念，要摘除椎间隙内的成熟髓核，也不可避免要从原有的后纵韧带破口或打开部分后纵韧带进入椎间隙，但应该尽量避免对后纵韧带进行医源性损伤，时刻想到遵守微创理念。

（术者：张西峰）

（整理：刘彦康）

病例13 脊柱内镜下经瘢痕组织处理复发性腰椎间盘突出症

【病例简介】

基本信息 患者女性，48岁。

主诉 腰部及右下肢疼痛3年。

现病史 患者于3年前因外伤出现腰部及右下肢疼痛，诊断为腰椎间盘突出症。曾在外院行右侧椎板扩大开窗髓核摘除术，术后半个月因下床活动，出现症状复发，时重时轻，症状反复，保守治疗无明显效果。于我院就诊，以"腰椎间盘突出症"收入院。

查体 腰椎活动受限，前屈20°，背伸10°，左右侧屈10°。L_5-S_1棘间压痛阳性，右侧旁开1.5 cm压痛阳性，右下肢直腿抬高试验阳性（图2-69）。右小腿前外侧皮肤感觉减弱，右踇背伸肌肌力减弱。

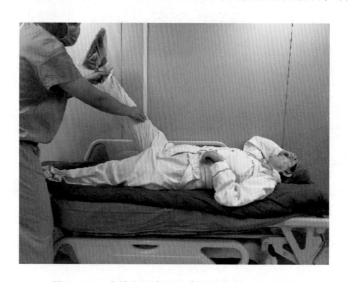

图2-69 术前患侧直腿抬高试验阳性（约60°）

辅助检查 腰椎X线片显示腰椎向右侧弯，L_5-S_1右侧椎板间孔小开窗术后改变，L_5-S_1间隙变窄，腰椎退变增生。腰椎双斜位X线片显示腰椎退变增生，未见峡部裂（图2-70）。腰椎CT显示L_5-S_1椎间盘突出，偏右侧，后纵韧带钙化，L_5椎体上缘增生（图2-71）。腰椎MRI显示L_5-S_1椎间盘突出，偏右侧，侧隐窝狭窄（图2-72）。

【手术指征】

腰椎间盘突出症术后复发，影像学上L_5-S_1椎间盘突出，偏右侧。与临床症状、体征相符，符合手术指征。脊柱内镜手术可以直接置管通过瘢痕组织进行精准减压。

【术前计划与手术技巧】

患者3年前已经有一次开放手术史，术后半个月后患者因过度活动症状复发。目前，患者症状、体征及影像学改变一致，且突出部位与初次手术部位是同侧同节段，若再次行开放手术，由于肌肉及椎管内瘢痕粘连严重，术中分离松解困难，将增加手术时间及出血量，手术难度必定会增加。考虑到再次开放手术的弊端，决定行局部麻醉下脊柱内镜手术（经椎板间入路），直接将通道通过瘢痕组织置于椎体后缘行髓核摘除，神经根管探查减压（图2-73、图2-74）。

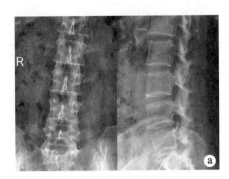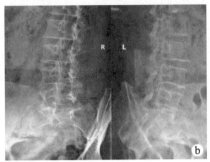

a. 正位；b. 侧位；c. 左斜位；d. 右斜位

图 2-70　腰椎 X 线片显示腰椎向右侧弯，L_5-S_1 右侧椎板间孔小开窗术后改变，L_5-S_1 间隙变窄，
腰椎退变增生；腰椎双斜位 X 线片显示腰椎退变增生，未见峡部裂

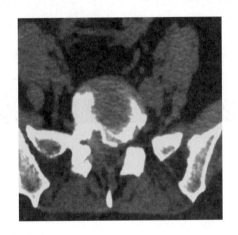

图 2-71　腰椎 CT 显示 L_5-S_1 椎间盘突出，
偏右侧，后纵韧带钙化，L_5 椎体上缘增生

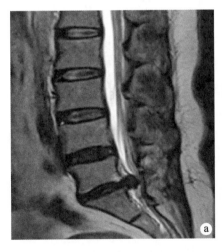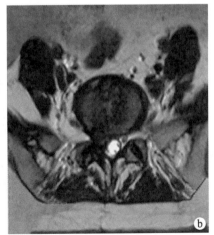

a. 矢状位；b. 轴位

图 2-72　腰椎 MRI 显示 L_5-S_1 椎间盘突出，偏右侧，侧隐窝狭窄

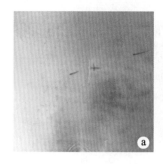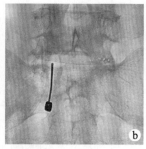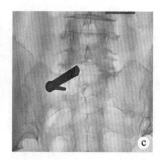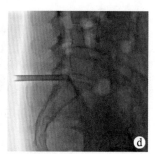

a、b. 在第一次腰椎开窗手术愈合瘢痕处标记进针点；c. 术中定位后精准置管；d. 将通道直接置于责任间隙椎体后缘，精准减压

图2-73　术中定位

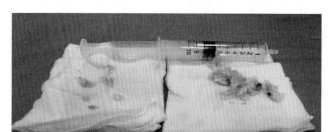

图2-74　术中精准减压，进行髓核摘除，神经根管探查减压，
摘除约4 mL椎间盘组织

【术后治疗】

常规佩戴腰围3个月。

【讨论与思考】

腰椎间盘突出症术后复发是指腰椎间盘切除术后症状缓解至少6个月，同间隙残余椎间盘再次突出而导致腰腿痛等临床症状。目前对于腰椎间盘突出症术后复发的翻修术式包括再次扩大开窗，融合内固定，显微内镜及经皮内镜技术。考虑到初次手术后破坏了正常的解剖结构，形成瘢痕组织，椎旁肌肉、椎管内硬膜囊神经根粘连严重，难以分清界限，如果再次行开放手术，必定会增加手术难度，增加手术时间及出血量，手术风险加大，而且术后疗效一般没有初次手术理想。为此我们采用脊柱内镜方式解决复发椎间盘问题，直接对责任间隙进行精准减压，达到事半功倍的效果。

本例患者为 L_5-S_1 椎间盘突出术后复发，手术采用了椎板间入路。与开放手术及显微内镜手术相比，本次入路直接将通道通过瘢痕组织置于责任间隙后缘进行精准减压。这样可以减少对瘢痕组织的剥离，手术出血少、时间短；同时不对椎旁肌肉、椎管内硬膜及神经根过多侵扰，保护脊柱稳定性。手术操作简便，可重复进行，术后恢复快，并发症发生率低，是腰椎间盘突出症术后复发翻修的有效手段之一。

术后是否复发可能与术前椎间盘的病理状态、术中切除是否彻底等因素有关。术后由于残存的椎间盘组织在站立行走中承受载荷加重，残留的髓核易从纤维环破口处再次突出而引起症状。本例患者术后半个月因下床负重出现症状复发，考虑椎间盘本身存在退变，加之过早下床活动行走，纤维环未完全修复，残余髓核在外力作用下继发脱出引起临床症状。我们认为初次手术后椎间盘退行性变、髓核残余是基础，过早下床活动是外因，纤维环未修复是病理基础，所以手术后卧床及制订合理的康复计划是减少复发的重要环节。

（术者：张西峰）

（整理：邓小磊　姜红振）

病例14　脊柱内镜经椎板间入路翻修复发性腰椎间盘突出症

【病例简介】

基本信息　患者男性，32岁。

主诉　单纯腰椎间盘突出摘除术后4年，腰痛伴左下肢放射痛3个月。

现病史　患者4年前因 L_5-S_1 椎间盘突出于当地医院行 L_5-S_1 开窗椎间盘髓核摘除术。术后症状明显缓解。3个月前无明显诱因出现腰部疼痛伴左下肢放射痛、麻木，并逐渐加重，活动时疼痛加重明显，休息及药物对症治疗后症状改善不明显，咳嗽、打喷嚏后疼痛加重。于当地医院门诊行 MRI 检查，结果显示 L_5-S_1 椎间盘突出，未给予治疗。随即就诊于我院骨科，门诊以"腰椎间盘突出症术后复发"收入我科。

查体　背部可见一长约6 cm的腰椎术后瘢痕，L_5-S_1 左侧椎旁深压痛及叩击痛，伴左下肢放射痛（放射到小腿后侧），左侧直腿抬高试验阳性（30°），VAS评分8分。左侧拇趾跖屈肌肌力3级，左侧小腿后侧、足背外侧及足底皮肤触痛觉减弱。

辅助检查　腰椎正侧位X线片显示 L_5-S_1 椎板间孔开窗术后影像改变明显，轻度侧弯（图2-75）。腰椎CT显示 L_5-S_1 椎间盘突出，左侧椎板部分缺如，开窗术后影像改变（图2-76）。腰椎MRI显示 L_5-S_1 椎间盘突出（图2-77）。

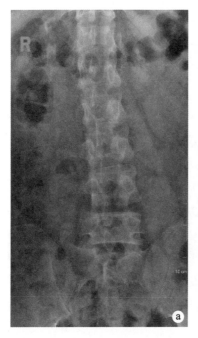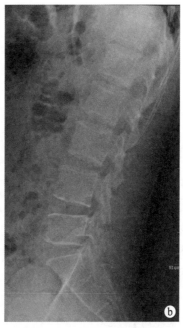

a. 正位；b. 侧位

图2-75　腰椎正侧位X线片显示 L_5-S_1 椎板间孔开窗术后影像改变明显，轻度侧弯

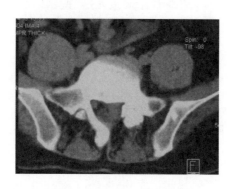

图 2-76 腰椎 CT 显示 L$_5$-S$_1$ 椎间盘突出，左侧椎板部分缺如，开窗术后影像改变

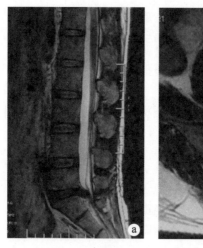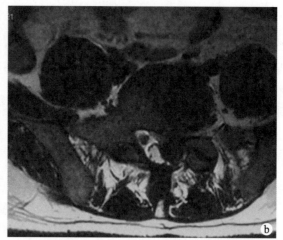

a. 矢状位；b. 轴位

图 2-77 腰椎 MRI 显示 L$_5$-S$_1$ 椎间盘突出，局部硬膜囊、神经根受压

【手术指征】

该病例手术指征：①L$_5$-S$_1$ 椎间盘突出诊断明确，症状、体征和影像学表现相符；②临床症状明显，根性症状严重，VAS 评分 8 分，肌力明显下降，无法正常生活、工作；③保守治疗无效。

没有明显的禁忌证。

脊柱内镜经椎板间入路翻修单纯腰椎间盘突出摘除术后复发的纳入标准：①传统的椎板开窗术后复发、显微内镜术后复发；②椎间盘突出复发为肩上型；③术后间隔至少 3 个月以上；④神经症状明显；⑤保守治疗 6 周以上，效果不佳。

脊柱内镜经椎板间入路翻修单纯腰椎间盘突出摘除术后复发的排除标准：①既往手术疑似有脑脊液漏和神经损伤，术后症状加重或出现新的症状，引流多、手术时间长；②椎间不稳；③椎管狭窄引起主要症状；④椎间盘突出复发为腋下型。

【术前计划与手术技巧】

术前患者全身麻醉，俯卧位，不需要弓形体位。需准备 C 型臂 X 线机、神经电生理监护、镜下神经剥离器和镜下椎板咬骨钳。

　　术中需注意以下几点：紧贴骨面分离；化繁为简，即将瘢痕和神经视为一体；不处理和神经粘连的瘢痕组织，因为没有证据显示瘢痕会导致术后疗效变差；降低脑脊液漏、神经损伤风险（图2-78）。

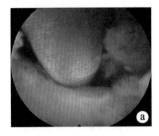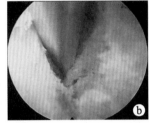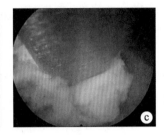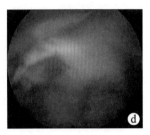

a. 不需要处理黄韧带；b. 神经剥离器紧贴骨面分离；c. 旋转通道将瘢痕连同神经组织一同推挡，即能显露髓核组织；d. 脱出髓核去除，神经根松解

图2-78　术中情况

【术后治疗】

常规术后康复。

【讨论与思考】

　　面对传统开窗术后复发的病例，一般性的选择是①开放扩大开窗翻修：手术面临的最大问题是瘢痕和粘连，为了提高翻修手术的安全性，建议佩戴手术放大镜或者使用显微镜。进一步扩大开窗将进一步破坏后方包括小关节和椎板在内的骨质结构，远期退变加速。②融合：是目前最常用的传统开窗术后复发翻修的手段。优点是减压彻底，不再复发，消除患者对复发的恐惧和潜在的医疗纠纷；术中瘢痕干扰小，手术难度不大。缺点是创伤大，远期邻近节段退变加速。③脊柱内镜椎间孔入路：避开瘢痕，近似于初次手术，L_5-S_1需面对可能存在的高髂嵴和磨除部分关节突。④脊柱内镜椎板间入路：可以无视椎间孔狭窄、高髂嵴；避免磨除关节突；不需要处理黄韧带；瘢痕干扰不大。

　　脊柱内镜椎板间入路翻修单纯腰椎间盘突出摘除术后复发是一项有效、安全、简单、直接的技术。值得警惕的是，目前仅针对肩上型椎间盘突出复发。腋下型病例需谨慎，因为不得不进行腋下瘢痕组织的分离才能显露髓核组织。脊柱内镜单通道情况下，分离瘢痕组织将会变得困难。此过程将有可能导致硬膜囊破裂、脑脊液漏等并发症，从而会直接导致脊柱内镜手术失败。在该种情况下，建议切开扩大开窗或采取 TLIF。

（术者：虞攀峰）

（整理：姜红振）

第七节　多间隙椎间盘突出症责任间隙的选择

病例15　多间隙椎间盘突出症责任间隙的判断和治疗策略

【病例简介】

基本信息　患者男性，52岁。

主诉　腰痛伴右下肢疼痛、麻木1个月。

现病史　患者于2015年1月无明显诱因出现腰痛伴右下肢疼痛，休息后缓解，劳累后加重。于2015年1月22日行MRI检查，结果显示腰椎间盘突出，建议手术治疗。患者未行手术，仅于当地医院行按摩、理疗等治疗，症状无缓解。随后症状进行性加重，并出现站立及行走困难，右臀部疼痛、麻木明显。于2015年2月10日以"腰椎间盘突出"入我院接受治疗。

查体　跛行步态，脊柱生理弯曲存在，腰部平直。L_{4-5}、L_5-S_1椎体棘旁压痛明显、叩击痛明显，疼痛向骶尾部放射，右臀中肌有压痛。右下肢皮肤感觉无减退，双侧足背动脉搏动未见异常。腰椎活动度降低，双侧下肢肌张力未见明显异常。右侧直腿抬高及加强试验阳性。双侧跟腱反射、膝腱反射减弱，双侧病理征未引出。

辅助检查　腰椎MRI显示L_{2-3}、L_{4-5}、L_5-S_1椎间盘突出，椎体轻度骨质增生（图2-79~图2-82）。

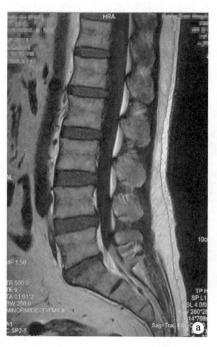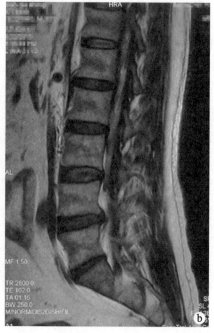

a. MRI矢状位T_1像；b. MRI矢状位T_2像

图2-79　MRI显示L_{4-5}突出严重，L_{2-3}、L_{4-5}、L_5-S_1突出不明显

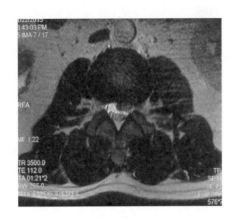

图2-80　MRI显示L_{2-3}旁中央型向
左侧突出进入椎管

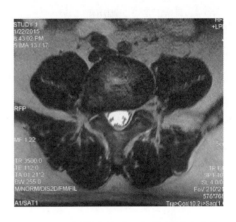

图2-81　MRI显示L_{4-5}极外侧巨大突出
压迫右侧神经根出口

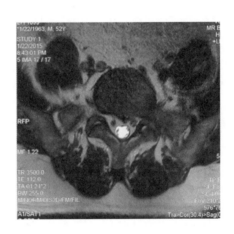

图2-82　MRI显示L_5-S_1极外侧突出压迫左侧神经根出口

【手术指征】

找到责任间隙，患者L_{2-3}、L_{4-5}、L_5-S_1棘突旁压痛，右臀部压痛，右下肢疼痛、麻木。计划予以外侧经椎间孔入路摘除髓核。

【手术过程与手术技巧】

患者取俯卧位，透视下定位，常规消毒铺巾。局部利多卡因浸润麻醉，沿L_{4-5}棘突右侧旁开13 cm纵向切开约0.7 cm的切口。逐层切开皮肤、皮下组织、筋膜，透视下确认位置准确，置入工作套管，从工作套筒中放入脊柱内镜，使用磨钻及电极进行椎管减压，显露L_{4-5}椎间隙及极外侧区域，术中暴露探查神经根和硬膜囊，松解脊髓及神经根，探查椎间盘，术中见腰椎间盘突出压迫神经根，于椎间隙注射亚甲蓝，用髓核钳取出椎间及极外侧髓核和变性髓核组织。术中可见减压可靠，检查神经根无压迫，彻底止血，无活动性出血及异物残留。退出内镜，缝合创口，无菌敷料包扎，术毕。

【术后治疗】

术后常规康复训练。

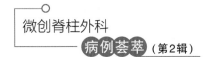

【讨论与思考】

微创手术的理念是用最小的创伤解决主要的问题，小的切口可以获得最小的组织损伤和更快的愈合，但是由于切口小，手术视野及操作空间就相应很小，所以不可能同传统开放手术一样在大的范围内一次性解决多个节段的突出。因此手术的一个重要原则就是找到责任间隙，以精准的方式解除责任间隙的压迫从而缓解患者的临床症状，恢复患者日常生活。

责任间隙是指引起临床症状和影响日常生活最关键的部位。患者存在多间隙的椎间盘突出，分别为 L_{2-3} 左侧、L_{4-5} 右侧及 L_5-S_1 左侧突出，但是患者临床症状主要集中在右侧，且患者的临床症状区域与 L_{4-5} 节段神经分布相符。故 L_{4-5} 为患者的责任间隙，通过摘除 L_{4-5} 椎间盘能够完全缓解患者相应的症状。

（术者：张西峰）

（整理：姜红振）

病例 16　L_{4-5} 椎间盘突出症伴 L_{3-4} 疑似脱垂髓核的脊柱内镜下治疗

【病例简介】

基本信息　患者男性，57 岁。

主诉　腰痛伴左下肢麻痛、肌力减退 1 个月。

现病史　患者 1 个月前出现腰痛，左下肢麻痛，行走困难，经休息后症状不缓解，遂就诊于我院。以"腰椎间盘突出症"收入院接受治疗。

查体　左下肢 VAS 评分 7 分，足尖站立和足跟站立无法完成，腰椎无侧弯、后凸畸形，腰椎生理曲度变直，腰椎前屈、后伸、侧屈、旋转幅度减弱，棘突间无阶梯感。左小腿外侧、足背皮肤感觉减退，以左足第一、第二趾间明显，左足趾背伸肌肌力 2 级，踝背伸肌肌力 3 级，其余肌力正常，直腿抬高试验阴性，双侧跟腱反射、左侧膝腱反射减弱，股神经牵拉试验阴性，双侧病理征未引出。

辅助检查　X 线片显示腰椎退行性改变，腰椎骶化（图 2 – 83）。CT 显示 L_{4-5} 椎间盘突出并钙化（图 2 – 84、图 2 – 85）。MRI（2018-02-27）显示 L_{3-4}、L_{4-5} 椎间盘突出，L_{3-4} 椎间盘突出向尾端脱垂；MRI（2018-04-03）较前无明显改变，脱垂部分信号较之前更低（图 2 – 86）。

【手术指征】

患者腰部及下肢疼痛剧烈，左下肢肌力 2 级，VAS 评分 >6 分，无法正常生活。

【术前计划与手术技巧】

术前影像资料提示患者 L_{3-4} 椎间盘突出向尾端脱垂，选择后路 L_4 椎板开窗摘除脱垂髓核。术中逐步向责任间隙靠近，尽可能达到理想的减压效果。

【手术过程】

第一次入路定位于 L_{4-5} 椎板间孔。穿刺后镜下磨除 L_4 椎板，显露硬膜囊，清理至椎体后缘，未见明显突出物，硬膜囊及神经根未见明显压迫（图 2 – 87、图 2 – 88）。重新透视后发现定位于 L_3 椎体（图 2 – 89）。患者腰椎骶化，干扰了第一次的定位判断。

第二次定位至 L$_4$ 椎体后方（图2-90），原意为对进入椎管的游离椎间盘进行摘除，但椎板减压探查发现少量絮状物，未发现明显髓核组织。对比前两次 MRI 发现椎体后方影像信号为灰色，与突出的椎间盘信号不同，考虑突出物吸收可能。

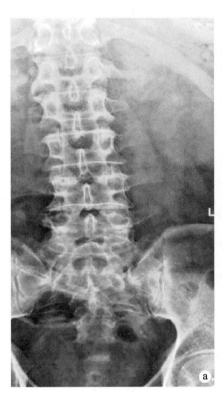
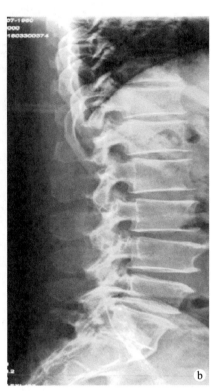

a. 正位；b. 侧位

图2-83　X线片显示腰椎退行性改变，腰椎生理曲度变直，轻度脊柱侧弯，腰椎骶化

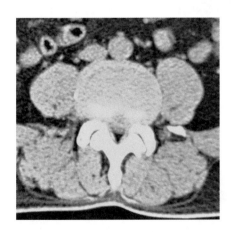
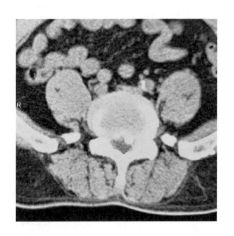

图2-84　腰椎 CT 显示 L$_{3-4}$ 间隙水平
椎管内可见疑为脱垂髓核组织

图2-85　腰椎 CT 显示 L$_{4-5}$ 间隙水平
椎间盘组织左侧突出伴钙化

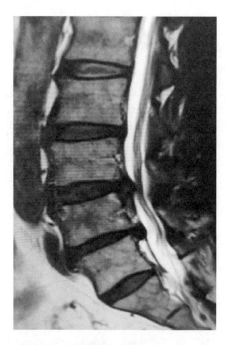

图2-86　MRI 显示 L_{3-4}、L_{4-5} 椎间盘突出，L_{3-4} 椎间盘突出向尾端脱垂

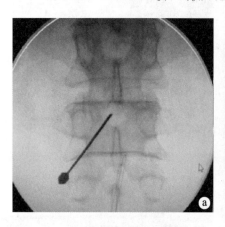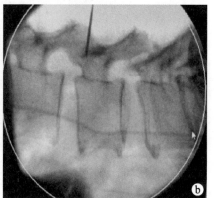

a. 正位；b. 侧位

图2-87　第一次入路计划定位于 L_{4-5} 椎板间孔

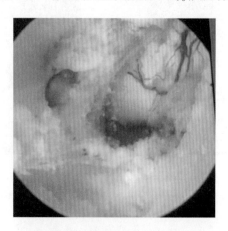

图2-88　第一次入路定位后术中镜下磨除椎板，显露硬膜囊，清理至椎体后缘，
未见明显突出物，硬膜囊及神经根未见明显压迫

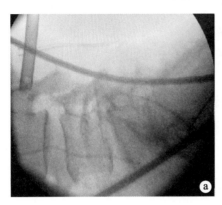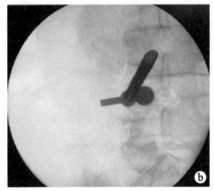

a. 侧位；b. 正位

图 2-89　第一次入路定位后术中未见明显突出物，重新透视后发现定位于 L$_3$ 椎体

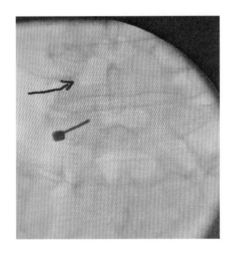

图 2-90　第二次定位时，从正位透视片可以看见 L$_4$ 椎板开窗（红箭头）
足够进行神经根上下探查

　　L$_{4-5}$ 椎间盘突出偏左侧，考虑是导致 L$_5$ 神经根症状的主要责任部位。再次选择 L$_{4-5}$ 椎板间入路，减压探查。术中磨除钙化组织，清理突出物，无巨大脱出髓核块，在椎管中央磨除钙化组织后出血较多，影响操作，故退出管道。缝合切口后压迫腰部可诱发左下肢放射痛。

【术后治疗及并发症】

　　在手术结束前，工作通道出血较多。我们采取了缝合切口、压迫止血的方法。患者能坚持平卧而未出现放射痛，术后第 1 天，患者能下床行走，生活自理。患者术后下肢疼痛症状完全缓解，左足跖屈正常，残留左足背伸无力。

【讨论与思考】

　　对于多节段病例责任椎体的判定，本例患者初步考虑 L$_{3-4}$ 椎间盘突出脱垂，应该是压迫了 L$_4$ 神经根。术前查体股神经牵拉试验阴性。术前 MRI 显示 L$_4$ 椎体后方游离突出物显著，所以手术还是选择处理 L$_4$ 椎体后方的游离物。但是，术中没有发现游离物，考虑是突出后吸收或者影像检查时就是伪影。

　　对于游离髓核的影像学鉴别诊断，本例脱垂髓核性质仍不能确定，有可能是伪影、炎症反应或是髓核吸收后残留影像。这里提醒手术医师术中要及时反思调整自己的诊断及手术计划。手术医师需要保持良好的耐力、意志力，强大的心理素质，只要患者能够配合手术，一定要尽量彻底清除突出物，进行神经减压，避免术后效果不佳出现纠纷。本例手术因多方面原因，手术时间较长，患者身体素质较好，能够配合较长时间的俯卧位手术。

本例患者第一次定位时，由于没有考虑到腰椎骶化的问题，导致了定位错误。本病例通过仔细阅读术前 X 线片可以看到 T_{12} 的肋骨头很小很短，很容易将 T_{12} 棘突误认为 L_1 的棘突，导致术中定位错误。对于腰椎序列的判断可以常规依据：L_{4-5} 椎间隙水平平髂嵴，L_3、L_4、L_5 横突形态各异（L_3 长、L_4 短、L_5 肥大），以及第 12 肋位置等综合判断。

（术者：张西峰）

（整理：张志伟　姜红振）

第八节　其他

病例17　L_5-S_1 椎间盘突出症的脊柱内镜下个性化治疗

【病例简介】

基本信息　患者女性，29 岁。

主诉　腰痛伴右下肢放射痛 3 年，加重半个月。

现病史　患者于 2011 年无明显诱因出现腰部疼痛，伴右下肢放射痛，未予以重视，间断发作。2014 年 8 月，疼痛逐渐加重，行动受限。当地医院 MRI 检查显示 L_5-S_1 椎间盘突出。患者为求进一步治疗来我院，以"L_5-S_1 椎间盘突出"收入院。

查体　跛行步态，被动体位。脊柱无明显畸形，腰椎正常生理弯曲。L_5 椎体棘突及其周围压痛、叩击痛明显，疼痛向右下肢放射，双下肢感觉未见明显异常。腰椎主动活动受限，右侧下肢主动活动受限。双侧均未引出病理征。

辅助检查　腰椎 MRI 显示 L_5-S_1 椎间盘突出，旁中央型，右侧硬膜囊、神经根明显受到压迫（图 2－91）。

【手术指征】

患者右下肢症状明显，逐渐加重，跛行步态，严重影响工作和生活。

【术前计划与手术过程】

患者为 L_5-S_1 旁中央型突出，拟后外侧经椎间孔入路。

术中患者取俯卧位，沿 L_5-S_1 间隙旁开 14 cm，1% 利多卡因局部浸润麻醉，18 号穿刺针到达 L_5-S_1，C 型臂 X 线机透视位置满意，刀片切开皮肤约 0.7 cm，沿导丝置入扩张套管及工作套管，椎间隙注射亚甲蓝，放入内镜，由于患者椎间隙狭窄，应用刨刀及钻头显露术野后见 L_5-S_1 髓核脱出，硬膜囊受压。髓核钳取出变形髓核组织。彻底减压，检查神经根无压迫，射频彻底止血。

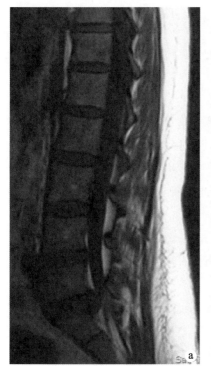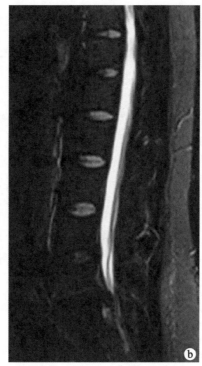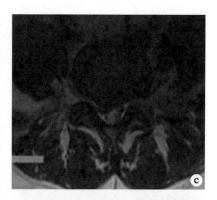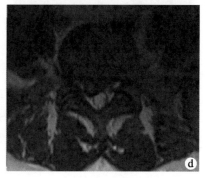

a. MRI 矢状位 T_1 像；b. MRI 矢状位 T_2 像；c. MRI 轴位像（L_5-S_1 水平头侧）；d. MRI 轴位像（L_5-S_1 水平尾侧）

图 2-91　腰椎 MRI 显示 L_5-S_1 椎间盘突出，旁中央型，右侧硬膜囊、神经根明显受到压迫

【术后治疗及并发症】

患者术后经短暂休息后，观察无异常予以出院处理。出院后佩戴腰围 3 个月，半年内禁止弯腰活动，进行有限的功能锻炼。定期门诊复查，如有不适，随时门诊和急诊就医。

患者恢复良好，未出现相关并发症。

【讨论与思考】

脊柱内镜手术经历了许多方法上的变化。最初 L_5-S_1 椎间盘突出都是从后外侧入路。但后路遇见类似的游离椎间盘突出时，后外侧无法解决。术者在 2006 年第 145 例脊柱内镜手术时尝试了 L_5-S_1 椎板间孔入路的手术方法。最初的椎板间隙入路都是从肩部进入，如果遇到腋部突出，必须尽可能从后外侧入路。椎板间孔入路只能摘除肩部不能摘除腋部的问题困扰了术者好几年，甚至发生了明知腋部有突出，却无法摘除只能残留的失败病例。一直到 2009 年术者去韩国我立德医院当面请教了椎板间孔入路的先行者崔健（Gun Choi），他建议 70% 从神经根肩上入路，30% 从神经根腋下入路。当这个问题被解决后，已经很难说清楚到底多少患者是走神经根肩上入路，多少患者是走神经根腋下入路。直接穿刺进入椎间盘，能分得清楚有多少肩上、多少腋下，然而现在经常遇见无法直接穿刺进入椎间盘的病例，在使用全内镜技术的情况下，先后进行肩上和腋下探查，因此现在已经很难说清从神经根肩上或腋下入路分别所占的比例了。

（术者：张西峰）

（整理：姜红振）

病例18　脊柱内镜在腰椎间孔狭窄合并严重心肺疾病中的应用

【病例简介】

基本信息　患者男性，69岁。

主诉　腰痛伴右下肢疼痛3年，加重1周。

现病史　患者于3年前出现腰痛伴右下肢放射痛，病情间断发作，保守治疗后好转，1周前再次出现腰痛，伴右下肢放射痛，疼痛影响睡眠。来我院就诊，行腰椎CT检查，结果显示L_3-S_1椎间盘不同程度膨出，L_{4-5}右侧椎间孔狭窄。以"腰椎间孔狭窄症"收入院。

既往史　高血压、心力衰竭、脑梗死后遗症期、心房颤动、先天性心脏病、肺动脉高压、肺气肿病史。2014年患上了急性弥漫性腹膜炎、消化道穿孔。

查体　胸腰段轻度后凸畸形。L_{4-5}椎间隙及右侧椎旁肌压痛、叩击痛。双下肢肌力、肌张力正常。双下肢直腿抬高试验阴性，右侧股神经牵拉试验阳性，右大腿前外侧、右小腿内侧感觉减弱，鞍区感觉正常，双侧跟腱反射、膝腱反射对称，双侧病理征未引出。

辅助检查　腰椎正侧位X线片显示腰椎退行性骨关节病，L_2椎体不稳（图2-92）。腰椎CT显示腰椎退行性骨关节病，L_3-S_1各椎间盘不同程度膨出，L_{4-5}右侧椎间孔狭窄（图2-93）。腰椎MRI显示L_{4-5}水平伴黄韧带肥厚，局部椎管稍变窄，硬膜囊受压；L_{3-4}、L_{4-5}椎小关节退变，L_{4-5}右侧椎间孔狭窄；腰背部脂肪间隙水肿，考虑浅筋膜炎（图2-94）。心电图提示存在心房颤动。心脏彩色多普勒超声示先天性心脏病，房间隔缺损。肺功能检查结果提示极重度混合型通气功能障碍。

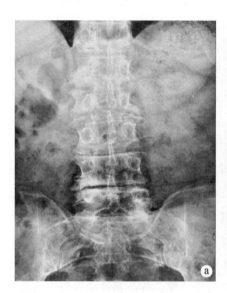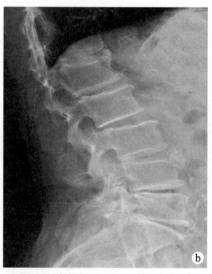

a. 正位；b. 侧位

图2-92　腰椎正侧位X线片显示腰椎多节段退变，骨质增生

【手术指征】

　　L_{4-5}右侧椎间孔骨性狭窄，右下肢疼痛严重，影响夜间睡眠，行走及坐立功能受限明显。保守治疗效果不佳。

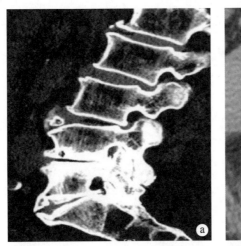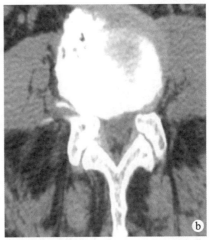

a. 矢状位；b. 轴位

图 2-93　腰椎 CT 显示 L_{4-5} 右侧椎间孔明显狭窄，多节段退变增生

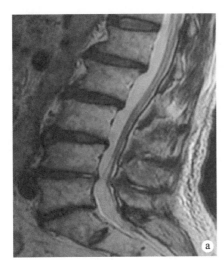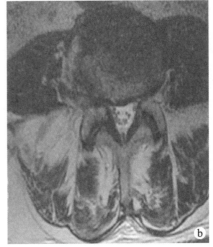

a. 矢状位；b. 轴位

图 2-94　腰椎 MRI 显示 L_{4-5} 右侧椎间孔狭窄，多节段退变，椎间盘突出不明显

【术前计划与手术过程】

拟行脊柱内镜下 L_{4-5} 右侧椎间孔成形术。术中患者取俯卧位，透视下定位 L_{4-5} 椎间盘水平，右侧旁开 9 cm 进针。穿刺针从该处朝右侧 L_5 上关节突方向进针，穿刺针触及上关节突后透视确认，注射 0.5% 利多卡因 5 mL 浸润麻醉关节突；扩孔钻逐级扩大椎间孔，切除部分右侧 L_5 上关节突。镜下使用咬骨钳咬除部分残留骨质及增生组织，显露右侧 L_4 神经根，沿神经根探查，直至硬膜囊外缘，彻底清除压迫神经根的组织。镜下见右侧 L_4 神经根无压迫，随水压变化神经活动度良好。

【手术技巧】

椎间孔成形时注意患者下肢疼痛反应，透视下密切监控。环锯顶住关节突时避免滑动。

【术后治疗及并发症】

术后患者右下肢疼痛基本消失，肌力、感觉正常。复查腰椎 CT 显示 $L_{4\text{-}5}$ 右侧椎间孔较前扩大，L_5 右侧上关节突术后部分缺如，$L_3\text{-}S_1$ 各椎间盘不同程度膨出，余所见大致同术前（图 2-95）。

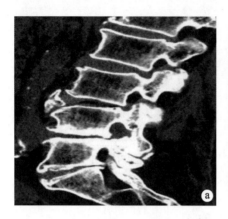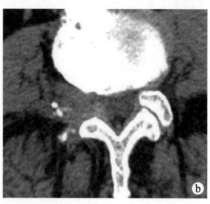

a. 矢状位；b. 轴位

图 2-95　复查腰椎 CT 显示 $L_{4\text{-}5}$ 间隙水平右侧上关节突部分切除，$L_{4\text{-}5}$ 右侧椎间孔扩大

【讨论与思考】

单纯腰椎间孔狭窄的病例仅行椎间孔成形术即可，不需要摘除椎间盘。同时椎间孔成形术也是部分侧方入路手术必须完成的步骤，如 TESSYS 技术、偏心环锯（under laminar endoscopic surgical system，ULESS）技术均需要行椎间孔成形术，要完全掌握脊柱内镜，必须熟练掌握椎间孔成形术。具体操作策略：若有镜下动力系统，工作通道放置在椎间孔外缘后，镜下磨除右侧 L_5 上关节突即可，手术操作简单，安全性更高；若无镜下动力系统，透视下行椎间孔成形术时，需要严密监控患者下肢疼痛反应，避免神经根损伤。

经皮脊柱内镜手术创伤小，为局部麻醉下手术，对全身影响较小，对于处理心肺功能障碍的老年患者具有很大优势。本例患者合并高血压、心力衰竭、心房颤动、脑梗死后遗症期、先天性心脏病、肺气肿，身体状况差，无法耐受全身麻醉手术。经皮脊柱内镜手术对患者的心肺功能要求不高。理论上，只要患者能耐受一定时间的俯卧或侧卧，即能完成脊柱内镜手术。本例患者术中并无呼吸困难及胸前区不适，手术顺利。目前随着老年人口的增多，老年性腰椎间盘突出、侧隐窝狭窄、椎间孔狭窄等病例也比较常见，部分老年患者因心肺功能差或不愿做开放大手术等原因，长期存在腰腿部疼痛，生活质量明显下降，这部分患者完全可以通过内镜微创治疗，提高生活质量。

（术者：李大刚）

（整理：姜红振）

病例 19　脊柱内镜下减压治疗腰椎间盘突出所致单纯臀痛

【病例简介】

基本信息　患者男性，52 岁。

主诉　右臀部疼痛 1 年余。

查体　腰椎棘突压痛，棘旁无压痛，双下肢皮肤感觉及肌力无异常，双侧直腿抬高试验阴性，双侧股神经牵拉试验阴性。

辅助检查　术前 CT 显示 L$_{4-5}$ 椎间盘突出，位于中央偏右（图 2 - 96）。MRI 显示 L$_{4-5}$ 水平椎管内中央偏右有突出物压迫脊神经（图 2 - 97）。

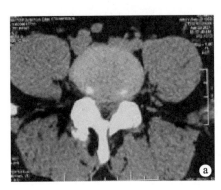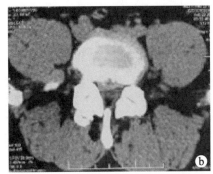

a、b. 轴位

图 2 - 96　术前 CT 显示 L$_{4-5}$ 椎间盘突出（中央偏右）

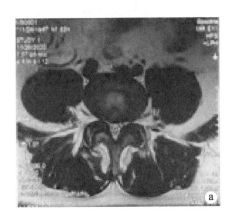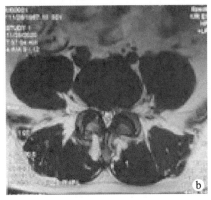

a、b. 轴位

图 2 - 97　术前 MRI 显示 L$_{4-5}$ 水平椎管内中央偏右有突出物压迫脊神经

【手术指征】

患者右臀部疼痛严重影响日常生活，保守治疗 1 年余仍无效。影像学资料显示 L$_{4-5}$ 椎间盘突出（中央偏右）。

【术前计划与手术技巧】

该患者治疗难点在于是否该手术治疗？手术效果是否能理想？虽然患者为单纯右臀部疼痛，无下肢放射痛，症状不典型，且无阳性体征，但其右臀部疼痛严重影响日常生活，且保守治疗 1 年余仍无效，存在手术指征。为确保手术效果，术前给予 L$_{4-5}$ 右侧神经根诊断性封闭（图 2 - 98）。

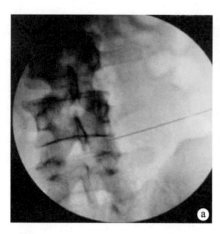 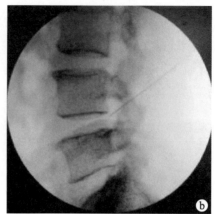

a. 正位；b. 侧位

图 2－98 术前行 L_{4-5} 右侧行走根封闭治疗

　　封闭后患者右臀部疼痛明显缓解，遂可以明确 L_{4-5} 突出椎间盘为责任病灶，我们选择应用内窥镜微创技术进行手术治疗。手术采用局部麻醉，俯卧位，术前经皮定位 L_{4-5} 右侧椎板间孔，并做好体表标记，于标记处穿刺，放置通道，再次透视，见通道位于 L_{4-5} 右侧椎板间孔处（图 2－99）。放置镜头，开始镜下操作。以 L_{4-5} 右侧椎板间孔为中心，磨除上下部分椎板，切除黄韧带，沿神经根腋下进入硬膜囊前方，用髓核钳取出突出的髓核组织，直至硬膜囊及神经根得到充分减压、松解（图 2－100）。

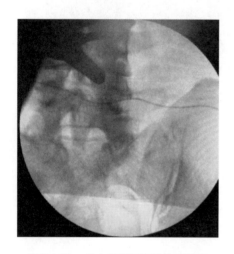 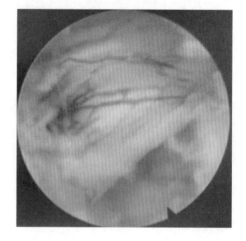

图 2－99　术中透视见通道位置满意　　　　图 2－100　镜下见硬膜囊及神经根搏动良好

【术后治疗及并发症】

　　术后常规给予营养神经、减轻神经水肿药物治疗。患者术后右臀部疼痛较术前明显改善，下肢无皮肤感觉及肌力异常。

【讨论与思考】

　　当通过患者症状、体征及影像学表现不能完全明确诊断及责任病灶时，可先行神经根封闭治疗，根据治疗后效果决定是否行手术治疗及手术方案。

臀痛的机制：由于臀部感觉主要由 L_5-S_3 脊神经后支之皮下支支配，当 L_{4-5}、L_5-S_1 椎间盘突出累及这些神经时便会发生臀痛及相关臀肌张力的改变。突出的类型多为中央型及偏中央型，偏侧型少见。

该病例难点在于患者的诊断，因患者症状不典型，单纯臀痛，无下肢放射痛，且无明显阳性体征。故在术前，一定要详细询问患者病史，仔细进行查体，分析影像学检查结果，必要时行神经封闭术来帮助诊断，避免误诊、漏诊。

临床许多疾病可以臀痛为首发或主要症状。临床上常需对梨状肌综合征、臀上皮神经卡压综合征、臀肌筋膜炎、骶髂关节病变、骨盆肿瘤及医源性因素造成的臀痛进行鉴别。除上述原因外，临床上更应注意两种或两种以上因素同时引起臀痛的鉴别。

【点评】

本例手术操作无难度，难的是诊断。术者采取行走根封闭明确了病灶根源是 L_{4-5} 突出间盘。L_{4-5} 节段椎板间孔较小，需要磨除上下部分椎板，同时需要切除部分黄韧带。本例患者没有黄韧带肥厚，如果采取椎间孔入路，只需进行 L_5 上关节突成形，不用对黄韧带进行处理，也是一种不错的选择。另外，在 L_{4-5} 椎间隙平面，L_5 行走根有的还没从硬脊膜中分出来，导致从 L_5 神经根根腋部摘除突出间盘比较困难，而从根肩部摘除中央偏右的间盘，似乎比摘除旁侧型突出间盘难度偏大一些。这些也支持考虑采用椎间孔入路进行操作。具体情况具体分析。

（术者：闫宇邸）

（整理：丛　强　袁华锋）

（点评：侯黎升）

病例20　腰椎间盘突出手术适应证选择不当的处理

【病例简介】

基本信息　患者女性，35 岁。

主诉　腰背部并左小腿酸困 2 年。

现病史　2 年前无明显诱因出现腰背部酸困不适，左小腿酸困，小腿肌肉轻度萎缩。10 个月前于外院行射频消融手术，术后症状改善明显。术后 3 个月肌肉恢复正常。术后 4 个月后再次出现左小腿酸困不适，咳嗽偶有腰痛，于外院行脊柱内镜下 L_5-S_1 椎间盘摘除治疗，术后 6 个月复查症状无改善，腰部左侧酸困不适，有扯拽感，左小腿外侧酸胀，坐骨神经区域偶有酸困，左腿有时游离性轻度酸困，遂来我院就诊。

查体　腰背部轻压痛，弯腰活动良好，无明显下肢放射痛，下肢皮肤感觉、肌力正常，双下肢直腿抬高试验阴性。

辅助检查　外院脊柱内镜手术前行 MRI 检查见 L_5-S_1 椎间盘轻度突出，无神经根明显受压（图 2-101）。术后 3 个月复查 MRI 见 L_5-S_1 椎间盘情况较术前无明显变化（图 2-102）。术后 4 个月复查 MRI 见 L_5-S_1 椎间盘轻度突出，左侧神经根轻度受压（图 2-103）。

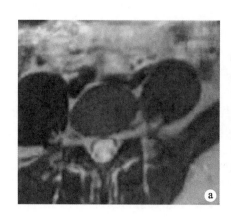
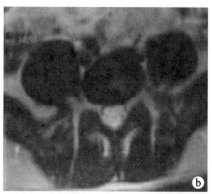

a、b. 轴位

图2-101　外院脊柱内镜手术前行 MRI 检查见 L_5-S_1 椎间盘轻度突出，神经根无明显受压

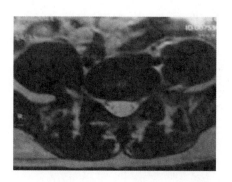

图2-102　术后3个月复查 MRI 见 L_5-S_1 椎间盘情况较术前变化不明显

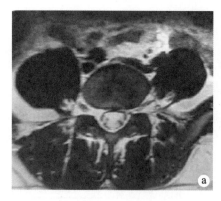
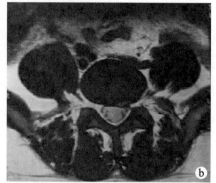

a、b. 轴位

图2-103　术后4个月复查 MRI 见 L_5-S_1 椎间盘轻度突出，左侧神经根轻度受压

【手术指征】

　　患者无明显症状，疼痛症状不严重，查体未见明显阳性体征，外院曾行内窥镜手术治疗，术后症状改善不佳，无明显手术适应证。

【术后治疗及并发症】

建议患者门诊随诊，采取保守治疗方法治疗。

【讨论与思考】

这是一例门诊就诊患者，主要症状是下肢酸困，第一次治疗采取了介入射频治疗，秉承由小到大的阶梯治疗原则，且治疗有效，这一点值得肯定。第二次发生游离性酸困时，临床症状并不严重，没有交代直腿抬高情况，但通过术前的影像学检查见椎间盘突出程度并不严重，此时就做内镜手术有些欠妥。内镜手术以后症状缓解不理想，我们看到术后影像学表现也无明显变化。对于影像学表现不严重、没有明显椎间盘突出神经受压体征、明显存在情绪焦虑、症状与影像学表现不相符的患者要慎重选择内镜手术。内镜手术的要求就是做完手术以后，影像学表现有明显的变化，这是我们的观点。以后我们也会遇到影像学表现不严重的椎间盘突出患者，如果采取内镜治疗，需要慎重，必要时先行诊断性封闭治疗，疗效确切后再行脊柱内镜手术治疗。

（术者：不详）

（整理：步荣强　李子超）

参考文献

1. 蒋毅，宋华伟，王东，等. 微创脊柱内镜治疗伴有坐骨神经痛的腰椎间盘突出症［J］. 中国骨伤，2013，26（10）：800-804.

2. 叶春平，朱家骏. 腰椎间盘镜治疗老年性腰神经根管狭窄症的手术疗效［J］. 中国骨伤，2013，26（10）：805-809.

3. 黄承军，唐汉武，梁冬波，等. 内窥镜与开放手术治疗复发性腰椎间盘突出症的比较［J］. 中国骨伤，2013，26（10）：810-814.

4. 黄曹，王尔天，王敏，等. 脊柱内镜经椎板间隙入路手术治疗腰椎间盘突出［J］. 中国骨伤，2011，24（10）：806-810.

5. 赵刘军，蒋伟宇，马维虎，等. 椎间盘镜治疗70岁以上老年椎间盘突出症［J］. 中国骨伤，2011，24（10）：811-815.

6. 周跃. 椎间盘镜治疗腰椎间盘突出症现状及展望［J］. 中国骨伤，2011，24（10）：799-801.

7. 周跃. 正确认识经皮脊柱内镜技术［J］. 中国骨与关节杂志，2013，2（4）：181-184.

8. FOLEY K T, SMITH M M. Microendoscopic discectomy［J］. Tech Neurosurg, 1997, 3（1）: 301-307.

9. HOOGLAND T, SCHUBERT M, MIKLITZ B, et al. Transforaminal posterolat-eral endoscopic discectomy with or without the combination of a low dose chymopapain: a prospective randomized study in 280 consecu-tive cases［J］. Spine, 2006, 31（24）: E890-897.

10. YEUNG A T, YEUNG C A. Advances in endoscopic disc and spine surgery: foraminal approach［J］. Surg Technol Int, 2003, 11（2）: 255-263.

11. CRAIG F S. Vertebral body biopsy［J］. J Bone Joint Surg Am, 1956, 38（1）: 93-102.

12. FRITSCH E W, HEISEL J, RUPP S, et al. The failed back surgery syndrome: reasons, intraoperative findings and long-term results: a report of 182 operative treatments［J］. Spine, 1996, 21（5）: 626-633.

13. 侯树勋. 影像学技术进步引发的对腰痛诊治的思考［J］. 中国脊柱脊髓杂志，2012，22（5）：385-386.

14. KIM C H, CHUNG C K, JAHNG T A. Comparisons of outcomes after single or muhilevel dynamic stabilization: effects on adjacent segment［J］. J Spinal Disord Tech, 2011, 24（1）: 64-67.

15. 胡有谷. 腰椎间盘突出症［M］. 北京：人民卫生出版社，2011：1 - 785.

16. 翁文水，刘联群. 腰椎间盘突出症的过度的治疗及其对策［J］. 按摩与康复医学（上旬刊），2012，1（2）：10 - 11.

17. SUK K S, LEE H M, MOON S H, et al. Recurrent lumbar disc herniation：results of operative management［J］. Spine，2001，26（6）：672 - 676.

18. KIM K T, PARK S W, KIM Y B. Disc height and segmental motion as risk factors for recurrent lumbar disc herniation［J］. Spine，2009，34（24）：2674 - 2678.

19. KIM M S, PARK K W, HWANG C, et al. Recurrence rate of lumbar disc herniation after open discetomy in active young men［J］. Spine，2009，34（1）：24 - 29.

20. SULLIVAN M G, CONNOLLY A E, BUCKLEY T F. Recurrent lumbar disc protrusion［J］. Br J Neurosurg，1990，4（4）：319 - 325.

21. MORGAN-HOUGH C V, JONES P W, EISENSTEIN S M, et al. Primary and renvision lumbar discectomy. A 16-year review from one centre［J］. J Bone Joint Surg Br，2003，85（6）：871 - 874.

22. WU X, MA W, DU H, et al. A review of current treatment of lumbar posterior ring apophysis fracture with lumbar disc herniation［J］. Eur Spine J，2013，22（3）：475 - 488.

23. NAKAMURA K, YOKOYAMA Y, WADA A, et al. A case of acute caudaequina syndrome for combined lumbar ossification of the posterior longitudinal and yellow ligament［J］. Open J Orthop，2014，4（1）：145 - 149.

24. OKUMURA T, EBISAWA K, OHHIRA M, et al. Chronic right lower abdominal pain due to lumbar ossification of the posterior longitudinal ligament［J］. Am J Gastroenterol，2012，107（1）：142 - 143.

25. BAE J S, RHEE W T, KIM W J, et al. Clinical and radiologic analysis of posterior apophyseal ring separation associated with lumbar disc herniation［J］. J Korean Neurosurg Soc，2013，53（3）：145 - 149.

26. MORIMOTO M, HIGASHINO K, KATOH S, et al. A rare case of progressive palsy of the lower leg caused by a huge lumbar posterior endplate lesion after recurrent disc herniation［J］. Case Rep Orthop，2016，10（7）：1007 - 1013.

27. SHIRADO O, YAMAZAKI Y, TAKEDA N, et al. Lumbar disc herniation associated with separation of the ring apophysis：is removal of the detached apophyses mandatory to achieve satisfactory results？［J］. Clin Orthop Relat Res，2005，43（1）：120 - 128.

28. KARAMOUZIAN S, ESKANDARY H, FARAMARZEE M, et al. Frequency of lumbar intervertebral disc calcification and angiogenesis, and their correlation with clinical, surgical, and magnetic resonance imaging findings［J］. Spine，2010，35（8）：881 - 886.

29. DEYO R A, MIRZA S K, MARTIN B I, et al. Trends, major medical compli-cations, and charges associated with surgery for lumbar spinal stenosis in older adults［J］. JAMA，2010，303（13）：1259 - 1265.

30. 侯黎升，崔洪鹏，阮狄克，等. 腰骶移行椎患者腰骶神经支配区域变化的研究［J］. 中国临床解剖学杂志，2020，28（6）：663 - 667.

31. CHANG H S, NAKAGAWA H. Altered function of lumbar nerve roots in patients with transitional lumbosacral vertebrae［J］. Spine（Phila Pa 1976），2004，29（15）：1632 - 1635.

32. SUH S W, SHINGADE V U, LEE S H, et al. Origin of lumbar spinal roots and their relationship to intervertebral discs：a cadaver and radiological study［J］. J Bone Joint Surg Br，2005，87（4）：518 - 522.

33. 周斌，姚眆，朱玮. 臀痛型腰椎间盘突出症（附18例报告）［J］. 中国骨与关节损伤杂志，2004，19（8）：551 - 552.

第三章
脊柱内镜下治疗腰椎管狭窄症

病例21 硬膜囊腹侧 180°减压在 L$_{3-4}$椎间盘突出伴继发性椎管狭窄中的应用

【病例简介】

基本信息 患者男性，49 岁。

主诉 腰痛 2 年伴间歇性跛行半年。

查体 右侧直腿抬高试验、双侧股神经牵拉试验阳性。

辅助检查 腰椎正侧位 X 线片显示腰椎退行性变（图 3 – 1）。腰椎 CT 显示 L$_{3-4}$椎间盘突出，硬膜囊受压（图 3 – 2）。腰椎 MRI 显示 L$_{3-4}$椎间盘突出，压迫硬膜囊（图 3 – 3）。

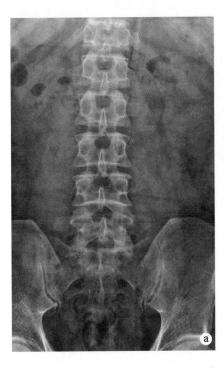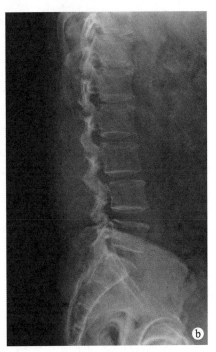

a. 正位；b. 侧位

图 3 – 1 腰椎正侧位 X 线片显示腰椎退行性变

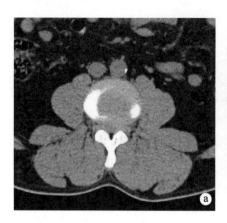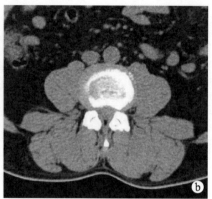

a、b. 轴位

图3-2　腰椎CT显示L$_{3-4}$椎间盘突出，硬膜囊受压

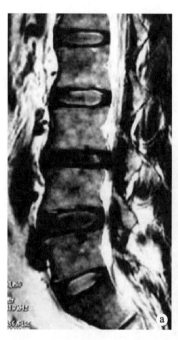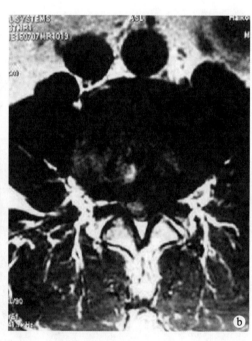

a. 矢状位；b. 轴位

图3-3　MRI显示L$_{3-4}$椎间盘突出，压迫硬膜囊

【手术指征】

　　患者间歇性跛行，虽然VAS评分<6分，但步行距离<200 m，站立不超过10分钟，影像学表现严重，存在明显的手术适应证。常规手术方法有二，一是进行融合手术；二是采用内镜减压。由于该患者不接受融合手术，可采取简式技术进行内镜下硬膜囊前方180°彻底减压。

【手术过程与手术技巧】

　　采取简式技术进行内镜下硬膜囊前方180°彻底减压。手术采用平行于椎间盘的穿刺方法，磨除上下锥体后缘部分骨质，通道沿后纵韧带潜行，镜下对硬膜囊前方进行180°减压（图3-4~图3-7）。

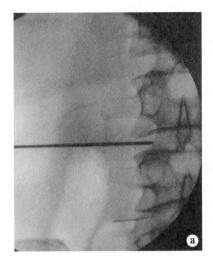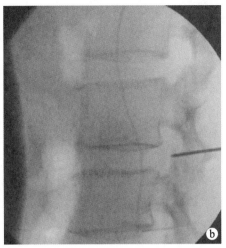

a. 正位；b. 侧位

图3-4 术中定位，手术采用平行椎间盘的穿刺方法，进入椎间盘的位置时，针尖位于椎间孔的后部

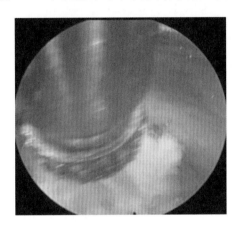

图3-5 采用简式技术磨除上位
椎体下缘、下位椎体上缘

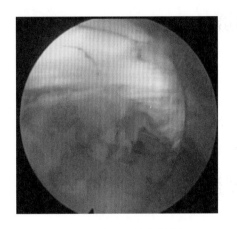

图3-6 镜下见硬膜囊松解

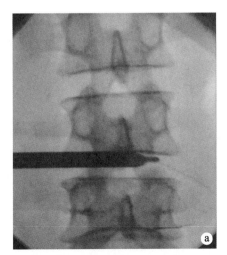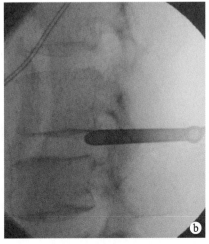

a. 正位；b. 侧位

图3-7 透视下见正位通道位于对侧行走根的前方，侧位可见通道中心位于椎体后缘

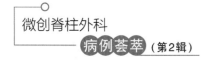

【术后治疗及并发症】

术后常规护理，患者佩戴腰围下床活动，3 天后出院。术后短期随访，患者可以胜任日常工作。

【讨论与思考】

该病例很好地诠释了简式技术与杨氏技术的主要区别。杨氏技术，其通道直接进入椎间盘，通过盘内的减压，从而达到神经根的间接减压，镜下并不能看到硬膜囊。而简式技术则是通过减小通道和整个水平面的夹角（25°~30°），即采取镜尾下压的方式，使镜头直接面对后纵韧带，其靶点对准突出物，可进行硬膜囊前方椎管 180°减压。镜下直视下器械可到达对侧神经根区域，可完成硬膜囊前方180°减压。这说明简式技术在 YESS 技术基础上有了更为直接有效的减压效果，体现了改良后技术的优势。

（术者：张西峰）

（整理：刘彦康　姜红振）

病例22　脊柱内镜下老年性腰椎管狭窄症的微创治疗

【病例简介】

基本信息　患者男性，75 岁。

主诉　腰痛伴右下肢放射痛 2 年，加重 1 月余。

现病史　患者 2 年前无明显诱因出现腰部疼痛向右下肢后外侧放射，休息后可好转，疼痛间断发作，于当地医院行保守治疗，效果不佳。后于我院门诊行腰椎 MRI 检查，结果显示腰椎间盘突出伴椎管狭窄，今为进一步治疗以"腰椎间盘突出症"收入我院。

查体　神志清，精神好，跛行步态。脊柱胸腰段向左侧弯，腰椎生理弯曲存在。$L_{4,5}$椎体棘突及椎旁压痛、叩痛明显，疼痛未向下肢放射，右侧下肢浅感觉减退，双侧足背动脉搏动未见明显异常，双侧胫后动脉搏动未见明显异常。腰椎主动活动受限，双侧下肢肌张力检查无明显异常，右侧胫骨前肌肌力 4 级，双侧上肢主动活动自如，双侧下肢主动活动自如。右侧直腿抬高试验阳性（约35°），双侧膝腱反射、跟腱反射未引出，病理征阴性。

辅助检查　腰椎正侧位 X 线片显示腰椎生理曲度尚可，胸腰段脊柱侧弯，轻度滑脱（图 3-8）。腰椎 CT 显示 $L_{4,5}$间隙水平右侧侧隐窝狭窄，右侧硬膜囊及神经根明显受压（图 3-9）。腰椎 MRI 显示 $L_{4,5}$水平椎管狭窄，右侧神经根明显受压（图 3-10）。

【手术指征】

患者表现为间歇性跛行，步行 200 m 后即需要休息，且近 1 个月有明显加重表现；影像学也证实为腰椎管狭窄。

【术前计划与手术过程】

高龄患者保守治疗效果不佳，且身体条件不能耐受常规开放手术，风险较大，因此我们决定实施常规内镜下微创神经根减压术。

对于高龄、身体条件较差、存在多节段椎管狭窄的患者，首先确定引起患者症状的责任间隙（图 3-11），随后对目标节段进行内镜下减压。对于椎管狭窄的病例，常规需要磨除上位椎体后下缘、下位椎体后上缘、椎小关节前缘、黄韧带及后纵韧带，进行270°减压。穿刺定位过程顺利，C型臂X线机正侧位确认穿刺针到达理想位置（图3-12）。手术结束后可见切除的椎间盘组织（图3-13）。

【术后治疗及并发症】

术后常规护理，术后2小时患者即可佩戴腰围自行下床如厕，自觉症状较术前有明显缓解。

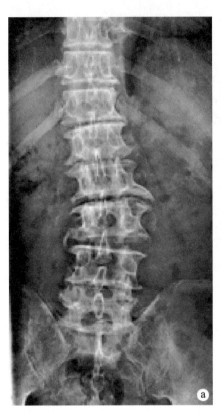
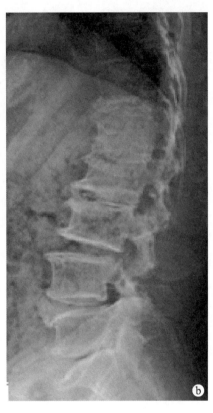

a. 正位；b. 侧位

图3-8　腰椎正侧位X线片显示腰椎生理曲度尚可，胸腰段脊柱侧弯

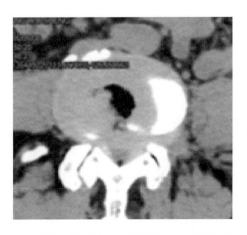

图3-9　腰椎CT显示L_{4-5}间隙水平右侧侧隐窝狭窄

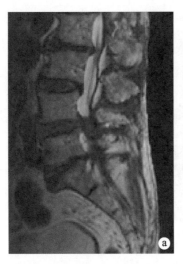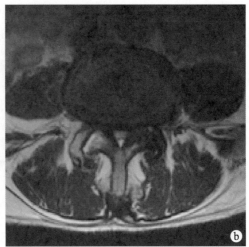

a. 矢状位；b. 轴位

图 3-10　腰椎 MRI 显示 L_{4-5} 水平椎管狭窄严重，相应硬膜囊、神经根受压

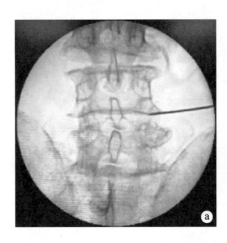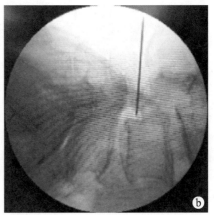

a. 正位；b. 侧位

图 3-11　确定手术责任间隙

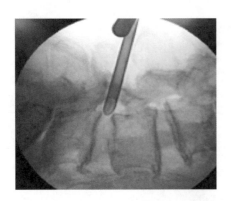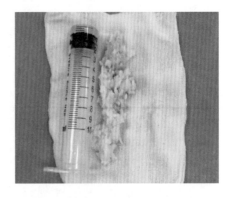

图 3-12　X 线片下确认穿刺针到达理想位置　　　图 3-13　术中切除的椎间盘组织

【讨论与思考】

本例为高龄患者，身体条件差，开放手术围手术期风险大。局部麻醉下经皮脊柱内镜手术治疗老年性腰椎管狭窄手术时间短，效果好，相对传统手术具有创伤小、恢复迅速等优势。本例患者术后症状即刻缓解，很快出院。

对腰椎管狭窄的患者，术中应从症状严重的一侧进行穿刺。首先进行硬膜囊前方减压，从一侧到对侧，一直看见硬膜囊完全松解。调整工作通道方向及位置，到同侧的黄韧带和小关节表面，切除黄韧带，磨除阻挡的上关节突前缘；切除对侧的黄韧带，直至对侧硬膜囊边缘。切除视野范围内的阻挡物，看见背侧减压充分。退出工作通道，检查硬膜囊前后减压是否充分，硬膜囊前后搏动是否良好。此外，该手术过程中也出现了一点"小插曲"——多次钳夹到硬膜囊，所幸未造成严重并发症，也未出现严重的术中反应。笔者分析原因如下：①老年患者长时间耐受疾病痛苦，对疼痛刺激反应迟钝；②术中钳夹硬膜囊，对神经骚扰较小，还不足以引起症状。但也警示我们内镜下任何操作，务必在直视下进行，切忌盲视下摘除椎间盘。

（术者：张西峰）

（整理：朱何涛　姜红振）

病例23　脊柱内镜下不同入路联合治疗双节段腰椎管狭窄症

【病例简介】

基本信息　患者男性，62岁。

主诉　腰痛伴左下肢疼痛3年，加重伴间歇性跛行6个月。

现病史　患者2014年起出现腰部酸痛，伴左下肢疼痛，疼痛范围为左小腿后侧。此后病情反复。2016年10月起，患者连续行走100 m左右感左下肢疼痛，疼痛范围为左小腿后外侧至足背前外侧，休息后可缓解，伴有左足背外侧麻木，无踩棉花感等症状。VAS评分6分。

查体　患者跛行入病房，主动体位，左侧髂后上棘压痛明显，左侧坐骨神经骨盆出口处体表投影区压痛明显。双下肢直腿抬高试验阴性（约70°），加强试验阴性，左足背外侧皮肤浅感觉较右侧减弱，双侧踇背伸肌及跖屈肌肌力5级。双侧膝腱反射、跟腱反射阳性，双侧巴宾斯基征阴性。

辅助检查　腰椎CT显示腰椎退行性变，L_{4-5}椎间盘向左后方突出，压迫神经根，L_5-S_1椎间盘向左后方突出伴钙化，腰椎管狭窄（图3-14）。腰椎MRI显示L_{4-5}、L_5-S_1椎间盘突出（图3-15）。

【手术指征】

患者左小腿后外侧至足背前外侧疼痛剧烈，同时伴有左足背外侧麻木，日常连续行走不能超过100 m，VAS评分6分，临床症状严重，无法正常生活、工作，且患者坚决拒绝开放手术治疗。

【术前计划与手术技巧】

拟行经皮穿刺侧路脊柱内镜下左侧L_{4-5}突出椎间盘髓核摘除术＋后路经椎板间隙入路L_5-S_1椎间盘髓核摘除、神经根减压及椎管成形术。

术中患者取俯卧位，L_{4-5}采用椎间孔入路，L_5-S_1节段因髂嵴较高，故采用椎板间入路。

术中工作通道建立成功后（图3-16），首先处理L_{4-5}节段，摘除突出椎间盘、磨除增生骨赘后，可见神经根松弛，恢复镜下搏动；再处理 L$_5$-S$_1$ 节段，镜下操作完成，可见神经根松弛，恢复自主搏动（图 3-17）。

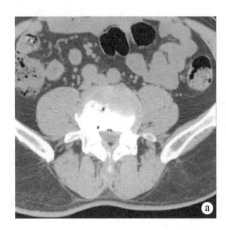
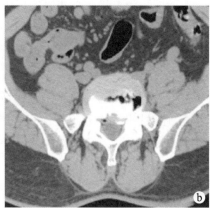

a. L$_{4-5}$ 轴位；b. L$_5$-S$_1$ 轴位

图 3-14　CT 显示 L$_{4-5}$ 椎间盘向左后方突出；L$_5$-S$_1$ 椎间盘向左后方突出伴钙化

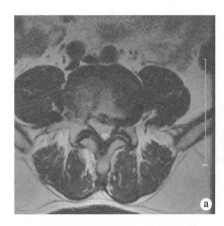
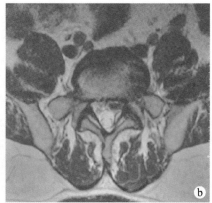

a. L$_{4-5}$ 轴位；b. L$_5$-S$_1$ 轴位

图 3-15　腰椎 MRI 显示左侧神经根孔处 L$_{4-5}$、L$_5$-S$_1$ 髓核突出，相应神经根受压明显

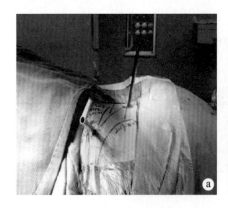
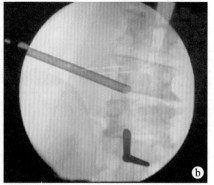

a. 外相；b. 正位

图 3-16　常规穿刺操作，建立工作通道

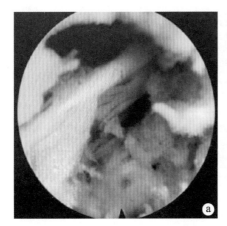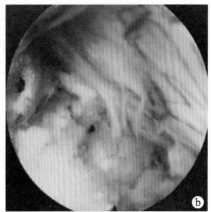

a. L_5 神经根；b. S_1 神经根

图 3-17　镜下可见神经根松弛，减压彻底

【术后治疗及并发症】

常规术后康复，无并发症。患者术后恢复良好。

【讨论与思考】

微创手术的理念是用最小的创伤解决最主要的问题，小的切口可以获得最小的组织损伤和更快的愈合，但手术视野及操作空间也相应很小，所以不可能同传统开放手术一样在大的范围内一次性解决多个节段的突出。可是，大多数患者不止在一个节段存在椎间盘突出或者椎管狭窄的问题，如何选择合适的术式成为微创治疗的重中之重。该例患者即存在多节段的问题，分别为 L_{4-5} 左侧突出、L_5-S_1 椎间盘突出伴钙化、椎管狭窄，且相应临床症状在这两个区域均有体现，与 L_5、S_1 神经根的分布相符，故患者的责任节段为两个，若只取一个则不能完全改善症状。在这种情况下，双节段均需顾及。针对该病例我们选择了两种不同路径的术式，分别为侧方经椎间孔入路摘除 L_{4-5} 左侧突出椎间盘及后路经椎板间隙入路行 L_5-S_1 椎间盘摘除、椎管成形术，患者术后恢复良好。

那么，如何根据责任节段正确选择入路方式？为什么不能两个节段都选择侧路或者后路？这两种路径是否存在固定的节段？

椎板间隙入路对伴有黄韧带肥厚及钙化、小关节增生内聚的腰椎管狭窄症尤为适用，且工作套管摆动幅度大、探查范围广、椎管成形充分，而其不足即为对神经根腹侧减压不够充分，无法到达椎间孔区及椎间孔外口。相反，椎间孔入路的优势则是对神经根腹侧及硬膜囊腹侧的充分减压，可充分处理椎间孔区及椎间孔外口，是微创椎间融合的手术基础，但其不足是处理椎管背侧增厚或钙化的黄韧带难度较大，同时不能充分处理侧隐窝狭窄。

根据该患者的影像学结果得知，L_{4-5} 节段以椎间盘向左后方突出为主，临床表现为根性疼痛症状，考虑为神经根受压迫所致，基本为单纯性椎间盘突出，且突出位置为椎间孔区，故椎间孔入路为其合适术式；而 L_5-S_1 节段有椎间盘突出、钙化，黄韧带肥厚等多种因素，以侧隐窝狭窄为主，如果选择侧路不能充分顾及椎间孔内口的突出与钙化，且患者髂嵴过高，侧方通道建立困难，不能最大限度地扩大椎管，故后路为该节段最佳术式。

另外，该手术为两个节段同时操作，亦为本病例诊治的特色。该手术为先同时建立双节段孔道，待位置确定后，再行内镜治疗。通常，手术的流程为两个节段顺序操作，然而存在更换内镜、操作台凌乱、手术时间长等问题，且患者高龄，术中长时间的俯卧体位往往不能坚持，此举可节省许多时间。

（术者：丁　宇）

（整理：张建军　刘　倩　姜红振）

病例24　脊柱内镜术后翻修——单侧入路双侧椎间盘减压

【病例简介】

基本信息　患者男性，57 岁。

主诉　腰椎微创术后右下肢麻木不缓解 2 年。

现病史　患者 2016 年 9 月腰痛伴右下肢疼痛、麻木不能行走，保守治疗 1 年，未见明显缓解。2017 年 9 月于我院行脊柱内镜下腰椎间盘摘除术，术后腰痛、右下肢疼痛缓解，麻木未见明显缓解，为求进一步治疗再次就诊。

查体　L_{4-5} 棘间压痛明显。双下肢肌力、肌张力正常。双侧直腿抬高试验阴性。TLICS 评分 5 分。

辅助检查　X 线片显示腰椎退行性变，腰椎侧弯畸形（图 3 - 18）。MRI、CT 显示 L_{4-5} 间盘突出、黄韧带增厚、椎管狭窄（图 3 - 19、图 3 - 20）。

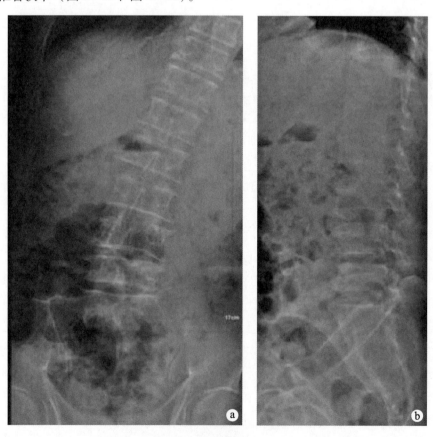

a. 正位；b. 侧位

图 3 - 18　腰椎 X 线片正侧位显示腰椎退行性变，腰椎侧弯畸形

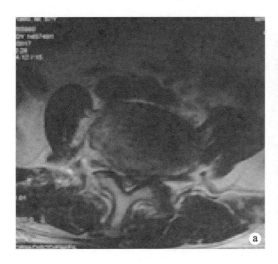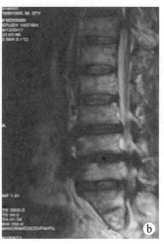

a. 轴位；b. 矢状位

图 3 – 19　腰椎 MRI 显示 L_{4-5} 间盘突出明显，黄韧带增厚，椎管狭窄

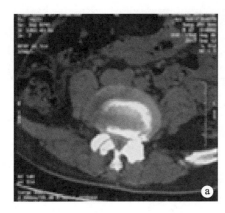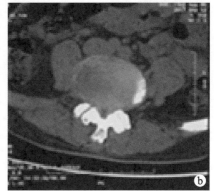

a、b. 轴位

图 3 – 20　腰椎 CT 显示 L_{4-5} 间盘突出，椎管狭窄

【手术指征】

患者第一次手术后右下肢麻木症状长期未缓解，复查 MRI 显示 L_{4-5} 间盘突出，椎管明显狭窄，有 L_{4-5} 椎管减压手术的指征。

【术前计划与手术技巧】

手术选择后方入路脊柱内镜下椎管减压治疗，以后正中偏左侧 1.5 cm 为穿刺进针点，置通道至 L_{4-5} 椎板间孔，镜下磨钻对椎板间孔进行扩大成形，打磨同、对侧黄韧带上、下止点部位后摘除黄韧带，通道进入椎管前方对同侧突出椎间盘进行摘除处理，满意后通道跨过硬膜囊背侧进入硬膜囊腹侧，行对侧突出椎间盘摘除处理（图 3 – 21），硬膜囊及神经根完全松解。

【术后治疗及并发症】

手术后患者可即刻下地，自感症状明显好转，无并发症发生。术后复查腰椎 CT 显示 L_{4-5} 椎管减压满意（图 3 – 22）。

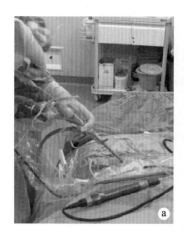
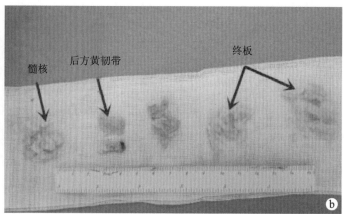

a. 术中对侧减压；b. 手术取出的黄韧带、椎间盘组织

图 3-21　术中对侧减压示意及取出的黄韧带、椎间盘组织

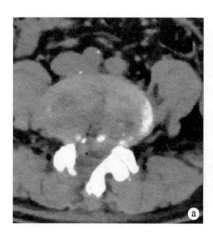
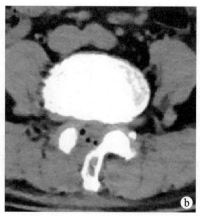
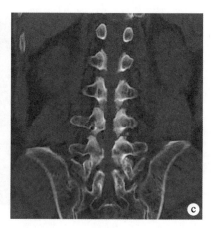

a、b. 轴位；c. 三维重建冠状位

图 3-22　术后复查腰椎 CT 显示 L_{4-5} 椎管减压满意

【讨论与思考】

对于腰椎管狭窄的翻修治疗，手术可选择后入路对椎管进行彻底减压，该手术通过一侧入路对椎板间孔进行扩大成形，磨除同、对侧黄韧带上、下止点，完整摘除硬膜囊后方黄韧带，解除后方压迫后，进行单侧入路双侧椎间盘减压处理。该手术为我中心处理腰椎管狭窄的早期做法，对硬膜囊及神经根背、腹侧均进行减压，手术时间长，患者常因长时间俯卧感到不适。随着大量随访及经验的积累，后期笔者所在中心对黄韧带肥厚、关节突增生内聚为主（部分患者甚至腰椎间盘突出亦较明显）的腰椎管狭窄处理已过渡到单纯的后方减压，其疗效与双侧椎间盘减压效果相当。尚需对更多病例进行长期随访和总结。

（术者：张西峰）

（整理：刘彦康）

病例25　腰椎管狭窄伴钙化型椎间盘突出的脊柱内镜手术治疗

【病例简介】

基本信息　患者男性，66 岁。

主诉　腰痛伴双下肢麻木、无力 1 年，加重 1 个月。

现病史　患者于 1 年前出现腰部轻微疼痛，并伴有下肢麻木，右侧重，单次行走约 200 m 后，出现双小腿发沉、无力感。一直未诊治，1 个月前患者自觉症状加重，休息后无明显缓解，遂来我院就诊。

查体　腰椎轻压痛，无明显叩痛及活动受限。双下肢肌力及肌张力正常，双下肢末梢血运正常。直腿抬高试验：左下肢 80°，右下肢 75°。

辅助检查　腰椎 X 线片显示腰椎退行性变（图 3 – 23）。腰椎 MRI 显示腰椎退行性变，$L_{3,4}$ 椎间盘向右侧突出，腰椎管狭窄，$L_{3,4}$ 平面马尾神经沉降征阳性（图 3 – 24 ~ 图 3 – 26）。腰椎 CT 显示 $L_{3,4}$ 椎管狭窄合并椎间盘向右侧突出，伴钙化（图 3 – 27、图 3 – 28）。

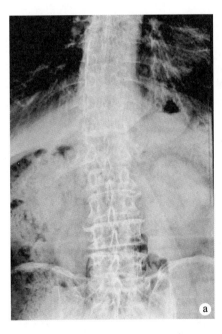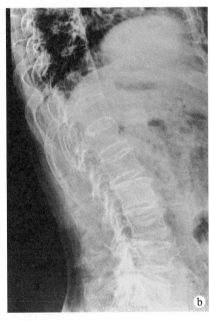

a. 正位；b. 侧位

图 3 – 23　腰椎 X 线片显示腰椎退行性变

【手术指征】

患者腰椎管狭窄症状明显，行走距离 <200 m，病程超过半年，且临床症状进行性加重。

【术前计划与手术过程】

拟行单纯脊柱内镜下后路 $L_{3,4}$ 黄韧带摘除、椎管减压术。术中摘除 $L_{3,4}$ 黄韧带后，对神经根周围进行探查，见钙化的椎间盘对右侧神经根仍有明显挤压，临时决定更换细通道、细磨钻，对前方钙化的突出物进行处理（图 3 – 29），最终实现对硬膜囊及神经根近 270°的减压。

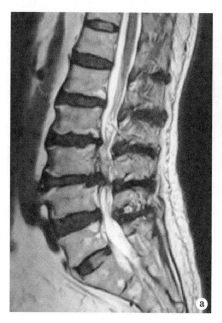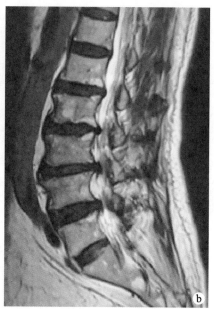

a、b. 矢状位

图 3-24　腰椎矢状位 MRI 显示 L$_{3-4}$椎间盘突出，多节段终板软骨退变，马尾神经冗余征阳性

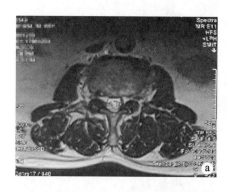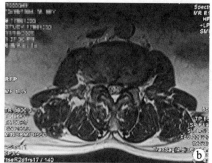

a、b. 轴位

图 3-25　MRI 显示 L$_{2-3}$平面马尾神经沉降征阳性

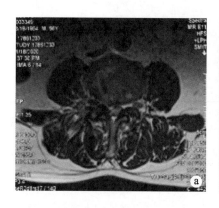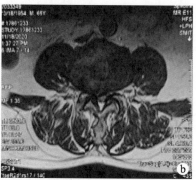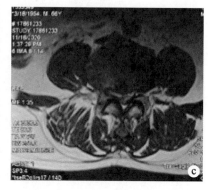

a～c. 轴位

图 3-26　MRI 显示 L$_{3-4}$平面腰椎管狭窄合并椎间盘向右侧突出，并伴右侧侧隐窝狭窄

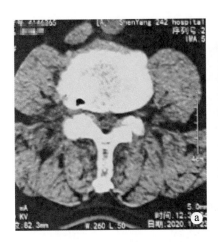
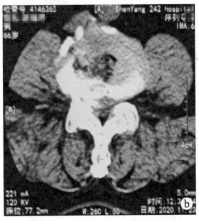
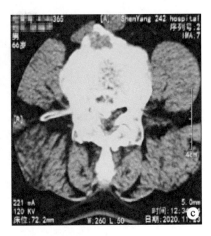

a~c. 轴位

图 3-27　CT 软组织窗提示 L_{3-4} 平面腰椎管狭窄合并椎间盘向右侧突出并伴有钙化，右侧侧隐窝狭窄

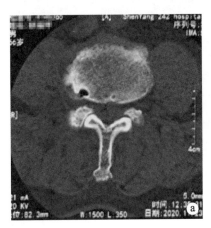
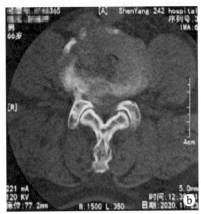
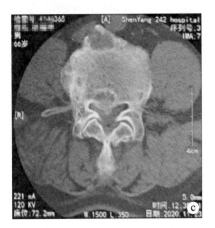

a~c. 轴位

图 3-28　CT 骨窗提示 L_{3-4} 平面腰椎管狭窄合并椎间盘向右侧突出并伴有钙化，右侧侧隐窝狭窄

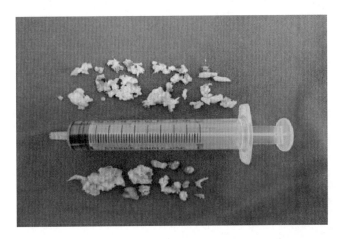

图 3-29　注射器上方为术中摘除的椎间盘，注射器下方为术中摘除的黄韧带

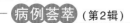
【术后治疗及并发症】

术后常规应用激素、甘露醇静脉滴注脱水治疗，佩戴支具，手术当天下床活动，术后第 2 天复查 CT 显示椎板及突出钙化切除良好，椎管减压满意（图 3 −30、图 3 −31）。

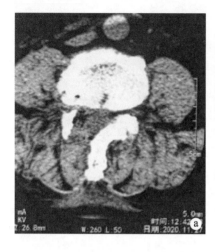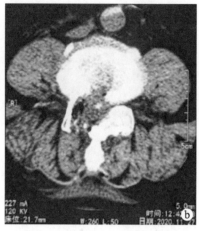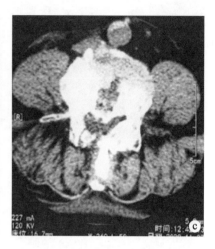

a ~ c. 轴位

图 3 −30　术后 CT 复查 L₃₋₄ 平面软组织窗显示椎板及突出钙化组织大部切除

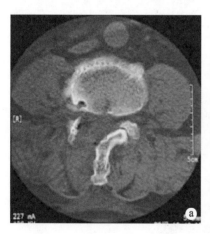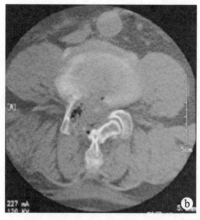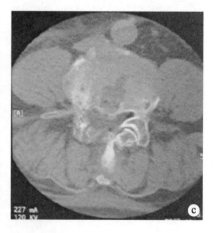

a ~ c. 轴位

图 3 −31　术后 CT 复查 L₃₋₄ 平面骨窗显示椎板及突出钙化组织大部切除，椎管减压满意

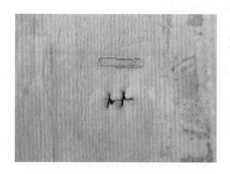

图 3 −32　术后切口外相

术后当天患者自觉下肢症状明显改善，切口愈合好（图 3 −32），无并发症发生。术后半年、一年时随访，患者一切情况良好，无腰痛及下肢麻木、无力感。

【讨论与思考】

1. 以腰椎管狭窄症状为主，腰椎间盘突出同时合并椎管狭窄者的术式选择

在为该患者制订术前手术方案时，术者没有准备对硬脊膜及行走根腹侧的钙化突出间盘进行处理。术中发现神经根腹侧的钙

化间盘对行走根腹侧压迫仍很明显，故追加了神经根腹侧减压操作。文献显示，钙化型腰椎间盘突出合并腰椎管狭窄时，如钙化灶基底部宽大，蔓延到侧隐窝、神经根管甚至椎间孔，为了完成骨化灶的广泛切除、彻底减压，常需扩大减压范围，甚至需扩大椎间孔解放出行根。在传统开放手术中，如忽视钙化突出椎间盘对硬膜囊的压迫，或因术野暴露有限、操作困难，钙化椎间盘切除不彻底，可能导致术后大部分症状残留，必要时需再次手术。故针对这一类型患者，吸取开放手术的经验教训，在脊柱内镜手术完成后方黄韧带摘除后，应常规行神经根探查，根据需要将探查范围扩大到侧隐窝和神经根管，做好处理钙化突出物、行侧隐窝和神经根管减压的准备。

2. 腰椎间盘突出合并椎管狭窄者的脊柱内镜术中处理

文献报道，脊柱内镜下经后路开窗行黄韧带摘除、半椎板部分切除、椎管扩大减压，加突出间盘摘除，治疗单节段腰椎间盘突出合并相应节段椎管狭窄症，临床效果较好，不影响脊柱稳定性、无须内固定、创伤小、并发症少。对于该患者，笔者团队先采用粗通道脊柱内镜行腰椎黄韧带摘除及半椎板部分切除，实现硬膜囊后方减压，术中进一步探查神经根周围后，发现行走根腹侧尚有致压物存在，再更换细通道对前方钙化椎间盘进行摘除，实现硬膜囊及行走根270°减压，获得了满意的临床疗效。

（术者：闫宇邱）

（整理：丛　强　袁华锋）

病例26　脊柱内镜下治疗双节段腰椎管狭窄伴神经根性症状

【病例简介】

基本信息　患者男性，76 岁。

主诉　腰痛伴左下肢放射痛并间歇性跛行 1 年，加重 1 个月。

现病史　患者于 1 年前无诱因出现腰痛伴左下肢放射痛，以左小腿外侧为主，伴间歇性跛行。近 1 个月来自感症状明显加重，夜间翻身痛，严重影响睡眠，步行约 100 m 即需坐位休息。保守治疗效果不佳。

查体　正常步态，腰椎生理曲度存在，未见明显畸形。L_{4-5}棘突深压痛，无叩击痛，左侧直腿抬高试验阳性（50°）、加强试验阳性，右侧直腿抬高试验阴性。左大腿外侧，小腿外侧及足底痛觉过敏。VAS 评分 5 分。双下肢肌力 5 级，肌张力正常。双侧跟腱反射、膝腱反射正常，病理征阴性。

辅助检查　腰椎 MRI 显示 L_{3-4}、L_{4-5}椎间盘突出伴腰椎管狭窄，L_4 椎体向前 Ⅰ 度滑脱（图 3-33）。X 线片显示腰椎退行性侧弯，L_4 椎体向前 Ⅰ 度滑脱（图 3-34）。CT 显示 L_4 椎体向前 Ⅰ 度滑脱，L_{3-4}、L_{4-5}平面明显椎管狭窄（图 3-35）。

【手术指征】

患者腰痛伴下肢痛，间歇性跛行，日常连续行走不能超过 100 m，VAS 评分 6 分，坚决拒绝开放手术。

【术前计划与手术过程】

经过仔细询问病史及查体，明确左侧下肢症状主要为 L_5 神经根受累引起，考虑行脊柱内镜下 L_{3-4}、L_{4-5}左侧椎板切除术，L_{4-5}节段左侧髓核摘除术。

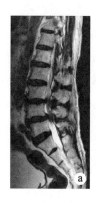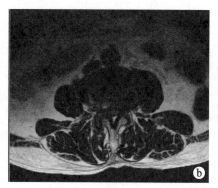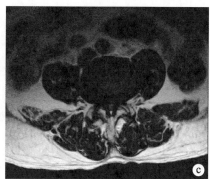

a. 矢状位；b. L~3-4~轴位；c. L~4-5~轴位

图 3-33　MRI 显示 L₃₋₄、L₄₋₅椎间盘突出伴椎管狭窄

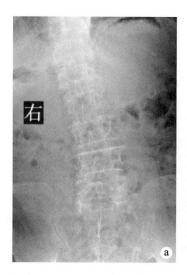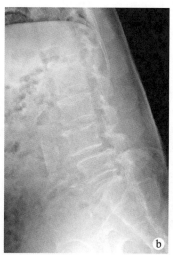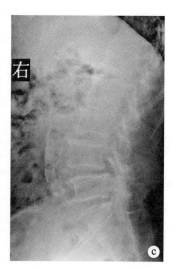

a. 正位；b. 屈位；c. 伸位

图 3-34　X 线片显示腰椎退行性侧弯，L₄ 椎体向前 I 度滑脱

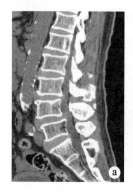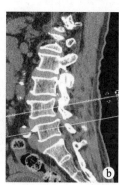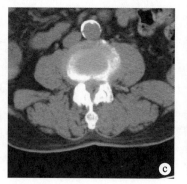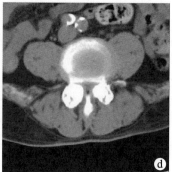

a、b. 矢状位；c. L₃₋₄轴位；d. L₄₋₅轴位

图 3-35　腰椎 CT 显示 L₄ 椎体向前 I 度滑脱，L₃₋₄、L₄₋₅平面明显椎管狭窄

患者俯卧位，屈髋30°，C型臂透视定位下 L_{4-5}、L_{3-4} 棘突左侧 1 cm 做穿刺点，安放粗工作通道，用磨钻首先磨除 L_{4-5} 左侧椎板间孔边缘，一直磨到黄韧带边缘，摘除黄韧带，显露硬膜囊和神经根，探查见前方椎间盘突出压迫神经根。更换细的工作通道，摘除 L_{4-5} 椎间盘，可见神经根松弛，恢复镜下搏动。手术过程中患者无疼痛感受。同法将 L_{3-4} 椎板间孔扩大成形，黄韧带摘除，未处理椎间盘。

【手术技巧】

术中注意磨除椎小关节的范围，尽量保持脊柱腰椎的稳定性。

【术后治疗及并发症】

手术顺利无异常，患者术后感腰痛及左下肢症状完全缓解。复查影像学示椎管狭窄改善良好（图 3-36）。患者术后 10 天突发腰部疼痛，同时伴有左侧下肢放射性疼痛，卧床只能维持一个姿势。VAS 评分 6~7 分。给予对症止痛处理 3 个月后疼痛略有缓解，建议患者行开放手术融合固定，患者拒绝接受，术后 1 年疼痛部分缓解，继续保守治疗。

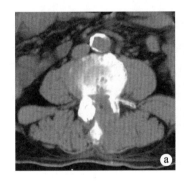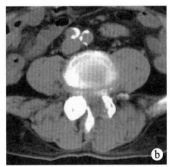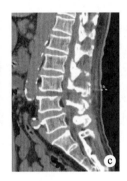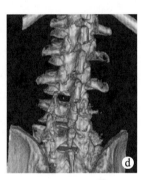

a. L_{3-4} 轴位；b. L_{4-5} 轴位；c. 矢状位；d. 三维重建

图 3-36　术后复查 CT 显示 L_{3-4}、L_{4-5} 左侧椎板切除满意，椎管狭窄明显改善

【讨论与思考】

脊柱内镜下行两节段椎板间孔扩大成形，一个节段椎间盘切除，术后症状明显改善。术后第 10 天再发左下肢疼痛症状，分析为手术对关节突过度切除，对脊柱的稳定性产生了影响。

有研究指出脊柱的退变最早来自椎间盘，椎间盘退变最后的结果之一就是引起小关节退变，两者的严重程度呈正相关。椎间盘长期变性的结果就是有可能造成相邻椎体间距变小，椎间高度丢失及椎体运动范围增加，且椎间盘高度变窄可能会使小关节的不对称性在同一水平上进一步加重，最后导致小关节异常应力和异常运动，关节退变的相关表现也因此而产生，如骨赘形成、关节面磨损、关节增生肥大等。因此，我们认为脊柱节段中的小关节与椎间盘中的任意一个发生退变都会影响另外一方，故椎小关节退变与椎间盘退变互为因果。

该患者术后 CT 可看到 L_{4-5} 椎间盘摘除，左侧椎小关节几乎已不相连，L_{3-4} 椎小关节部分相连，严重影响了脊柱的稳定性。需要使脊椎重新恢复稳定和平衡。有研究表明：①单侧小关节分级切除对腰椎节段的前屈、后伸稳定性无显著影响；②当腰椎小关节切除范围超过 1/2，对腰椎节段侧弯运动有显著影响，尤其以向对侧侧屈为著；③当一侧小关节切除超过 1/2 后，由于失去了小关节和关节囊的限制，导致腰椎活动节段轴向旋转范围增加显著。本例患者脊椎稳定性被破坏是术后腰痛的主要原因，加用内固定系统是治疗腰椎不稳的有效方法。以后再手术时要注意保护小关节突，避免切除过多。

【点评】

该患者年龄76岁，病史1年。在接受脊柱内镜手术前已经明确表示"坚决拒绝开放手术"。对于这样的患者，在微创手术疗效不能长久维持的情形下，推荐其接受开放融合手术，患者仍给予拒绝，也在情理之中。这从另一个层面也可以理解为，脊柱内镜手术虽然没有达到医患双方期望的满意程度，但没有加重患者的原有症状，并且在一定程度上缓解了患者的原有不适，残留的不适患者尚可耐受。

本例患者术前就已经有 L_4 椎体向前 I 度滑脱，存在潜在的不稳倾向，微创手术对左侧 $L_{4,5}$ 关节突关节的过多去除，无疑会诱发不稳症出现。提示微创手术虽然切口小，但镜下操作器械也有可能导致较大的医源性损伤，所以镜下结构的辨认很重要，必要时结合周边解剖结构及操作器械本身的尺寸判定减压范围，慎重操作，减少医源性损伤的范围。

$L_{4,5}$ 平面有的行走根尚未从硬脊膜中分出来，要想做到从后路摘除突出间盘，需要从根肩部达到椎管前方，为了达到理想显露的目的，有可能无意中对关节突关节造成过多去除，从而造成医源性不稳。术后复查 CT（图 3 – 36b）可见，减压前界达到了椎间隙的前部 1/3 区域，已经偏深，证明从后路进行间盘摘除时判定减压前界需要仔细。对于伴有滑脱的椎管狭窄患者是否可考虑行阶梯治疗并进行分期手术，一期仅完成椎板间椎管后方的黄韧带去除操作，二期根据恢复情况采用椎间孔入路进行椎管前方即突出间盘的摘除，有待于更多临床实践的积累。

虽然从后路减压后，患者的临床症状残留，但从患者拒绝行融合手术的反馈来看，残留症状没有达到患者难以忍受的地步，说明微创手术在一定程度上缓解了患者的临床症状。

（术者：张西峰）

（整理：范海涛　单祥恒）

（点评：侯黎升）

病例27　脊柱内镜治疗多节段腰椎管狭窄症合并腰椎间盘突出症

【病例简介】

基本信息　患者男性，45岁。

主诉　腰痛伴双下肢疼痛、麻木3年。

现病史　患者2015年4月出现腰痛及双下肢疼痛、麻木，并进行性加重，以左侧为著。行走距离明显受限，约100 m。门诊以"腰椎管狭窄症、腰椎间盘突出"收入我科。

查体　双下肢肌力、肌张力正常。双侧直腿抬高试验均阴性，双下肢病理征未引出。

辅助检查　腰椎CT显示 $L_{4,5}$、L_5-S_1 椎间盘突出，相应椎管狭窄（图 3 – 37）。腰椎MRI及腰椎CT显示 $L_{4,5}$、L_5-S_1 椎间盘突出，相应椎管狭窄，相应神经根、硬膜囊受压（图 3 – 38）。

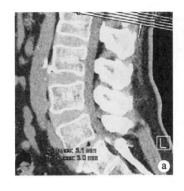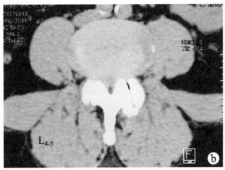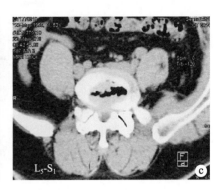

a. 矢状位；b. L$_{4-5}$轴位；c. L$_5$-S$_1$轴位

图3-37　腰椎CT显示L$_{4-5}$、L$_5$-S$_1$椎间盘突出，相应椎管狭窄

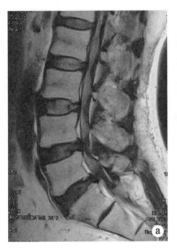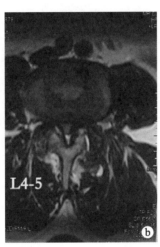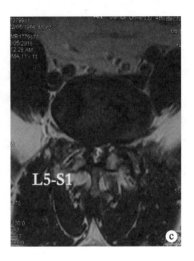

a. 矢状位；b. L$_{4-5}$轴位；c. L$_5$-S$_1$轴位

图3-38　腰椎MRI显示L$_{4-5}$、L$_5$-S$_1$椎间盘突出，相应椎管狭窄，相应神经根、硬膜囊受压

【术前计划与手术过程】

患者L$_{4-5}$、L$_5$-S$_1$双节段椎间盘突出，相应椎管狭窄。手术预案为第一期行L$_{4-5}$后路脊柱内镜下椎管扩大，完成黄韧带摘除，同时经后路完成左侧椎间盘摘除。预计手术时长约2.5小时。为保证患者能够良好配合，依患者术后反应，准备第二期完成L$_5$-S$_1$后路椎管扩大并左侧椎间盘摘除。

第一期手术　患者取俯卧位，局部麻醉下经后路完成L$_{4-5}$椎管扩大术。通过充分磨除黄韧带周围椎板，将黄韧带游离后完成其摘除。将通道下移，到达左侧椎间盘，将突出椎间盘组织摘除。完成椎管后方及前方的减压。

第二期手术　患者一期术后腰部疼痛明显缓解，但双下肢麻木未见明显缓解。术后第3天经后路完成L$_5$-S$_1$椎管扩大，并左侧椎间盘摘除。术后复查腰椎CT显示L$_{4-5}$、L$_5$-S$_1$后路减压范围充分，突出椎间盘摘除彻底，狭窄椎管明显扩大（图3-39）。

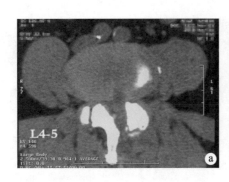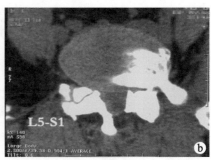

a. L_{4-5} 轴位；b. L_5-S_1 轴位

图 3 – 39　术后复查腰椎 CT 显示减压范围充分，突出椎间盘摘除彻底，狭窄椎管明显扩大

【术后治疗及并发症】

第二期手术后第二天完成腰椎 CT 复查，结果显示 L_{4-5}、L_5-S_1 后路减压范围充分，突出椎间盘摘除彻底，狭窄椎管明显扩大。患者术后腰部疼痛明显缓解，双下肢麻木明显缓解。

【讨论与思考】

腰椎管狭窄症往往伴有黄韧带增生、关节突肥大、椎间盘突出等多种退变表现。要保证长期预后良好需要完成增生及内聚关节突的磨除、增生黄韧带的摘除及椎管前方膨出或突出椎间盘的摘除。经后路手术同时行椎管扩大及椎间盘摘除可以很好地完成受压椎管的减压。对于多节段患者，此手术方案耗时较长，约 2 小时。为保障患者安全，以及保证患者良好的配合度，可以考虑分期手术。

（术者：张西峰）

（整理：张雷鸣　姜红振）

病例28　腰椎压缩性骨折合并椎管狭窄的治疗选择

【病例简介】

基本信息　患者男性，87 岁。

主诉　腰背部及左下肢疼痛麻木 2 周。

现病史　患者于 2 周前不慎摔伤致腰背部疼痛伴左下肢疼痛，疼痛向左侧大腿前放散，平卧位及俯卧位疼痛明显加重。患者无法正常下地行走，大小便便意频繁，无失禁。休息及保守治疗后无好转。否认特殊既往病史。

查体　轮椅推入病房，腰背部 L_4 水平压痛明显，下肢叩击痛阴性。双侧直腿抬高试验阴性，加强试验阴性，双髋关节活动无受限，双下肢肌力 4^- 级，双侧跟腱反射、膝腱反射未引出，双侧股神经牵拉试验因无法俯卧未能完成，病理征阴性。

辅助检查　X 线片显示 L_4 椎体压缩性骨折，向前移位（图 3 – 40）。CT 显示 L_4 椎体压缩性骨折，L_{3-4}、L_{4-5} 椎管狭窄（图 3 – 41）。MRI 矢状位及轴位显示 L_4 椎体新鲜压缩性骨折，L_{3-4}、L_{4-5} 椎管局限性狭窄，椎间盘突出，黄韧带增厚（图 3 – 42）。

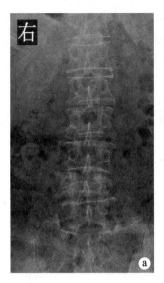
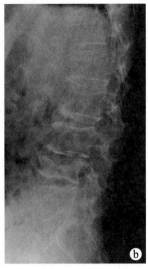
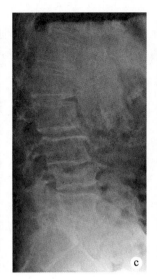
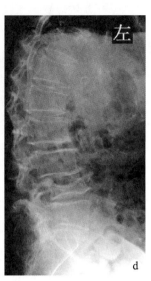

a. 正位；b. 侧位；c. 伸位；d. 屈位

图3-40　X线片显示腰椎退行性改变，L₄椎体压缩性骨折、向前移位

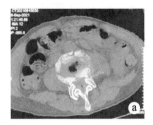
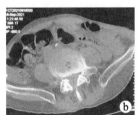
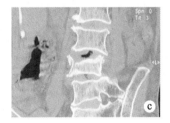
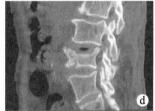

a. L₃₋₄轴位；b. L₄₋₅轴位；c. 冠状位；d. 矢状位

图3-41　CT显示L₃₋₄、L₄₋₅椎管狭窄，L₄椎体偏右侧压缩性骨折，L₃₋₄、L₄₋₅椎间隙内见空气征

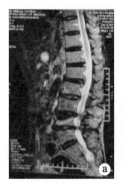
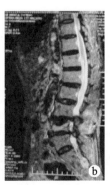
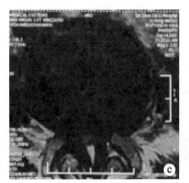
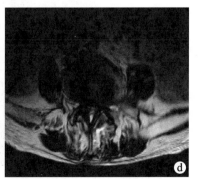

a、b. 矢状位；c. L₃₋₄轴位；d. L₄₋₅轴位

图3-42　MRI显示L₃₋₄、L₄₋₅椎管狭窄，L₄椎体压缩性骨折

【手术指征】

影像学显示 L_4 椎体压缩性骨折，有退行性向前滑脱，L_{3-4}、L_{4-5} 椎管狭窄。患者背部 L_4 水平压痛明显，左侧大腿前部放射性疼痛，考虑压缩性骨折后 L_{3-4} 为主要责任间隙。

【术前计划与手术过程】

拟分次行局部麻醉下 L_{3-4}、L_{4-5} 椎管扩大术，L_4 椎体成形术。优先处理 L_{3-4} 椎管狭窄，解决左侧大腿前方放射性疼痛。

第一次入室 拟在局部麻醉下完成 L_{3-4} 椎管扩大和 L_4 椎体成形。患者俯卧位时左侧大腿前外侧剧烈疼痛，无法接受手术，因当时空腹时间不够，拟当日下午改为全身麻醉手术。

第二次入室 入室后诱导麻醉时患者血压升至 190/80 mmHg，麻醉医师认为风险较高建议调整血压后再进行麻醉。随后的两天内予以镇痛对症治疗及血压监测，血压平稳，麻醉医师仍因高龄麻醉风险大，不建议行全身麻醉手术，拟静脉镇静麻醉。

第三次入室 麻醉方式为 L_{3-4} 节段局部阻滞麻醉 + 局部麻醉 + 静脉镇静麻醉。完成 L_{3-4} 节段局部阻滞麻醉后患者可俯卧，行局部麻醉内镜下 L_{3-4} 左侧椎板间孔扩大，黄韧带摘除。C 型臂引导下选取 L_{3-4} 椎板间孔左侧边缘，1% 利多卡因 20 mL 局部麻醉（图 3–43）。插入导针，透视显示针尖位于 L_{3-4} 椎板间孔左侧边缘，位置良好。沿穿刺针做切口，逐级置入内镜大通道。镜下显露椎板间孔边缘，磨钻扩大椎板间孔，显露至黄韧带边缘摘除肥厚的黄韧带，直至硬膜囊外侧显露。见神经结构搏动良好，充分扩大椎管。患者下肢疼痛明显缓解。考虑患者高龄，不能耐受长时间手术，未再继续进行椎体成形术。次日于局部麻醉下行 L_4 椎体压缩性骨折成形术，术中 X 线片显示骨水泥沿左侧骨折裂隙向 L_{3-4} 椎间隙有渗漏，但未出现临床不适症状（图 3–44）。术后患者疼痛症状缓解满意，未再行 L_{4-5} 椎管狭窄扩大术。

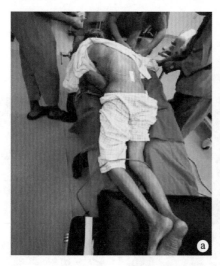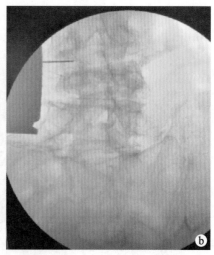

a. 体位外相；b. L_{3-4} 节段局部阻滞麻醉

图 3–43 患者左下肢放射性疼痛明显，难以坚持长时间俯卧位，行 L_{3-4} 节段局部阻滞麻醉

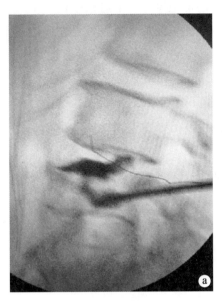 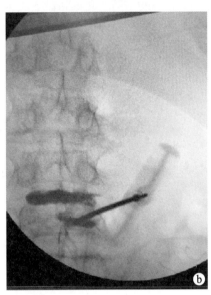

a. 椎体成形术中侧位；b. 椎体成形术中正位

图3-44　椎体成形术中X线片显示骨水泥沿左侧骨折裂隙向 L_{3-4} 椎间隙有渗漏

【术后治疗及并发症】

术后予以碳酸钙 D_3 及骨化三醇口服。术后第 3 日出院，患者可无搀扶自主行走，无肢体活动受限，无神经功能障碍。VAS 评分 1~2 分，较术前显著缓解。

【讨论与思考】

腰椎压缩性骨折多与老年性骨质疏松相关。本病例为高龄患者，有明确外伤史。患者除 L_4 椎体水平局部压痛外，还存在左下肢放射性疼痛，考虑与原有的椎管狭窄相关，椎体压缩性骨折后椎体高度下降，进一步加重了狭窄导致下肢出现放射性疼痛症状，故在处理压缩性骨折的同时应行椎管狭窄扩大术。由于患者高龄，全身麻醉高风险，骨质疏松，且存在双节段狭窄，不考虑行传统的全身麻醉下融合内固定术，尽可能在局部麻醉下完成经皮椎体成形及内镜下椎管扩大手术。由于患者下肢放射性疼痛严重，难以坚持俯卧位，故手术应首先解决下肢疼痛问题，而下肢疼痛的解决需要患者能够耐受俯卧体位。下肢放射性疼痛主要位于左侧大腿前方，考虑为 L_{3-4} 节段狭窄并间盘突出所致，在该节段行局部封闭阻滞，使得手术体位问题得以解决。其次行局部麻醉内镜下 L_{3-4} 椎管扩大术，扩大了椎板间孔，摘除肥厚黄韧带解除了该节段的神经卡压，患者下肢放射性疼痛症状明显缓解，故未再行 L_{4-5} 椎管狭窄扩大。

本病例的整体诊疗思路以解决患者疼痛症状为核心导向：腰痛 - 椎体成形；左下肢疼痛 - L_{3-4} 椎管扩大（ L_{4-5} 狭窄为无责任病变），以最小医源性创伤风险为基础原则，个体化制订微创技术诊疗方案。

【点评】

患者已有 87 岁，这个年龄层的患者，多有一些内科疾病，无法承受全身麻醉下的传统手术，或者手术风险大。同样由于存在骨质疏松，传统的开放减压内固定融合手术不大适应于此年龄层的患者。脊柱微创手术是首选。

老年患者大多伴有程度不同的腰椎间盘突出或黄韧带肥厚导致的影像学椎管狭窄，如果没有临床症状，是不需要处理的。外伤导致的腰椎椎体骨质疏松性压缩性骨折大多也表现为腰痛，伴下肢神经受压体征者较少，单纯对骨折椎体进行椎体成形术大多可取得理想效果，并不需对椎管狭窄进行治疗。

本例患者摔伤后出现了腰背痛伴左下肢放射痛，且下肢的放射性疼痛严重导致无法摆出俯卧体位，说明腰椎管狭窄导致的下肢放射痛需要优先处理。先进行 L_{3-4} 节段的腰椎管狭窄治疗是正确的。不过，先实施椎体成形术，二期再行腰椎管狭窄症治疗也是可以的，这样，一旦椎体成形术中出现症状性骨水泥渗漏，可二期一并处理。

手术的目的是解除患者的临床症状，而非处理影像学异常。该患者进行 L_{3-4} 节段椎管减压后，左下肢的放射痛已经消失，无须再对影像学异常的 L_{4-5} 节段狭窄及滑脱进行处理。

（术者：张西峰）

（整理：张嘉靖　刘彦康）

（点评：侯黎升）

病例29　5 次微创手术后再次微创翻修治疗

【病例简介】

基本信息　患者男性，46 岁，体重 89.5 kg，身高 176 cm。

主诉　腰椎脊柱内镜微创术后左下肢麻木、无力 2 年。

现病史　2 年前出现双下肢酸胀疼痛不适，左侧症状明显，可放射至小腿及足部。患者既往在外院行 L_{4-5} 内镜手术治疗，术后症状无明显改善。1 个月后症状加重，日常生活受限，再次行内镜手术治疗，术后左下肢力量明显减弱，无法长距离行走。

既往史　10 年前因 L_5-S_1 椎间盘突出到本院，给予了脊柱内镜微创手术治疗，此后症状复发，在其他医院再行 2 次微创手术，2 年前 L_{4-5} 椎间盘突出、椎管狭窄又先后 2 次行脊柱内镜手术治疗。但是术后疗效不佳，症状改善不满意。

查体　腰部可见 5 处切口愈合后瘢痕（图 3-45）。左足背针刺觉减弱，左足趾背伸肌肌力 0 级，双下肢其他肌力大致正常。双侧直腿抬高试验阴性。

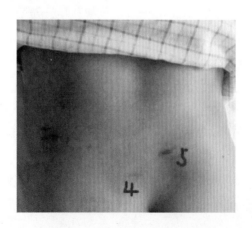

图 3-45　患者已经经历 5 次微创手术，原手术切口情况

辅助检查 X 线片显示腰椎退行性变，Castellvi-ⅢB 型骶椎腰化，椎间隙高度不同程度降低，整体序列良好（图 3 – 46）。腰椎 MRI 及 CT 显示以 L_{4-5} 间隙椎管狭窄为主，L_5-S_1 椎管相对宽大（图 3 – 47）。

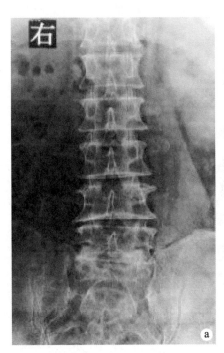
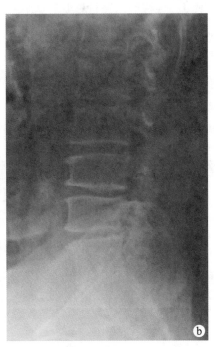

a. 正位；b. 侧位

图 3 – 46　X 线片显示腰椎退行性变，椎间隙高度不同程度降低，整体序列良好

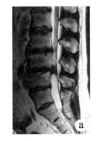
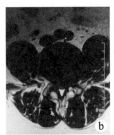
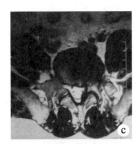
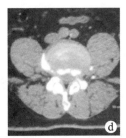
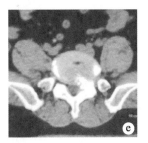

a. MRI 矢状位；b. MRI 轴位（L_{4-5}）；c. MRI 轴位（L_5-S_1）；d. CT 轴位（L_{4-5}）；e. CT 轴位（L_5-S_1）

图 3 – 47　腰椎 MRI 及 CT 显示以 L_{4-5} 间隙椎管狭窄为主，L_5-S_1 椎管相对宽大

【手术指征】

患者症状明显，以间歇性跛行症状为主，符合腰椎管狭窄症表现，影像学资料显示 L_{4-5} 椎管狭窄明显，患者左下肢肌力减弱，症状与影像学表现相符合，目前症状已经严重影响生活，手术治疗指征明确。

【术前计划与手术技巧】

腰椎 MRI 及 CT 检查可见目前仍然是以 L_{4-5} 间隙椎管狭窄为主，L_5-S_1 椎管相对宽大，没有明显的神经压迫，影像学表现与临床症状及体征相符，符合手术指征，可以行 L_{4-5} 椎管减压手术。椎管狭窄单纯的处理前方间盘效果不理想，而且患者既往有3次后外侧椎间孔入路内镜手术治疗病史，椎管前方瘢痕较多，后路椎板间入路为2次，左侧椎板间1次，右侧椎板间1次，且左侧为 L_5-S_1 椎板间。因此，选择后方左侧 L_{4-5} 椎板间入路行椎管扩大减压治疗。剪除黄韧带后，沿硬膜囊侧方旋转套管到椎间盘内，摘除前方突出椎间盘。

【手术过程】

患者取俯卧位，C 型臂定位 L_{4-5} 椎板间隙，消毒铺单后，选后正中偏左侧 1 cm 为进针点，局部麻醉后，置入通道至 L_{4-5} 椎板间隙，内镜下应用磨钻给予 L_{4-5} 椎板间孔扩大，单侧入路双侧减压磨除黄韧带止点部位，给予黄韧带完整切除，探查见硬膜囊松解满意（图 3 – 48）。

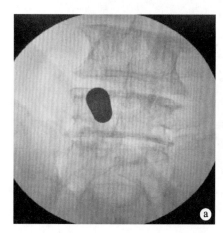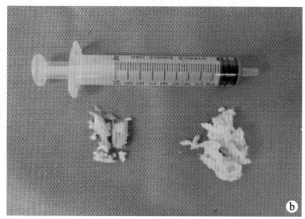

a. 通道正位；b. 术中摘除的黄韧带及椎间盘组织

图 3 –48　术中通道位置透视及摘除的黄韧带和椎间盘组织

【术后治疗及并发症】

术后第 2 天出院，双下肢疼痛较术前缓解。嘱患者在家平卧，多卧床休息，适当功能锻炼。术后复查 CT 显示椎板减压切除满意，椎管狭窄得到明显改善（图 3 – 49）。

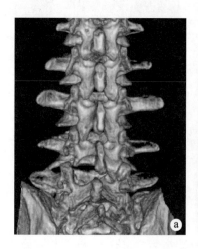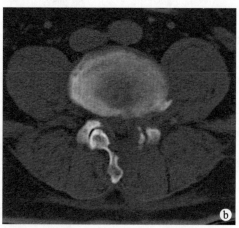

a. 三维重建；b. 轴位

图 3 –49　术后复查 CT 见椎板减压满意

【讨论与思考】

腰椎间盘突出、椎管狭窄是腰椎常见疾病，症状严重就应当采取外科手术干预，我们不主张过度的保守治疗，保守治疗时间越长，局部的炎性粘连程度就越重，手术过程中的难度就越大。同样，经过手术治疗后，局部的瘢痕组织也会增加，如果需要翻修手术，在瘢痕组织里面剥离显露神经将会很困难，更何况是多次手术后的患者。

常规的开放手术，由于剥离组织较严重，术后粘连是比较严重的，如果是多次手术治疗，再手术的难度是巨大的。微创手术治疗本身创伤较小，手术切口 7 mm，术中基本不对正常组织剥离干扰，可作为复发及翻修患者的治疗选择，即使是多次的微创手术治疗后，如病情需要，往往也可以再次行微创手术翻修。本例患者就是多次微创手术治疗后症状改善不明显再次治疗的典型例子。手术尽量扩大减压范围，保证手术减压彻底，这里需要指出的是腰椎间盘突出、腰椎管狭窄的治疗策略是不同的，我们认为腰椎间盘突出引起的症状，单纯处理椎间盘即可，而腰椎管狭窄，即使是明显的椎间盘突出症状，手术治疗时仍需按椎管狭窄处理，减压范围应包含后侧的椎板黄韧带减压和前方的椎间盘处理。

【点评】

以往做脊椎开放手术、脊柱内镜手术时都有翻修率，当时都是开放翻修手术，早期脊柱内镜手术或对于脊柱内镜初学者而言，效果不理想或者复发，也是采用开放翻修手术。随着经验的积累，技术的进步，笔者发现脊柱开放手术、脊柱内镜手术后都可以用脊柱内镜手术翻修，并且取得了好的疗效。本例患者前期接受了 5 次脊柱内镜手术，3 次椎间孔入路，2 次椎板间入路，椎板间入路一次是左侧椎板间，一次是右侧椎板间。从腰部皮肤切口瘢痕的位置看，左侧的是 L_5-S_1 椎板间入路，右侧的是 L_{4-5} 椎板间入路。患者前 5 次的手术，并没有触及 L_{4-5} 左侧椎板间，术者第 6 次的脊柱内镜下翻修手术也证实了 L_{4-5} 左侧椎板间在以往的 5 次脊柱内镜手术中，没有受到骚扰，而这个位置恰好是现在的病灶部位，取得良好疗效在情理之中。

实际上，即便是开放手术后、椎间盘镜术后、脊柱内镜术后原节段原部位的翻修，通过脊柱内镜也可以完美实现，只是需要明确以往历次手术中没有造成硬脊膜损伤，没有出现马尾神经疝出，没有行走根或出行根受到明显损伤。

（术者：张西峰）

（整理：步荣强　李子超）

（点评：侯黎升）

参考文献

1. 甘学文，竺义亮，蔡兵，等. 严重骨化型腰椎间盘突出合并腰椎管狭窄症的手术治疗 [J]. 中国脊柱脊髓杂志，2006(4)：310 - 311.

2. 张占录. 腰椎间盘突出合并相应节段椎管狭窄症的微创手术治疗研究 [J]. 医学信息，2019，32(4)：174 - 176.

3. FUJIWARA A, TAMAI K, YAMATO M, et al. The relationship between facet joint osteoarthritis and disc degeneration of the lumbar spine：an MRI study [J]. Eur Spine J, 1999, 8(5)：396 - 401.

4. SUN D, LIU P, CHENG J, et al. Correlation between intervertebral disc degeneration, paraspinal muscle atrophy, and lumbar facet joints degeneration in patients with lumbar disc herniation [J]. BMC Musculoskelet Disord, 2017, 18(1)：167.

5. 付长林，张斌，刘远，等. 腰痛患者腰椎小关节退变与椎间盘退变的 MRI 比较 [J]. 中国组织工程研究，2015，19 (46): 7401 - 7405.

6. TETREAULT L, GOLDSTEIN C L, ARNOLD P, et al. Degenerative cervical myelopathy: a spectrum of related disorders affecting the aging spine [J]. Neurosurgery, 2015, 77 (Suppl 4): S51 - S67.

7. 赵勇，李玉茂，李平生，等. 单侧小关节分级切除对腰椎稳定性影响的三维有限元分析 [J]. 实用骨科杂志，2009，15(10): 764 - 766.

第四章

······· 脊柱内镜下治疗退行性腰椎滑脱 ·······

病例30 脊柱内镜下治疗腰椎滑脱伴退变侧弯

【病例简介】

基本信息 患者女性，77岁。

主诉 腰痛伴双下肢放射痛6月余。

现病史 患者6个月前出现腰痛伴双下肢疼痛，左下肢放射痛明显，可放射至左大腿外侧、小腿外侧及足踝，右侧以小腿疼痛为主，不能正常行走。保守治疗无效且症状逐渐加重，既往有高血压、长期腰痛病史。

查体 行走时跛行步态明显，左小腿外侧及足背部针刺觉较对侧减弱，左侧胫前肌、足趾背伸肌肌力3⁻级，右侧胫骨前肌肌力4级。双侧直腿抬高试验阴性，病理征阴性。

辅助检查 术前X线检查见脊柱退行性侧弯，L_3、L_4椎体向前滑脱，以L_4为著（图4-1）。术前MRI检查见腰椎滑脱伴相应节段椎管狭窄（图4-2）。

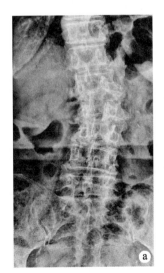 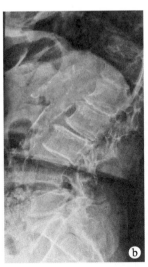 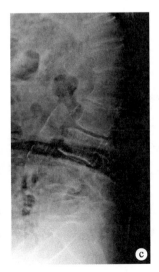 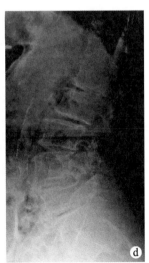

a. 正位；b. 侧位；c. 过伸位；d. 过屈位

图4-1 术前X线检查见退行性侧弯改变，L_4椎体相对于L_3、L_5椎体向前方滑脱明显

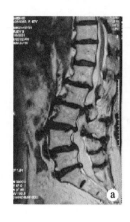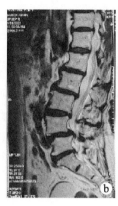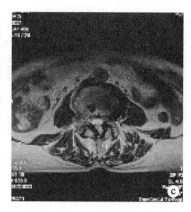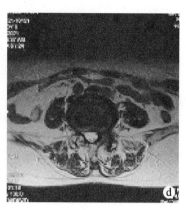

a、b. 矢状位；c. L_{3-4}轴位；d. L_{4-5}轴位

图 4 - 2　术前 MRI 检查见腰椎滑脱伴相应节段椎管狭窄

【手术指征】

患者影像学检查提示腰椎滑脱性椎管狭窄，目前症状明显，合并下肢肌力、皮肤感觉受损，保守治疗无效，需行手术治疗。

【术前计划与手术过程】

本例患者多处就诊，根据目前症状，有医师建议行多节段融合内固定手术治疗，内固定范围 T_{12}-L_5，患者也有内固定手术治疗意愿，希望一次解决所有问题。我们仍然认为微创分次治疗更为稳妥。先行 L_{4-5} 节段椎管扩大减压手术治疗，术后根据症状改善情况，必要时再行 L_{3-4} 节段减压甚至融合手术治疗。

患者取俯卧位，C 型臂定位 L_{4-5} 椎板间隙，消毒麻醉后，置入脊柱内镜，内镜下应用磨钻给予 L_{4-5} 椎板间孔扩大，单侧入路双侧减压磨除黄韧带止点部位，给予黄韧带完整切除，探查见硬膜囊松解满意。患者术后症状即刻改善。

【讨论与思考】

本病例引发我们对治疗思路的讨论和思考，患者多年的脊柱侧弯、腰椎滑脱，如果想彻底的纠正，开放内固定手术是首选项，但这样治疗手术创伤较大，术后恢复慢，关键在于患者是否需要这样的彻底治疗。脊柱侧弯及腰椎滑脱都是长期慢性改变，患者病史 6 个月，以下肢症状为主。微创的观点是分次治疗，以改善症状为主，不能把人体完全当成机器来修理，可以开放纠正脊柱侧弯和滑脱，但患者的症状发病时间较短，下肢症状明显，治疗应首先以神经减压为主，如症状不改善，再逐步治疗。与患者及家属交流病情后，给予了单间隙的椎板减压处理，术后症状明显改善，复查影像学显示椎管减压良好（图 4 - 3）。若该患者远期症状再加重，必要时可再行进一步治疗，这样的治疗符合微创以人为本的理念。

（术者：张西峰）

（整理：步荣强　李子超）

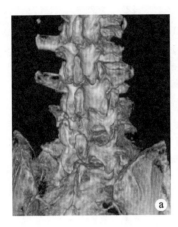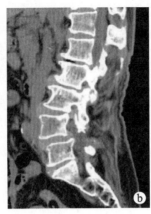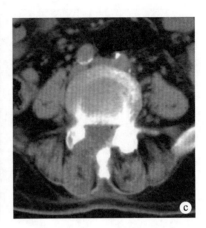

a. 三维重建；b. 矢状位；c. L_{4-5}轴位

图 4 - 3　术后复查 CT 见 L_{4-5}椎管扩大减压满意

病例31　脊柱内镜下经椎间孔入路处理腰椎管狭窄症伴椎体滑脱

【病例简介】

基本信息　患者女性，45 岁。

主诉　腰痛 10 余年，加重 1 个月。

现病史　患者 10 年前出现腰痛，针灸、按摩、牵引等保守治疗无效。近年来症状加重，并出现右下肢疼痛，腰椎 MRI 提示 L_4 椎体滑脱，L_{4-5}椎间盘突出。于 2016 年 6 月 6 日来我院门诊，以"腰椎滑脱、椎管狭窄、椎间盘突出症"收入我科。

查体　右侧直腿抬高试验阳性（45°），左侧直腿抬高试验阴性。

辅助检查　腰椎正侧位及过伸、过屈位 X 线片显示 L_4 椎体轻度滑脱（图 4 - 4）。腰椎 CT 显示 L_{4-5}间隙水平椎间盘突出（图 4 - 5）。腰椎 MRI 显示 L_{4-5}椎间盘突出，椎管狭窄，右侧神经根、硬膜囊明显受压（图 4 - 6）。

【手术指征】

患者有多年腰痛病史，近期加重；影像学显示 L_{4-5}节段滑脱，椎间盘突出，椎间孔狭窄。

【术前计划与手术技巧】

针对术前影像学检查，尤其是 MRI 结果考虑行 L_{4-5}节段右侧脊柱内镜下髓核摘除术，经过仔细询问病史及查体，明确了右侧下肢症状为 L_5 神经根受累。同时 MRI 证实存在黄韧带、后纵韧带肥厚和椎间孔狭窄，提示手术中需要考虑到狭窄椎间孔对通道放置的影响，且需要处理多个病变结构而非单一的髓核摘除。

【术后治疗及并发症】

手术顺利无异常，患者术后满意。

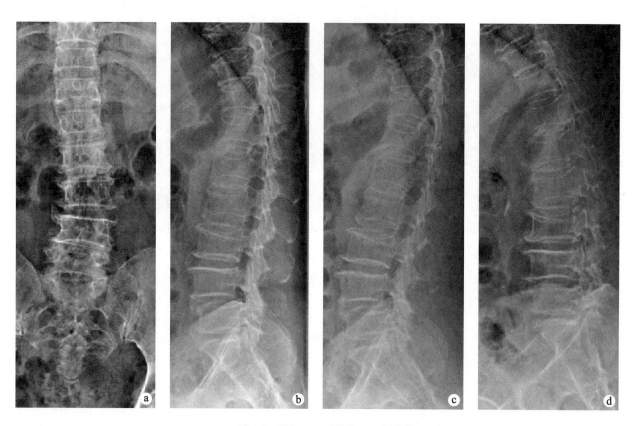

a. 正位；b. 侧位；c. 过伸位；d. 屈曲位

图 4 - 4　腰椎正侧位及过伸过屈位 X 线片显示 L_4 椎体轻度滑脱

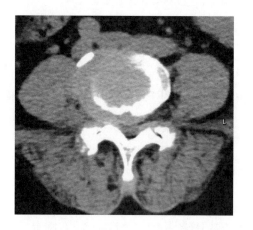

图 4 - 5　腰椎 CT 显示 L_{4-5} 间隙水平椎间盘突出

【讨论与思考】

　　椎间孔成形技术拓宽了经皮脊柱内镜的应用范围。椎间孔扩大成形幅度取决于病理类型。对于单纯腰椎间盘突出，只需要切除突出椎间盘组织，不需要特意行椎间孔及侧隐窝减压。对于合并椎间孔、侧隐窝狭窄，关节突明显增生需要行骨性减压手术的腰椎间盘突出病例，需要更大幅度的椎间孔扩大成形手术。一般采用环锯或镜下磨钻扩大成形。

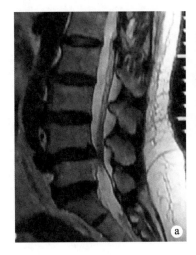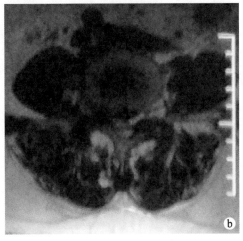

a. 矢状位；b. 轴位

图 4 - 6　腰椎 MRI 显示 L$_{4-5}$ 椎间盘突出，椎管狭窄，右侧神经根、硬膜囊明显受压

　　本例我们使用了工作通道旋切技术，能够快速安全地处理椎间孔增生的关节突。该幅度的扩大成形不破坏关节突关节的关节面及关节囊结构，对腰椎功能结构单位的稳定无破坏，不影响腰椎稳定性。

　　该患者存在 L$_4$ 椎体的轻度滑脱，L$_4$ 椎体下缘的边缘骨赘压迫硬膜囊，不稳的同时导致后纵韧带增生，因此术中需要对多个目标进行处理：突出的髓核、肥厚的黄韧带和后纵韧带及滑脱椎体边缘的骨赘，利用多种操作进行彻底的腹侧减压，才能最终达到神经组织彻底减压的目的，解除患者的症状。

（术者：张西峰）

（整理：顾苏熙　姜红振）

第五章

脊柱内镜下治疗成人退行性脊柱侧弯

病例32 脊柱内镜下治疗老年退行性脊柱侧弯合并腰椎管狭窄症

【病例简介】

基本信息 患者女性，83 岁。

主诉 腰痛伴间歇性跛行 3 年余，加重 3 个月。

现病史 患者于 20 余年前劳累后出现腰部疼痛，休息后可以缓解，自认为是腰肌劳损，未予以重视，自行贴膏药等保守治疗。3 年前患者自觉疼痛加重，同时伴有间歇性跛行，步行 300 m 后即感觉疼痛加重，下肢无力，休息后可以缓解。检查提示严重骨质疏松，予以补钙、理疗等保守治疗。3 个月前，患者自觉症状进一步加重，腰部疼痛伴右下肢酸胀疼痛麻木感，间歇性跛行加重，步行 200 m 后即出现右下肢疼痛麻木，疼痛麻木区域主要以右大腿内侧、右小腿内侧为主，保守治疗后症状缓解不明显。

既往史 发现重度骨质疏松 20 余年。

辅助检查 腰椎正侧位 X 线片显示患者胸腰段有严重的侧弯，胸腰段大部分椎体变尖，部分骨赘形成（图 5 -1）。腰椎 CT 检查显示患者 L_{3-4} 节段小关节增生肥大明显，致神经根走行区域侧隐窝狭窄（图 5 -2）。腰椎 MRI 提示 L_{3-4} 节段小关节增生导致腰椎管狭窄，增生部分压迫硬膜囊、神经根（图 5 -3）。

【手术指征】

患者胸腰段脊柱侧弯明确，症状表现为腰椎管狭窄症，步行 200 m 后即需要休息，且近 3 个月有明显加重表现。影像学检查表明患者责任间隙有明显的小关节增生压迫神经根。

【术前计划与手术技巧】

患者已 83 岁高龄，本次就诊是为了缓解间歇性跛行的症状，而不是为了矫正畸形。查体结合影像学表现可以确定症状是小关节增生与椎间盘突出造成侧隐窝狭窄引起的。患者保守治疗效果不佳，根据其身体条件行常规开放手术矫正侧弯风险较大，因此我们决定实施微创神经根减压术。

手术首先采用常规侧方椎间孔入路，穿刺定位时发现患者侧弯畸形引起椎间孔狭窄，穿刺针无法精准到达理想操作位置（图 5 -4）。多次尝试侧方入路无果后，我们决定采用椎板间入路，利用患者 L_{3-4} 椎板间的自然间隙，成功建立工作通道，得以实施手术（图 5 -5）。术中使用磨钻磨除右侧部分小关节，行神经根减压、双侧椎间盘摘除。术后复查 CT 显示达到减压效果（图 5 -6）。

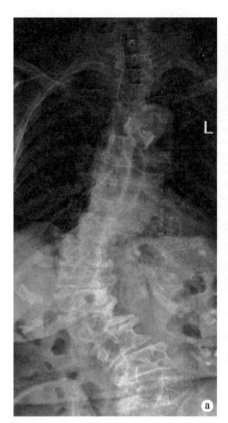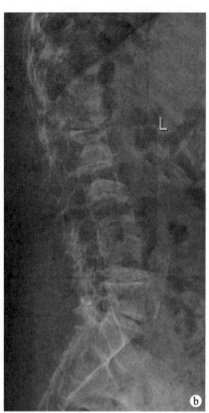

a. 正位；b. 侧位

图 5-1　脊柱正侧位 X 线片显示胸腰段侧弯严重，椎体骨质增生，部分骨赘形成

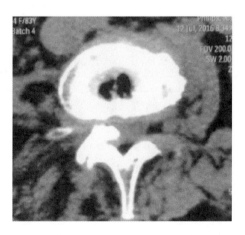

图 5-2　腰椎 CT 显示 L_{3-4} 间隙水平右侧小关节增生肥大明显，
右侧侧隐窝狭窄，相应神经根受压

【术后治疗及并发症】

术后常规护理，术后第 2 天患者即可佩戴腰围自行下床如厕，自觉症状较术前有明显缓解。因其有严重骨质疏松，嘱患者继续服用药物补钙，避免早期负重。

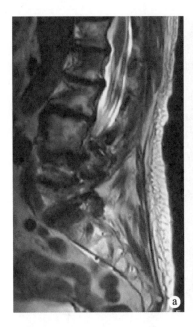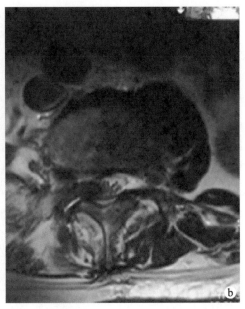

a. 矢状位；b. 轴位

图5-3　腰椎 MRI 显示 L$_{3-4}$节段小关节增生，腰椎管狭窄，右侧硬膜囊、神经根受压明显

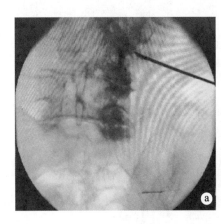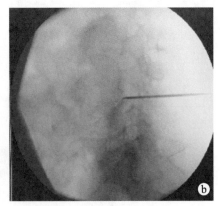

a. 正位；b. 侧位

图5-4　椎间孔入路穿刺定位时发现患者侧弯畸形引起椎间孔狭窄，穿刺针无法精准到达理想位置

【讨论与思考】

　　本例患者诊断明确，退行性脊柱侧弯合并腰椎管狭窄症、腰椎间盘突出症。由退行性脊柱侧弯引起的症状我们需要思考采用哪种手术方案最为合适：83 岁高龄患者，同时患有严重的骨质疏松症，保守治疗佩戴支具时间长、效果差；患者自身情况较差，常规开放矫形手术风险太高；患者寻求诊治的主要目的即为缓解间歇性跛行症状，而不是矫正侧弯；临床上患者表现为单一的神经根性症状，没有腰痛，也没有肌力的减弱；结合影像学资料，我们认为行常规微创神经根减压即可解决困扰患者的症状。

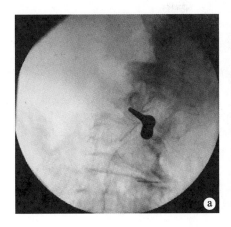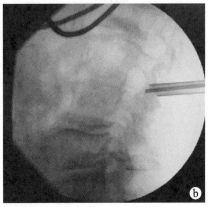

a. 正位；b. 侧位

图5-5 调整为椎板间入路，利用患者L$_{3-4}$椎板间的自然间隙，成功建立工作通道

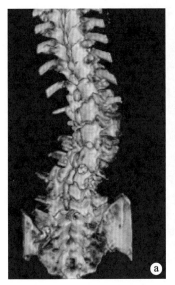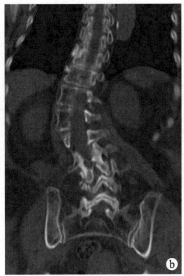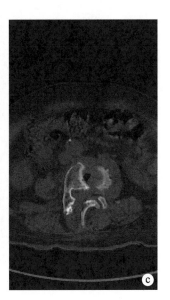

a. 三维重建；b. CT冠状位；c. CT轴位

图5-6 术后复查CT及三维重建，磨钻创造出的骨性通道清晰可见，术后小关节增生部分减压效果良好

本例术中穿刺时首先常规采用侧方椎间孔入路，然而因患者退行性侧弯较为严重，椎间孔较为狭窄，穿刺针无法到达理想位置，遂决定更改为椎板间入路。

（术者：张西峰）

（整理：高天阳　姜红振）

病例33　多节段腰椎间盘突出合并脊柱侧弯伴焦虑症的治疗

【病例简介】

基本信息　患者女性，45岁。

主诉 腰痛 10 余年，加重 1 个月。

现病史 患者有腰痛症状 10 余年，休息后可缓解，双下肢未感疼痛等不适。于当地医院行腰椎 MRI 检查提示多节段椎间盘退变突出，腰椎侧弯。近 1 个月来，患者腰腿症状逐渐加重，于 2016 年 6 月 28 日来我院就诊，考虑"腰椎椎间盘突出症"收入我科。

既往史 哮喘病史 26 年，高血压病史 16 年，目前控制均可。患者自述有严重的焦虑症。

查体 腰骶部压痛、叩击痛阴性。腰椎活动度降低，双下肢主动活动自如，肌张力无明显异常。双侧下肢胫骨前肌肌力 4 级，足趾背伸肌肌力 4 级，股四头肌、胫骨前肌肌力均 5 级，膝腱反射轻度减退，双侧直腿抬高及加强试验阴性，双下肢感觉正常。

辅助检查 MRI 提示多节段腰椎间盘突出、椎管狭窄，以 $L_{4,5}$ 节段突出为著（图 5 - 7）。

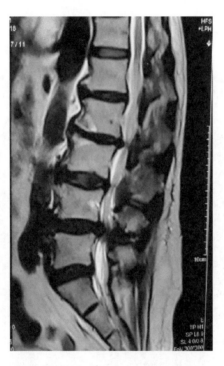

图 5 - 7　MRI 显示多节段椎间盘突出、椎管狭窄，以 $L_{4.5}$ 节段突出为著

【手术指征】

患者有多年腰痛病史，近期加重；影像学提示多节段椎间盘突出、椎间孔狭窄。

【术前计划与手术技巧】

针对影像学 MRI 结果，术前考虑行 $L_{4,5}$ 节段右侧脊柱内镜下髓核摘除术；而经过仔细询问病史及查体，考虑下肢症状不明显，尽管存在影像学征象，但无明确的神经根受累症状和体征；分析患者的心理状况，发现其由于多次反复看病，存在严重的焦虑症，最终考虑行神经根封闭术。透视下定位 $L_{4,5}$ 椎间盘水平，棘突旁开 12 cm，18 G 针头穿刺椎间孔下缘，注射利多卡因（图 5 - 8）。

【术后治疗及并发症】

患者术后恢复满意，自觉症状较术前有明显缓解。

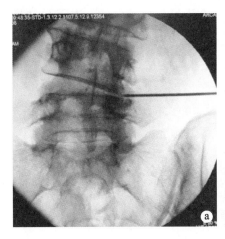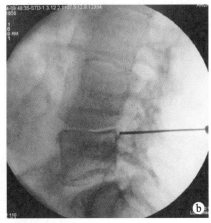

a. 正位；b. 侧位

图 5-8　术中透视定位

【讨论与思考】

腰椎存在明显的侧弯畸形，其中 L_4 为侧弯的下端椎。L_{4-5} 节段出现椎间盘退变，椎间隙向左侧张开，而右侧椎间孔明显狭窄。我们考虑疼痛与侧弯导致的肌肉不平衡，对应节段间孔狭窄刺激，节段不稳均有关，而与椎间盘突出压迫神经根无明显关系，鉴于患者存在明显的焦虑症，心理状况还需进一步评估，应用脊柱内镜技术进行治疗的时机尚不成熟，遂考虑采用 L_{4-5} 节段神经根管封闭治疗。

脊柱疾病需要阶梯治疗的同时，也需要精准治疗。对于本例存在脊柱侧弯的患者，如果单纯依靠影像学资料进行评估，恐怕会考虑冠状面畸形、退变性侧弯的诊断，目前鉴于矢状面无明显失平衡，该患者此时尚不需要进行侧弯的矫形手术。

（术者：张西峰）

（整理：顾苏熙　姜红振）

病例34　脊柱内镜下椎间融合联合经皮椎弓根钉固定治疗退行性脊柱侧弯

【病例简介】

基本信息　患者女性，61 岁。

主诉　腰痛伴左下肢疼痛并进行性加重 20 年余。

现病史　患者 20 余年前无明显诱因出现腰部疼痛，并伴左下肢疼痛，间断给予针灸、按摩、牵引等治疗，腰痛症状稍改善。最近左下肢疼痛明显，行走无力，多于劳累或行走时加重，休息后可减轻，但近期症状逐渐加重。X 线片显示退行性脊柱侧弯。为求进一步诊治来我院就诊，以"退行性脊柱侧弯"收入我科。

查体 蹒跚步态，脊柱侧弯畸形。脊柱椎体及椎旁无明显压痛、叩击痛，无下肢放射痛。腰椎活动度受限，双下肢肌肉萎缩，左下肢肌肉萎缩明显，双下肢肌张力正常。左下肢股四头肌肌力 4 级，右下肢股四头肌肌力 5 级，双侧足趾跖屈背伸肌肌力 5 级，左侧大腿前方及小腿内侧皮肤感觉减退，双侧膝腱反射、跟腱反射正常，弯腰拾物试验阳性，左侧直腿抬高试验阳性（45°），右侧直腿抬高试验阴性，双侧巴宾斯基征阴性。VAS 评分 8 分。

辅助检查 X 线片显示腰椎退行性脊柱侧弯（图 5 - 9）。

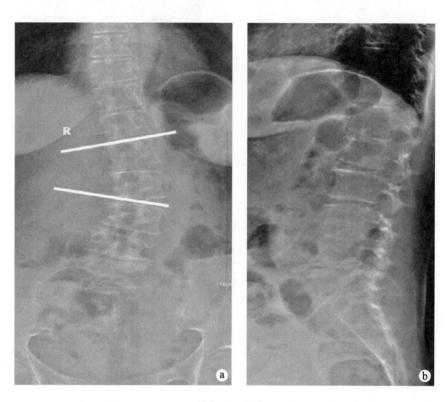

a. 正位；b. 侧位

图 5 - 9 X 线片显示腰椎退行性脊柱侧弯

【手术指征】

患者疼痛剧烈，VAS 评分 8 分，退行性侧弯逐渐加重，无法正常生活、工作，患者拒绝行开放矫形手术，且手术意愿强烈。

【术前计划与手术技巧】

患者拟行脊柱内镜辅助下椎间融合经皮椎弓根螺钉内固定术。手术全程分两大步骤：第一步采用静脉麻醉，在脊柱内镜下分别完成 L_{2-3}、L_{3-4}、L_{4-5}、L_5-S_1 4 个椎间盘的摘除（图 5 - 10），同时在脊柱内镜辅助下，完成 4 个间隙的髂骨植骨可撑开融合器椎间融合；第二步采取全身麻醉，完成 T_{10}-S_1 共 9 对经皮椎弓根螺钉的内固定手术（图 5 - 11）。

【术后复查及治疗】

术后患者左侧大腿前外侧麻木，考虑可能是在 L_{3-4} 或者 L_{4-5} 融合器置入过程中，对出口神经根造成了挤压。第 1 天患者左腿抬腿力弱，第 3 天患者下床后，感左大腿前方麻木缓解，肌力恢复至与健侧相同。术后 4 周复查腰椎 X 线片显示融合器位置良好，无移位，侧方移位的椎体被拉回了中线，侧弯的角度获得了矫正（图 5 - 12、图 5 - 13）。

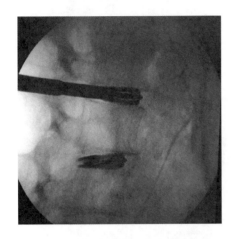

图 5-10　术中椎间融合器植入

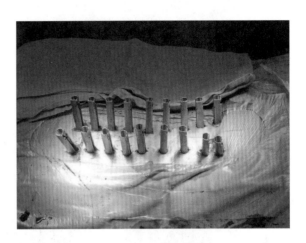

图 5-11　术中经皮椎弓根螺钉植入

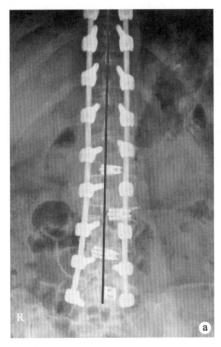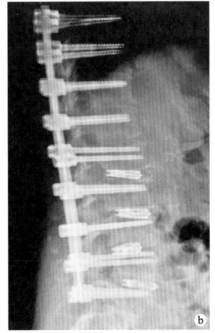

a. 正位；b. 侧位

图 5-12　术后复查 X 线片显示侧弯的椎体被拉回了中线（红线），侧弯的角度获得矫正

【讨论与思考】

该病例为张西峰微创脊柱团队完成的第一例在脊柱内镜辅助下采用椎间融合结合经皮椎弓根钉固定治疗退行性脊柱侧弯。经文献检索，该手术方式也是世界上首次报道。在微创下治疗退行性脊柱侧弯，创伤小，恢复快，不需要输血，极大地缩短了术后康复期。

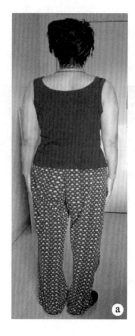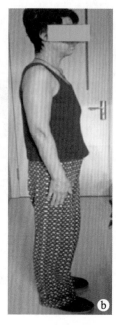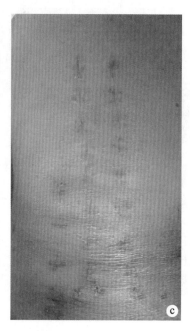

a. 后面观；b. 侧面观；c. 切口外观

图 5 - 13　术后外观

目前，此类手术还处于探索阶段，对适应证的挑选也存在一定的局限。能够完成对长节段脊柱融合和矫形微创手术的突破，也是术者多年的努力。2007 年开展了脊柱内镜下 B-Twin 椎间融合器的植入手术，2008 年开展了 XLIF 椎间融合手术，2012 年开展了 XLIF 结合经皮椎弓根固定治疗退行性脊柱侧弯。十几年过去了，退行性脊柱侧弯的微创治疗终于又达到了一个新的高度：采取微创手术能够完成过去需要开放手术才能完成的任务。作为一项新技术它一定不完美，但是它的出现足够惊艳。我们期待该技术的进一步拓展和完善。

（术者：张西峰）

（整理：姜红振　刘彦康）

第六章
脊柱内镜下治疗马尾综合征

病例35　脊柱内镜下治疗使用抗凝药物的马尾综合征

【病例简介】

基本信息　患者男性，72 岁。

主诉　腰痛伴双下肢疼痛，大小便失禁 2 周。

现病史　患者 1 年前有腰痛病史，1 个月前复发。在附近诊所进行按摩治疗，治疗 3 天后下肢剧烈疼痛、大小便失禁，给予对症治疗。2 周后仍未缓解，遂就诊于我院，以"腰椎间盘突出症、马尾综合征"收入院接受治疗。

既往史　2011 年行冠状动脉搭桥术，长期口服阿司匹林；痛风 10 余年；高血压病史 20 年，规律服用降压药物。

查体　左下肢 VAS 评分 7 分，腰椎功能障碍评分（oswestry disability index，ODI）评分 50 分，无法独自站立，足尖站立和足跟站立均无法完成，下床需要他人辅助，生活中使用尿不湿。腰椎无侧弯、后凸畸形，腰椎生理曲度变直，腰椎前屈、后伸、侧屈、旋转幅度减弱，棘突间无阶梯感。L_{4-5} 棘突压痛、叩击痛，无下肢放射痛，会阴部感觉减退，双下肢感觉正常，提睾反射减弱，球海绵体反射消失，肛门反射消失，肛门括约肌无自主收缩、肌力 0 级。双侧髂腰肌肌力 5 级，双股四头肌肌力 5 级，足背伸肌肌力左侧 1 级、右侧 4 级，足拇背伸肌肌力左侧 1 级、右侧 4 级，足跖屈肌肌力左侧 1 级、右侧 4 级。腰椎摇摆试验阴性，拾物试验阳性，髋关节内外旋转试验阴性，双侧下肢直腿抬高及加强试验阴性，双侧股神经牵拉试验阴性，双侧跟腱反射、膝腱反射对称，双侧病理征未引出。

辅助检查　①影像学检查：腰椎 CT 显示腰椎退行性变，L_{4-5} 椎间盘突出（后正中型），腰椎骨质增生（图 6-1）。腰椎 MRI 显示 L_{4-5} 椎间盘突出、椎管狭窄（图 6-2）。②实验室检查：急诊生化示尿素氮 8.9 mmol/L，肌酐 147.1 μmol/L，尿酸 604.6 μmol/L。血常规、电解质未见明显异常。凝血检查提示部分凝血酶原时间 20.80 s，凝血酶原时间 12.9 s，凝血酶原时间比值 1.11，凝血酶时间 18.2 s，纤维蛋白原 4.06 g/L。

【急诊手术指征】

马尾综合征 2 周无缓解，双下肢肌力差，VAS 评分 >6 分。无法正常生活、工作。

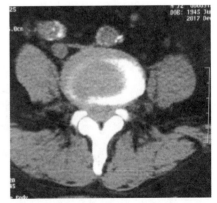

图 6-1　腰椎 CT 显示 L_{4-5} 椎间盘突出

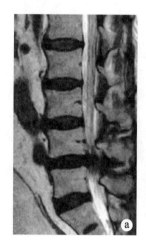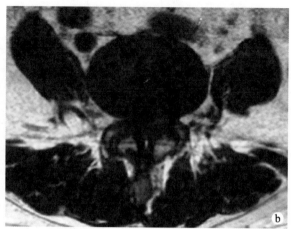

a. 矢状位；b. 轴位

图6-2　腰椎 MRI 显示 L$_{4-5}$椎间盘巨大突出、椎管狭窄

【术前计划】

计划在脊柱内镜下行责任椎间盘摘除。如果发现无法实施手术，及时终止手术。停阿司匹林1周甚至2周再考虑进一步实施手术治疗。

【手术过程与手术技巧】

术中局部麻醉定位时即发现针眼内明显出血（图6-3），通道经过肌肉层时也有严重出血，甚至可以将内层通道向上顶起（图6-4），一度怀疑这个手术能否继续实施，是否应该按照术前计划停止手术，改期进行二期手术。术中经过讨论决定尝试一下，视进入椎管后的出血情况再决定是否终止手术。结果发现，当通道通过肌肉层，进行黄韧带及骨膜剥离并磨除椎板进入椎管后，并没有明显的无法实施手术的出血，于是在脊柱内镜下顺利完成了单侧入路单侧椎板切除、黄韧带摘除、同侧椎间盘切除手术，术中神经完全减压后的镜下图像如图6-5所示。术后复查腰椎 CT 显示 L$_{4-5}$水平减压彻底，椎管内无血肿（图6-6）。

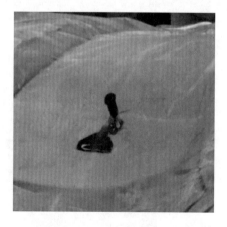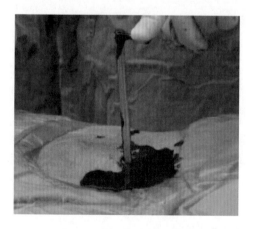

图6-3　局部麻醉药皮下注射，　　　　　图6-4　刚刚建立手术通道，
　　　随即发现明显出血　　　　　　　　　　随即发现通道内明显出血

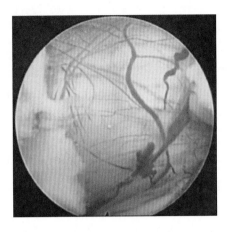

图6-5　术中神经完全
减压后的镜下图像

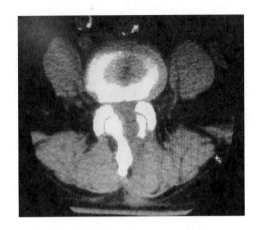

图6-6　术后复查腰椎CT显示L$_{4-5}$水平
减压彻底，椎管内无血肿

建立通道时，工作通道直接接近椎板，不在肌肉层过多停留。手术时使用的是斜口的工作通道，平口的工作通道也许是更好的选择。

【术后治疗及并发症】

伤口用丝线缝合1针，加压包扎。没有发现伤口明显出血，术区没有形成血肿。手术后的当天下午，患者术前的疼痛消失，但出现了严重的尿潴留，最后进行了留置导尿管导尿。术后第1天，患者自诉双下肢有力。查体：双侧髂腰肌肌力5级，双侧股四头肌肌力5级，足背伸肌肌力左侧2级、右侧4级，足拇背伸肌肌力左侧2级、右侧4级，足跖屈肌肌力左侧2级、右侧4级，会阴部依然麻木，提睾反射存在，球海绵体反射消失，肛门反射消失，肛门括约肌无自主收缩、肌力0级。

术后2周情况：患者一般情况尚可，腰痛明显缓解，大小便仍失禁，左下肢无力，拄拐行走，可自行站立片刻。查体：生命体征平稳，步态不稳，迈步左侧伸膝障碍；双侧髂腰肌肌力5级，双侧股四头肌肌力5级，足背伸肌肌力左侧2级、右侧4级，足拇背伸肌肌力左侧2级、右侧4级，足跖屈肌肌力左侧2级、右侧4级，会阴部仍麻木，提睾反射存在，球海绵体反射消失，肛门反射消失，肛门括约肌无自主收缩、肌力0级。

【讨论与思考】

对于长期口服阿司匹林的患者，一般认为需要至少停药1周才可以实施手术治疗。但是当腰椎间盘突出患者出现马尾综合征时又需要急诊手术。那么停用阿司匹林一定是所有手术治疗的前提条件吗？

一项随机对照试验（randomized controlled trial，RCT）研究结果表明，停用阿司匹林组的血栓事件发生率为9.0%，不停用阿司匹林组的血栓事件发生率为1.2%，围手术期停用阿司匹林竟然使血栓事件的发生率上升了7.2%；另外一项病例对照研究结果表明，围手术期停用阿司匹林是脑卒中或短暂性脑缺血发作发生的强危险因素，*OR*值为3.4（95%*CI*：1.08~10.63）；一项纳入了39 512例患者的回顾性队列研究表明，围手术期停用阿司匹林使卒中的发生风险增加了40%。第9版《美国胸科医师协会抗栓与血栓预防临床实践指南》中指出，对于正在接受阿司匹林治疗且伴有血栓栓塞中高危的患者，若拟行非心脏手术，建议手术期间继续服用阿司匹林，而不是术前7~10天停用；伴有血栓栓塞低危的患者，建议停用阿司匹林7~10天。根据上述证据，除了心脏手术，其他所有手术，若患者伴有血栓栓塞中高危，一律不建议术前停用阿司匹林。

本病例在没有停用阿司匹林的情况下，急诊实施了内镜下责任椎间盘摘除手术。虽然在穿刺置管过程中出血明显，但是镜下进入椎间盘后，并没有出现导致手术无法顺利进行下去的出血。当然本次手术仅是个例报道，以后类似的病例能否采取同样的策略和产生同样的结果，还需要进一步的临床观察和基础研究。

本病例还涉及腰椎间盘突出导致的马尾综合征（cauda equina syndrome，CES）的治疗和预后问题。目前普遍认为，CES术后的神经功能恢复需要历时很多年，但是文献报道的随访时间往往不超过1年，因此，CES术后的大小便功能和性功能的长期预后尚不明确。许多文章指出，早期的外科手术减压可以获得满意的临床效果。如Shepard认为，早期手术减压是完全恢复神经功能的先决条件；Nielson则通过尿动力学检查证实了早期手术减压可以改善膀胱功能。但仍有几篇文章怀疑早期减压的效果，如Korse研究了CES术后患者大小便功能和性功能的长期恢复情况，得出性别、发病到手术的时间等与CES长期预后无明显相关性。最后，Korse指出马尾综合征患者术后大小便功能和性功能恢复较慢，长期预后并不乐观。

对于马尾综合征患者，我们支持早期内镜下微创减压手术，特别是对出现完全会阴部麻木和明显括约肌障碍的患者。但是，根据我们的经验，晚期马尾综合征患者多数不能恢复到维持日常生活的状态。如果行内镜下减压术后，患者神经功能在观察2周后仍没有改善，恢复的希望会更加渺茫。本例患者就诊时发病突然，症状重，这也是预后差的原因之一。

（术者：张西峰）

（整理：林芳轲　姜红振）

病例36　经椎板间入路联合椎间孔入路治疗马尾综合征

【病例简介】

基本信息　患者女性，20岁。

主诉　腰痛伴右下肢麻痛5个月，加重20天，伴小便失禁2天。

现病史　患者5个月前出现腰痛，保守治疗后可缓解。1个月前腰痛加重，保守治疗无效。3天前腰部及右下肢剧烈疼痛，伴右大腿后侧、小腿后外侧皮肤感觉麻木，口服止痛药物不能缓解。1天前出现小便失禁，会阴区感觉减退。由家人送至我院急诊，以"马尾综合征、椎管狭窄、腰椎间盘突出症"收入院治疗。

查体　腰椎无侧弯，后凸畸形，强迫体位，腰椎生理曲度变直，腰椎活动明显受限，会阴部感觉减退，右侧髂腰肌肌力4级，右侧股四头肌肌力4级，足背伸肌肌力右侧3级，足踇背伸肌肌力右侧3级，足跖屈肌肌力右侧4级，左侧下肢肌力正常。右侧下肢直腿抬高及加强试验阳性（20°），双侧股神经牵拉试验阴性，右侧跟腱反射、膝腱反射减弱，双侧病理征未引出。腰部VAS评分9分。

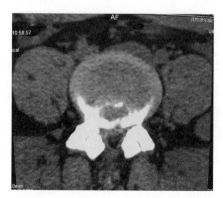

图6-7　腰椎CT显示L_{4-5}椎间盘突出，有部分钙化

辅助检查　腰椎CT显示L_{4-5}椎间盘突出，有部分钙化（图6-7）。腰椎MRI显示L_{4-5}椎间盘突出、椎管狭窄（图6-8）。

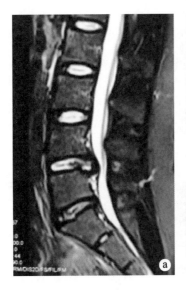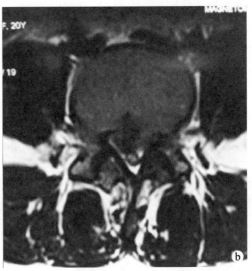

a. 矢状位；b. 轴位

图 6-8　腰椎 MRI 显示 L_{4-5} 椎间盘巨大突出，硬膜囊严重受压

【急诊手术指征】

疼痛剧烈，VAS 评分 >8 分，止痛药无法缓解，无法正常生活、工作。出现肌力减退、小便障碍等马尾综合征表现。

【术前计划】

计划在脊柱内镜下行责任椎间盘摘除，术前进行椎板间及椎间孔入路定位，首先进行后路椎管减压，预防出现马尾危象。如果后路能完成减压，则无须再行椎间孔入路减压。术中行后路及侧路定位，两种入路配合进行（图 6-9、图 6-10）。

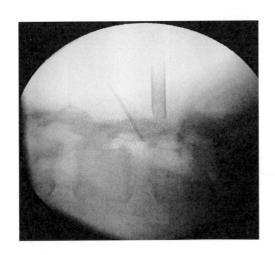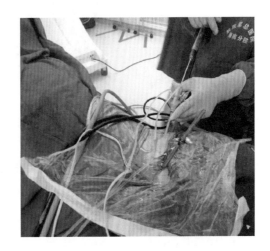

图 6-9　术中后路及侧路定位　　　　　　　图 6-10　术中两种入路配合进行

【手术过程与手术技巧】

手术首先从椎板间入路，考虑到椎管内压力较大，通道置于下位椎板上缘，辨识黄韧带，逐步磨骨，在椎板上缘及右侧下关节突内侧磨出通道。在磨除骨质过程中，要求极高的稳定性，硬膜囊背侧骨质磨至薄如蛋壳状（图6-11），再用髓核钳摘除（图6-12），逐步把管道置入椎管内，从椎管侧方进入椎间隙，摘除部分髓核，使椎管内压力减小，再逐步向中央移行管道，但患者反馈下肢疼痛剧烈，不能强行移动。此时换椎间孔入路进行减压，通道进入椎管内患者无明显不适感，摘除突出至椎管内的髓核比较容易，磨除硬膜囊腹侧钙化组织，见钙化组织与硬膜囊有粘连，不易剥离。

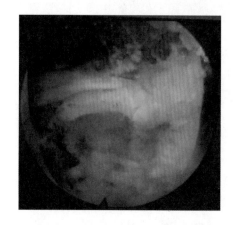 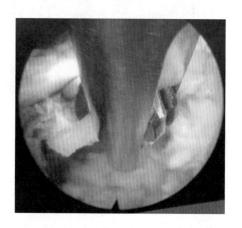

图6-11　硬膜囊腹侧的钙化组织　　　　　图6-12　髓核钳摘除薄片状钙化组织

需要注意的是，椎管内压力大，任何增加椎管内压力的操作都可能导致马尾危象出现，关键是在建立通道时做好充分计划，椎板间入路及椎间孔入路结合使用（图6-13），利用磨钻建立通道，不增加椎管内压力，不要强求彻底去除钙化组织。

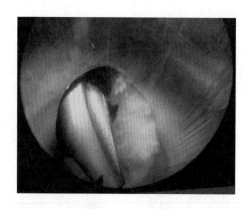

图6-13　一侧入路镜下可以看到对侧入路中的手术器械

【术后治疗及并发症】

常规术后康复。患者术后腰部及下肢疼痛基本缓解，右小腿外侧轻度麻木感，会阴区麻木感基本消失，无小便遗漏情况。下肢肌力基本同术前。术后复查CT提示减压彻底（图6-14）。

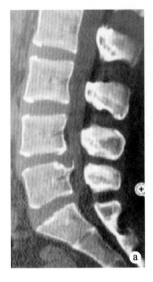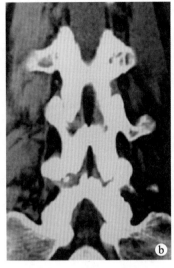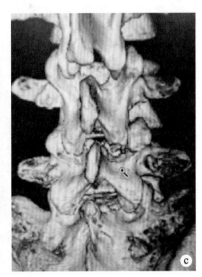

a. 矢状位；b. 冠状位；c. 三维重建

图 6-14　术后复查 CT

【讨论与思考】

本例患者家属咨询多家医院，均建议行开放手术彻底减压治疗，但家属考虑患者年龄较小，希望微创治疗。本例患者在入院前已经出现马尾综合征表现，有急诊手术指征。术前重点考虑两个问题：①有马尾综合征的患者能否行孔镜治疗；②钙化组织是否有必要彻底去除。早期将马尾综合征列为脊柱内镜手术的禁忌证之一，目前随着技术的进步及器械的改进，脊柱内镜下也可以很好地进行下腰椎硬膜囊周围神经减压治疗马尾综合征。一般椎间盘突出，术后存留的症状是疼痛、麻木、无力，而马尾综合征患者存留的症状要更加复杂，如大便的问题、小便的问题及性功能的问题。因此，马尾综合征患者术后更容易并发焦虑、抑郁等神经、心理疾病，这是马尾综合征治疗围手术期必须处理和重视的问题。

（术者：张西峰）

（整理：张志伟　姜红振）

病例37　脊柱内镜下处理巨大椎间盘脱垂伴马尾综合征

【病例简介】

基本信息　患者女性，34 岁。

主诉　左腿疼痛 1 个月，加重伴右腿麻痛、无力 10 天。

现病史　患者因"左腿疼痛 1 个月，加重伴右腿麻痛、无力 10 天"入院，在 10 天的加重期内，出现了大小便费力的症状，被诊断为"腰椎间盘突出症、马尾综合征"。

查体　鞍区感觉减退，肛门括约肌肌力降低。右足下垂，双侧足背、小腿外侧皮肤感觉减退。左侧足踇背伸肌肌力 4 级，右侧足踇背伸肌、趾长伸肌、胫骨前肌及腓骨长肌、腓骨短肌肌力 2 级。左侧直腿抬高试验阳性（30°），右侧直腿抬高试验阳性（20°），双侧加强试验阳性。

辅助检查　腰椎 CT 显示 L$_{4-5}$椎间盘突出，局部未见钙化（图6-15）。腰椎 MRI 显示 L$_{4-5}$椎间盘突出，局部硬膜囊神经根受压（图6-16）。入院后复查腰椎 CT 显示 L$_{4-5}$间隙水平巨大椎间盘突出，硬膜囊受压显著（图6-17）。

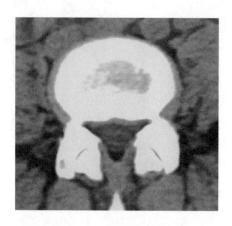

图6-15　腰椎 CT 显示 L$_{4-5}$间隙水平椎间盘突出，未见明显钙化

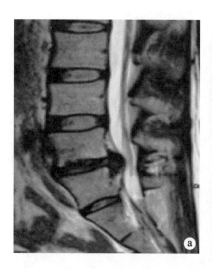 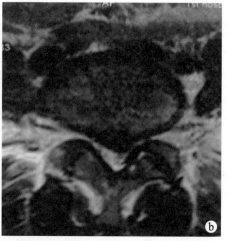

a. 矢状位；b. 轴位

图6-16　腰椎 MRI 显示 L$_{4-5}$水平椎间盘突出，局部硬膜囊神经根受压

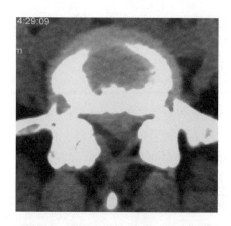

图6-17　入院后复查腰椎 CT 显示 L$_{4-5}$间隙水平巨大椎间盘突出，硬膜囊受压显著

【手术指征】

患者双下肢疼痛、无力,药物保守治疗效果差;复查 MRI 显示可能存在大块的髓核组织脱垂。

【手术过程与手术技巧】

第一次手术——脊柱内镜手术 鉴于患者存在马尾神经损伤,且影像学显示 L_{4-5} 存在明显椎间盘突出,入院后第 2 天在内镜下经右后外侧行 L_{4-5} 突出椎间盘摘除、神经减压术。该患者体型消瘦,故穿刺点旁开距离选择 11.5 cm。术中已看到硬膜囊、神经根,想进一步清理探查椎管时,患者出现明显腹痛,考虑冲洗液进入了腹膜。为安全考虑,当即终止手术。复查腹部 CT,显示右侧 L_{4-5} 水平偏右腹膜后弥漫性低密度影,2 小时后腹痛缓解,1 天后患者腹痛完全消失。患者术后左腿疼痛没有改善,右腿疼痛加重,出现尿潴留。给予镇痛、激素、脱水等治疗,并留置导尿管。经保守治疗后第 3 天拔除尿管,小便恢复正常,但双腿症状仍无明显改善。第一次脊柱内镜术后,进行了 MRI 检查发现突出椎间盘有明显的游离,与术前的 MRI 有明显的区别(图 6-18)。

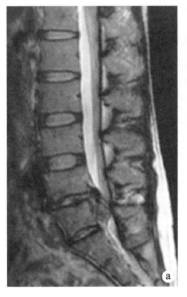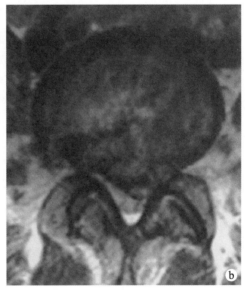

a. 矢状位;b. 轴位

图 6-18 第一次术后复查腰椎 MRI 显示 L_{4-5} 水平可见突出椎间盘包壳存在,
L_5 椎体后方有混杂信号影,考虑脱垂游离髓核或血肿

第二次手术——小开窗手术 患者椎间盘突出程度重,马尾神经有损伤迹象,且已经历过一次手术,患者及其家人焦虑、意见大,有纠纷迹象。因此二次手术必须保证效果,需达到彻底减压。目前,症状在第一次手术后无缓解,甚至加重。影像学显示 L_{4-5} 有大块髓核脱垂可能,椎管内占位明显。为达到彻底减压并减小创伤的目的,决定实施局部麻醉下腰椎后路椎板开窗减压、神经根松解术。家属及患者不愿意做根治性融合手术。

术中保留关节突关节,行 L_{4-5} 右侧椎板开窗,探查见大块髓核组织脱垂游离至椎管内及 L_5 椎体后方,且和硬膜囊、神经根粘连严重。对突出的髓核组织给予充分清理,取出脱垂的髓核组织(图 6-19)。探查并松解右侧 L_5 神经根,完成硬膜囊腹侧及神经根的彻底减压。术中患者立即感觉双腿疼痛明显减轻。

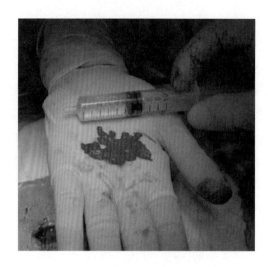

图6-19　术中取出的脱垂髓核组织

第三次手术——融合手术　第二次手术后，患者短期疼痛症状明显缓解，在下床后的第3天突然症状再次加重，并逐渐出现了足下垂症状，大小便功能无异常，经过3周的观察，症状无改善。最后实施了第三次手术——融合手术。

【术后治疗及并发症】

术后常规对症处理，积极康复训练。

【讨论与思考】

本例患者虽然术前有腰椎CT和MRI检查，但是在症状加重后仅加做了腰椎CT平扫，而单纯的腰椎CT平扫对于判断和决定手术方案有局限性。对患者术前椎间盘突出情况了解不够及时全面，导致第一次术中没有充分预测到可能的困难和风险。第一次脊柱内镜术后，MRI发现椎间盘已经严重脱垂游离。这提示我们无论患者术前影像学资料多么新和全面，只要症状突然加重，都应再次完善腰椎CT和MRI等影像学资料，及时了解病情最新进展，充分了解突出物的变化情况。

该患者病史长、症状重，来我院之前反复看过多家医院，且一直犹豫不决，症状加重后治疗期望值非常高，既不愿意做融合手术，又要求微创的手术术式和良好的治疗结果。因此，在术前谈话及准备过程中，对患者及其家人的心理状态、手术治疗期望值等，要有充分的把握和认识，这样才能在治疗过程中做到有的放矢。

临床工作中无论采取哪种手术方式，保证患者安全都为首要因素。若患者术中出现腹痛、心慌、疼痛加剧等，要冷静判断，根据患者病情做出相应处理，必要时及时终止手术。另外，脊柱微创手术需要医师有扎实的开放手术基本功，一旦出现内镜下无法切除、硬膜破裂、神经损伤等情况，需及时切开探查。对于症状比较严重的患者，为了避免多次手术和不可恢复的临床症状，也应该适当放宽融合手术的指征。

（术者：张西峰）

（整理：卢公标　姜红振）

病例 38   脊柱内镜下治疗不完全性马尾综合征

【病例简介】

基本信息   患者女性，28 岁，体重 81 kg，身高 157.5 cm。

主诉   腰部不适 6 月余，加重伴小便困难 2 天。

现病史   患者 6 个月前无诱因出现腰部不适，保守治疗效果欠佳，症状进行性加重，近 2 天出现双臀及会阴部麻木伴排尿困难，留置导尿管。

查体   双臀部轻触觉、针刺觉减弱，双下肢肌力正常，双侧膝腱反射、跟腱反射正常，双侧直腿抬高试验阴性，加强试验阴性，病理征阴性。

辅助检查   腰椎 MRI 检查发现 L_5-S_1 椎间盘巨大脱出，硬膜囊明显受压，L_5-S_1 终板炎改变（图 6 - 20）。腰椎正侧位 X 线片显示 L_5-S_1 椎间隙高度降低（图 6 - 21）。

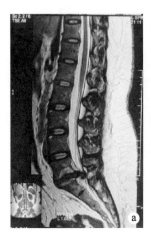 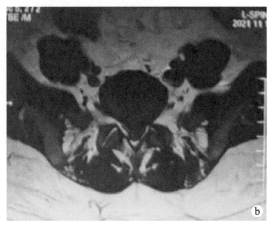

a. 矢状位；b. 轴位

图 6 - 20   腰椎 MRI 显示 L_5-S_1 椎间盘巨大脱出，L_5-S_1 终板炎改变

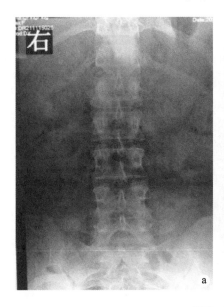 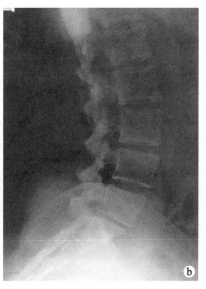

a. 正位；b. 侧位

图 6 - 21   腰椎正侧位 X 线片显示 L_5-S_1 椎间隙高度降低

【手术指征】

患者腰痛 6 个月，突发会阴部麻木及尿潴留，留置导尿管，无法正常生活、工作，结合影像学表现明确诊断为 L_5-S_1 椎间盘突出合并马尾综合征，需尽早行手术治疗。

【术前计划与手术技巧】

计划在脊柱内镜下后入路行 L_5-S_1 椎间盘摘除术（单侧入路单侧关节突成形、黄韧带减压、椎间盘摘除手术）。

术中建立通道时，工作通道直抵椎板，不在肌肉层过多停留。手术使用的是斜口的工作通道，平口的工作通道或为更好的选择。术中在对 L_5 下关节突进行打磨时，患者出现下肢明显疼痛，通道无法进入椎管。继续向外打磨关节突，扩大椎板间孔，在患者可以忍受的情况下使通道进入椎管。手术在全内镜下进行，谨慎操作，取出椎间盘组织（图 6 – 22），尽量避免造成神经根和马尾的二次损伤。

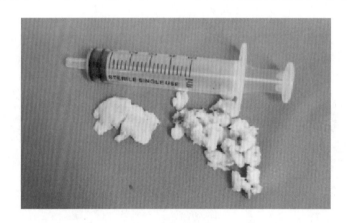

图 6 – 22　术中取出的椎间盘组织

【术后治疗及并发症】

术后第 1 天，患者诉有尿意，间断放尿，锻炼逼尿肌。术后 1 周，摘掉尿管，可自行排尿。影像学复查显示椎间盘突出摘除彻底（图 6 – 23、图 6 – 24）。

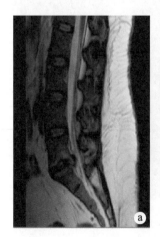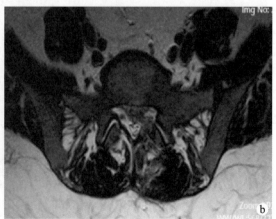

a. 矢状位；b. 轴位

图 6 – 23　术后复查 MRI 显示髓核摘除满意

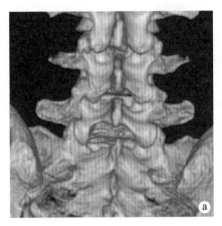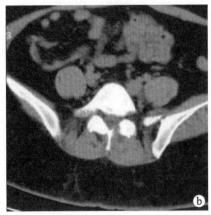

a. 三维重建；b. 轴位

图 6-24　术后复查腰椎 CT 见关节突部分成形、椎板间孔扩大

【讨论与思考】

该患者 28 岁，腰痛 6 个月，出现排尿困难 2 天。影像学检查提示 L_5-S_1 椎间隙变窄，L_5-S_1 椎间盘巨大型突出。应该说，L_5-S_1 椎间隙变窄提示椎间盘突出已经经历了较长时间，但突发会阴区麻木并排尿困难不排除间盘突出程度有突然加重的可能。

由于已经出现了马尾神经症状，手术适应证明确。对于 L_5-S_1 椎间盘突出，脊柱内镜手术有椎间孔入路和椎板间入路两种入路方式。从腰椎正位片看，患者虽有 L_5-S_1 椎间隙变窄，椎间孔上下界有所变小，但 L_5 横突并不是很大，髂嵴不是很高，椎间孔入路也是可选项之一，有望达到椎间盘突出部分完美摘除的目的。

局部麻醉下椎板间入路进入椎管时，有的患者会有剧烈疼痛出现，给患者留下痛苦记忆。该患者是中央型突出，在行走根根腋部进入有望达到突出间盘彻底摘除的目的。在剪开黄韧带后，再注入数毫升 0.5% 利多卡因，有望减轻患者的疼痛程度。可根据术者擅长的技术选择椎板间或椎间孔入路。

尽管有文献指出手术到发病的时间与 CES 长期预后无明显相关性，但没有文献报道晚期减压效果优于早期减压，这就表明早期减压效果至少不次于晚期减压，只会优于或等同于晚期减压。该患者出现小便障碍两天后早期实施手术，选择的手术时机是对的。

（术者：张西峰）

（整理：侯黎升　范海涛　单祥恒）

参考文献

1. MAULAZ A B, BEZERRA D C, MICHEL P. Effect of discontinuing aspirin therapy on the risk of brain ischemic stroke [J]. Arch Neurol, 2005, 62(8): 1217-1220.

2. GARCIA RODRIQUEZ L A, CEA SORIANO L, HILL C, et al. Increased risk of stroke after discontinuation of acety salicylic acid: a UK primary care study [J]. Neurology, 2011, 76(8): 740-746.

3. ARDEKIAN L, GASPAR R, PELED M, et al. Does low-dose aspirin therapy complicate oral surgical procedures? [J]. J Am Dent Assoc, 2000, 131(3): 331-335.

4. ASSIA E L, RASKIN L, KAISERMAN L, et al. Effect of aspirin intake on bleeding during cataract surgery [J]. J Cataract Refract Surg, 1998, 24(9): 1243 – 1246.

5. SHEPHARD R H. Diagnosis and prognosis of cauda equina syndrome produced by protrusion of lumbar disk [J]. Br Med J, 1959, 2(5164): 1434 – 1439.

6. NIELSEN B, DE NULLY M, SCHMIDT K, et al. A urodynamic study of cauda equina syndrome due to lumbar disc herniation [J]. Urol Int, 1980, 35(3): 167 – 170.

7. KORSE N S, VELDMAN A B, PEUL W C, et al. The long term outcome of micturition, defecation and sexual function after spinal surgery for cauda equina syndrome [J]. PLoS One, 2017, 12(4): e0175987.

第七章
脊柱内镜下治疗颈椎疾病

病例39　脊柱内镜下治疗 C_{4-5} 椎间盘突出并骨化

【病例简介】

基本信息　患者男性，73 岁。

主诉　颈部、右上肢疼痛 2 个月，加重伴步态不稳 1 个月。

现病史　患者 2 个月前无明显诱因出现颈部、右肩及右上臂疼痛，伴左小腿发凉。1 个月前出现右上肢桡侧麻木，右手麻木伴无力，左下肢麻木，伴行走时脚踩棉花感。

查体　右上臂肱二头肌区域皮肤感觉减退，右前臂及右手感觉过敏。左上肢皮肤感觉正常。右侧肱二头肌肌力 4⁻ 级，左侧肱二头肌肌力 5 级，右侧手握力 3 级，左侧手握力 5 级。右侧霍夫曼征阳性，左侧霍夫曼征阴性。左足皮肤感觉减退。左侧股四头肌肌力 4 级，右侧股四头肌肌力 5 级，双侧足踝背伸肌肌力及踇背伸肌肌力均正常。巴宾斯基征阴性。

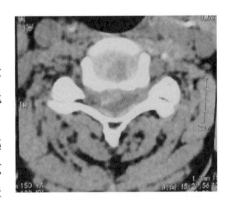

图 7 – 1　颈椎 CT 显示 C_{4-5} 椎间盘突出并骨化

辅助检查　颈椎 CT 显示 C_{4-5} 椎间盘突出并骨化（图 7 – 1）。颈椎 MRI 显示颈 C_{4-5} 水平椎管内中央偏右有突出物压迫脊髓，C_5 水平脊髓变性（图 7 – 2）。颈椎 X 线平片显示颈椎退行性变，曲度消失（图 7 – 3）。

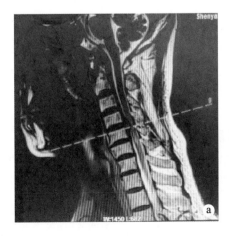 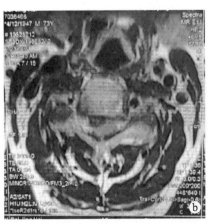

a. 矢状位；b. 轴位

图 7 – 2　颈椎 MRI 显示 C_{4-5} 水平椎管内中央偏右有突出物压迫脊髓，C_5 水平脊髓变性

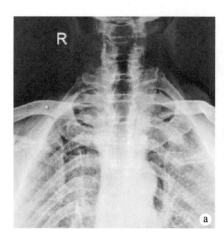
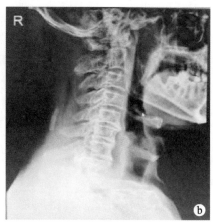

a. 正位；b. 侧位

图7-3 颈椎X线平片显示颈椎退行性变，曲度消失

【手术指征】

患者症状逐渐加重，保守治疗无效，且有皮肤感觉减退、肌力下降等神经损害表现，右侧霍夫曼征阳性。影像学检查显示 $C_{4\sim5}$ 椎间盘突出并骨化，C_5 水平脊髓变性。

【术前计划与手术过程】

患者虽年龄较大，但平日身体状况良好，目前出现神经损害表现，应尽早手术。考虑患者年龄，我们选择应用脊柱内镜微创技术进行手术治疗。计划后方切除部分椎板，使椎管减压，并尽量摘除突出的髓核组织，使脊髓硬膜囊及神经根充分减压。即使术中不能摘除突出的髓核组织，单纯椎板切除减压也可使患者的症状得到缓解。若手术效果不理想，对患者造成的损伤也不大，必要时可行二次手术治疗。

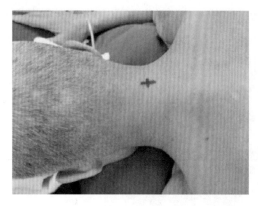

图7-4 手术体表标记

手术采用局部麻醉，俯卧位，术前经皮定位 $C_{4\sim5}$ 右侧椎板间孔，并做好体表标记，于标记处穿刺，放置通道，再次透视，见通道位于 $C_{4\sim5}$ 右侧椎板间孔处（图7-4、图7-5）。放置镜头，开始镜下操作。以 $C_{4\sim5}$ 右侧椎板间孔为中心，磨除上下部分椎板，切除黄韧带，直至硬膜囊及神经根减压松解充分，神经拉钩剥离硬膜囊，进盘寻找突出的髓核组织，未能找到，为避免损伤神经，放弃摘除突出的髓核组织。术中见硬膜囊搏动良好，减压已充分。

【术后治疗及并发症】

术后常规给予营养神经、减轻神经水肿药物治疗。患者术后右手及左下肢无力均较术前明显改善，步态不稳较术前明显改善。右上臂三角肌肌力、肱二头肌肌力较术前有所下降。复查CT及MRI显示椎板切除减压充分（图7-6、图7-7）。

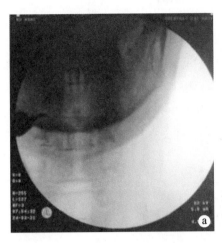
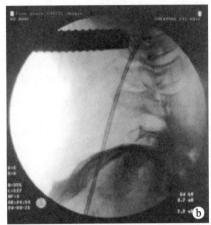

a. 穿刺正位；b. 通道置入侧位

图 7-5　术中穿刺及通道置入位置

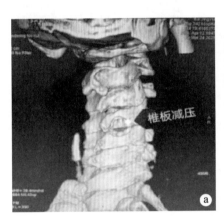
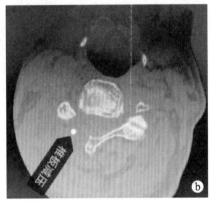

a. 三维重建；b. 轴位

图 7-6　术后复查 CT 显示 C_{4-5} 椎板减压充分

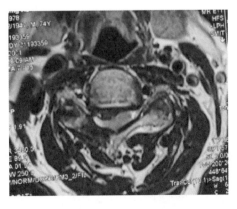

图 7-7　术后复查 MRI 显示 C_{4-5} 椎板减压后改变，
前方椎间盘突出无变化

　　术后3个月随访，患者左下肢麻木加重，走路仍有踩棉花感。右上肢无力。查体见右上臂肱二头肌区域皮肤感觉减退，右前臂及右手感觉过敏。左侧肋缘下至小腿远端皮肤感觉减退，左足底皮肤感觉过敏。右侧肱二头肌肌力3级，左侧肱二头肌肌力4级，右侧手握力4级，左侧手握力5级。双下肢肌力无明显异常。右侧霍夫曼征阳性，左侧霍夫曼征阴性。双下肢巴宾斯基征阴性。

　　复查颈椎 MRI 显示后路减压充分，前方巨大椎间盘突出仍存在（图7-8）。患者目前恢复情况欠佳，经讨论，前方椎间盘突出需解决，拟行 C$_{4-5}$ 前路椎间盘突出髓核摘除、椎管减压、神经松解 + Cage 置入植骨融合 + 钛板内固定术。

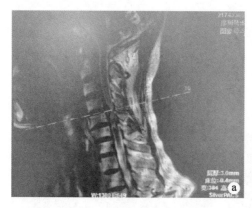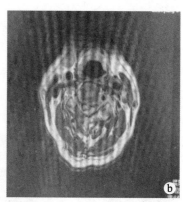

a. 矢状位；b. 轴位

图7-8　术后3个月复查 MRI 显示 C$_{4-5}$ 前方椎间盘突出仍存在

【讨论与思考】

　　脊柱内镜后路椎管减压手术为颈椎间盘突出的治疗开拓了新思路，也扩展了脊柱内窥镜的应用范围。该术式有以下几个特点：①手术时间短，用时约1小时；②出血少，约5 mL；③创伤小，皮肤切开不足1 cm，通道直径9 mm；④恢复快，术后即可下地行走，无须长期卧床，避免了开放手术的复杂性及风险性；⑤对小关节破坏小，不会影响脊柱稳定性；⑥对症状、体征不完全相符的患者，还能起到诊断性治疗的作用。其适应证为偏一侧的椎间盘突出、骨化，以及黄韧带增厚、骨化导致的椎管狭窄，对患者年龄、平时身体状况要求较低。其不足之处为单纯后路对于摘除突出的髓核组织较为困难，要避开硬膜囊脊髓达到椎间盘，容易损伤硬膜囊脊髓。单纯后路减压与前后两侧同时减压的手术效果是否相同，还需长期观察。

　　根据我们的体会，后路手术如要到达椎间盘操作时，切忌损伤硬膜囊脊髓，不要为了摘除椎间盘而过分刺激硬膜囊脊髓，导致神经损害。颈椎后路手术，要想达到腹侧及背侧两侧减压；操作难度较大，需要经验及操作熟练度的积累。

　　患者脊柱内镜术后右上臂肌力减弱原因分析：术中操作并未损伤神经根，遂考虑患者术后肌力下降为 C$_5$ 神经根麻痹所致。C$_5$ 神经根麻痹是颈椎手术后常见的并发症，通常发生在术后数天，大多在术后数周至数月内消退。曾有研究表明，脊髓疾病患者的 C$_5$ 神经根麻痹发生率显著高于神经根型颈椎病患者，该现象提示慢性颈髓压迫症患者在颈髓减压术后出现再灌注损伤是 C$_5$ 神经根麻痹的原因。但迄今无一种假说能够合理解释所有术后 C_5 神经根麻痹的机制。C_5 神经根麻痹的主要症状是运动功能障碍，以三角肌无力多见，肱二头肌和肱三头肌也可出现无力。术前 MRI 成像显示 C_{4-5} 脊髓内信号改变或脊髓软化是一个重要风险信号。90% 患者神经功能障碍的肌群肌力可恢复到 4 级或 5 级。该患者术后 1 个月随访时，右三角肌及肱二头肌肌力由术后 2 级恢复至 3 级，继续随访，根据肌力恢复情况决定是否行颈椎前路手术摘除突出的椎间盘。

患者行颈椎前路手术后，右手感觉过敏较术前明显缓解，术后复查颈椎 MRI 可见前方突出的椎间盘清除彻底，前、后方减压均较充分（图 7 – 9）。我们将对患者继续进行随访，观察患者术后病情恢复情况。

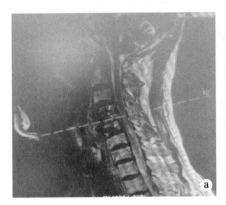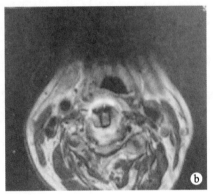

a. 矢状位；b. 轴位

图 7 – 9　前路术后复查 MRI 显示 C_{4-5} 前方突出椎间盘摘除彻底

总之，脊柱内镜微创手术可以通过后路单纯减压的方式来治疗绝大部分颈椎病，如患者有前方椎间盘的巨大突出，应在不损伤脊髓神经的情况下尽量摘除突出的椎间盘以达到前方减压的目的；如不能摘除前方突出的椎间盘，且患者术后症状恢复不理想，甚至加重，应考虑及时行开放手术摘除突出的椎间盘，达到前方减压的目的。临床工作中我们要注意向患者及家属解释清楚这种阶梯性治疗的理念。

【点评】

该患者是 C_{4-5} 椎间盘中央偏右突出导致的混合型（神经根型 + 脊髓型）颈椎病，从早期的手术方案选择来看，不能说手术适应证选择不当。因为①患者的 C_{4-5} 椎间盘突出属于中央偏右，不是正中央型；②患者的椎间盘骨化不是很严重，是有望通过后路取出致压物的；③某些特殊情形下，对于此种类型的颈椎间盘突出，脊柱内镜后路减压手术可能为最佳的选择方案，并且确实可取得成功。点评者这里有 1 例 C_{4-6} 前路融合术后再发症状性 C_{6-7} 椎间盘突出的病例，椎间盘突出程度较本文中报道的更大，且骨化程度更重，骨化范围更广（图 7 – 10、图 7 – 11）。

对于这样的病例，如果采用前路手术，面临着要将 C_{4-6} 节段的前路钛板去掉重新安装加长的钛板要求，同时 C_{4-7} 节段的融合无疑会给 C_7-T_1 节段带来更大的应力，不仅如此，患者 C_{3-4} 节段也已经出现了邻椎退变的影像学表现。权衡后，点评者采用脊柱内镜微创后路单纯减压的方式将钙化的间盘彻底去除，解放了受压脊髓（图7-12、图7-13），点评者的个人经验支持术者进行后路减压操作的尝试。

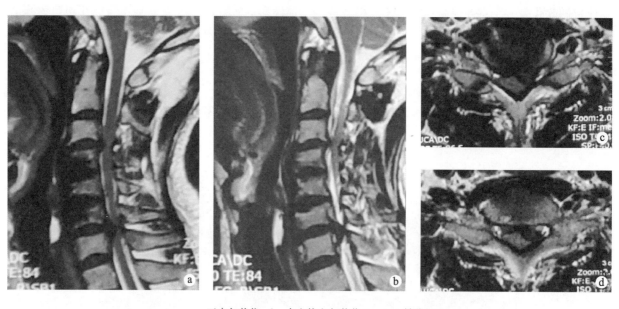

a. 正中矢状位；b. 中央偏左矢状位；c、d. 轴位

图7-10 MRI显示C_{4-6}前路融合术后邻椎C_{6-7}椎间盘再突出

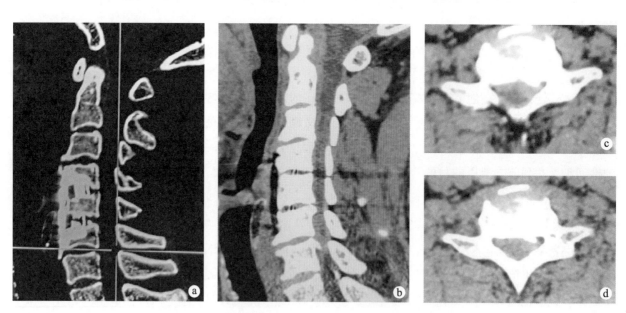

a. 正中矢状位；b. 中央偏左矢状位；c、d. C_{6-7}节段轴位

图7-11 CT显示C_{4-6}前路融合术后邻椎C_{6-7}椎间盘再突出

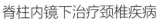

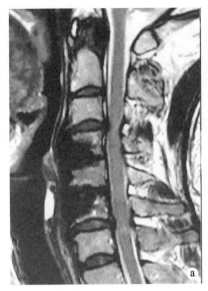
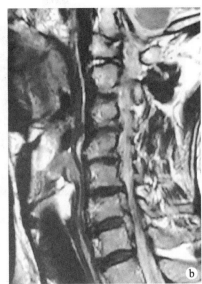
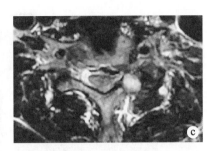
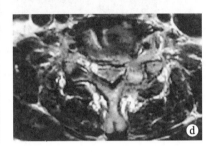

a. 正中矢状位；b. 中央偏左矢状位；c、d. C₆₋₇节段轴位

图 7-12　MRI 复查显示邻椎 C$_{6-7}$ 椎间盘突出物摘除彻底

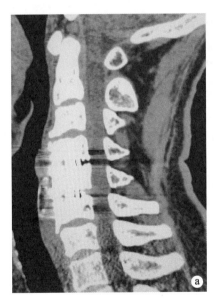
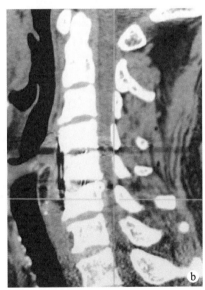
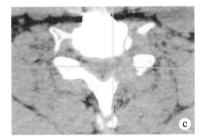
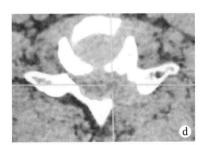

a. 正中矢状位；b. 中央偏左矢状位；c、d. C₆₋₇节段轴位

图 7-13　CT 复查显示邻椎 C$_{6-7}$ 钙化椎间盘突出物摘除彻底

　　诚如术者所述，术者在首次微创手术时未能找到突出的髓核组织，不是找到突出的髓核组织后未能摘除。至于为何没有找到突出的髓核组织，术者可进行反思探讨。点评者早期进行脊柱内镜后路椎板间微创手术时，由于患者疼痛、出血、暴露不充分等因素，部分病例未能暴露清楚神经根及硬脊膜，为了避免造成医源性损伤，点评者便放弃实施腹侧减压，有部分患者术后效果不理想，后期改行前路手术。但是如果能找到突出间盘，又能保持术野清晰的情况下，突出间盘大多是可以摘除的（图7-14）。

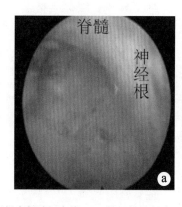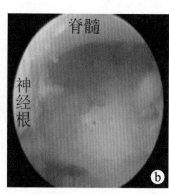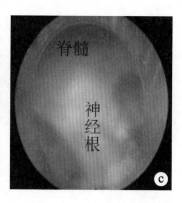

a. 神经根肩部减压完毕；b. 神经根腋部减压完毕，脊髓腹侧可见钙化物去除后的遗留痕迹；c. 神经根肩部、腋部及脊髓背腹侧减压完毕

图 7 –14　颈椎钙化型椎间盘突出摘除

　　术者在寻找突出髓核组织失败后，果断放弃对突出间盘的寻找及摘除。在手术中碰到困难时，果断放弃，这值得肯定，因为至少可以避免造成医源性损伤，前期神经及脊髓背侧的减压效果也得以保持。二期选择进行前路椎间盘摘除 + 椎间融合也是值得肯定的。因为首次实施手术查找突出间盘已经失败，如果没有充足的经验积累，二期进行翻修后路查找到突出间盘的概率更为缩小。患者既往没有接受过颈椎前路手术，直接改行前路手术，解剖结构清晰，手术把握性大，相比于后路的二次翻修，并发症发生可能性小，值得肯定。

　　相信随着经验的积累，术者现在实施颈椎后路手术时，很少会再出现找不到突出间盘的情况了。

（术者：闫宇邱）

（整理：丛　强　袁华锋　刘彦康）

（点评：侯黎升）

病例40　急性颈髓损伤伴四肢不完全性瘫痪的脊柱内镜手术治疗

【病例简介】

基本信息　患者男性，29 岁。

主诉　摔伤后躯干及四肢麻痛、无力 1 天。

现病史　患者于 1 天前骑电动车时不慎摔伤，伤后出现躯干及四肢麻木、疼痛、无力。当时由急救中心送至外院，给予营养神经、脱水、抗感染、留置导尿管等对症治疗。次日为求微创手术治疗，由外院转入我院。

查体　被动体位，颈托固定中，右踝关节阵发性痉挛，胸骨角平面以下皮肤感觉减退，痛觉过敏，左上肢肌力 1 级，右上肢肌力 2 级，双下肢肌力 1 级，双侧肱二头肌反射减弱，双侧肱三头肌反射减弱，双侧霍夫曼征阴性，腹壁反射减弱，左侧膝腱反射减弱，右侧膝腱反射消失，双侧巴宾斯基征阳性。

辅助检查　颈椎 MRI 显示颈椎曲度略变直，C_{4-5}、C_{5-6} 椎间盘突出，C_{4-5} 突出椎间盘偏右侧，C_{5-6} 突出椎间盘偏左侧，C₄ 椎体中段至 C₆ 椎体中段广泛性脊髓水肿（图 7 - 15、图 7 - 16）。颈椎 CT 显示 C$_{4-5}$、C$_{5-6}$ 椎间盘钙化（图 7 - 17）。

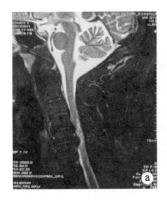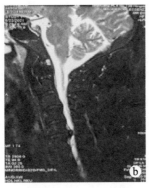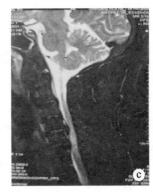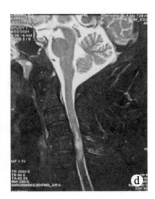

图 7 - 15　颈椎矢状位 MRI 显示颈椎曲度略变直，C$_{4-5}$、C$_{5-6}$ 椎间盘突出，
C₄ 椎体中段至 C₆ 椎体中段广泛性脊髓水肿

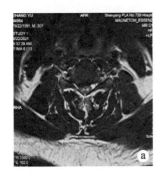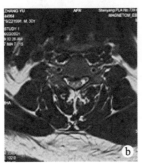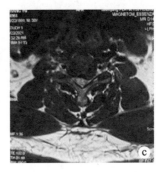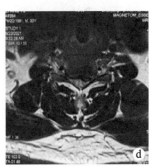

a、b. C$_{4-5}$ 轴位；c、d. C$_{5-6}$ 轴位

图 7 - 16　颈椎 MRI 显示 C$_{4-5}$、C$_{5-6}$ 椎间盘突出，脊髓内高信号

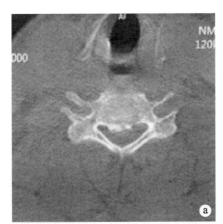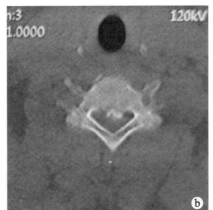

a. C$_{4-5}$ 轴位；b. C$_{5-6}$ 轴位

图 7 - 17　颈椎 CT 显示 C$_{4-5}$、C$_{5-6}$ 椎间盘钙化

【手术指征】

患者为急性脊髓损伤伴四肢不完全性瘫痪，有明确的手术指征。

【术前计划与手术过程】

患者 C_{4-5}、C_{5-6} 双节段椎间盘突出，前者偏向右侧，后者突出偏向左侧，脊髓高信号分布于 C_4 椎体中段至 C_6 椎体中段，拟行脊柱内镜下 C_{4-5} 右侧黄韧带摘除、椎板部分切除、椎管减压术 + C_{5-6} 左侧黄韧带摘除、椎板部分切除、椎管减压术。

全身麻醉完毕后，患者取俯卧位，按术前计划定位 C_{4-5} 右侧 V 点（图 7 - 18），摘除黄韧带后，见硬膜囊充血、水肿严重，用磨钻适当磨除 C_4 右侧下椎板及 C_5 右侧部分上椎板，直至骨性椎板与硬膜囊压迫解除。同样方式摘除 C_{5-6} 左侧黄韧带后，用磨钻适当磨除 C_5 左侧部分下椎板及 C_6 左侧部分上椎板，在尽可能多地保留颈椎稳定性的同时，扩大减压范围，但保留关节突关节 1/2 不损伤，以确保稳定性。图 7 - 19 为术中摘除的黄韧带及术后切口外相。

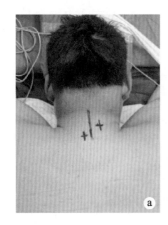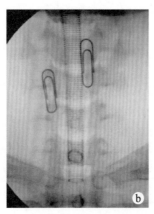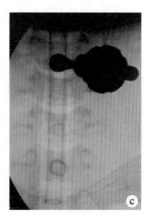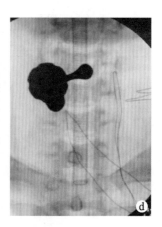

a. 定位外相；b. 确认间隙正位；c、d. 通道建立正位

图 7 - 18　术中定位及建立通道

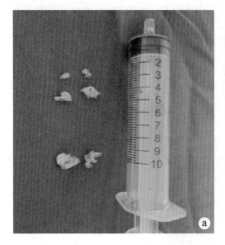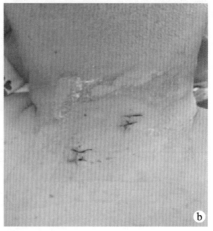

a. 摘除的黄韧带；b. 切口外相

图 7 - 19　术中摘除的黄韧带及术后切口外相

【术后治疗及并发症】

术后常规应用激素、甘露醇、营养神经药物静脉滴注，颈托固定，给予康复锻炼，预防卧床并发症。术后无脑脊液漏、切口感染、颈椎轴向疼痛及活动度减小等并发症。影像学复查显示 C_{4-5} 右侧、C_{5-6} 左侧椎板间减压后所见，椎管减压满意（图 7 - 20）。术后 12 天切口拆线，转康复医院行后续治疗。

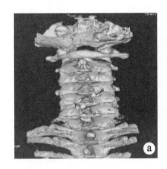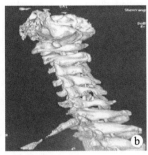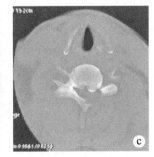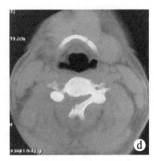

a、b. 三维重建；c. C_{4-5} 轴位；d. C_{5-6} 轴位

图 7 -20　术后复查颈椎三维 CT 显示 C_{4-5}、C_{5-6} 椎板切除良好

术后 1 个月患者双上肢可主动抬起，双手、双脚可以轻微活动，四肢肌张力开始逐渐增高。术后 1.5 个月，双下肢股四头肌肌力恢复至 2^+ 级。术后 2 个月，可以独自站立。术后 2.5 个月，依靠助行器可以独自短距离缓慢行步。术后 3 个月，可以自己进行蹬车锻炼。末次随访为术后 4.5 个月，患者依靠助行器能单次行走 200 m，四肢肌张力仍高，双手灵活性略差，左下肢灵活性较右下肢差，偶尔可以自己排出少部分尿液，仍需导尿。

【讨论与思考】

1. 无骨折脱位型颈脊髓损伤手术时机

多数学者认为，对于急性成人颈段无骨折脱位型脊髓损伤，早期外科干预疗效明显优于非手术治疗，非手术治疗并发症相对较多。尽早（1 周内）行减压手术可能更有利于颈脊髓功能恢复。该患者于伤后第 3 天行减压手术治疗，手术时间相对较早。

2. 无骨折脱位型颈脊髓损伤手术方式选择

查阅文献，手术方式选择尚无统一的标准，多数学者认为，手术治疗无骨折脱位型颈髓损伤的基本原则，是早期减压与稳定。根据患者的影像学特点、颈髓受压来源、受累节段及并发症等因素，选择合适的手术方式，可获得满意的临床疗效。目前应用脊柱内镜治疗无骨折脱位型颈脊髓损伤，尚无相关文献支持。该患者选用脊柱内镜行后路减压，前路突出间盘未予处理，未应用内固定，术后仅行颈托外固定，在术后早期收获了一定的临床疗效，术后远期效果仍需进一步随访。

（术者：闫宇邱）

（整理：丛　强　袁华锋　刘彦康）

病例41　先天性脊柱侧弯畸形并脊髓型颈椎病

【病例简介】

基本信息　患者女性，43岁。

主诉　双手酸胀不适10个月，双下肢酸胀麻木9个月。

现病史　患者于10个月前无明显诱因出现双手指尖酸胀不适，9个月前无诱因出现双小腿、双足酸胀麻木，右侧较重，足底明显。不伴四肢无力，不伴踩棉花感觉，大小便功能正常，症状缓慢加重，影响日常生活。

查体　颈、胸、腰椎可见明显侧弯畸形，颈椎棘突无明显压痛，颈椎活动明显受限；双上肢肌力、肌张力及皮肤感觉无明显异常，双侧肱二头肌腱反射、左侧肱三头肌腱反射未引出，右侧肱三头肌腱反射正常，双侧霍夫曼征阴性；双手指节畸形，小指明显；右拇趾畸形，右侧下肢较左侧长约2 cm；双下肢肌力、肌张力及皮肤感觉正常，双侧跟腱反射、膝腱反射正常，双侧巴宾斯基征阴性。

既往史　1994年行脊柱侧弯矫正术，术后3年因继发"感染""排异"行内固定取出。

辅助检查　X线片见多节段颈椎融合（图7-21）。CT显示颈椎侧弯畸形，多节段颈椎融合，椎板间隙消失，C_{4-5}椎板间隙存在，C_{4-5}节段椎管狭窄，椎体旋转（图7-22）。MRI检查显示C_{4-5}局部椎间盘突出，黄韧带明显增厚，椎管狭窄（图7-23、图7-24）。

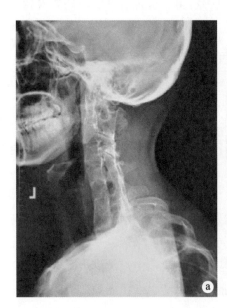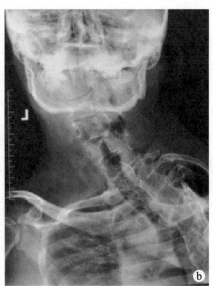

a. 正位；b. 侧位

图7-21　颈椎X线片显示颈椎侧弯畸形，多节段颈椎融合

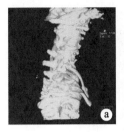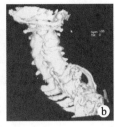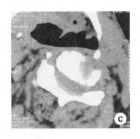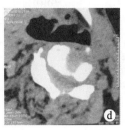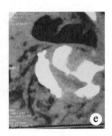

a、b. 三维重建；c～e. 轴位

图7-22　CT显示颈椎侧弯畸形，多节段颈椎融合，椎板间隙消失，C$_{4-5}$椎板间隙存在，C$_{4-5}$节段椎管狭窄

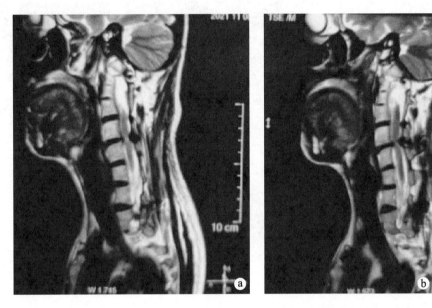

图7-23　矢状位MRI显示C$_{4-5}$椎管狭窄，局部椎间盘突出，黄韧带增厚，脊髓变性

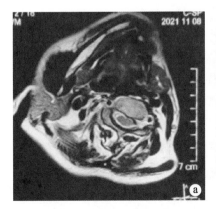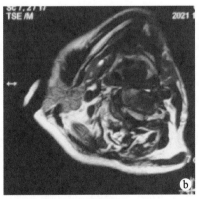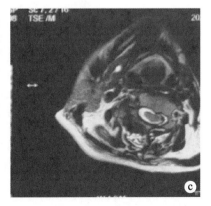

a～c. 轴位

图7-24　MRI显示C$_{4-5}$椎管狭窄，脊髓受压明显，变性，椎体向左前方旋转

【手术指征】

影像学显示C$_{4-5}$节段黄韧带肥厚为主导致的椎管狭窄，脊髓变性。患者症状为进行性四肢疼痛，

麻胀感日益加重，虽尚未出现上下肢病理征阳性及肌力下降等症状，但脊髓已经出现缺血信号改变，且病史已经长达10个月，应尽早行椎管减压，解除脊髓受压，避免出现不可逆损伤。

【术前计划与手术过程】

拟行脊柱内镜下 $C_{4,5}$ 椎板切除、黄韧带摘除、椎管后方减压术。患者多节段颈椎融合，颈部活动显著受限，加之其颈椎侧弯旋转畸形，全身麻醉下气管插管困难，故采取局部麻醉下手术。患者多节段融合，术中透视定位困难，为避免出现节段定位错误或反复定位拖延时间，术前在 CT 下定位后转入手术室手术（图 7 - 25）。

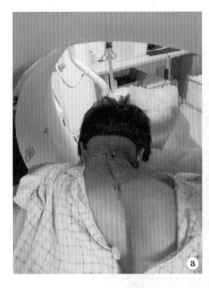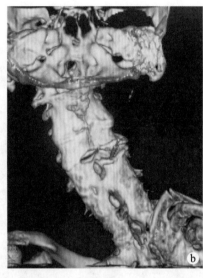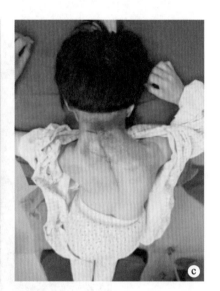

a. CT 定位颈椎外相；b. CT 三维重建；c. 转入手术室时颈椎外相

图 7 - 25　术前行 CT 定位，三维重建显示定位针位于 $C_{4,5}$ 椎板间孔下缘，后转入手术室，沿穿刺针行局麻下脊柱内镜椎管减压

患者俯卧于手术台上，2% 利多卡因 20 mL +0.9% 氯化钠注射液 40 mL 局部麻醉，在颈部棘突正中右侧旁开 1 cm 定位点做切口，置入导针 C 型臂辅助准确定位后，置入通道至椎板，沿椎板探查显露 $C_{4,5}$ 椎板间隙，见椎板间隙狭窄，一次性无菌微创脊柱刨刀镜下磨除椎板间隙上下侧椎板，直至显露黄韧带头尾端止点，再向外逐步打磨显露同侧黄韧带外侧止点及向对侧打磨显露黄韧带对侧止点，探查见黄韧带增厚，与硬膜囊粘连严重，骨性减压充分后，未强行黄韧带完全摘除，仅行黄韧带后部部分摘除，将黄韧带前部当作硬脊膜的增厚部分，看到残留黄韧带出现搏动，达到黄韧带覆盖区域有效减压，同时避免出现硬膜及脊髓损伤等并发症。神经根管彻底减压。再次探查见神经减压良好，残存黄韧带随同深部覆盖的硬脊膜搏动。无明显活动性出血，退出内镜器械，缝合伤口。

【术后治疗及并发症】

术后当日患者下地活动，同术前相比无显著肢体活动功能障碍，无大小便障碍，手术切口无红肿渗出。术前肢体疼痛麻木症状明显改善，仍有部分残余症状。嘱其带颈托 1 个月，避免摔伤等意外事件。术后复查影像学检查显示 $C_{4,5}$ 椎管狭窄较术前明显改善（图 7 - 26 ~ 图 7 - 28）。

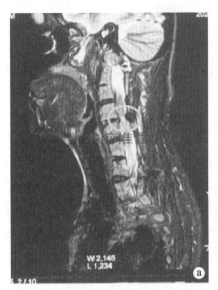
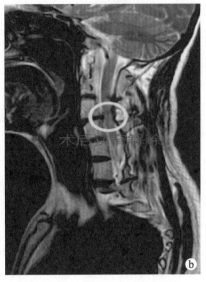

a. 术前；b. 术后

图 7-26　矢状位 MRI 手术前后对比，术后 C_{4-5} 椎管狭窄明显改善

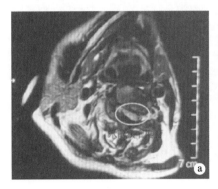
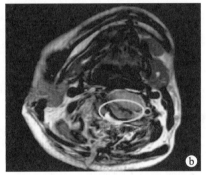

a. 术前；b. 术后

图 7-27　轴位 MRI 手术前后对比，术后 C_{4-5} 椎管狭窄明显解除

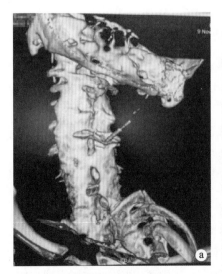
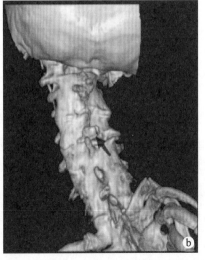

a. 术前；b. 术后

图 7-28　CT 三维重建手术前后对比，显示减压骨窗位于 C_{4-5} 节段

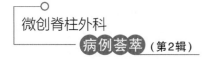

【讨论与思考】

脊髓型颈椎病是颈脊髓损伤最常见的原因。造成脊髓损伤的原因包括椎管狭窄造成的机械压迫、缺血性改变及颈椎的动态不稳。颈脊髓不同程度的受压可引起颈部局部症状及肢体的上行和下行神经传导通路阻碍，出现如颈部僵硬不适感、上肢疼痛麻木、下肢无力僵硬、步态不稳及"踩棉花"感。在 T_2 加权像上脊髓内有高信号，代表脊髓受压缺血，炎症水肿及变性，颈脊髓明确损伤，应尽早行脊髓减压。

关于手术入路选择（前路或是后路，还是前后联合入路），减压范围，以及是否采取融合都存在不同意见。但共同基本的手术原则为明确脊髓病变的责任间隙及具体受压部位，狭窄层面应充分减压，以获得良好的缓冲空间。应根据患者的具体病情进行个体化选择。本例患者存在先天侧弯畸形，既往曾行胸腰段固定矫形术，后因伤口长期不愈合考虑"排异"取出固定物。患者颈椎已有自发融合，椎管前方无明显压迫，不考虑前路融合手术；压迫来自后方 C_{4-5} 节段的肥厚黄韧带，颈椎前凸尚存在，后路摘除增厚的黄韧带即可达到减压目的。显著的脊柱侧弯畸形导致困难气道，全身麻醉状态下插管困难，故采取局部麻醉内镜下后路颈椎管减压。局部麻醉状态也让全术程清醒的患者成为术者最佳的"监护仪"，显著降低了神经损伤的手术意外，对该患者来说无疑是唯一的最佳选择。

（术者：张西峰）

（整理：张嘉靖　刘彦康）

病例42　脊柱内镜下颈椎双间隙减压治疗颈椎病

【病例简介】

基本信息　患者女性，71岁，体重73.8 kg，身高151.5 cm。

主诉　颈肩部疼痛伴双上肢麻木2年余。

现病史　患者于2年前无明显诱因出现颈肩部、右上肢疼痛伴双上肢麻木，麻木主要以右手拇指、示指和左手为著，双手灵活性略减低。左小腿外侧及左足麻木明显，伴走路不稳，踩棉花感。就诊当地医院行针灸等治疗，症状有所缓解，无寒战、发热，无大小便功能障碍。

查体　脊柱生理曲度大致正常，颈椎活动轻度受限。双上肢肌力5级，肌张力无明显增高，双上肢各关节活动大致正常，双侧肱二头肌腱反射减弱、双侧肱三头肌腱反射减弱，双侧霍夫曼征阴性；双下肢肌力5级，双侧膝腱反射减弱，双侧跟腱反射减弱，踝阵挛阴性。巴宾斯基征阴性，双侧颈神经牵拉试验阴性，右侧压颈试验阳性。

辅助检查　术前颈椎X线片显示颈椎序列大致正常，退行性改变（图7-29）。颈椎MRI检查显示颈椎退行性骨关节病，C_3-T_1 椎间盘突出，C_{5-7}为著，继发椎管狭窄（图7-30）。颈椎CT检查见 C_{5-6}、C_{6-7} 椎管狭窄（图7-31）。

【手术过程】

给予脊柱内镜 C_{5-6}、C_{6-7} 椎管扩大成形、神经根松解治疗。患者颈部屈曲俯卧身于手术台上，C型臂定位 C_6 椎板，局部麻醉后，置入通道至椎板（图7-32）。沿椎板探查显露 C_6 上下两椎板间隙，磨钻磨出 C_{5-6}、C_{6-7} 椎板间隙黄韧带止点，见椎板间隙变窄，周围骨化增生明显，先行 C_{5-6} 椎板间隙扩大减压，一次性无菌微创脊柱刨刀磨除上下侧椎板，显露黄韧带止点，探查见黄韧带增厚，与硬膜囊粘连严重，小心逐步分离，使用一次性等离子刀头镜下止血，逐步打磨显露同侧黄韧带外侧止点及向对侧打磨显露黄韧带对侧止点，其中脊柱刨刀磨损严重，给予更换，给予 C_6 右侧椎板完全磨除，髓核钳完整切除黄韧带，显露前方硬膜囊及出口根。探查见脊髓神经减压良好，无明显活动性出血，缝合伤口，术后给予止痛、脱水对症治疗。复查影像学检查显示右侧 C_5 椎板下部、C_6 椎板全部及 C_7 椎板切除良好，椎管狭窄明显改善（图 7 - 33）。

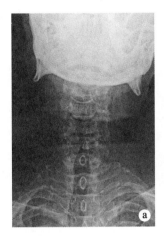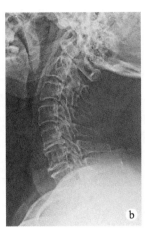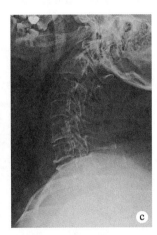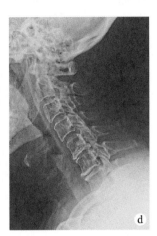

a. 正位；b. 侧位；c. 过伸位；d. 过屈位

图 7 - 29　术前 X 线检查见颈椎序列大致正常，退行性改变

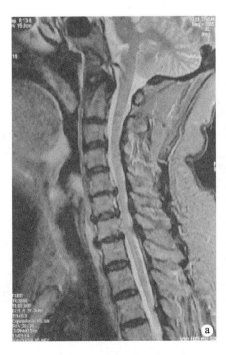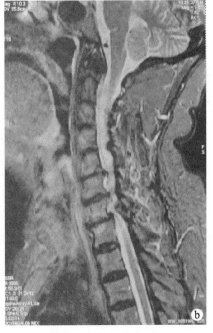

图 7 - 30　颈椎矢状位 MRI 检查见 C_3-T_1 椎间盘突出，C_{5-7} 为著，脊髓受压明显

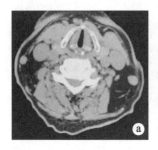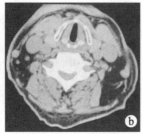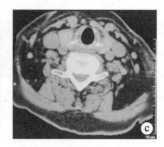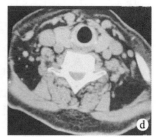

a、b. C$_{5-6}$轴位；c、d. C$_{6-7}$轴位

图7-31 颈椎CT检查见C$_{5-6}$、C$_{6-7}$椎管狭窄

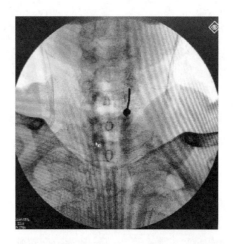

图7-32 术中定位至右侧C$_6$椎板上，穿刺置管

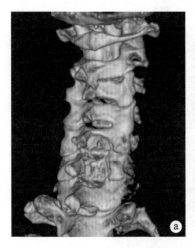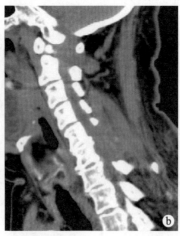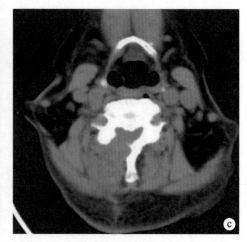

a. 三维重建；b. 矢状位；c. C$_6$椎体轴位

图7-33 术后复查CT检查见C$_{5-6}$、C$_{6-7}$椎板减压满意，其中C$_6$右侧椎板完全磨除

【讨论与思考】

此患者是颈椎退变，多节段椎管狭窄神经受压，症状明显，但没有病理征表现，保守治疗有效但不理想。对于多节段的颈椎管狭窄，椎间盘突出不是十分严重时，后路单开门手术应用较多。

脊柱内镜下治疗颈椎病，常用于神经根型颈椎病，内镜下后路"keyhole"椎间孔切开减压术，是一项创伤小、治疗效果确切的手术，其通过扩大椎间孔并取出突出的髓核来减压。对于颈椎管狭窄同样可以给予后路椎板间孔扩大 + 黄韧带切除手术，可以有效解除来自后方的压迫。但通常一个手术切口下只能进行一个间隙的处理，我们开始尝试应用单通道下同时给予多间隙减压的处理，本例患者通过单通道同时予以后路两个间隙及一个椎板的有效减压，手术效果良好且创伤明显小于开放手术。术中穿刺定位至中间椎板上，向上下分离软组织，给予上下间隙扩大减压。术中需注意避免过早剪除黄韧带，避免硬脊膜高压的过早出现。

【点评】

对于单侧上肢症状为主的神经根型颈椎病，单侧脊柱内镜下的"keyhole"减压手术可以起到奇效。对于偏一侧的椎间盘突出导致的脊髓型或脊髓型 + 神经根型颈椎病，单侧脊柱内镜下的"keyhole"手术也有望取得成功。该患者是多节段椎间盘突出并黄韧带肥厚导致的颈椎管狭窄，椎间盘突出并不严重，患者颈椎生理前凸并未消失，从后路脊柱内镜下行单侧椎板去除，同时潜行扩大对侧椎管，达到了单侧入路双侧减压的目的，脊髓后方是直接减压，椎管后方扩大后，脊髓后移，达到了脊髓前方间接减压的目的。由于对侧的黄韧带连续性及棘突间韧带、棘间韧带的连续性存在，不会产生医源性后路不稳及后期颈椎后凸的风险，不失为一种有益的尝试。而如果采取前路减压，不仅会牺牲掉两个节段的颈椎活动度，脊髓后方的压迫并不能得到很好的解除，而脊髓后方是感觉通路经过的区域，残留不适症状的概率较大。此类疾病有待于更多病例的积累和总结。

（术者：张西峰）

（整理：步荣强　李子超）

（点评：侯黎升）

病例 43　脊柱内镜下治疗 C_{4-5}、C_{5-6} 椎间盘突出并骨化

【病例简介】

基本信息　患者男性，57 岁。

主诉　左上肢疼痛，麻木 10 年。

现病史　10 年前无明显诱因出现左上肢疼痛、麻木。间断发作，逐渐加重，期间行理疗等保守治疗，效果不佳。

查体　颈椎棘突压痛明显，左侧颈神经牵拉试验阳性，左上肢皮肤感觉减退，肌力正常，双下肢皮肤感觉及肌力正常，霍夫曼征阴性，巴宾斯基征阴性。

辅助检查　CT 显示 C_{4-5}、C_{5-6} 椎间盘突出并钙化（图 7 - 34）。MRI 显示 C_{4-5}、C_{5-6} 椎间盘突出，其中 C_{5-6} 突出较重（图 7 - 35）。颈椎 X 线片显示颈椎退行性变（图 7 - 36）。

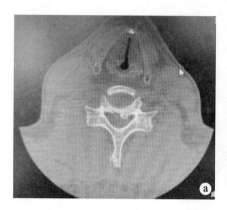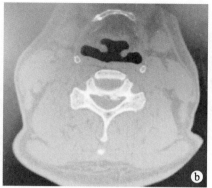

a. C$_{4-5}$轴位；b. C$_{5-6}$轴位

图7-34　颈椎CT显示C$_{4-5}$、C$_{5-6}$椎间盘突出并钙化

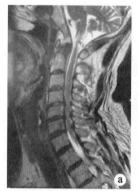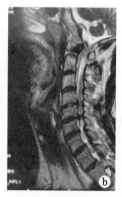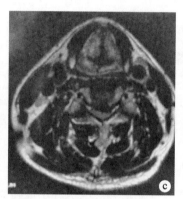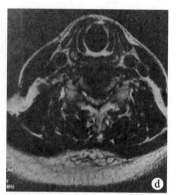

a、b. 矢状位；c. C$_{4-5}$轴位；d. C$_{5-6}$轴位

图7-35　颈椎MRI检查显示C$_{4-5}$、C$_{5-6}$椎间盘突出，其中C$_{5-6}$突出较重

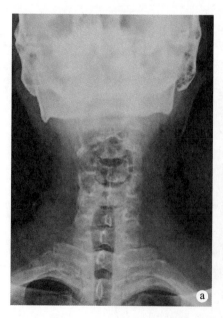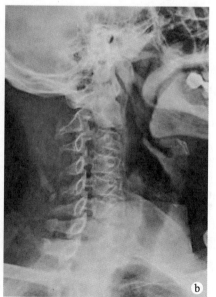

a. 正位；b. 侧位

图7-36　颈椎X线片显示颈椎退行性变

【手术指征】

患者症状逐渐加重，保守治疗无效，严重影响日常生活，且有皮肤感觉减退，神经损害表现。影像学显示 C_{4-5}、C_{5-6}椎间盘突出并骨化，其中 C_{5-6}较重。

【术前计划与手术过程】

患者虽年龄较大，但平日身体状况良好，且已出现神经损害表现，应尽早手术。考虑患者年龄较大，我们选择应用内窥镜微创技术进行手术治疗。计划后方切除部分椎板，减压椎管，不做髓核的摘除，避免损伤脊髓或神经根。单纯椎板切除减压，患者大多缓解。本次手术优先处理突出较重的 C_{5-6}，如手术效果不理想，可再行 C_{4-5}节段手术。

手术采用局部麻醉，坐位，术前经皮定位 C_{5-6}左侧椎板间孔，并做好体表标记，于标记处穿刺，放置通道，再次透视，见通道位于 C_{5-6}左侧椎板间孔处（图 7 – 37、图 7 – 38）。放置镜头，开始镜下操作。以 C_{5-6}左侧椎板间孔为中心，磨除上下部分椎板，切除黄韧带，直至硬膜囊及 C_6神经根背侧减压松解充分，术中见硬膜囊搏动良好，表明减压已充分。

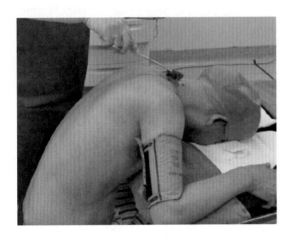

图 7 – 37　手术体位

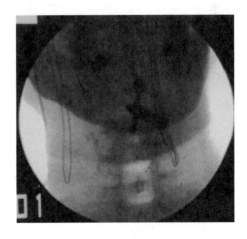

图 7 – 38　术中透视见通道位置满意

【术后治疗及并发症】

术后常规给予营养神经、减轻神经水肿药物治疗。患者术后左上肢麻木较术前明显缓解。复查 CT 显示 C_{5-6}椎板切除减压充分（图 7 – 39）。

【讨论与思考】

该手术方式为颈椎间盘突出的治疗开拓了新思路，也扩展了脊柱内镜的应用范围。

手术特点　手术时间短，用时约 1 小时。出血少，约 5 mL。创伤小，皮肤切开不足 1 cm，通道直径 9 mm。恢复快，术后即可下地行走，无须长期卧床。避免了开放手术的复杂性及风险性。对小关节破坏小，不会影响脊柱稳定性。

适应证　偏一侧的椎间盘突出、骨化，以及黄韧带增厚、骨化导致的椎管狭窄。对患者年龄，平时身体状况要求较低。

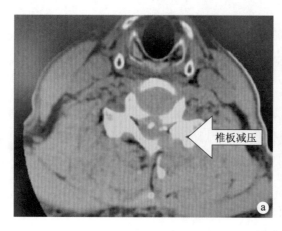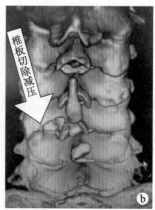

a. C₅₋₆轴位；b. 三维重建

图7-39 术后复查CT显示颈椎板减压充分

不足之处 单纯后路要避开硬膜囊脊髓达到椎间盘，容易损伤硬膜囊脊髓，对于摘除突出的髓核组织较为困难。该术式为颈椎病阶梯性治疗提供了一种安全可靠的方法。

操作体会 后路手术，首先要做到椎管后方的充分减压。做前方减压要十分谨慎，切记不要为了前方的减压而牵拉刺激甚至损伤脊髓或神经根。部分患者单纯后路减压症状已可以得到较好缓解，如不能缓解，可再行前路手术。

手术节段的选择 对于多个节段突出的患者，手术节段的选择十分重要。需医师通过患者的症状、体征及影像学检查来判断责任病灶。单节段手术的优点包括手术时间短、创伤小、恢复快，避免因患者不能忍耐手术过程及医师劳累而影响手术过程；缺点是可能出现手术效果不理想，需二次行其他突出节段的手术。本次我们选择单节段手术，术后效果满意。

总结 脊柱内镜微创手术可以通过后路单纯减压的方式治疗绝大部分颈椎病，手术过程中应避免为了达到前方减压的目的而损伤脊髓或神经根。如患者术后症状恢复不理想，甚至加重，应考虑及时行前路手术摘除突出的椎间盘，达到前方减压的目的。临床工作中我们要注意向患者及家属解释清楚这种阶梯性治疗的理念。对于多节段突出的患者，应谨慎选择手术节段，在保证患者手术效果的前提下，尽量选择创伤更小、操作更简单的手术方式。

【点评】

脊柱内镜后路减压可以治疗部分颈椎病，但并非所有的颈椎病都可以通过后路减压达到理想目的。本例患者为偏向一侧的椎间盘突出钙化导致的神经根型颈椎病表现，虽然有两个节段的椎间盘钙化突出，但是责任节段为C₅₋₆节段，并且由于颈椎生理前凸存在，仅实施后路减压后便达到了减压效果。术者实施的是有效减压，而非完美减压。实际上，对于偏一侧的椎间盘突出或者钩椎关节增生导致的根型神经痛，将位于神经根前方的突出间盘及增生骨赘去除是安全的，脊髓并未占据全部的蛛网膜下腔，尚有脑脊液存在，对硬脊膜的轻微骚扰，如果没有触碰到颈脊髓，不会产生脊髓损伤。本病例如果症状缓解不理想，除了可能是由C₄₋₅节段未行减压导致之外，也要考虑到C₆神经根前方的钙化突出间盘导致的残留症状的可能。该患者是在局部麻醉下完成的手术，减压效果在术中即可得到验证，做到了达到有效减压即终止，避免了有效减压达到后继续进行腹侧减压而造成脊髓及神经根损伤的风险，这也是局部麻醉手术的益处。

（术者：闫宇邱）

（整理：丛　强　袁华锋　刘彦康）

（点评：侯黎升）

病例 44　不同节段脊髓型颈椎病合并神经根型颈椎病的脊柱内镜手术治疗

【病例简介】

基本信息　患者男性，56 岁。

主诉　左上肢外侧疼痛伴走路踩棉花感半年，加重 1 周。

现病史　患者半年前无明显诱因出现左上肢外侧疼痛，疼痛区域分布于左上臂、左前臂外侧，并偶有腿软及走路踩棉花感，未予重视，一直未诊治。1 周前患者自觉症状加重，左上肢疼痛明显，严重时影响睡眠。行颈椎磁共振检查提示 C_{3-4}、C_{6-7} 椎间盘突出，收入院，拟行手术治疗。患者自发病以来精神状态正常，饮食正常，睡眠较差，大小便正常，无胸部束带感。

查体　步态正常，颈部肌肉略显僵硬，颈椎屈伸活动略有受限，双上肢肌力无明显异常，双上肢感觉无明显减退，压颈试验阳性，臂丛牵拉试验阳性，病理反射未引出，VAS 评分 6 分。

辅助检查　术前 MRI 显示 C_{3-4} 椎间盘中央型突出，C_{6-7} 椎间盘向左侧突出（图 7 - 40 ~ 图 7 - 42）。颈椎 CT 显示 C_{3-4}、C_{6-7} 椎间盘突出，不伴钙化（图 7 - 43）。

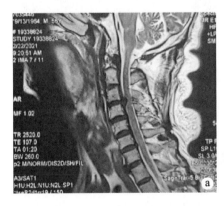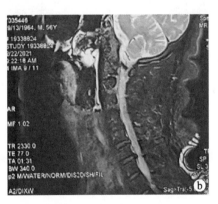

图 7 - 40　术前颈椎矢状位 MRI 显示 C_{3-4}、C_{6-7} 椎间盘突出

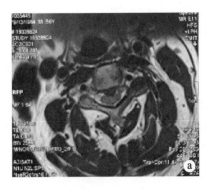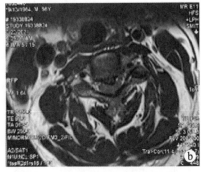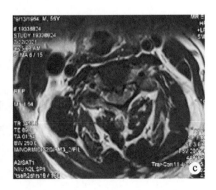

图 7 - 41　颈椎轴位 MRI 显示 C_{3-4} 椎间盘中央型突出

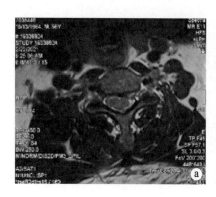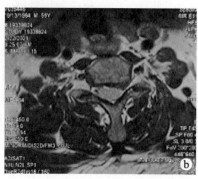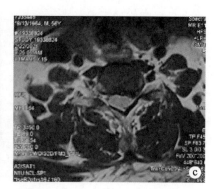

图 7 - 42　颈椎轴位 MRI 显示 C₆₋₇椎间盘向左侧突出

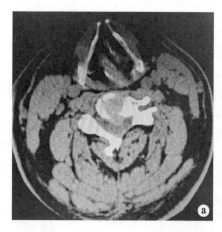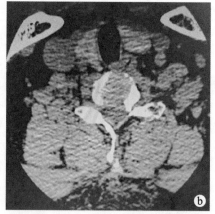

a. C₃₋₄轴位；b. C₆₋₇轴位

图 7 - 43　颈椎 CT 显示 C₃₋₄、C₆₋₇椎间盘突出，不伴钙化

【手术指征】

脊髓型颈椎病合并神经根型颈椎病，症状逐渐加重，病程超过半年，VAS 评分 >6 分。

【术前计划与手术过程】

结合患者临床表现与影像学检查，考虑 C₃₋₄、C₆₋₇双节段均为责任病灶，决定行脊柱内镜下 C₃₋₄、C₆₋₇双节段减压。

术前定位于 C₃₋₄、C₆₋₇右侧椎板"V"点（图 7 - 44）。术中摘除 C₆₋₇节段黄韧带，实现后路减压。同样方式行 C₃₋₄节段后路减压。

【术后治疗及并发症】

术后常规应用激素、甘露醇静脉滴注脱水治疗，颈托固定，手术当天下床活动。术后无神经麻痹、切口感染、颈椎轴向疼痛、活动度减少等常见并发症。术后第 2 天出院。

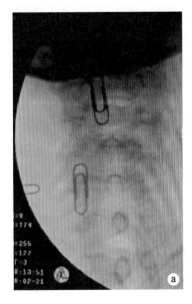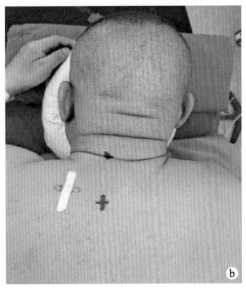

a. 颈椎 X 线正位；b. 皮肤标记

图 7 - 44　术前定位示意

【讨论与思考】

1. 多节段脊髓型颈椎病合并神经根型颈椎病的手术治疗方案选择

多节段脊髓型颈椎病同时合并神经根型颈椎病的病例并不多，尤其是多节段的责任病灶，查阅文献，治疗方案多为开放手术治疗。颈椎前路减压融合内固定术治疗脊髓型及神经根型颈椎病的临床疗效满意，是较好的手术方式。对合并单侧神经根型的脊髓型颈椎病患者，采用颈后路单开门椎板成形术，联合椎间孔切开术可取得良好的手术效果，关节突内侧缘切除范围≤50% 不影响椎体稳定性。对于该病例，我们通过脊柱内镜手术，对不同责任间隙实现颈椎后路精准减压，未行椎间孔成形，未行内固定物植入，只做有必要的手术，最大限度地保留正常组织，同样收获了良好的临床效果。

2. 脊髓型颈椎病及神经根型颈椎病手术时机的把握

根据颈椎病自然病程的研究，脊髓型颈椎病 70%~80% 有进行性发展的特点，因此多数学者认为，脊髓型颈椎病一经诊断就应考虑手术治疗。至于手术的时机，通常认为应在临床发病后 6 个月以内。有明确脊髓功能障碍者，不宜观望、消极等待，外科干预是恢复脊髓功能的重要手段。脊髓型颈椎病早期手术的"早"字应界定为：临床上出现脊髓型颈椎病的早期表现，影像学表现为脊髓的受压迫部位信号发生改变之前。神经根型颈椎病在以下情况下可考虑手术治疗：①系统非手术治疗 6 个月以上无效或反复发作；②临床症状、体征与 X 线检查神经定位一致，疼痛剧烈，有急性进行性肌萎缩；③有多神经根刺激症状，急性剧烈疼痛，影响正常生活。

（术者：闫宇邱）

（整理：丛　强　袁华锋　刘彦康）

病例45　脊柱内镜下治疗颈椎间盘突出伴椎管狭窄

【病例简介】

基本信息　患者男性，77岁。

主诉　四肢麻木、无力3年，加重8个月。

现病史　患者于3年前出现左手麻木不适，双下肢行走时踩棉花感明显，行走时偶有双腿打软，未行特殊治疗。近8个月来症状明显加重，出现双手麻木不适，双侧前臂疼痛，双下肢无力明显。近2个月来站立行走困难，同时伴有双手无力，精细活动欠佳。行颈椎MRI检查示颈椎管狭窄。

查体　脊柱生理曲度存在，颈椎活动良好，局部轻压痛；双手皮肤感觉针刺觉减弱，上肢活动肌张力增高明显，双手伸掌肌肌力2级，被动屈曲位，双上肢其他肌肉肌力大致对称，双侧肱二头肌腱、双侧肱三头肌腱反射略亢进，双侧霍夫曼征阳性；腹部皮肤感觉对称，双侧髂腰肌、股四头肌肌力3级，双下肢其他肌肉肌力3~4级，双侧膝腱反射、跟腱反射正常；双侧巴宾斯基征阴性，双侧髌阵挛阴性，双侧踝阵挛阴性。

辅助检查　MRI显示颈椎退行性改变，C_{2-3}、C_{3-4}、C_{4-5}椎间隙变窄明显，多节段椎间盘突出，C_{3-4}、C_{4-5}椎管狭窄严重（图7-45~图7-48）。CT显示C_{2-3}、C_{3-4}、C_{4-5}椎管狭窄，C_{2-3}椎体及附件部分融合，环枕部分融合畸形（图7-49~图7-51）。颈椎X线片显示颈椎退行性变（图7-52）。

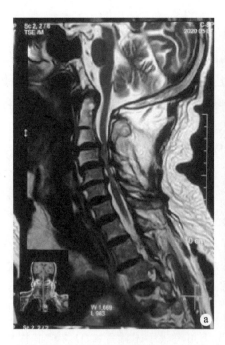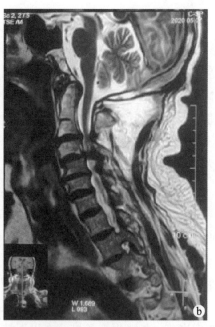

图7-45　颈椎矢状位MRI显示颈椎退行性改变，多节段椎间盘突出，C_{2-3}、C_{3-4}、C_{4-5}椎间隙变窄明显，相应硬膜囊及脊髓受压变性，C_{3-4}、C_{4-5}椎管狭窄严重

【手术指征】

患者目前临床症状明显，由C_{2-3}、C_{3-4}、C_{4-5}椎管受压引起。病程长，症状逐渐加重，保守治疗无效，如不手术治疗，存在进一步加重出现四肢瘫痪可能，有明确的椎管减压手术指征。

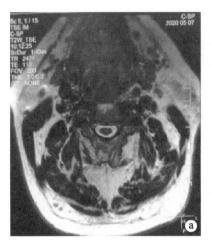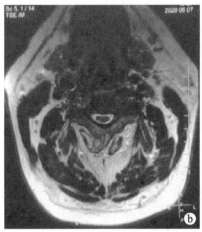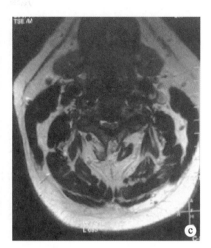

图 7 –46　颈椎轴位 MRI 显示 C_{2-3} 椎间盘突出，椎管狭窄

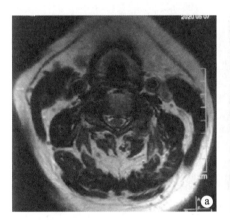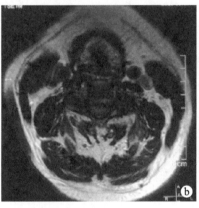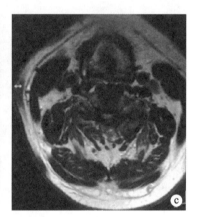

图 7 –47　颈椎轴位 MRI 显示 C_{3-4} 椎间盘突出，椎管狭窄严重

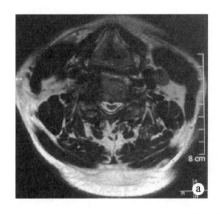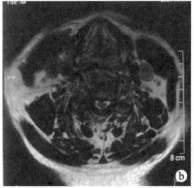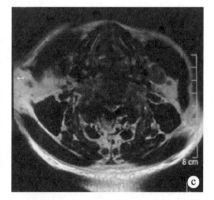

图 7 –48　颈椎轴位 MRI 显示 C_{4-5} 椎间盘突出，黄韧带增厚，椎管狭窄严重

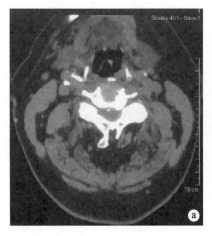
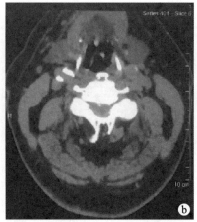
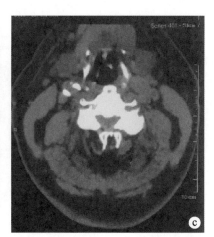

图 7 - 49　颈椎轴位 CT 显示 C$_{2-3}$椎管变窄

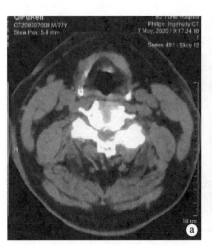
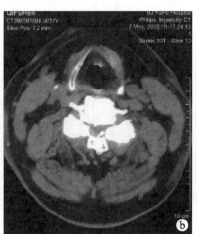
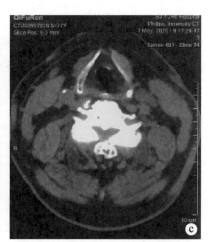

图 7 - 50　颈椎轴位 CT 显示 C$_{3-4}$椎管狭窄严重

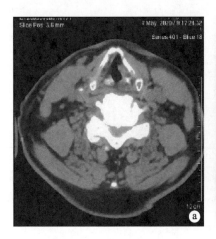
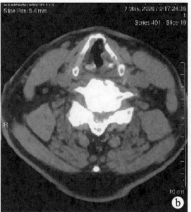
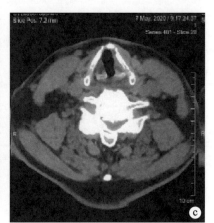

图 7 - 51　颈椎轴位 CT 显示 C$_{4-5}$椎管狭窄严重

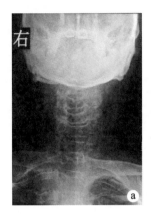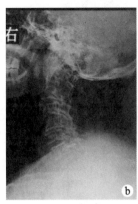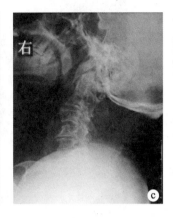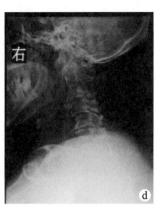

a. 正位；b. 侧位；c. 过伸位；d. 过屈位

图 7-52　颈椎 X 线片正侧位、过伸过屈位显示颈椎退行性变

【术前计划与手术过程】

先行 C_{3-4}、C_{4-5} 节段椎管减压，根据术中情况一期或二期再行 C_{2-3} 节段椎管减压，解除压迫后观察病情变化。

术中主要打磨显露 C_{3-4}、C_{4-5} 两个椎板隙黄韧带上下及外侧止点部位，髓核钳给予彻底摘除黄韧带，检查硬膜囊前方间盘轻度突出，给予摘除突出髓核，进行前方减压。术后患者临床症状较入院时明显改善，但仍未完全恢复正常，考虑患者多节段压迫导致。术后 5 天再次以上述类似做法行 C_{2-3} 节段椎管减压手术治疗。图 7-53、图 7-54 分别为第一、第二次手术中通道置入位置。

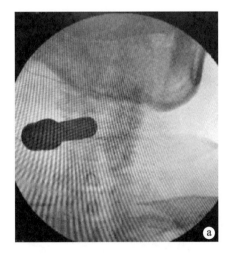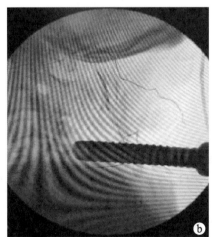

a. 正位；b. 侧位

图 7-53　第一次手术中套筒正侧位

【术后治疗及并发症】

两次术后常规应用激素、甘露醇静脉滴注脱水治疗，佩戴支具，手术当天下床活动，术后第 2 天复查 CT（图 7-55、图 7-56）。

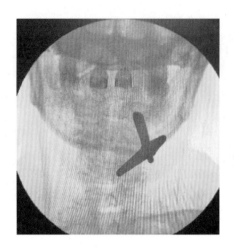

图 7-54　第二次手术中套筒正位

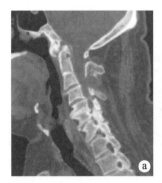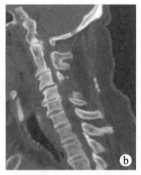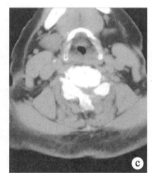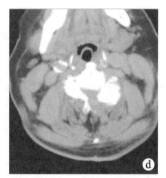

a、b. 矢状位；c. C$_{3-4}$轴位；d. C$_{4-5}$轴位

图 7-55　第一次手术后复查颈椎 CT 显示 C$_{3-4}$、C$_{4-5}$椎管减压充分

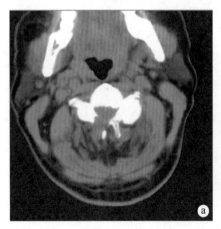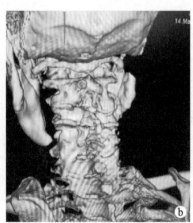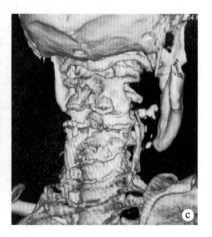

a. C$_{2-3}$轴位；b、c. 三维重建

图 7-56　第二次手术后复查颈椎 CT 显示 C$_{2-3}$、C$_{3-4}$、C$_{4-5}$左侧椎板减压充分

第一次手术后当天患者可自觉四肢麻木症状明显改善，术后无并发症。第二次手术后患者四肢肌力较前改善，行走时步态较前改善明显，术后半年、1 年时随访患者一切情况良好，无四肢麻木、无力感。

【讨论与思考】

本例为高龄患者，全身情况欠佳，开放手术围手术期风险较高。如果选择前路，C_{2-3}节段位置高，且附件及椎体部分融合，还有下颌骨的阻挡，使得暴露困难，手术难度加大。前路椎间盘摘除后进行融合，也需要牺牲 3 个节段的椎间活动度。局部麻醉下经脊柱内镜微创后路手术治疗老年患者多节段椎管狭窄安全、有效，可在去除后方肥厚黄韧带的同时，部分或全部摘除硬脊膜腹侧突出的椎间盘，还可以对狭窄的椎间孔进行减压，同时保留颈椎的活动度。术中可根据情况选择一期或多期完成多节段的椎管减压。手术要求定位准确，精细操作，在完成后方椎板减压及黄韧带摘除后，一般可不行前方椎间盘减压，减少了神经及脊髓损伤的风险。脊柱内镜下后路椎管减压手术可作为治疗多节段脊髓型颈椎病的新选择。

（术者：张西峰）

（整理：王晓鹏　刘彦康）

病例46 **脊柱内镜治疗全颈椎节段椎管狭窄**

【病例简介】

基本信息　患者男性，49 岁。

主诉　双上肢疼痛、麻木、无力 2 个月余。

现病史　患者于 2 个月前无明显诱因出现双上肢疼痛、麻木、无力症状，主要沿双上臂外侧、双手拇指、示指放射性疼痛，双手呈持续性麻木症状，右上肢上举无力症状，肩关节被动活动可，逐渐出现双手精细活动功能减弱，患者右手不能用筷子，行走功能可，上下楼梯不需要辅助拐杖。曾行保守治疗，症状改善不明显，上述症状呈进行性加重，患者右上肢因无力不能自行上举，需左手扶持右上肢活动。

查体　步入病房，颈椎活动可，椎间孔挤压试验右侧阳性、左侧阴性，臂丛神经牵拉试验右侧阳性、左侧阴性。右上肢肌力 3 级，肌张力亢进，左上肢肌力 5 级，肌张力亢进。双下肢肌力 5 级，肌张力正常。右侧霍夫曼征可疑阳性。双侧膝腱反射活跃，髌阵挛阴性，踝阵挛阴性，巴宾斯基征阴性。

辅助检查　颈椎正侧位、动力位 X 线片显示颈椎生理曲度改变、退行性改变（图 7-57）。MRI 检查显示 C_2-T_1 椎管狭窄、硬膜囊见明显受压（图 7-58）。颈椎 CT 显示 C_{2-3}、C_{3-4}、C_7-T_1 水平后纵韧带骨化致椎管狭窄（图 7-59）。

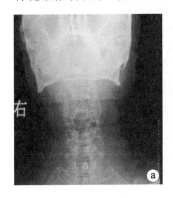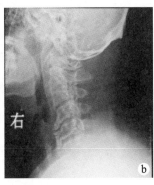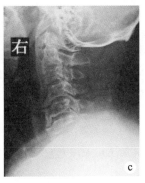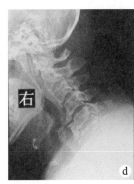

a. 正位；b. 侧位；c. 过伸位；d. 过屈位

图 7-57　颈椎 X 线片显示颈椎生理曲度改变、退行性改变

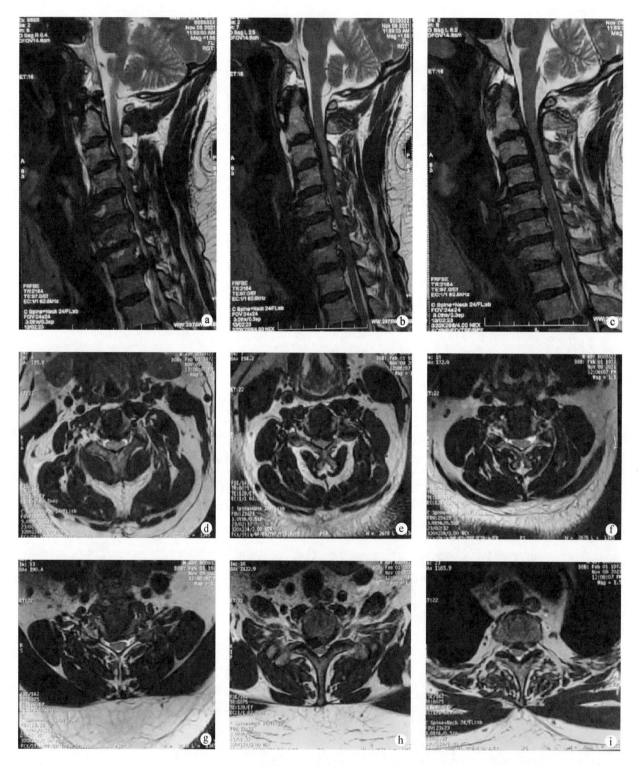

a～c. 矢状位；d. C_{2-3}轴位；e. C_{3-4}轴位；f. C_{4-5}轴位；g. C_{5-6}轴位；h. C_{6-7}轴位；i. C_7-T_1 轴位

图 7 -58　MRI 检查显示 C_2-T_1 椎管狭窄，硬膜囊前缘见明显受压

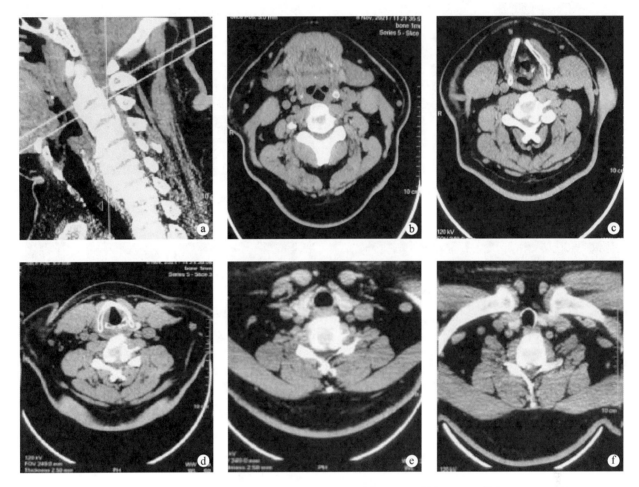

a. 矢状位；b. C_{2-3}轴位；c. C_{3-4}轴位；d. C_{4-5}轴位；e. C_{5-6}轴位；f. C_{6-7}轴位

图 7 - 59　颈椎 CT 显示 C_{2-3}、C_{3-4}、C_7-T_1 水平后纵韧带骨化致椎管狭窄

【手术指征】

患者症状、体征、辅助检查符合脊髓型颈椎病诊断，且症状呈进行性加重，可考虑手术治疗。

【术前计划与手术过程】

患者颈椎管多节段狭窄，C_{2-3}、C_{3-4}、C_{4-5}、C_7-T_1 狭窄严重，C_{5-6}、C_{6-7} 右侧有突出压迫神经根导致神经功能障碍，均需处理，既要做到椎管减压彻底，又要做到多节段减压，可选择后路多节段椎管扩大减压手术。全身麻醉下脊柱内镜减压是一个不错的选择，可减少颈椎管外肌肉软组织的骚扰。

此手术采取全身麻醉下操作，单独相邻节段推荐局部麻醉下操作。术中定位准确，使用大通道，置管在相邻节段椎板上（图 7 - 60、图 7 - 61）；解剖清晰，操作轻柔，磨钻力度把持得当。术后复查影像资料。

【术后治疗及并发症】

术后常规处理，颈托制动，无手术并发症。给予营养神经等药物治疗，结合康复训练。术后复查影像学检查显示椎板切除满意（图 7 - 62）。

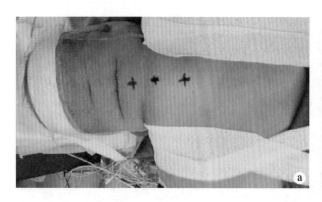
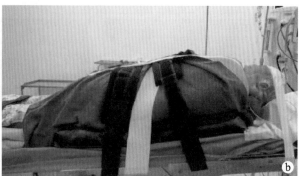

a. 定位标记；b. 体位

图 7 - 60　术前定位及体位外相

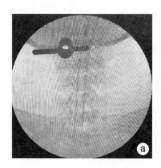
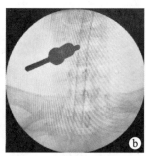
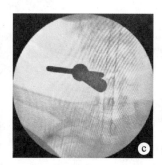
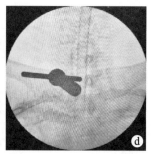

a. C$_{2-3}$通道正位；b. C$_{4-5}$通道正位；c. C$_{6-7}$通道正位；d. C$_7$-T$_1$通道正位

图 7 - 61　术中通道建立位置

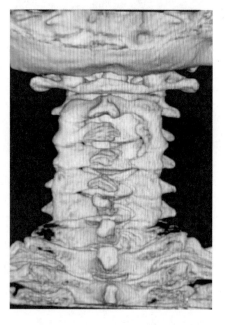

图 7 - 62　术后复查颈椎 CT 显示椎板切除满意

【讨论与思考】

患者脊髓症状和神经根症状并存，多于 3 个节段狭窄，Pavlov 比值 < 0.8，中央椎管矢状径 < 11 mm，

处理节段需广泛彻底，做到 C_2-T_1 的长节段椎管减压，目前有传统后路颈椎管椎板切开减压术和脊柱内镜下后路椎管椎板切除术。脊柱内镜技术可减少颈椎后方广泛的软组织损伤，尤其是 C_{2-4}同时存在后方黄韧带增生钙化，脊柱内镜可直接显露神经组织，术中直接松解脊髓和神经根周围的粘连、压迫，并对有症状的椎间孔进行减压。患者同时有上肢无力、上举功能障碍症状，涉及广泛椎板切除，需对 C_2-T_1 椎间孔磨开扩大减压神经根。脊柱内镜下动力系统可以更精确地减少对关节突的骚扰，保证术后颈椎静力和动力稳定，有效持久地保持扩大的椎管容积，又最大限度地减轻了创伤、出血，达到术后早期下地。

（术者：张西峰）

（整理：曾清泉　刘彦康）

病例47　颈椎手术中出现局部麻醉药毒性反应的处理

【病例简介】

基本信息　患者男性，46 岁。

主诉　右侧颈肩部疼痛 1 个月。

现病史　患者于 1 个月前出现颈肩部疼痛，行按摩、针灸、理疗等保守治疗，效果不佳。为进一步治疗，来我院就诊，门诊以"颈椎病"收入院治疗。入院后颈部 VAS 评分 7~10 分。

查体　颈椎生理曲度变直，颈椎棘突间隙及右侧斜方肌走行区压痛，双上肢无明显感觉减退，颈椎活动部分受限，四肢被动活动自如，肌力 5 级，肌张力正常。双侧膝腱反射活跃，双侧霍夫曼征阴性。

辅助检查　颈椎正侧位 X 线片显示颈椎生理曲度变直、退变增生（图 7-63）。颈椎 CT 显示 C_{5-6}椎间盘右侧突出并钙化，颈椎管狭窄（图 7-64）。颈椎 MRI 显示 C_{5-6}椎间盘突出（图 7-65）。

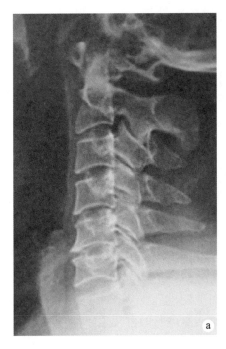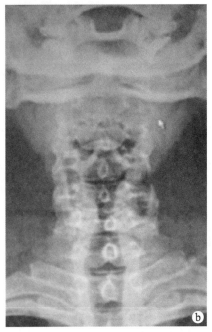

a. 侧位；b. 正位

图 7-63　颈椎 X 线片显示颈椎生理曲度变直、退变增生

209

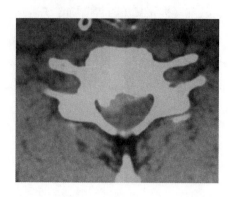

图7 −64　颈椎 CT 显示 C_{5-6} 椎间盘右侧突出并钙化，颈椎管狭窄

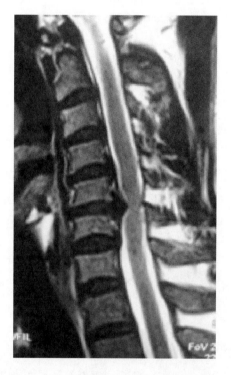

图7 −65　颈椎 MRI 显示 C_{5-6} 椎间盘突出

【手术指征】

影像学显示 C_{5-6} 椎间盘右侧突出并钙化，颈椎管狭窄。患者颈肩部疼痛明显，保守治疗效果不佳，符合手术指征。

【术前计划与手术过程】

拟行后路局部麻醉内镜下突出髓核摘除术。

患者常规俯卧于手术床，透视定位，右侧 C_{5-6} 间隙钥匙孔（keyhole）显露神经根上下缘，患者自觉疼痛。局部注射 1% 利多卡因 2 mL。2 分钟后患者自觉呼吸困难，不能配合手术，遂终止手术。第2天重复第1天的体位和手术步骤，顺利摘除椎管内的游离椎间盘组织。短期观察，患者症状缓解满意。

【讨论与思考】

局部麻醉下行经皮脊柱内镜下椎间盘摘除术，常选用 1% 利多卡因局部注射麻醉。在量上，一般我们注射 5～10 mL 的利多卡因，对于一些麻醉药耐受患者（肥胖、酗酒者等），腰部手术可以加用到 20 mL，若麻醉效果不明显时，还可以加用适量的罗哌卡因。但是颈部的局部麻醉下经皮脊柱内镜手术在术中增加麻醉药物时一定要慎重。本例患者第一次术中仅仅多追加了 2 mL 的利多卡因，即出现明显的呼吸抑制现象。这时应注意检查患者血压，监测心电图，及时停止手术。

（术者：张西峰）

（整理：姜红振）

参考文献

1. 高明勇，陶海鹰，卫爱林，等. 急性成人颈段无骨折脱位型脊髓损伤非手术治疗与早期外科干预的对比分析 [J]. 中国骨与关节损伤杂志，2015，30(1)：7－10.

2. 马晓生，姜建元，吕飞舟，等. 无骨折脱位颈脊髓中央损伤综合征的手术疗效及其影响因素 [J]. 中国脊柱脊髓杂志，2015，25(4)：298－303.

3. 王遥伟，王树金，吴树华，等. 无骨折脱位型颈髓损伤的手术治疗分析 [J]. 中国现代手术学杂志，2014，18(6)：428－431.

4. 谭建基，唐灿锐，欧锐金，等. 无骨折脱位型颈髓损伤的手术治疗 [J]. 中国骨科临床与基础研究杂志，2017，9(2)：75－80.

5. 郭骏，胡攀，任伟剑，等. 后路椎间孔镜下开窗减压髓核摘除术治疗单节段神经根型颈椎 [J]. 中医正骨，2016，28(9)：37－42.

6. 吴占勇，吴华荣，王会旺，等. 颈后路扩张通道下钥匙减压术治疗神经根型颈椎病 [J]. 中华矫形外科杂志，2016，24(6)：981－985.

7. 潘显明，邓少林，黄欣，等. 脊髓型及神经根型颈椎病的前路手术治疗 [J]. 中国矫形外科杂志，2011，19(3)：243－245.

8. 孙天威，卢守亮，张杭，等. 单开门椎板成形术联合椎间孔切开术治疗脊髓型合并神经根型颈椎病疗效分析 [J]. 实用骨科杂志，2012，18(2)：105－108.

9. 钱济先. 椎间孔镜技术的发展和未来 [J]. 中国骨伤，2018，31(4)：297－301.

10. 贾连顺，史建刚. 重视脊髓型颈椎病的诊断与严格手术指征 [J]. 中华骨科杂志，2002(1)：57－59.

11. 曾湘穗，林庆光，赵新建，等. 神经根颈椎病44例手术治疗分析 [J]. 中国矫形外科杂志，2002(4)：32－33；103.

第八章
脊柱内镜下治疗胸椎疾病

病例48　脊柱内镜下治疗 T_{10-11} 节段黄韧带骨化并双下肢不全瘫

【病例简介】

基本信息　患者男性，49岁。

主诉　腰骶部疼痛伴右下肢疼痛2月余，加重10天。

现病史　患者2周前无明显诱因出现胸背部疼痛，伴双侧大腿无力、步态不稳。劳累后加重，休息后减轻不明显，于2016年9月14日前往当地医院行MRI检查显示 C_{3-4}、C_{5-6} 椎间盘（右旁中央型）突出，黄韧带肥厚，C_{3-4} 双侧椎间孔狭窄，C_{4-5} 椎间盘（中央型）突出，黄韧带肥厚，椎管狭窄；T_{2-4} 椎段黄韧带肥厚，T_{10-11} 椎段黄韧带肥厚显著，胸髓显著受压、变细。目前逐渐出现双下肢行走活动不能，下腹部及腹股沟区域皮肤麻木加重。大便控制差，小便解出费力。以"胸椎管狭窄伴双下肢不全瘫；颈椎管狭窄"收住入院。

查体　下腹部及腹股沟区域皮肤感觉减退。双侧髂腰肌肌力2级，双侧股二头肌肌力2级，双侧股四头肌肌力2级，双侧胫骨前肌肌力2级，双侧胫骨后肌肌力2级，双侧伸趾肌肌力3级，双侧跨长伸肌肌力3级，双侧屈趾肌肌力3级，双侧腓骨长短肌肌力3级。

辅助检查　X线片见胸椎明显退变改变（图8-1）。MRI显示 C_{3-4}、C_{5-6} 椎间盘（右旁中央型）突出，黄韧带肥厚，C_{3-4} 双侧椎间孔狭窄，C_{4-5} 椎间盘（中央型）突出，黄韧带肥厚，椎管狭窄；T_{2-4} 椎段黄韧带肥厚，T_{10-11} 椎段黄韧带肥厚显著，胸髓显著受压、变细（图8-2）。CT显示 C_{4-5} 椎间盘突出并骨化，T_{10-11} 椎段黄韧带骨化（图8-3）。

【手术指征】

患者目前症状重，影像学提示 T_{10-11} 椎段黄韧带骨化，胸髓显著受压，具有明确的手术减压指征。

【术前计划与手术过程】

拟行脊柱内镜下经椎板间入路 T_{10-11} 椎板切除、黄韧带摘除、椎管减压手术。

局部麻醉浸润后，建立工作通道。在脊柱内镜下先对椎板表面软组织进行清理，使用磨钻沿椎板间隙对上下椎板进行磨除，进而对骨化黄韧带进行打磨，并潜行打磨对侧增生钙化黄韧带。神经剥离子小心剥离黄韧带后予以摘除，显露硬膜囊（图8-4、图8-5）。

【术后治疗及并发症】

患者术后双下肢肌力、皮肤感觉及大小便功能较术前明显好转。术后复查CT见偏头侧及偏术侧

（左侧）尚有少许骨化黄韧带残留，但是已经达到有效减压（图8-6）。术后2周可借助助行器站立行走，术后2个月可脱拐行走，术后3年可脚尖离开地面用脚跟走路，术后5年复诊时右侧脚后跟可离开地面，左侧仍不能。

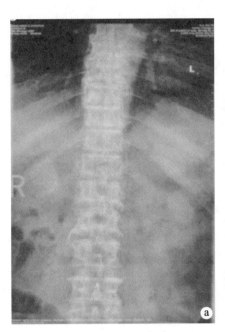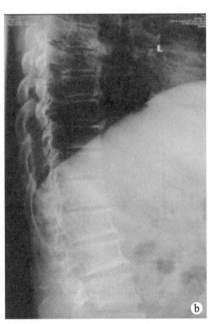

a. 正位；b. 侧位

图8-1　X线片显示胸椎明显退变改变

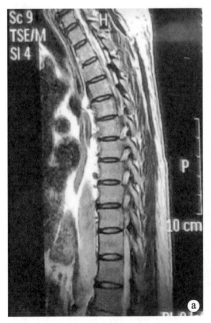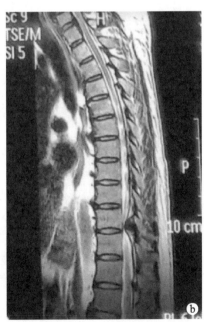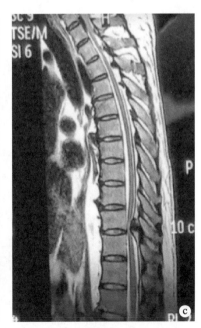

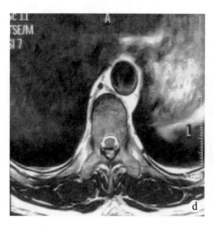
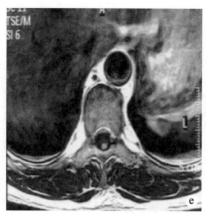
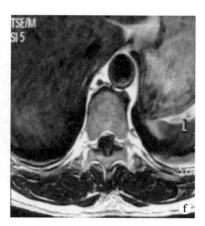

a ~ c. 矢状位；d ~ f. 轴位

图 8 - 2　C_{3-6}椎间盘及 T_{2-4}、T_{10-11}椎段黄韧带 MRI

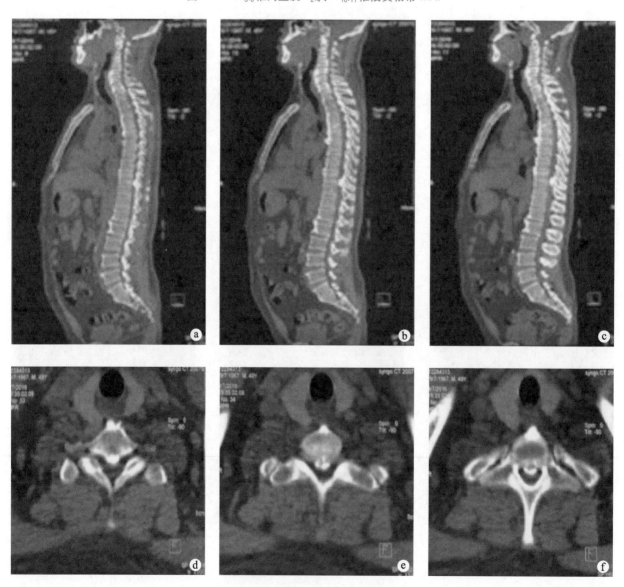

a ~ c. 矢状位；d ~ f. C_{4-5}轴位

图 8 - 3　CT 显示 T_{10-11}椎段黄韧带骨化，C_{4-5}椎间盘突出并骨化

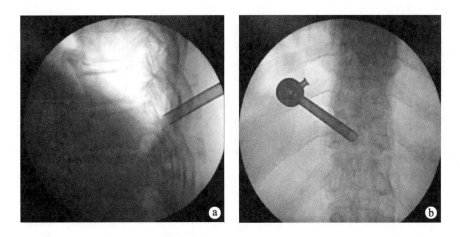

a. 正位；b. 侧位

图 8-4　建立通道后透视

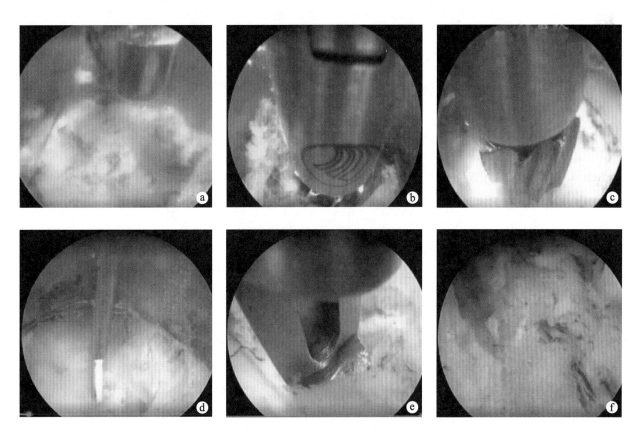

a. 清理椎板表面软组织；b. 对上下椎板进行磨除；c. 潜行打磨对侧增生钙化黄韧带；d. 剥离黄韧带；e. 摘除黄韧带；f. 显露硬膜囊

图 8-5　术中镜下操作

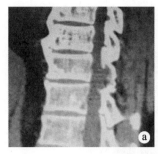
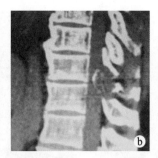
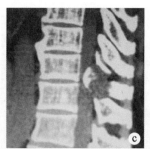
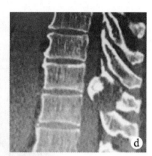

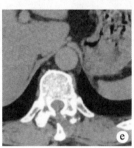
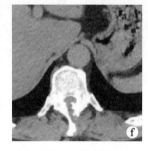
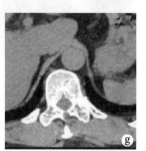

a~d. 矢状位；e~g. 轴位

图8-6 术后复查CT

【讨论与思考】

1. 责任部位的判定

影像学上该病例存在 C_{3-4}、C_{5-6} 椎间盘右旁中央型突出，黄韧带肥厚；C_{3-4} 双侧椎间孔变窄，C_{4-5} 椎间盘中央型突出并黄韧带肥厚，T_{2-4} 节段黄韧带肥厚，T_{10-11} 黄韧带明显肥厚，此处胸髓明显受压、变细。但是影像学异常部位不一定都是导致患者临床症状的责任部位，有可能其中的 1~2 个影像学异常部位为责任部位。

从查体情况看，患者双上肢肌力均正常，只是双下肢肌力出现了明显减退，感觉障碍平面也是下腹部及腹股沟区以下皮肤麻木加重。因此，在下腹部以上（T_{10}）区域的椎间盘突出或黄韧带肥厚、椎间孔狭窄只是属于影像学异常，并没有产生相应的临床症状和体征，没有治疗指征。真正需要处理的责任节段就只有位于 T_{10-11} 节段的黄韧带肥厚，此后的 CT 检查提示黄韧带肥厚实际为黄韧带骨化。

2. 治疗方案的选择

胸椎是脊柱手术中风险较高的位置，有较高风险造成医源性损伤，导致患者出现双下肢感觉运动活动障碍加重，二便障碍；胸椎管狭窄手术尤为危险，对于黄韧带骨化，采取传统开放减压融合固定手术会面临术野显露困难，需扩大手术切口，导致手术难度和风险增加。脊柱内镜下行胸椎黄韧带的微创减压手术，能让操作区域具有更近距离的可视化，操作更为微创、精细、安全，且不易遗漏致压部位，获得了越来越多的肯定。

3. 手术操作细节的注意事项

（1）定位的准确性

胸椎的椎板呈叠瓦状，T_{10} 的椎板下部叠盖在 T_{11} 椎板上部的背侧，椎板间隙的位置低于椎间隙，棘突间隙的位置低于椎板间隙。所以，术中定位的椎板间隙位置应低于相应椎间隙的平面；或者说，应该在椎间隙略偏下的位置才能找到椎板间隙的位置。对应的，在术中前后位透视图像上，工作套筒前端的位置会和T_{11}椎弓根上部在同一个高度，而非恰好和$T_{10\text{-}11}$椎间隙平行，这样才能找到T_{10}椎板下界或$T_{10\text{-}11}$椎间隙。因此，可以使用镜下动力磨钻从T_{10}椎板下界开始向上进行磨除。

胸椎由于节段较长，骨性标志少，又不是十分显著，如果患者皮下脂肪厚，操作过程中在剥离椎板表面软组织时，重要结构解剖没有观察到或者忽略，容易出现定位错误，导致减压部位偏差。所以手术病例少，临床经验欠缺时，减压过程中或手术结束前，应透视核实一下以确保减压部位无误。

（2）减压上下界的判定

从患者的矢状位CT及MRI可见，黄韧带骨化向腹侧压迫最严重的部分并不在椎板间隙平面，而是以$T_{10\text{-}11}$椎间隙为中心，上界达到了T_{10}椎体中份，下界到了T_{11}椎体中份。所以在减压过程中，应该以减压T_{10}椎板为主，有可能需将T_{10}椎板全部去除才能将上方骨化黄韧带完全去除，而只需要将T_{11}椎板上份略做去除就可以达到骨化黄韧带的下界。注意减压不能以$T_{10\text{-}11}$椎板间隙为中心进行上下暴露。

（3）减压过程中工作套筒舌状面的位置摆放

在腰椎经椎间孔入路行突出间盘摘除时，工作套筒的舌状面在腹侧，可以起到将出行根阻挡至舌状面腹侧以外，从而避免操作器械误伤的目的。但是在后路经椎板间行骨化黄韧带去除时，工作套筒的舌状面则需要旋转到12点钟方向，或者以12点为中心，左右摆动。这是因为在胸椎镜椎板间入路进行减压，尤其在减压对侧时，6点钟方向（腹侧）是胸髓结构，并没有出行根需要阻挡。这个时候如果将工作套筒的舌状面放到6点钟方向，刚好是脊柱内镜的盲区，舌状面的盲区存在胸髓压迫，有造成胸髓损伤的风险。而将舌状面转到12点钟方向，6点钟方向的盲区内不存在工作套筒压迫胸髓的可能性，能确保胸髓不受到意外损伤。

（4）减压过程的其他注意点

在减压骨化黄韧带的过程中，我们一般使用的是带有20°～30°角的脊柱内镜，如果内镜的方向正对12点钟方向，偏术侧的20°角范围内是内镜视野的盲区，有可能遗漏或者减压不全。为了避免对术侧的减压不全，术中注意将工作套筒前端向术侧调整20°～30°，确保减压不遗漏；或者将内镜方向调整到3点或9点方向，则术野内可见到术侧的侧缘，这时要注意工作套筒的舌状面也要酌情调整，避免无意中压迫胸髓。

胸椎黄韧带骨化病例中，黄韧带大多并没有完全骨化，与硬脊膜接触的黄韧带部分往往还残存少许未骨化。随着骨化部分的磨除，未骨化的黄韧带部分会逐渐膨隆起来，有助于将残存的骨化部分推挤向背侧。可小心翼翼借助这部分残留的未骨化黄韧带部分作为安全保护，在其背侧将骨化黄韧带部分向背侧掀起，从而避免硬脊膜受到进一步的医源性压迫。如果无法向背侧翘拨其骨化黄韧带部分，则证明骨化部分还较厚，应该继续磨除。在残存有少许间隙的区域，可以用薄口椎板钳将骨化或非骨化的黄韧带进行咬除。在用神经拉钩分离硬脊膜与黄韧带粘连的时候，一定要小心，尽量避免硬脊膜损伤。必要时做到有效减压，不必将硬脊膜表面的黄韧带彻底去除干净。

减压操作过程中，要时不时询问患者的感受，并让患者运动双下肢，以早期发现有无医源性胸髓损伤发生。所以推荐局部麻醉下手术。

（术者：张西峰）

（整理：侯黎升　刘彦康）

病例49　脊柱内镜下治疗黄韧带钙化性椎管狭窄

【病例简介】

基本信息　患者男性，53岁。

主诉　左下肢麻木12年，胸椎术后10年。

现病史　患者于2005年初出现左侧臀部及下肢麻木，行走50 m后疼痛加剧，行MRI检查后，于2005年6月行T_{10-11}、L_{4-5}、L_5-S_1小开窗椎板减压椎间盘切除术，症状缓解。2007年再次复发，行L_4-S_1切开内固定术，症状缓解（图8-7）。2014年左下肢麻木加重，严重影响生活质量，经保守治疗，效果不佳。行腰椎MRI检查后，门诊以"腰椎管狭窄症，腰椎间盘突出症"收住入院。

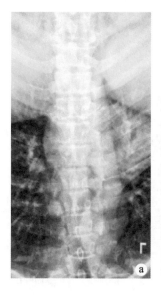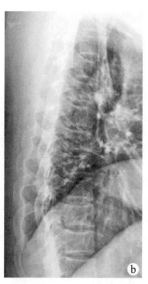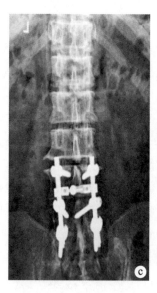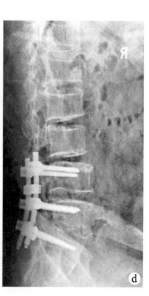

a. 胸椎正位；b. 胸椎侧位；c. 腰椎正位；d. 腰椎侧位

图8-7　胸椎及腰椎正侧位X线片见生理曲度存在

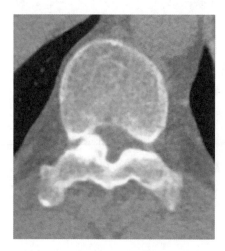

图8-8　CT显示T_{10-11}椎管狭窄，
右侧黄韧带钙化严重

查体　蹒跚步态，腰椎屈伸运动稍受限。疼痛麻木区位于左侧臀部、左下肢及右侧足底，VAS评分7分，右下肢无明显感觉减退区。左侧直腿抬高试验阳性。双下肢肌力、肌张力正常。

辅助检查　CT显示T_{10-11}椎管狭窄，右侧黄韧带钙化严重（图8-8）。胸椎MRI显示T_{10-11}椎管狭窄，右侧为主（图8-9）。

【手术指征】

患者左侧臀部、左下肢、右侧足底疼痛麻木严重，VAS评分 > 7分；无法正常生活、工作；无明显的手术禁忌证。

【术前计划与手术过程】

拟定在局部麻醉下行脊柱内镜下探查黄韧带钙化切除减压术。患者取俯卧位，术前椎间隙定位后，消毒铺单，取右侧旁开

6 cm 为穿刺点，建立通道后，探查见右侧黄韧带增生钙化严重，并压迫脊髓，使用高速磨钻打磨，减压硬膜囊及侧隐窝（图 8－10）。

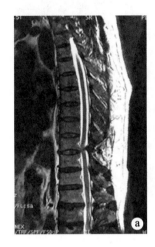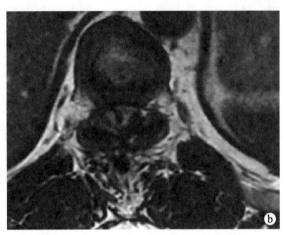

a. 矢状位；b. 轴位

图 8－9　胸椎 MRI 显示 $T_{10\text{-}11}$ 椎管狭窄，右侧明显

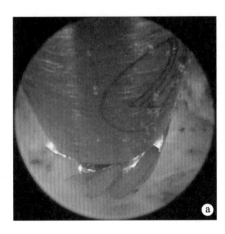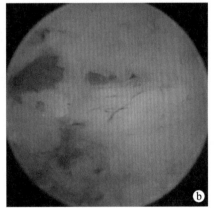

a. 磨钻打磨钙化的黄韧带；b. 减压后显露神经根

图 8－10　术中打磨钙化的黄韧带及减压显露神经根

【术后处理及并发症】

患者术后即可下床自行活动，左下肢疼痛及麻木明显减轻，行走疼痛也明显改善。术后嘱其多卧床休息，3～6 个月内禁止剧烈运动，术后 2 天出院，术后 1 个月随访，效果良好（图 8－11）。

【讨论与思考】

胸椎管狭窄症指先天性或后天退变等因素导致脊髓及神经根受压引起相应的临床症状和体征的疾病。该病发病率低，不易诊断，黄韧带钙化是引起该病最常见的原因。胸椎管狭窄症一经确诊，手术是唯一有效的治疗方法。手术分为开放及微创两种，大多数医师首选开放，但其创伤大、花费高、恢复慢。本病例应用脊柱内镜微创治疗，行右侧椎管减压，缓解对侧下肢的症状，手术疗效满意。

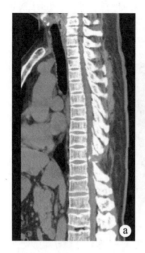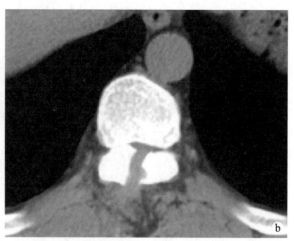

a. 矢状位；b. 轴位

图 8-11　术后复查 CT 显示 T_{11-12} 间隙，可见硬膜囊得到部分减压

　　微创脊柱外科的优点是局部麻醉，出血很少，不需要术前禁食，不插尿管，术中保持清醒状态，术后即刻下床，当日出院。其适应证逐渐扩展，涵盖过去许多的开放融合手术。

　　本病例选择椎管右侧减压的依据为脊髓丘脑束主要起自脊髓灰质 I 层和 IV ~ VII 层，纤维经白质前连合交叉后在同节或上 1 ~ 2 节的外侧索和前索上行（但脊髓丘脑前束含有少部分不交叉的纤维），传导对侧躯体的痛觉、温度觉，一侧脊髓丘脑束损伤时，对侧平面 1 ~ 2 节以下的区域损伤，出现痛觉、温度觉的减退或消失。因此，减压狭窄侧即可缓解对侧肢体麻木。

（术者：张西峰）

（整理：谢　宁　姜红振）

病例50　脊柱内镜下经椎板间孔治疗 T_{10-11} 胸椎管狭窄

【病例简介】

基本信息　患者男性，68 岁。

主诉　双下肢麻木、乏力 10 年，加重半年。

现病史　患者入院 10 年前无明显诱因出现双下肢麻木、乏力，伴有颈、腰部疼痛不适，双上肢存在麻木感，久行后加重，休息后有所缓解，曾接受药物、按摩等治疗，疗效欠佳，未寻求进一步治疗，随后病情加重，先后于 2011 年、2014 年分别接受颈椎、腰椎手术，术后双手麻木症状有所改善，双下肢麻木、乏力感改善有限。半年前双下肢麻木、乏力进一步加重，以左下肢为重，行走受限，严重影响日常生活。外院 MRI 检查可见 T_{10-11} 椎间盘水平脊髓后方条状低信号影压迫脊髓。

查体　轮椅推入病房，颈后部、腰背部存在术后切口愈合瘢痕。胸腰段无明显压痛、叩击痛，脊柱屈伸、旋转活动略受限。四肢无畸形，皮温略低，肌张力基本正常，四肢存在不同程度的皮肤感觉减退，以双下肢较为明显。双下肢肌张力增高，右下肢肌力 4 级，左下肢肌力 3 级，双侧直腿抬高试验及加强试验阴性。左下肢腱反射亢进，右侧膝腱反射、跟腱反射存在，双侧巴宾斯基征阴性。

辅助检查　腰椎 MRI 显示胸椎侧弯，T_{9-10}、T_{10-11}、T_{11-12}、T_{12}-L_1 水平黄韧带肥厚，T_{10-11} 水平改变为著，相应椎管狭窄，脊髓受压缺血（图 8 - 12）。胸椎 CT 显示胸椎椎体退行性变，T_{9-10}、T_{10-11}、T_{11-12} 椎小关节退变，继发胸椎椎管中央前后径变窄（图 8 - 13）。

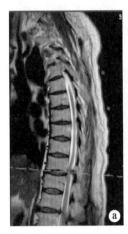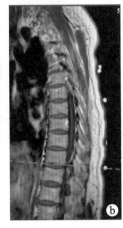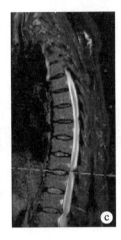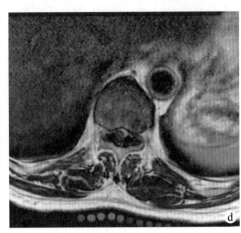

a～c. 矢状位；d. 轴位

图 8 - 12　胸椎 MRI 可见胸椎管多处狭窄，以 T_{10-11} 间隙为重，相应椎管狭窄，脊髓受压缺血

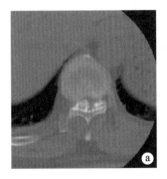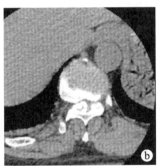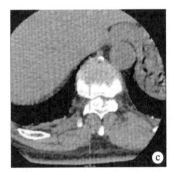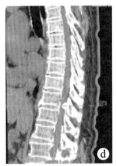

a～c. 轴位；d. 矢状位

图 8 - 13　胸椎 CT 显示 T_{10-11} 间隙黄韧带骨化，椎管狭窄严重

【术前计划】

行脊柱内镜下 T_{10-11} 椎板、黄韧带切除、脊髓和神经根粘连松解术治疗。

【术后治疗及并发症】

常规对症治疗，无并发症发生。复查 CT 显示 T_{10-11} 右侧椎板及黄韧带切除，有少量残留，椎管得到有效减压（图 8 - 14）。

【讨论与思考】

此患者黄韧带增生骨化导致胸椎管狭窄严重，术者没有采用传统的手术方案，而是使用了脊柱内镜技术，达到了满意的效果。

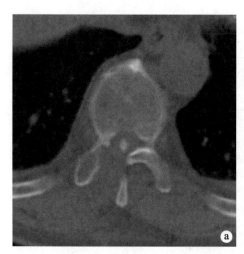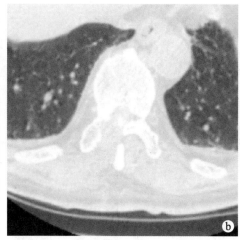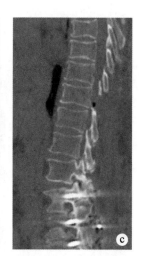

a、b. 轴位；c. 矢状位

图 8-14　术后 CT 显示 T$_{10-11}$ 右侧椎板及黄韧带切除满意

胸椎管狭窄症患者的胸椎管的容积减小，压迫了脊髓和（或）神经根，从而引起了相应的临床症状和体征的疾病。胸椎管狭窄症由多种原因引起，其常见原因包括黄韧带骨化、后纵韧带骨化及胸椎间盘突出，其中黄韧带骨化最为常见。

近年来，随着脊柱内镜技术的发展，该技术的适应证逐渐从腰椎间盘突出扩大到腰椎管狭窄、颈椎及胸椎间盘突出症的治疗中，而且取得了很好的效果。但是由于胸椎管的空间较小，胸椎节段的脊髓耐受性较差，而且受肋骨和胸腔的影响，胸椎节段的操作空间有限，因此目前采用脊柱内镜技术治疗胸椎管狭窄的病例仍然较少。

但脊柱内镜技术在治疗胸椎管狭窄症时，存在着自己的优势。脊柱内镜手术中可以放大视野，利用射频刀头凝固出血部位，保持视野清晰，准确地清理病灶，减少周围组织的损伤，减少对脊髓及神经根的刺激，一定程度上避免了神经损伤、硬膜破损等并发症。采用脊柱内镜技术可以缩短手术时间，减少术中出血量，有效改善患者脊髓神经功能，对脊柱稳定性的破坏较小，有助于患者手术后的快速康复。

（术者：张亚宁）

（整理：秦聪聪　刘彦康）

病例51　脊柱内镜下经椎板间孔治疗 T$_{11-12}$ 胸椎管狭窄

【病例简介】

基本信息　患者女性，58 岁。

主诉　颈胸部酸困 6 年，加重伴双下肢疼痛、麻木、乏力 2 年。

现病史　患者于 6 年前无明显诱因出现颈胸部酸困症状，无下肢疼痛、麻木、肿胀及乏力等伴随症状，久行后加重，休息后缓解，曾自行口服止痛药物，疗效尚可。2 年前，上述症状进一步加重，出现明显的双下肢疼痛、麻木、乏力，行走受限症状，严重影响日常活动和睡眠。于近日行 MRI 提示胸椎管狭窄。遂收住院治疗。

查体　跛行步态，骶棘肌痉挛，脊柱各椎体棘突及棘突旁无压痛、叩击痛。四肢无肿胀、畸形，皮温、肌张力基本正常，会阴区感觉正常。双下肢自腹股沟以下皮肤感觉减退，右蹬背伸肌肌力 4^- 级，余四肢肌力 4 级，双侧霍夫曼征阴性，双侧直腿抬高试验及加强试验可疑阳性，足背动脉搏动可触及，末梢血运好。双侧膝反射、踝反射存在，巴宾斯基征阴性。

辅助检查　MRI 显示 C_{6-7}、C_7-T_1、T_{1-2}、T_{7-8}、T_{8-9}、T_{11-12} 及 T_{12}-L_1 椎间盘向后突出，且多个节段黄韧带肥厚，硬膜囊及脊髓受压；椎管狭窄，T_{11-12} 水平脊髓内可见长 T_2 信号影（图 8 - 15）。CT 显示胸椎管狭窄、胸椎退行性变（图 8 - 16）。

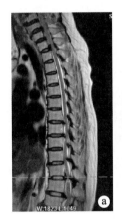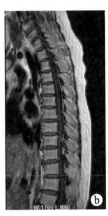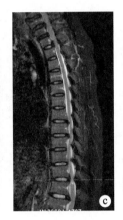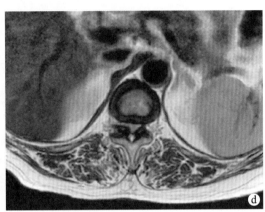

a~c. 矢状位；d. 轴位

图 8 - 15　胸椎 MRI 显示胸椎管多处狭窄，以 T_{11-12} 间隙为重，T_{11-12} 间隙可见脊髓已存在损伤

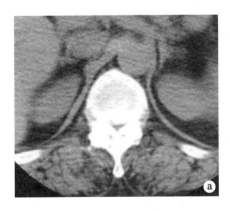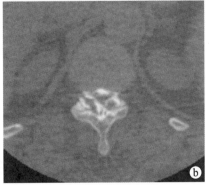

图 8 - 16　胸椎轴位 CT 显示 T_{11-12} 间隙黄韧带骨化，椎管狭窄严重

【术前计划】

行脊柱内镜下经椎板间孔 T_{11-12} 椎板、黄韧带切除，脊髓和神经根粘连松解术治疗。

【术后治疗及并发症】

术后予以常规对症治疗，无并发症发生。复查 CT 显示 T_{11-12} 右侧椎板及黄韧带得到有效切除（图 8 - 17）。

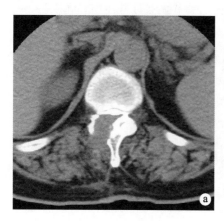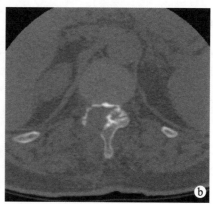

图 8-17　术后轴位 CT 显示 T_{11-12} 右侧椎板及黄韧带有效切除

【讨论与思考】

手术仍然是治疗胸椎管狭窄症的主要手段，术中主要对受压的脊髓及神经根进行椎管减压，进而减轻患者的疼痛，改善功能障碍。从解剖学来看，胸椎的特征明显，其椎管内脊髓的缓冲空间很小，从而导致手术难度大、风险高、并发症多。目前，治疗该病的传统手术方式是椎板切除减压术，手术过程中牵拉病变的脊髓极易引起脊髓损伤，而且术后患者出现肺部并发症的风险较大。该术式对椎管、神经根压力的解除有限，尤其对于合并后方黄韧带肥厚并骨化的患者而言，该术式手术风险偏高，难以彻底解除胸髓的压迫，因此该术式的临床应用受限。

采用脊柱内镜技术治疗胸椎管狭窄，术中工作通路无须借助其他器械固定，可以随时调节镜头的深度与角度，实现了对病变部位的放大及立体成像；术中不对脊髓进行牵拉，有效地避免了医源性脊髓损伤，提高了手术操作的安全性。

综上所述，脊柱内镜治疗胸椎管狭窄症的疗效理想，可以明显减轻患者的疼痛，改善功能障碍，并具有手术时间短、出血量少、切口长度短、并发症发生率低、住院时间短等优势，值得进一步推广。

（术者：张亚宁）

（整理：秦聪聪　刘彦康）

病例 52　多节段胸椎管狭窄的微创内镜治疗

【病例简介】

基本信息　患者男性，31 岁，体重 119 kg，身高 178 cm。

主诉　双下肢活动障碍进行性加重 3 个月。

现病史　患者于 3 个月前运动时摔伤背部，当时无显著不适。2 周后自觉双下肢乏力，不灵活，行理疗等保守治疗无改善。双下肢活动不灵活及无力症状逐渐加重，无大小便异常。当地医院行 MRI 检查提示胸椎退行性改变，T_{10-11} 胸椎后缘骨质增生，椎间盘突出，T_{7-8}、T_{9-10}、T_{10-11} 多阶段椎管狭窄，脊髓受压变性。

既往史 高血压病史 3 年，不规律服用降压药物。

查体 轮椅推入病房，辅助下行走呈痉挛步态。腰背部无压痛，下肢叩击痛阴性，双下肢肌力 4 级。双侧直腿抬高试验阴性，加强试验阴性，双髋关节活动无受限，双侧跟腱反射、膝腱反射亢进，双侧股神经牵拉试验阴性，双侧髌阵挛未引出，双侧踝阵挛阳性，双侧巴宾斯基征阳性。

辅助检查 胸椎 X 线片未见显著侧弯畸形，部分椎体后缘骨质增生（图 8 – 18）。CT 显示 T_{7-8}、T_{9-10}、T_{10-11}椎管狭窄，椎间盘突出钙化（图 8 – 19）。MRI 显示 T_{7-8}、T_{9-10}、T_{10-11}椎管狭窄，椎间盘突出，脊髓受压显著（图 8 – 20、图 8 – 21）。

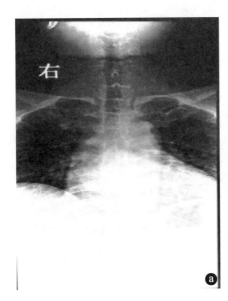
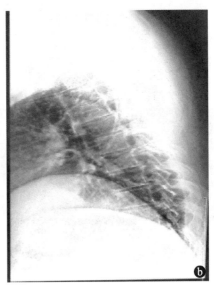

a. 正位；b. 侧位

图 8 – 18 胸椎 X 线片未见显著侧弯畸形，部分椎体后缘骨质增生

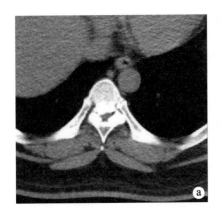
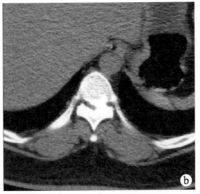
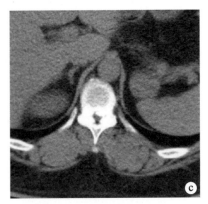

a. T_{7-8}轴位；b. T_{9-10}轴位；c. T_{10-11}轴位

图 8 – 19 CT 显示 T_{7-8}、T_{9-10}、T_{10-11}椎管狭窄，椎间盘突出钙化

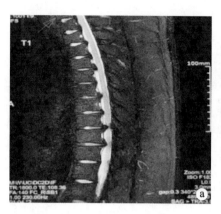
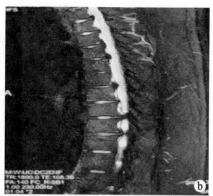

图 8-20　矢状位 MRI 显示多节段胸椎管狭窄，椎间盘突出，T₉₋₁₀ 为著

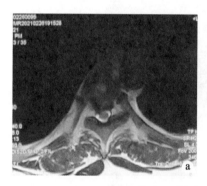
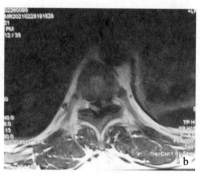
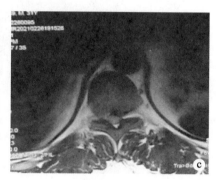

a. T₇₋₈ 轴位；b. T₉₋₁₀ 轴位；c. T₁₀₋₁₁ 轴位

图 8-21　MRI 显示 T₇₋₈、T₉₋₁₀、T₁₀₋₁₁ 椎管狭窄，椎间盘突出，脊髓受压显著

【手术指征】

患者双下肢无力步态不稳，有明显的踩棉花感；查体见双下肢病理征阳性，双侧踝阵挛阳性，双下肢膝腱反射亢进，肌张力升高，提示皮质脊髓侧束受损；影像学显示显著胸椎椎管狭窄、椎间盘突出，脊髓受压变形。

【术前计划与手术过程】

本病例患者存在多节段胸椎管狭窄，拟分次行局部麻醉下脊柱内镜后路椎管减压。患者体重较大，术中 X 线透视定位显影欠佳，术前行 CT 引导下定位。先选择狭窄程度最重的 T₉₋₁₀ 节段，CT 引导下置入定位穿刺针，转入手术室后，沿定位针方向穿刺，沿穿刺针做切口，逐级置入内镜大通道（图 8-22）。镜下显露相应下关节突及椎板，磨钻扩大椎板间孔，显露至黄韧带边缘，充分磨除椎板骨质，摘除黄韧带，直至硬膜囊外侧显露，见神经结构搏动良好，充分扩大椎管。

术后当日患者自觉双下肢僵硬感改善，可在辅助下行走，并坚持要求处理剩余两处椎管狭窄。考虑患者年轻且体重较大，分别于首次术后第 4 日和第 8 日行 T₁₀₋₁₁ 及 T₇₋₈ 胸椎管扩大术，术程同上。术后复查胸椎 CT 显示椎管减压满意（图 8-23 ~ 图 8-26）。

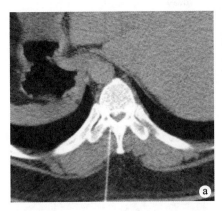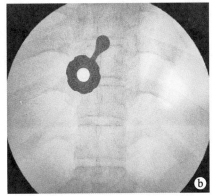

a. CT 引导穿刺定位；b. 工作通道建立示意

图 8 – 22　术前 CT 引导下穿刺定位，沿定位针方向逐级置入扩张器建立工作通道

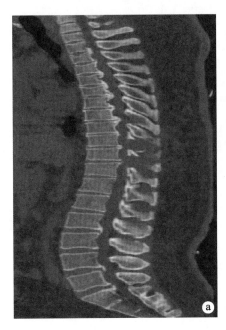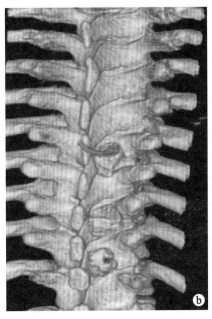

a. CT 矢状位；b. 三维重建

图 8 – 23　三次手术后复查 CT

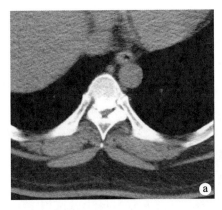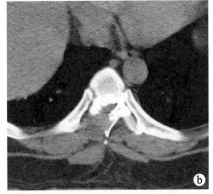

a. 术前；b. 术后

图 8 – 24　T_{7-8} 手术前后对比，椎管减压充分

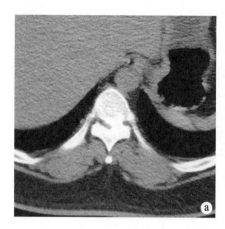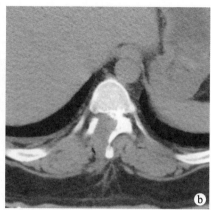

a. 术前；b. 术后

图8-25　T$_{9-10}$手术前后对比，椎管减压充分

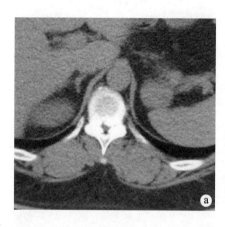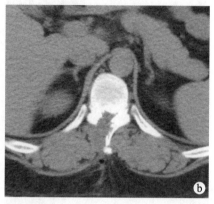

a. 术前；b. 术后

图8-26　T$_{10-11}$手术前后对比，椎管减压充分

【术后治疗及并发症】

术后均应用甘露醇、甲泼尼龙脱水治疗。未出现硬膜囊撕裂、脑脊液漏及脊髓损伤等并发症，同时嘱患者加强下肢康复训练，避免长时间卧床出现深静脉血栓等并发症。患者于末次术后1周出院，转入当地康复医院进一步行康复治疗。术后4个月及8个月随访，患者无辅助下行走，步态恢复正常。

【讨论与思考】

胸椎被认为是脊柱手术中风险较高的位置，手术可能造成的医源性损伤，导致患者出现双下肢活动障碍加重，二便障碍。胸椎管狭窄手术尤为危险，患者本身的脊髓卡压导致术中必须加倍谨慎地操作。胸椎管狭窄多由年龄、体重及负重劳损相关的退行性变引起。本病例患者体重较大，打篮球摔伤为诱因。其病理改变包括椎板增厚，关节突增生，黄韧带肥厚及不同程度骨化，有显著的硬膜外间隙消失，椎间盘突出钙化，部分后纵韧带钙化等，导致多节段椎管狭窄并呈串珠样压痕。

本病例患者存在多节段胸椎管狭窄，并且体态肥胖，采取传统开放减压融合固定手术会面临术野显露困难，需扩大手术切口，进而增加手术难度和风险。采用局部麻醉下分次内镜下微创减压手术，规避了患者肥胖带来的术野显露问题，能让操作区域具有更近距离的可视化，操作更为精细、安全。

此外，胸椎由于节段较长，骨性标志少，加之患者皮下脂肪厚，术中透视下节段定位困难，容易出现定位错误，如果没有丰富的临床经验，建议常规行术前 CT 引导下定位，以做到万无一失，避免手术节段错误。

（术者：张西峰）

（整理：张嘉靖　刘彦康）

病例53 **阶梯化手术治疗多节段胸椎管狭窄**

【病例简介】

基本信息　患者女性，51 岁。

主诉　双下肢麻木、无力 2 个月。

现病史　患者 2 个月前自觉脐以下平面感觉异常，以双下肢束带感为主，并伴有双下肢麻木及无力感，右侧较左侧严重。近 1 个月前出现大便后肛周麻木感，为求进一步诊治，前来我院。

查体　胸、腰椎无明显压痛及叩击痛，肚脐以下平面感觉减退，左下肢肌力 5 级，左足背伸肌肌力 5 级，右下肢肌力 5⁻级，右足背伸肌肌力 5⁻级，双下肢直腿抬高试验阴性。

辅助检查　胸椎 MRI（2020-04-07）显示 T_{8-9}、T_{9-10}、T_{10-11} 节段椎管狭窄，T_{9-10} 平面、T_{10-11} 平面黄韧带肥厚，T_{9-10} 节段脊髓变性（图 8-27、图 8-28）。胸椎 CT 显示 T_{9-10}、T_{10-11} 平面黄韧带骨化（图 8-29、图 8-30）。胸椎正侧位 X 线片显示胸椎退行性变（图 8-31）。

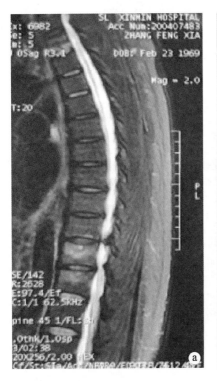
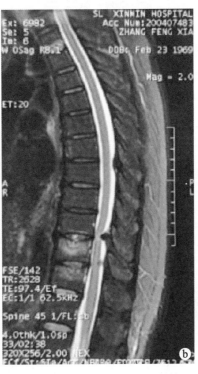
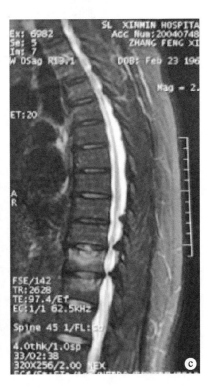

图 8-27　胸椎矢状位 MRI 显示 T_{8-9}、T_{9-10}、T_{10-11} 节段椎管狭窄，伴 T_{9-10} 节段脊髓变性

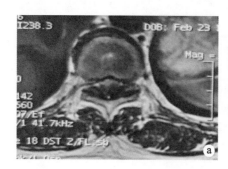
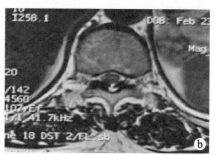

a. T$_{9-10}$轴位；b. T$_{10-11}$轴位

图 8 – 28　MRI 显示 T$_{9-10}$平面、T$_{10-11}$平面黄韧带肥厚，椎管狭窄

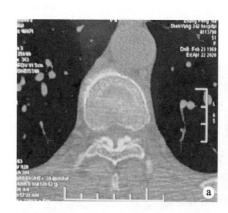
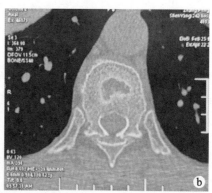

a、b. 轴位

图 8 – 29　CT 显示 T$_{9-10}$平面黄韧带骨化

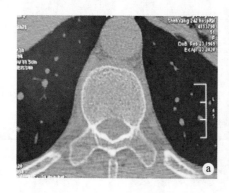
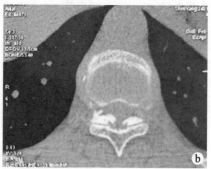

图 8 – 30　轴位 CT 显示 T$_{10-11}$平面黄韧带骨化

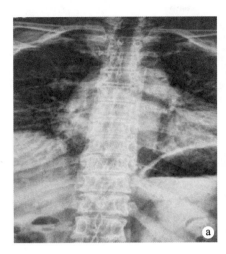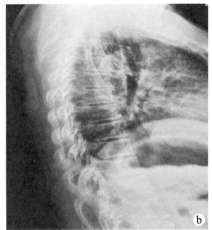

a. 正位；b. 侧位

图 8-31　胸椎正侧位 X 线片显示胸椎退行性变

【手术指征】

患者 2 个月前起病，症状逐渐加重，进展迅速，影像学检查提示胸椎管狭窄。

【术前计划与手术过程】

患者 T_{8-9}、T_{9-10}、T_{10-11} 节段均存在椎管狭窄，其中 T_{9-10}、T_{10-11} 节段狭窄严重，并可见明显黄韧带肥厚及骨化。结合患者目前的临床表现，肚脐水平存在感觉平面，提示 T_{9-10} 节段为责任病灶。按脊柱微创阶梯治疗原则，先行脊柱内镜下 T_{9-10} 节段椎管减压治疗。

手术选用后方右侧椎板间孔入路，术中沿 V 点磨除 T_9、T_{10} 部分椎板，摘除黄韧带，减压椎管（图 8-32、图 8-33）。

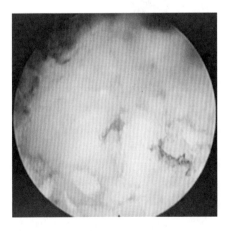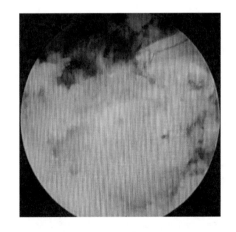

图 8-32　镜下见肥厚伴钙化的黄韧带　　　　图 8-33　镜下见减压后的硬膜

【术后治疗及并发症】

术后常规应用激素、甘露醇静脉滴注脱水治疗，佩戴支具，手术当天下床活动，术后第 2 天复查 CT 后出院（图 8-34）。

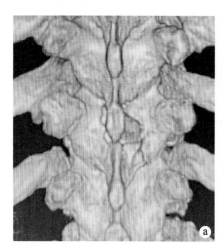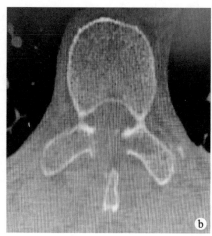

a. 三维重建；b. T$_{9-10}$轴位

图 8 -34　术后胸椎 CT 显示 T$_{9-10}$椎板减压满意，脊柱稳定性良好

术后当天患者可自觉下肢症状明显改善，术后无并发症，切口情况良好（图 8 - 35）。术后 1 个月时随访，患者外出慢走比较吃力，双下肢有无力感。术后 6 个月时随访，患者一切情况良好，行走自如，无下肢功能障碍，双下肢麻木、无力情况均完全改善。

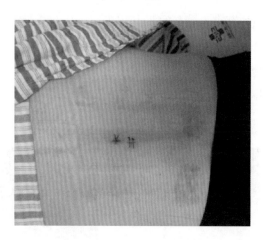

图 8 -35　切口外观

【讨论与思考】

1. 胸椎手术节段的定位

上胸椎可先从颈椎开始逐渐透视，下胸椎可从腰椎开始逐渐透视，如个别椎体存在明显的特征性标志，可帮助术中定位。该患者术中置管前，透视定位明确为 T$_{9-10}$节段，但置管后镜下操作时发现视野偏离，再次透视确认发现切口及置管位置有所偏离，重新调整切口位置，置管后再次透视确认，顺利手术。胸椎节段的定位受多种因素影响，且很小偏差就可能造成手术节段的错误，其中包括 C 型臂与椎体的角度、患者体位、置管角度、患者是否活动等，如术中感觉节段发生偏移，一定及时透视予以确认，避免手术节段错误。目前，为尽最大可能保证定位及置管准确，笔者团队在手术开始前，采用 CT 定位穿刺。患者俯卧于 CT 机上，确认目标节段后，用 "9" 号针头行局部麻醉下穿刺，CT 透视确认穿刺位置准确后，敷料覆盖穿刺部位，将患者转移至手术室，过程中确保穿刺部位无菌。患者进

入手术室后，在置管前、后均再次用 C 型臂透视确认，可最大程度避免手术节段错误。

2. 胸椎管狭窄手术时机的选择

手术时机选在影像学检查有狭窄，且出现相应临床症状后。症状越重越应尽早行手术治疗，因为脊髓在胸椎管内的可移动缓冲空间较颈椎及腰椎管内空间小，胸椎管狭窄时脊髓空间更小，一旦有轻微外伤就可加重脊髓损伤。仅有影像学检查狭窄而无临床症状者，无须行预防性减压手术，因为无临床症状的节段是在影像学检查时才发现的，此时我们难以判断该处狭窄是否处于进展期或稳定期，如果处于进展期或许以后会出现症状，可后期手术；如果处于稳定期则后期可能不出现症状，而无须预防性手术。

3. 多节段胸椎管狭窄的阶梯化微创治疗

该患者影像学检查提示 T_{8-9}、T_{9-10}、T_{10-11} 三个阶段均存在胸椎管狭窄，且 T_{9-10}、T_{10-11} 可见明显的黄韧带肥厚、骨化。多节段的椎管狭窄，总能找到一个最严重或者与临床症状最相关的节段，结合该患者的临床症状，肚脐平面存在感觉平面，且 T_{9-10} 节段脊髓变性，考虑 T_{9-10} 为责任病灶。相对于开发性手术，微创内镜手术不仅在手术时间、切口长度、手术出血量、手术费用及术后住院日上存在明显优势，而且能达到精准治疗，最大限度地保留正常组织。该患者行脊柱内镜下 T_{9-10} 节段减压，T_{10-11} 节段未行手术操作，术后半年患者临床症状几乎完全改善。该病例不仅为多节段胸椎管狭窄提供微创手术思路，同样也为多节段颈椎、腰椎管狭窄提供更多的可能选项。

【点评】

对于多节段胸椎管狭窄，医务人员应关注症状性椎管狭窄，而非无症状的单纯影像学狭窄，不做预防性手术。该患者 T_{9-10} 节段为责任节段，针对该节段进行处理已经足够，无须对其他节段进行预防性干预。真正遵循了阶梯化微创治疗原则。

胸椎椎板呈叠瓦状排列，椎板间隙高度低于对应的椎间隙高度。术中如患者体位摆放过程中椎间隙平面与地面不垂直，置管角度有倾斜，患者肥胖或者助手进行协助维持套筒位置过程中发生滑移，均有可能导致手术节段错误，这种情况在颈椎中亦有发生。所以，在置管后一定要用 C 型臂再次透视确认，必要时在减压中或减压完毕后再次透视确认，以确保手术节段准确。

脊柱内镜有 20°~30° 的倾斜角，减压过程中如果不能意识到这一点，以 12 点钟方向为对侧，有可能导致术侧的减压不彻底，致压物残留。从该患者术后复查的 CT 可见，术侧及对侧均获得了良好减压，没有致压物残留，证明术者已经意识到了脊柱内镜 30° 倾斜角带来的盲区问题。

脊柱内镜手术时，工作套筒的舌状面如果位于 6 点钟方向，同样是个盲区。在进行对侧潜行减压过程中，如果工作套筒舌状面在 6 点钟方向，有可能在未意识到的情况下，舌状面压迫术侧脊髓背侧，出现医源性损伤。建议可考虑将舌状面旋转到 12 点方向或在 12 点方向周围，在内镜可直视到舌状面的情况下进行减压，以确保安全。

（术者：张西峰　邓小磊）

（整理：丛　强　袁华锋　刘彦康）

（点评：侯黎升）

病例54　不典型胸椎管狭窄症的诊疗思路

【病例简介】

基本信息　患者男性，58 岁。

主诉　双下肢麻木不适4个月。

现病史　4个月前无诱因出现双下肢麻木，左侧症状略重，可放射至双足部，偶有打软腿，下肢无力，无法长距离行走，劳累后症状加重。

查体　左下肢大腿前方及双侧小腿外侧、足部针刺感明显减弱，左侧更明显，双髋关节活动无受限，双下肢其他肌肉肌力大致正常，病理征阴性。

辅助检查　入院时腰椎MRI显示腰椎明显退变，小关节增生，多节段椎间盘膨出或突出，侧隐窝变窄，中央腰椎管容积尚可（图8-36）。进一步行胸椎MRI检查发现T_{10-11}椎管狭窄（图8-37）。胸椎CT显示T_{10-11}椎管狭窄，黄韧带骨化（图8-38）。胸椎X线片显示胸椎退行性变（图8-39）。

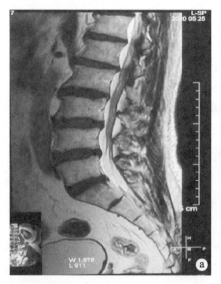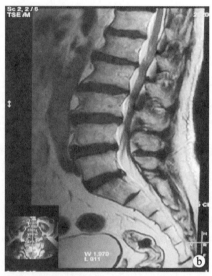

图8-36　腰椎矢状位MRI显示腰椎退行性变，侧隐窝变窄，中央腰椎管容积尚可

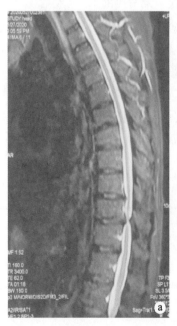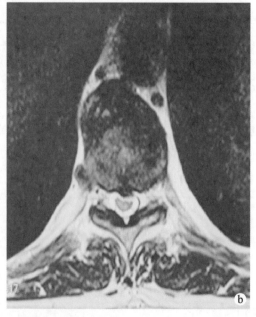

a. 矢状位；b. 轴位

图8-37　胸椎MRI检查显示T_{10-11}椎管狭窄

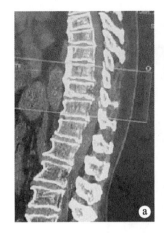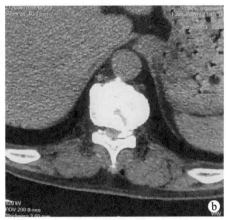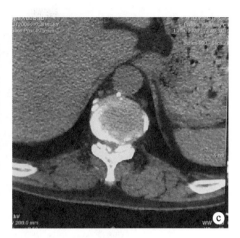

a. 矢状位；b、c. 轴位

图 8 – 38　胸椎 CT 显示 T_{10-11} 椎管狭窄，黄韧带骨化

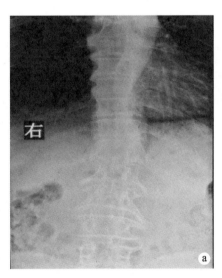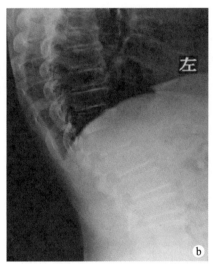

a. 正位；b. 侧位

图 8 – 39　胸椎 X 线片显示胸椎退行性变

【手术指征】

患者 T_{10-11} 椎管明显狭窄，双下肢麻木不适，左侧略重；保守治疗效果不佳。

【术前计划与手术过程】

拟行脊柱内镜下 T_{10-11} 后路椎板减压、骨化黄韧带去除。

手术在局部麻醉下进行，精准穿刺、置管于 T_{10-11} 椎板间孔（图 8 – 40），使用动力磨钻打磨扩大椎板间孔，打磨及摘除骨化黄韧带。

【术后治疗及并发症】

术后 1 个月随访，左大腿前方及双足麻木症状明显改善，行走下肢力量恢复。腰椎 CT 显示 T_{10-11} 左侧椎板、骨化黄韧带磨除满意，椎管狭窄明显改善（图 8 – 41）。

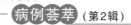
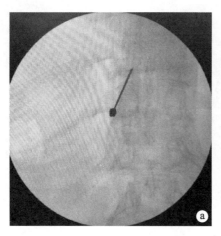
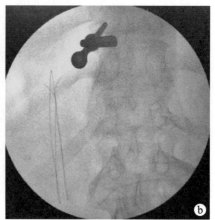

a. 穿刺正位；b. 通道建立正位

图 8－40　穿刺定位及置入工作通道

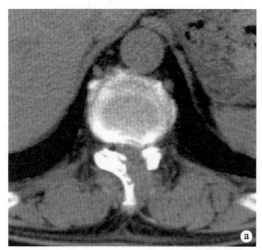
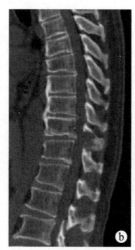
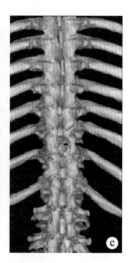

a. 轴位；b. 矢状位；c. 三维重建

图 8－41　术后 1 个月腰椎 CT 显示 T$_{10-11}$椎管减压满意

【讨论与思考】

　　脊柱内镜下后路椎板减压、黄韧带摘除可作为治疗胸椎管狭窄的一种微创术式选择。该入路相对于内镜后外侧入路简单、安全，手术在局部麻醉下进行，使用磨钻打磨扩大椎板间孔，磨除黄韧带上下止点，摘除黄韧带，从而达到脊髓背侧的充分减压。胸椎管狭窄在阳性体征少、影像资料有限的情况下，容易被误认为腰椎管狭窄。

　　该患者表现为不典型的双下肢间歇性跛行症状，入院时仅有的腰椎影像学检查提示腰椎多节段膨出或突出，但中央腰椎管容积尚可，上位腰椎未见明显椎管狭窄。这些影像结果难以解释患者左大腿前方针刺感觉减弱的体征。术者没有局限于用腰椎疾病来解释患者的临床表现，而是考虑到了胸椎管疾病的可能，予以患者胸椎影像学检查，找到了真正的病源。

从影像学上可见，除 T_{10-11} 节段的黄韧带骨化外，患者同时有 T_{10-11} 中央偏左侧的椎间盘突出并钙化。由于胸椎生理性后凸的存在，如果单纯摘除骨化黄韧带后症状有残留，二期可考虑经椎间孔入路将腹侧突出及钙化的间盘进一步摘除来解除腹侧的压迫。

（术者：张西峰）

（整理：侯黎升　刘彦康）

参考文献

1. BARNETT G H, HARDY R J, LITTLE J R, et al. Thoracic spinal canal stenosis [J]. J Neurosurg, 1987, 66(3): 338 – 344.

2. EPSTEIN N E, SCHWALL G. Thoracic spinal stenosis: diagnostic and treatment challenges [J]. J Spinal Disord, 1994, 7(3): 259 – 269.

3. CHEN Z, SUN C. Clinical guideline for treatment of symptomatic thoracic spinal stenosis [J]. Orthop Surg, 2015, 7(3): 208 – 212.

4. DENG Z L, CHU L, CHEN L, et al. Anterior transcorporeal approach of percutaneous endoscopic cervical discectomy for disc herniation at the C4-C5 levels: a technical note [J]. Spine J, 2016, 16(5): 659 – 666.

5. WAGNER R, TELFEIAN A E, IPRENBURG M, et al. Transforaminal endoscopic foraminoplasty and discectomy for the treatment of a thoracic disc herniation [J]. World Neurosurg, 2016, 90: 194 – 198.

6. YANG J S, CHU L, CHEN L, et al. Anterior or posterior approach of full-endoscopic cervical discectomy for cervical tervertebral disc herniation? A comparative cohort study [J]. Spine, 2014, 39(21): 1743 – 1750.

7. RUETTEN S, HAHN P, OEZDEMIR S, et al. Full-endoscopic uniportal decompression in disc herniations and stenosis of the thoracic spine using the interlaminar, extraforaminal, or transthoracic retropleural approach [J]. J Neurosurg Spine, 2018, 29(2): 157 – 168.

8. CHOI K Y, EUN S S, LEE S H, et al. Percutaneous endoscopic thoracic discectomy: transforaminal approach [J]. Minim Invasive Neurosurg, 2010, 53(1): 25 – 28.

9. KIM J H, KIM H S, KAPOOR A, et al. Feasibility of full endoscopic spine surgery in patients over the age of 70 years with degenerative lumbar spine disease [J]. Neurospine, 2018, 15(2): 131 – 137.

10. 陈旭, 王铭麒, 周程沛, 等. 内镜技术治疗胸椎管狭窄症的研究进展 [J]. 中国骨伤, 2019, 32(10): 971 – 974.

11. 潘显纬, 张浩, 王建喜, 等. 超声骨刀在治疗黄韧带骨化型胸椎管狭窄症中的应用 [J]. 颈腰痛杂志, 2017, 38(2): 101 – 105.

12. 杨俊松, 楚磊, 王永峰, 等. 经皮脊柱内镜在治疗胸椎管狭窄症中的应用研究 [J]. 中国骨与关节杂志, 2019, 8(2): 98 – 104.

13. 康学文, 王栓科, 汪玉良. 胸椎管狭窄症手术指征及时机探讨 [J]. 临床骨科杂志, 2008(3): 205 – 206.

14. 王朝晖, 崔为良, 薛经来, 等. 微创脊柱内镜治疗胸椎黄韧带骨化症的疗效评价及相关性研究 [J]. 吉林医学, 2020, 41(7): 1594 – 1597.

第九章

脊柱内镜在开放手术后翻修中的应用

病例 55 胸腰椎内固定术后邻椎病的内镜下减压

【病例简介】

基本信息 患者女性，70 岁。

主诉 胸腰椎内固定术后 2 年，双下肢麻木、无力 1 年余。

现病史 患者自述 2 年前无明显诱因出现双下肢大腿憋胀、不适症状，进一步检查后诊断为胸腰椎椎管狭窄，于外院行胸腰椎多节段椎管减压内固定手术治疗，术后症状改善明显。术后 10 个月逐渐出现双下肢麻木、无力症状，左侧症状明显，行走时偶有打软腿不适，二便正常。采取保守对症治疗，症状近来逐渐加重。

既往史 1 年前摔倒致左踝关节骨折，给予内固定手术治疗，术后一直未能下地活动。

查体 胸背部无明显异常，原手术切口愈合良好；胸背部无明显压痛，双下肢皮肤感觉大致正常，双下肢肌力明显减弱，双侧股四头肌、臀中肌及踝关节背伸跖屈活动肌肌力 2～3 级，双侧膝腱反射、跟腱反射活跃，双侧直腿抬高试验阴性，双侧髌阵挛阴性，双侧踝阵挛阳性，双侧巴宾斯基征阳性。

辅助检查 X 线片显示胸腰椎长节段内固定术后改变（图 9 - 1）。MRI、CT 显示 T_{9-10} 椎间盘突出、黄韧带骨化（图 9 - 2、图 9 - 3）。

【手术指征】

患者为胸椎内固定术后 T_{9-10} 椎间盘突出，相应节段黄韧带肥厚并骨化。目前症状重，诊断明确，有明确的椎管减压手术指征。

【术前计划与手术过程】

手术选择后方入路脊柱内镜下椎管减压治疗，以后正中偏左侧 1 cm 为穿刺进针点，置通道至 T_{9-10} 椎板间隙（图 9 - 4），镜下磨钻对椎板间孔进行扩大成形，打磨同、对侧黄韧带上下止点部位后摘除骨化黄韧带。

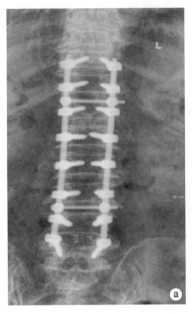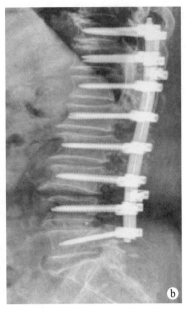

a. 正位；b. 侧位

图 9-1　腰椎 X 线片显示胸腰椎长节段内固定术后改变

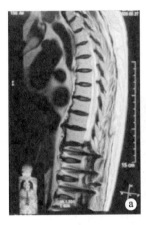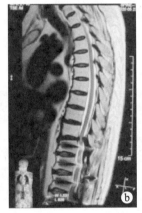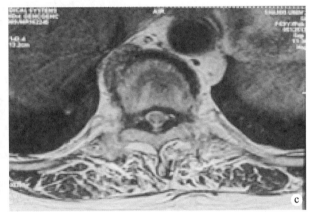

a、b. 矢状位；c. 轴位

图 9-2　腰椎 MRI 检查显示 T_{9-10} 间盘突出，黄韧带肥厚，硬膜囊压迫

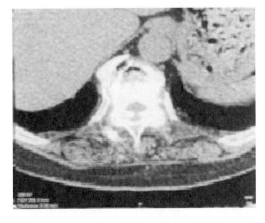

图 9-3　腰椎 CT 显示 T_{9-10} 椎间盘平面黄韧带骨化

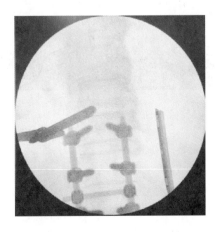

图 9-4　术中建立通道后透视

【术后治疗及并发症】

患者手术后症状明显改善，伤口情况好（图9-5）。术后复查影像学检查显示椎管减压满意（图9-6）。术后2天可在搀扶下站立，术后10天可在助行器辅助下行走（图9-7）。

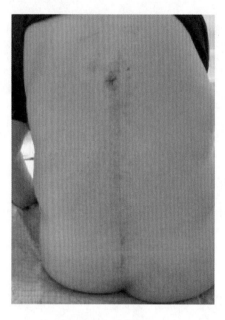

图9-5 手术切口外相

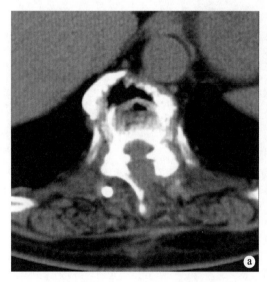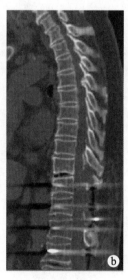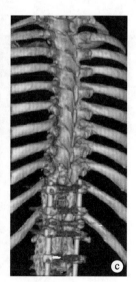

a. 轴位；b. 矢状位；c. 三维重建

图9-6 术后复查腰椎CT显示手术椎管减压满意

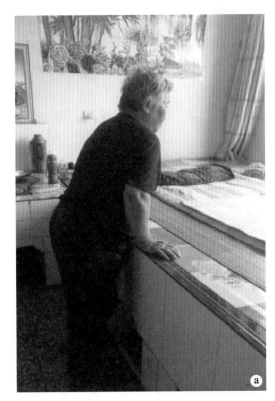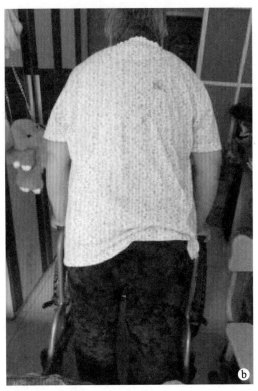

图 9-7　患者术后 10 天可在助行器辅助下行走

【讨论与思考】

对于长节段内固定术后发生在胸椎平面的邻椎病，微创内镜手术可以达到椎管的充分减压。患者为 T_{9-10} 黄韧带骨化，胸椎管狭窄，症状主要表现为双下肢无力，无法站立行走。手术在局部麻醉下进行，选择简单、安全的后入路置入通道，用镜下磨钻打磨、扩大椎板间孔，摘除黄韧带后见脊髓及神经根减压充分，椎间盘突出轻，仅是硬脊膜受压，脊髓本身未受压，无须处理，手术无并发症。胸椎微创内镜手术有一定难度，往往需要术者前期具备一定的腰椎管狭窄手术经验后再行开展，术中应能熟练运用动力工具。另外需要注意，椎板间入路对胸椎管狭窄处理时，由于内镜具有 20°~30° 的倾斜角，术者经验不丰富时，6 点钟方向的骨化肥厚黄韧带有可能遗漏，导致减压不彻底；工作套筒的舌状面在 6 点钟方向时为盲区，置入过深，有可能压迫到脊髓而未能发现，导致脊髓受损；椎板间入路时 6 点钟方向没有出行根需要保护，可根据需要将工作套筒舌状面旋转到 12 点或 9 点、3 点钟方向，同时严格把握内镜置入深度，确保脊髓不受到医源性损伤。

（术者：张西峰）

（整理：侯黎升　刘彦康）

病例56　脊柱内镜下治疗开放术后邻近节段椎间盘突出伴椎管狭窄

【病例简介】

基本信息　患者女性，75 岁。

主诉 腰椎融合术后9年，伴大小便无力及会阴区疼痛2年。

现病史 患者于2008年11月因L$_{4-5}$椎体滑脱行切开L$_{4-5}$间隙融合及钉棒内固定术，术后症状缓解（图9-8）。2015年5月出现大小便无力及会阴部疼痛；2017年3月出现双侧臀部及右下肢外侧放射性疼痛、麻木、无力，且逐渐加重，行走10 m后疼痛加重，无法行走，行腰椎MRI检查后，以"腰椎管狭窄症，腰椎间盘突出症"收治入院，行手术治疗。

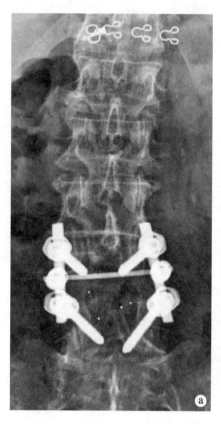 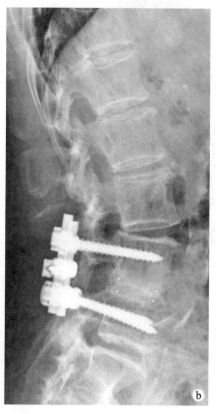

a. 正位；b. 侧位

图9-8 腰椎正侧位X线片显示L$_{4-5}$脊柱内固定术后影像，脊柱侧弯

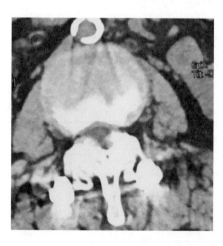

图9-9 CT显示L$_{3-4}$间隙水平椎管狭窄

既往史 1995年5月因L$_{4-5}$椎间盘突出行开窗减压术。

查体 跛行步态，腰椎屈伸活动轻微受限。双侧臀部、右下肢外侧疼痛，其中以右侧小腿外侧疼痛为主，VAS评分7分。右下肢外侧明显感觉减退。直腿抬高试验双侧均阴性。右踇背伸肌肌力4级，肌张力正常。

辅助检查 CT显示L$_{3-4}$间隙水平椎管狭窄（图9-9）。MRI显示L$_{4-5}$椎间盘融合，L$_{3-4}$突出伴腰椎管狭窄（图9-10）。

【手术指征】

患者已出现马尾综合征症状，双侧臀部疼痛伴右下肢疼痛、麻木。临床症状严重，VAS评分>6分。无法正常生活、工作。没有明显的手术禁忌证。

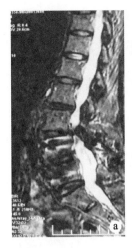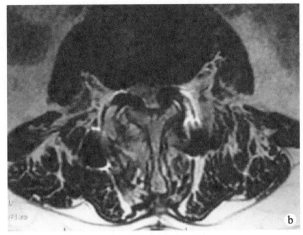

a. L_{4-5}矢状位；b. L_{3-4}轴位

图9-10 术前MRI显示L_{4-5}椎间盘融合，L_{3-4}突出伴腰椎管狭窄

【术前计划与手术过程】

拟在局部麻醉下行脊柱内镜下经椎板间入路打磨钙化黄韧带，使硬膜囊得到减压。

术中建立通道于L_{4-5}侧缘（图9-11），镜下见视野内全部是黄韧带钙化后骨性组织，术中打磨双侧钙化黄韧带，由对侧进入椎管，切除突出的髓核，硬膜囊得到减压。

【术后治疗及并发症】

常规术后康复。

【讨论与思考】

该例为一个腰椎间盘融合术后邻椎间盘突出伴椎管狭窄典型病例。该患者曾行L_{4-5}融合内固定开放手术，目前相邻节段出现新的腰椎间盘突出并椎管狭窄，如再行开放手术多节段融合固定，创伤破坏更大。本例患者按照精准的原则和方法，应用脊柱内镜微创清除钙化黄韧带，并由对侧进入椎间盘，摘除髓核，使椎管内神经组织彻底减压，避免了再次开放手术，同样达到了缓解患者临床症状的目的，体现了脊柱内镜技术精准及微创的特点。

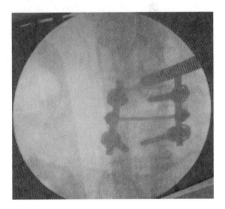

图9-11 术中建立通道

（术者：张西峰）

（整理：谢 宁 姜红振）

病例57 L_5-S_1极外侧椎间盘突出误诊的处理

【病例简介】

基本信息 患者男性，64岁。

主诉 右下肢剧烈疼痛3个月。

现病史　患者3个月前出现右下肢疼痛，疼痛沿臀部、大腿后侧、小腿前外侧放射至右足拇趾，下床、行走时症状加重。后在当地医院被诊断为"腰椎管狭窄"，行 L_{4-5} 椎管减压、后外侧融合手术，术后疼痛症状仍未缓解。遂于我院就诊。

查体　右下肢 VAS 评分 10 分。腰椎轻度侧弯，腰部活动受限，前屈时显著，右侧直腿抬高试验阳性。右侧小腿外侧、足背部痛触觉减退，右足拇背伸肌肌力 4 级，左侧肢体感觉及肌力正常。生理反射存在，病理征未引出。

辅助检查　X 线片显示腰椎退行性变，腰椎轻度侧弯（图 9-12）。外院术前 MRI 显示 L_{4-5} 间隙水平椎管狭窄（图 9-13）。腰椎 X 线片显示 L_{4-5} 椎弓根钉内固定位置良好（图 9-14）。 L_{4-5} 椎弓根钉内固定术后复查腰椎 CT 显示 L_5-S_1 间隙水平极外侧突出（图 9-15）。

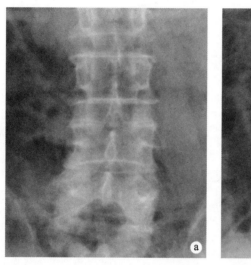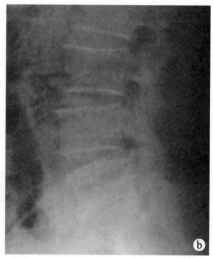

a. 正位；b. 侧位

图 9-12　X 线片显示腰椎退行性变，腰椎轻度侧弯

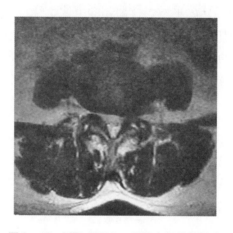

图 9-13　MRI 显示 L_{4-5} 间隙水平椎管狭窄

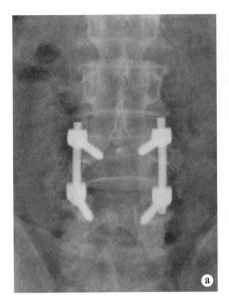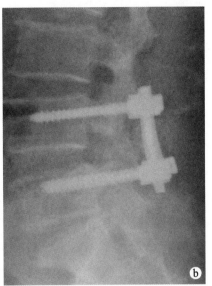

a. 正位；b. 侧位

图 9 – 14 L$_{4-5}$椎弓根内固定术后复查 X 线片显示内固定位置良好

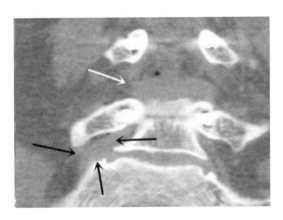

图 9 – 15 L$_{4-5}$椎弓根钉内固定术后复查腰椎 CT 显示 L$_5$-S$_1$ 间隙水平极外侧突出（黑箭头），
L$_{4-5}$没有显示明显突出（白箭头）

【手术指征】

患者开放手术后疼痛症状无缓解，腰椎 CT 提示 L$_5$-S$_1$ 间隙水平极外侧突出。

【术前计划与手术过程】

拟行 L$_5$-S$_1$ 间隙极外侧椎间盘摘除术。术中以棘突正中旁开 9 cm 为穿刺进针点，后外侧入路，常规椎间盘摘除。

【术后治疗及并发症】

患者术后疼痛反复，表现为术后前 2 天症状完全缓解，术后第 3 天出现了原先的症状，程度比术前要轻。随访至今，患者疼痛症状完全消失，已经恢复正常工作和生活。

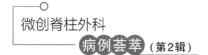

【讨论与思考】

Jackson 等将腰椎间盘突出症分为中央型、后外侧型、椎间孔型及椎间孔外型,其中椎间孔型及椎间孔外型又统称为极外侧型。本类型发病率低,仅为 1.0%~11.7%,好发于 L_{3-4} 和 L_{4-5} 水平,而 L_{2-3} 和 L_5-S_1 水平较少发生。其临床表现除了具有一般腰椎间盘突出症的症状外,下肢神经根性痛较腰痛剧烈。由于极外侧型腰椎间盘突出症多引起持续剧烈的下肢痛,甚至使神经根产生不可逆病变,故治疗上主张采取手术治疗。

L_5-S_1 水平的极外侧型腰椎间盘突出压迫 L_5 出口神经根,临床上极易误诊为是 L_{4-5} 间隙的问题。本例患者在外院诊治时即被误诊为 L_{4-5} 椎间盘是责任椎间盘,行开放手术充分减压后,患者症状没有缓解,后又在我院采取了局部麻醉下脊柱内镜下 L_5-S_1 突出椎间盘摘除术。

对于此类极外侧型腰椎间盘突出,应仔细阅读术前影像学资料,结合临床症状,明确责任椎间盘区域,局部麻醉下的内镜手术可在术中及时判断神经压迫症状的恢复情况,确保手术的疗效。

此外,与其他类型腰椎间盘突出相比,极外侧型腰椎间盘突出所造成的根性疼痛更明显和剧烈,这可能与突出或脱出的椎间盘组织直接压迫、炎性刺激脊神经节有关。因此,临床上当患者出现剧烈的下肢放射性疼痛,而腰椎管内未发现明显腰椎间盘突出,或腰椎间盘手术后效果极差、神经根性疼痛仍然非常明显和剧烈时,须特别考虑极外侧型腰椎间盘突出的存在。

(术者:张西峰)

(整理:姜红振)

病例58　脊柱内镜翻修胸椎管狭窄开放手术后残留骨块

【病例简介】

基本信息　患者男性,44 岁。

主诉　腰背部疼痛 1 年,加重 4 天,伴左下肢瘫 1 天。

现病史　患者于 1 年前无明显诱因出现腰背部疼痛,性质为钝痛,无放射,于外院诊断为"T_{11-12}、T_{12}-L_1 椎间盘突出",保守治疗后缓解。4 天前游泳时扭伤腰部,致左侧腰背部疼痛,活动受限,无下肢放射痛。昨日下楼时突然出现左下肢无力,迅速加重,今日左下肢不能活动,遂于我院就诊。

查体　脊柱四肢无畸形,T_{11}-L_1 左侧椎旁压痛阳性,脊柱活动受限,椎旁肌痉挛。左下肢肌力 0 级,右下肢肌力 4 级。双侧上肢主动活动自如。托马斯征阴性。左下肢肌张力不高,感觉减退,右下肢肌张力未见明显异常。双侧上肢及双侧下肢血运良好,双侧足背动脉搏动良好。

辅助检查　脊柱 X 线片显示椎体序列及形态未见明显异常,T_{11-12} 椎体后缘增生明显。脊柱 CT 显示 T_{11-12}、T_{12}-L_1 椎体后缘硬化增生改变,并突入椎管内,邻近椎管狭窄,前后径最小约为 3.8 mm。MRI 显示腰椎间盘不同程度脱水变性,T_{11-12}、T_{12}-L_1 椎间盘向后突出压迫硬膜囊,并椎管狭窄,向后压迫硬膜囊及神经根(图 9-16~图 9-18)。

【手术指征】

患者 T_{11}-L_1 棘突旁压痛明显,左下肢肌力为 0 级,有严重的神经压迫症状,需急诊解除压迫,松

246

解神经，使肌力恢复；无明显的禁忌证。

【术前计划与手术过程】

拟行胸椎管狭窄症后路椎板切除减压，椎弓根固定植骨融合术。

因脊柱后方稳定结构被广泛切除后会导致腰椎不稳，故在行胸椎后路椎板减压、神经根松解椎间盘切除的同时行椎间植骨融合、椎弓根螺钉内固定，稳定腰椎，避免术后腰椎不稳。

由于术中后路椎板切除后，进行椎管减压时，出血较多，视野不佳，同时硬膜囊与侧方及前方椎管粘连严重，术中决定仅进行后路椎板减压＋椎弓根螺钉内固定术（图9－19、图9－20）。

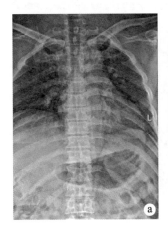
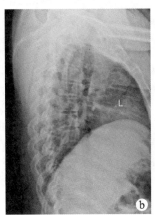
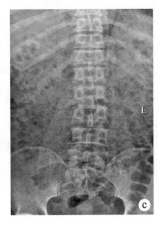
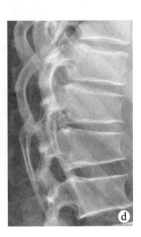

a. 胸椎正位；b. 胸椎侧位；c. 腰椎正位；d. 胸腰段侧位

图9－16　脊柱 X 线片显示椎体序列及形态未见明显异常，T_{11-12}椎体后缘增生明显

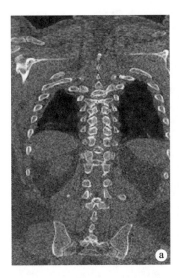
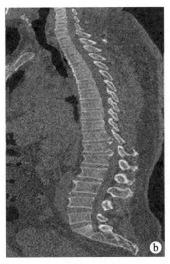
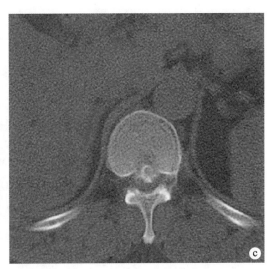

a. 冠状位；b. 矢状位；c. 轴位

图9－17　脊柱 CT 显示T_{11-12}、T_{12}-L_1椎体后缘硬化增生改变，并突入椎管内，
邻近椎管狭窄，前后径最小约为 3.8 mm

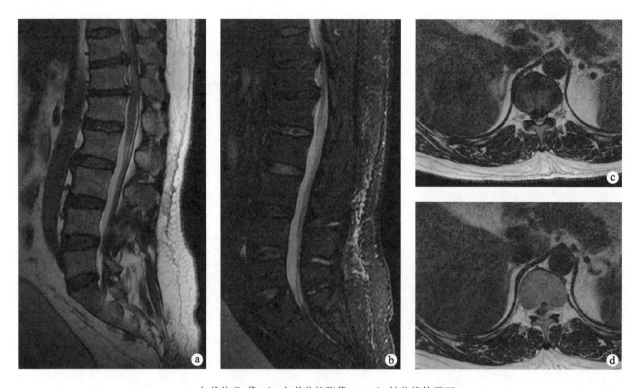

a. 矢状位 T_2 像；b. 矢状位抑脂像；c、d. 轴位椎体平面

图 9 - 18　MRI 显示 T_{11-12}、T_{12}-L_1 椎间盘向后突出压迫硬膜囊，并椎管狭窄，向后压迫硬膜囊及神经根

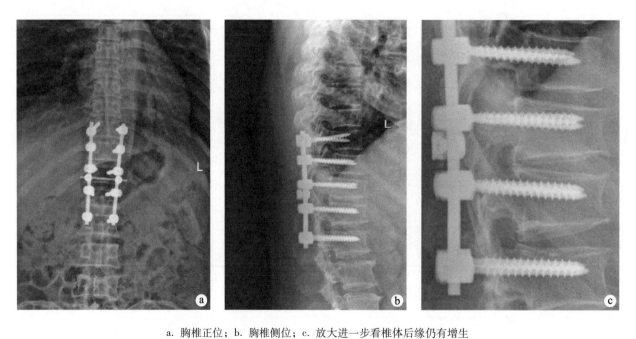

a. 胸椎正位；b. 胸椎侧位；c. 放大进一步看椎体后缘仍有增生

图 9 - 19　术后胸腰段 X 线片显示椎弓根钉植入位置良好，T_{11-12}，T_{12}-L_1 椎体后缘仍可见增生骨赘

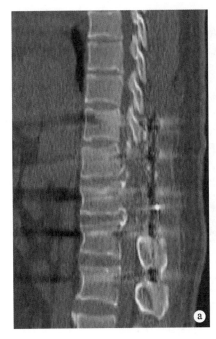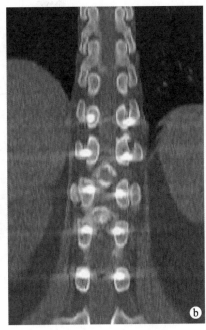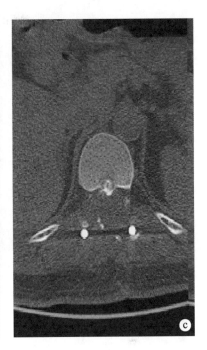

a. 矢状位；b. 冠状位；c. 轴位

图 9-20　术后 CT 显示 T_{10-12} 椎体及 L_{1-2} 椎体见金属内固定物影，T_{11-12} 椎板缺如，

T_{11}-L_1 椎体后缘增生骨赘突入后方椎管内明显

【术后治疗及并发症】

术后给予患者激素冲击、营养神经及脱水等治疗。

术后第 1 天　患者双下肢不能活动，肌力为 0 级，感觉存在，左侧略差。

术后第 9 天　患者左下肢肌力 0 级，右股四头肌肌力 1 级，胫骨前肌肌力 2 级。双下肢感觉存在，左侧略差。

【二次手术指征】

患者术后双侧肌力下降，影像学检查可见椎体后方骨赘仍然存在，实质性压迫没有解除，需要进行椎管前方的减压。由于患者刚完成后路减压及内固定，鉴于前次术中粘连及出血情况，本次若再行后路开放手术，恐造成更大损伤且效果不确定。

【二次手术术前计划与手术过程】

拟行脊柱内镜下胸腰段 T_{11-12} 椎间盘摘除椎管减压术。

通过脊柱内镜侧后方路径，避开后方手术瘢痕及内固定，直接进行盘内减压及椎体后方骨赘的切除，进行硬膜囊松解（图 9-21）。在术中进行减压时，患者出现一过性双下肢剧烈疼痛，后双足活动下降。

【二次手术术后治疗及并发症】

内镜术后给予患者激素冲击、营养神经及脱水等治疗。

术后第 1 天　胸腰部疼痛，双下肢不能活动，排尿困难。双下肢浅感觉存在，双足感觉减退，双下肢肌力 0 级。

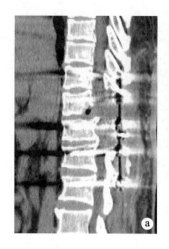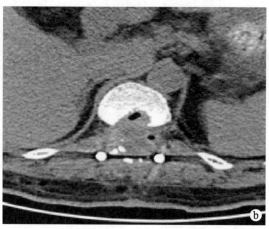

a. 矢状位；b. 轴位

图 9-21　内镜术后 CT 显示胸腰段椎体术后改变，与之前 CT 比较椎体后方骨赘未见显示

术后第 7 天　双下肢浅感觉存在，深感觉弱，左下肢肌力 0 级，右足趾肌力 1 级。

术后第 12 天　双下肢浅感觉存在，深感觉较前好转，双下肢踇背伸活动出现 1 次。

术后第 45 天　可以完成双足背伸及跖屈活动。

术后 3 个月　可以在家属辅助下完成髋膝关节活动。

术后半年　可以在助行器辅助下站立及短距离行走。

术后 1 年　可以不借助辅助工具行走及活动，轻度跛行。

【讨论与思考】

该例患者胸椎开放减压术后，残留骨赘仍然存在，实质性压迫没有被解除，需要再次减压。鉴于患者刚完成后路减压及内固定手术，术中存在粘连及出血的情况，第二次若再行后路开放手术，恐造成更大损伤且效果不确定。遂在经皮内镜下行脊髓减压，避开后方手术瘢痕及内固定，直接进行盘内减压及椎体后方骨赘的切除。

对于局灶性胸椎骨性脊髓压迫，可以考虑在内镜下完成减压手术，尝试前术者应熟练掌握椎间孔穿刺、椎间孔成形及镜下动力系统的使用。

开放融合固定手术，作为脊柱退行性疾病的终极治疗方案，一旦效果不佳或再次发生退变，往往束手无策，仅能通过保守治疗部分缓解症状。微创手术的理念为用最小的创伤解决主要的问题，小的切口可以获得最小的组织损伤和更快的愈合，同时，由于微创手术采用侧后方入路，可避免传统手术的瘢痕区域。因此，微创手术不仅可以治疗首次突出或狭窄患者，也可以对开放手术后减压不满意的患者进行翻修。

（术者：张西峰）

（整理：朱　博　姜红振）

第十章
···· 脊柱内镜在脊柱脱位椎体骨折中的应用 ····

病例 59　脊柱内镜下辅助颈椎骨折复位

【病例简介】

基本信息　患者女性，50 岁。

主诉　颈部重物砸伤后疼痛伴下肢瘫痪 9 小时。

现病史　患者入院 9 小时前户外工作时不慎被倒下的椰子树砸到头颈部，当即晕倒，10 分钟后清醒并感头颈部剧烈疼痛，下肢瘫痪，随即送入我院。

查体　颈部僵硬，颈椎棘突间隙及双侧斜方肌走行区压痛，双上肢无明显感觉减退，颈椎活动受限，双上肢肌力 4 级，双下肢肌力 3 级，肌张力高。双侧膝腱反射活跃，双侧霍夫曼征弱阳性。

辅助检查　颈椎 CT 显示 C_{6-7} 双侧椎小关节交锁（图 10 – 1）。颈椎 MRI 显示 C_{6-7} 水平脊髓受到明显压迫（图 10 – 2）。

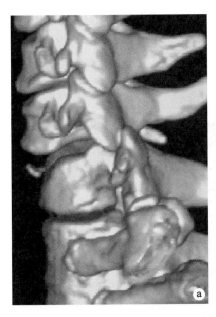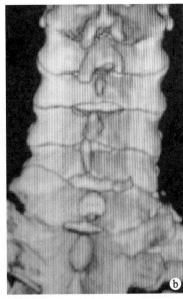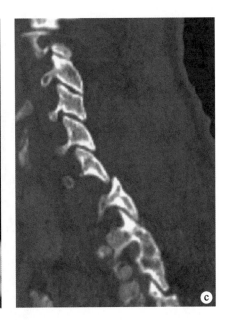

a. 三维重建矢状位；b. 三维重建冠状位；c. 矢状位

图 10 – 1　颈椎 CT 显示 C_{6-7} 双侧椎小关节交锁

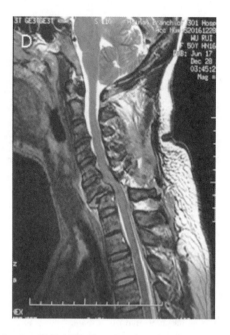

图 10 - 2　颈椎 MRI 显示 C_{6-7} 水平脊髓受到明显压迫

【术前计划与手术过程】

患者为 C_{6-7} 双侧椎小关节交锁伴不全瘫，C_7 右侧关节突骨折。行颅骨牵引复位，必要时行脊柱内镜辅助下复位。

颅骨牵引 2 周，最终复位失败。分析无法复位的主要原因在于左侧未骨折的关节突交锁，因此在局部麻醉下行脊柱内镜下经后路磨除 C_7 左侧关节突的上缘，术中台下一人持颅骨牵引进行手法复位。

二期行颈前路固定，磨除部分 C_7 左侧上关节突部分上缘后，晃动牵引弓，颈椎自行发生复位。术后复查三维 CT 显示左侧上关节突小部分切除，右侧 C_7 椎板有一小骨折块，对椎管稳定性没有发生影响（图 10 - 3）。二期实施了颈椎前路融合手术（图 10 - 4、图 10 - 5）。

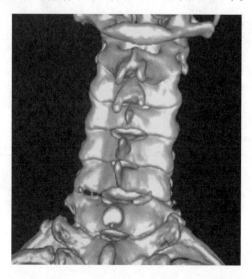

图 10 - 3　术后复查 CT 显示 C_7 左侧上关节突部分骨质磨除，复位交锁的小关节

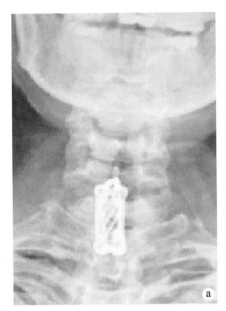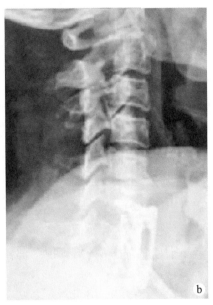

a. 正位；b. 侧位

图 10 - 4　复位后二期行颈前路固定

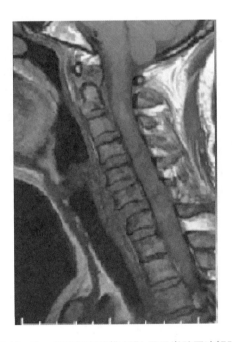

图 10 - 5　术后复查颈椎 MRI 显示脊髓压迫解除

【讨论与思考】

　　颈椎脱位交锁单纯通过颅骨牵引很难复位，切开复位手术有时需要两个入路，因此颈椎脱位交锁是颈椎外科较为棘手的问题。

颈椎交锁的关节突像是手枪的扳机，绝大部分力量都集中在交锁的关节突边缘，因此只要将交锁关节突的边缘磨除一部分即可复位。通过脊柱内镜可以在局部麻醉下对交锁关节突的边缘进行精细磨除，局部麻醉下患者清醒，可避免术中操作对神经的骚扰，省去了一次开放手术。

（术者：张西峰）

（整理：朱泽兴　姜红振）

病例60　脊柱内镜下治疗椎体爆裂骨折

【病例简介】

基本信息　患者男性，29岁。

主诉　高处坠落后腰部疼痛伴小便困难半个月。

现病史　患者半个月前高处坠落后出现腰部持续疼痛，坐立、行走时疼痛加重，平躺可缓解，并伴有小便无力。

既往史　无高血压、糖尿病、冠心病等慢性病史。

查体　T_{12}-L_1棘突椎旁压痛，双下肢肌力、肌张力正常，生理反射存在，病理征未引出。

辅助检查　胸腰椎MRI显示L_1椎体爆裂骨折，部分骨折块突入椎管，相应椎管狭窄，脊髓受压明显（图10-6）。

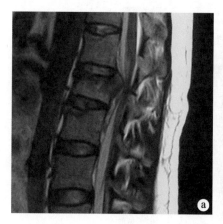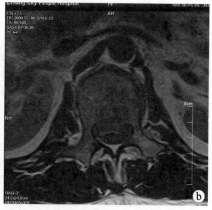

a. 矢状位；b. 轴位

图10-6　胸腰椎MRI显示L_1椎体爆裂骨折，部分骨折块突入椎管，
相应椎管狭窄，脊髓受压明显

【术前计划与手术过程】

患者L_1椎体爆裂骨折，为维持患者脊柱稳定性，可先在局部麻醉下完成经皮T_{12}、L_1、L_2椎弓根螺钉内固定，二期再行脊柱内镜下双侧入路椎管内骨折块摘除，完成椎管减压。

第一期手术　患者取俯卧位，局部麻醉下完成经皮T_{12}、L_1、L_2椎弓根螺钉内固定术（图10-7）。

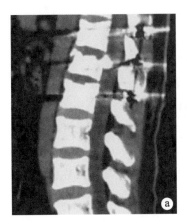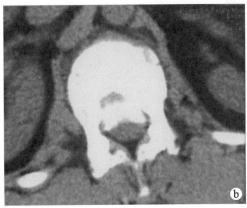

a. 矢状位；b. 轴位

图 10 - 7　经皮内固定术后复查腰椎三维 CT 显示椎管内骨折块

第二期手术　患者保持俯卧位，局部麻醉下经双侧椎间孔入路将突出椎管骨折块成功摘除（图 10 - 8、图 10 - 9）。

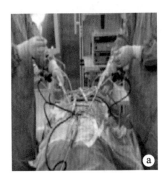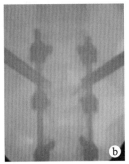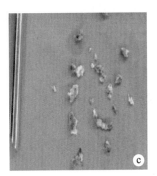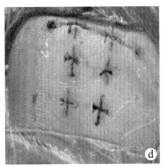

a. 术中操作外相；b. 术中透视正位；c. 术中取出的骨块；d. 术后切口外观

图 10 - 8　局部麻醉下经双侧椎间孔入路将突出椎管骨折块成功摘除

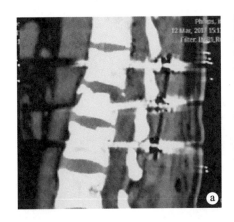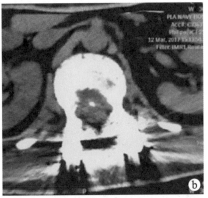

a. 矢状位；b. 轴位

图 10 - 9　二期术后复查腰椎三维 CT 显示椎管内骨折块去除

【讨论与思考】

腰椎爆裂骨折的传统治疗方案为开放手术，开放手术对肌肉、韧带、骨骼等正常解剖结构破坏性大，出血量多，恢复缓慢。针对该患者，我们采取经皮椎弓根固定、脊柱内镜下微创减压的方法，取得了良好的临床效果。术后第 2 天该患者即可佩戴腰围后下床活动，小便恢复正常，腰部疼痛基本消失。该微创手术策略较好地保留了原有解剖结构，术中出血少，恢复快；相较传统开放手术，优势明显。该技术值得在临床工作中进一步发展完善和推广。

（术者：张西峰）

（整理：张雷鸣 姜红振）

病例61 脊柱内镜在腰椎椎体爆裂骨折翻修手术中的应用

【病例简介】

基本信息 患者女性，16 岁。

主诉 腰椎骨折内固定术后，持续双下肢无力、大小便困难 7 天。

现病史 患者 1 周前从约 4 m 高处跌落，臀部着地后出现腰部剧痛。急查腰椎 CT 显示 L_1、L_4 椎体爆裂骨折，部分骨折块突入椎管。急诊行腰椎内固定术。术后患者双下肢无力，排便、排尿困难。

既往史 无高血压、糖尿病、冠心病等慢性病史。

查体 左下肢肌力 2 级，右下肢肌力 3 级，双上肢肌力 5 级。生理反射正常。双侧病理征阴性。四肢及躯干痛、温、触觉正常；感觉平面正常；深感觉正常。

辅助检查 腰椎正侧位 X 线片、腰椎 CT 显示 L_1、L_4 椎体爆裂骨折，部分骨折块突入椎管，相应椎管狭窄，硬膜囊受压明显（图 10 - 10、图 10 - 11）。

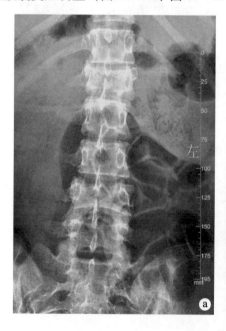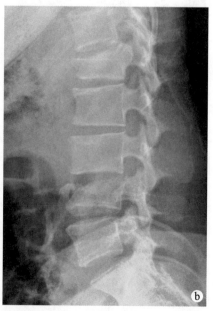

a. 正位；b. 侧位

图 10 - 10 腰椎正侧位 X 线片显示 L_1、L_4 椎体爆裂骨折

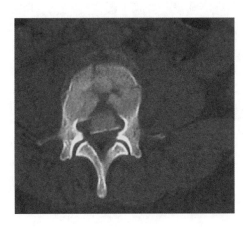

图 10 - 11　腰椎 CT 显示 L$_4$ 椎体爆裂骨折，部分骨折块突入椎管，
相应椎管狭窄，硬膜囊受压明显

【术前计划与手术过程】

患者已于外院行 T$_{12}$、L$_2$、L$_3$、L$_5$ 椎弓根螺钉内固定术。术后患者双下肢无力、大小便困难无明显改善。术后复查腰椎 CT 显示 L$_4$ 椎体骨折块仍突入椎管，压迫硬膜囊。此次治疗准备在单侧入路脊柱内镜下完成 L$_4$ 椎体骨折块摘除。

患者取俯卧位，局部麻醉下穿刺针前端至左侧椎弓根。应用镜下磨钻磨除左侧 L$_4$ 椎弓根部分骨质，进入椎管，将碎裂突入至椎管骨折块完整摘除（图 10 - 12、图 10 - 13）。

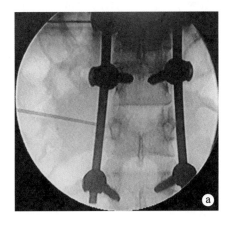 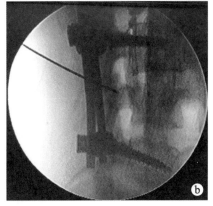

a. 正位；b. 侧位

图 10 - 12　术中定位情况

【术后治疗及并发症】

术后当天患者腰痛明显缓解。术后第 4 天拔除尿管，大小便恢复正常。术后 7 天患者双下肢肌力恢复至 4 级，佩戴腰围后可下床行走。

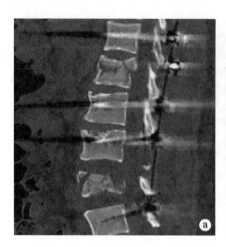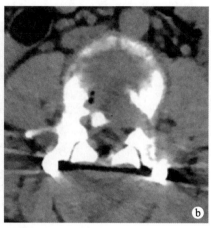

a. 矢状位；b. 轴位

图 10-13　术后复查 CT 显示 L₄ 椎体水平碎裂突入至椎管内的骨折块被完整摘除

【讨论与思考】

　　腰椎爆裂骨折的传统治疗方案为开放手术，开放手术对肌肉、韧带、骨骼等正常解剖结构破坏大，出血量多，恢复缓慢。此患者已于外院行开放性椎弓根内固定术，因 L₄ 椎体骨折块未取出，持续压迫硬膜囊，导致患者症状无缓解，双下肢无力，排便、排尿困难，且症状逐渐加重。患者年轻，若再次行开放减压手术，风险较高，效果不确切。脊柱内镜下椎体骨折块摘除避免了术区切口再次切开，减少了翻修手术中失血过多、切口感染、愈合不良等问题。此方案为术后减压不彻底一个很好的补救手术方案。术后当天患者腰痛明显缓解，术后第 4 天拔除尿管，大小便恢复正常，术后 7 天患者双下肢肌力恢复至 4 级，佩戴腰围可下床行走。由此可见，脊柱内镜在此类椎体骨折翻修手术中的应用，取得了良好的临床效果。

（术者：张西峰）

（整理：张雷鸣　姜红振）

第十一章
脊柱内镜手术并发症的处理

第一节　神经根损伤

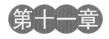 脊柱内镜术后并发出口神经根损伤

【病例简介】

基本信息　患者女性，62岁。

主诉　腰痛伴右下肢放射痛10年，加重1周。

现病史　患者于10年前出现腰痛伴右下肢放射痛，平素疼痛较轻，未影响日常生活。1周前弯腰后症状加重，疼痛难忍，影响睡眠、行走。在本院门诊就诊，口服消炎镇痛等药物病情无缓解，主因"腰椎间盘突出症"收治入院。

既往史　糖尿病病史8年，2016年6月2日因"双侧甲状腺肿物性质待查"行双侧甲状腺近全切除术。

查体　L_{3-4} 椎间隙及右侧椎旁肌压痛。双下肢肌张力、肌力正常。右下肢直腿抬高试验阳性；右下肢小腿内侧感觉减弱，鞍区感觉正常；双侧跟腱反射、膝腱反射对称，双侧病理征未引出。

辅助检查　腰椎X线片显示腰椎生理曲度尚可，各椎体可见骨质增生，以椎体前缘及侧缘为主，椎间隙不窄（图11-1）。腰椎CT显示腰椎退行性变，L_{3-4} 椎间盘右旁中央型突出，L_{4-5} 椎间盘膨出，L_5-S_1 椎间盘中央型突出，腰椎侧弯（图11-2）。腰椎MRI显示 L_{3-4} 椎间盘向右后脱出，L_{3-5} 椎体前缘骨质增生，L_{4-5} 对应椎体终板退变（图11-3）。

【手术指征】

L_{3-4} 椎间盘突出明显，右下肢疼痛较重，VAS评分>6分，无法正常生活。保守治疗效果不佳。

【术前计划与手术过程】

拟行脊柱内镜下侧方入路 L_{3-4} 椎间盘摘除。

患者取俯卧位，透视下定位 L_{3-4} 椎间盘水平，右侧旁开10 cm处局部注射利多卡因。穿刺针穿刺至 L_4 上关节突前缘，上关节突、椎间孔部位注射0.5%利多卡因8 mL，逐级扩张时患者诉右大腿前侧中度疼痛，非放电样疼痛。探查摘除突出椎间盘，清理椎间隙内松动退变的髓核组织，然后用射频刀进行重建并止血。镜下见神经根松弛、无突出髓核，在神经根周围注射利多卡因及复方倍他米松混合物。

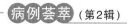
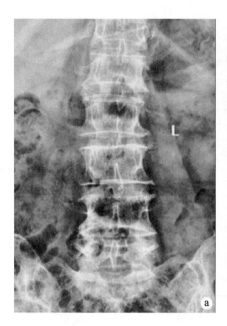
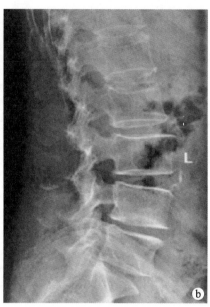

a. 正位；b. 侧位

图 11 - 1　术前 X 线片显示腰椎退变、增生

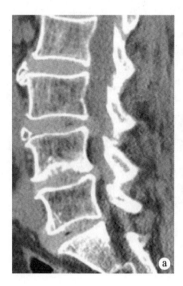
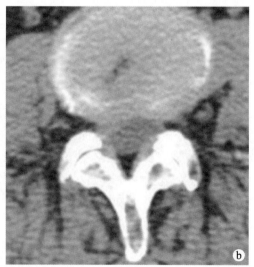

a. 矢状位；b. 轴位

图 11 - 2　术前 CT 显示 L_{3-4} 椎间盘右旁中央型突出

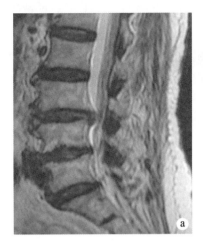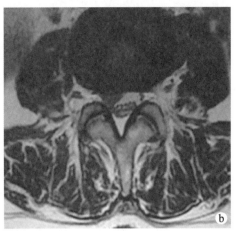

a. 矢状位；b. 轴位

图 11 -3　术前 MRI 显示 L_{3-4} 椎间盘向右后脱出

【术后治疗及并发症】

手术当晚，患者右下肢疼痛明显减轻。第 2 天上午，患者出现右大腿前侧疼痛，伴右股四头肌肌力下降至 2 级左右，伸膝受限明显。予以激素稳定神经细胞膜，神经节苷脂营养神经，对症止痛处理。复查 MRI 显示 L_{3-4} 右侧突出椎间盘摘除彻底，右侧 L_3 神经根肿胀（图 11 -4）。右下肢血管彩超提示右侧下肢动脉硬化，右侧下肢深静脉未见明显异常。肌电图显示右股神经损害。考虑手术置管过程中挤压出口神经根，导致右侧 L_3 神经根损伤。持续营养神经、对症止痛处理，4 个月后患者右大腿前侧疼痛基本消失，右股四头肌肌力恢复至 4 级，行走功能基本正常，右膝前感觉仍减弱。

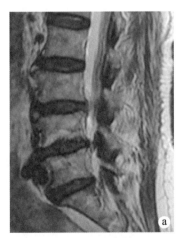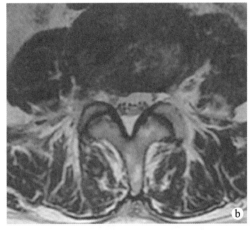

a. 矢状位；b. 轴位

图 11 -4　术后复查 MRI 显示 L_{3-4} 右侧突出椎间盘摘除彻底，右侧 L_3 神经根肿胀

【讨论与思考】

神经根损伤是经皮脊柱内镜的严重并发症之一。国内外文献均有术后神经根麻痹的报道，特别是

在开展这一技术的早期多见，主要是手术经验不足、技术掌握不到位、工作套管挤压出口神经根导致的。

L_{4-5}、L_5-S_1 出口神经根在椎间孔的位置比较靠腹侧，距离关节突有一定空间，损伤的机会很小；而 L_{3-4} 节段出口神经根在椎间孔的位置偏向背侧，距离关节突非常近，即便紧贴关节突前缘穿刺，放置工作套管过程中也可能挤压出口神经根。

在 L_{3-4} 以上节段手术时，术前要注意研究并判断出口神经根与关节突的距离。若距离较大，可紧贴上关节突前缘穿刺置管；若距离极小，穿刺针需要放置在上关节突外侧，去除部分上关节突创造空间，这样放置工作套管才比较安全，并且术中还要密切关注患者的下肢疼痛反应。

本病例发生在我们进行内镜手术 200 余例时，已经度过了初步学习曲线。术中上关节突、椎间孔部位注射 0.5% 利多卡因 8 mL，置管过程中患者曾诉右大腿前侧疼痛，但非严重放电样疼痛，令术者放松了可能存在神经损伤的警惕，术中并没有意识到出口神经根损伤。考虑患者术中神经挤压时反应较轻，可能与术中椎间孔部位注射麻醉药物较多有关，麻醉较充分，导致神经根挤压后反应不敏感。

术后第 2 天上午患者出现右大腿前侧疼痛，伴有伸膝受限，复查 MRI 显示 L_{3-4} 右侧突出椎间盘摘除彻底，肌电图显示右侧股神经损害。这时术者才意识到应该是手术置管过程中挤压出口神经根，导致了右侧 L_3 神经根损伤。考虑神经根挤压伤，非断裂伤，手术探查无确切意义，故给予持续保守治疗，患者右大腿疼痛症状逐渐减轻，至术后 4 个月时右大腿前侧疼痛基本消失，右股四头肌肌力恢复至 4 级，行走功能基本正常，但右膝前感觉仍减弱。

（术者：李大刚）

（整理：姜红振）

病例63 脊柱内镜下 Furcal 神经损伤

【病例简介】

基本信息 患者男性，51 岁。

主诉 双下肢麻木、无力 2 年。

现病史 2017 年 4 月出现双下肢麻木，并逐渐出现无力，左侧重，行走时左足踩棉花感。2017 年 11 月逐渐出现右上肢麻木及无力，外院 MRI 检查显示颈椎间盘突出。2018 年 6 月在我院行 ACDF，术后患右上肢无力症状明显改善，双下肢无力症状改善不明显，左下肢无力逐渐加重。2019 年 4 月 17 日再次到我院门诊复查，腰椎 CT 及 MR 提示 L_{3-4}、L_{4-5} 椎间盘突出，椎管狭窄。

查体 步行入院，轻度跛行步态。颈部、右手及前臂、左膝关节外侧可见多处陈旧性手术切口瘢痕，愈合良好。脊柱表面皮肤无红肿，无压痛及叩击痛。左下肢皮肤感觉较对侧灵敏，左足底有发热感。左下肢直腿抬高试验检查阳性（55°）。左下肢肌力普遍 4 级。左下肢跟腱反射减弱。

辅助检查 腰椎正侧、过伸过屈位 X 线片显示腰椎退行性变（图 11-5）。腰椎 CT、MRI 显示 L_{4-5} 突出无钙化（图 11-6、图 11-7）。

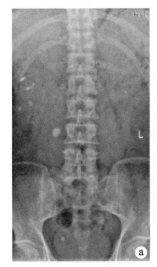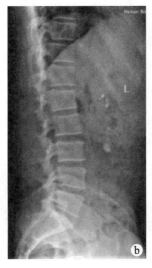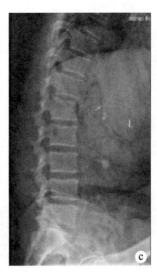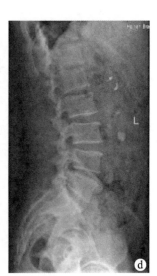

a. 正位；b. 侧位；c. 屈位；d. 伸位

图 11 -5　腰椎正侧、过伸过屈位 X 线片显示腰椎退行性变

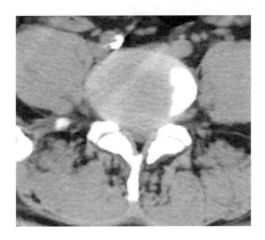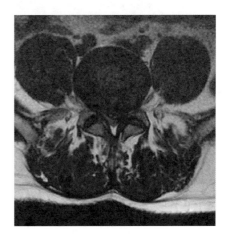

图 11 -6　腰椎 CT 显示 L$_{4-5}$ 突出无钙化　　图 11 -7　腰椎 MRI 检查显示 L$_{4-5}$ 椎间盘突出

【手术指征】

患者下肢放射痛伴无力已超过 6 个月，症状持续无缓解，体格检查明确，影像学诊断明确。

【术前计划与手术过程】

拟行 L$_{4-5}$ 镜下经椎间孔入路 L$_{4-5}$ 椎间盘摘除术。术中 Furcal 神经被误认为韧带边缘，抓取时致其部分损伤，取出长约 15 cm 神经组织（图 11 -8）。

【术后治疗及并发症】

术后常规应用甘露醇、止痛静脉滴注等对症治疗，给予普瑞巴林胶囊口服。佩戴腰围保护。术后患者出现左下肢麻木表现，长时间不缓解。

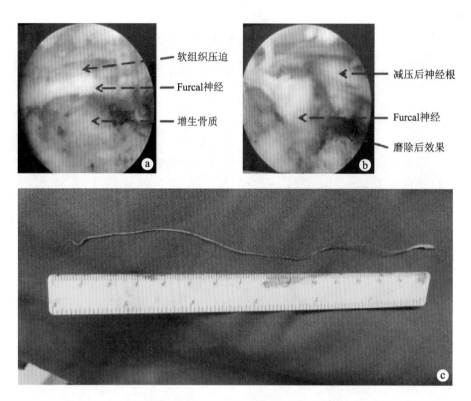

a. 术中探查暴露；b. 夹断的神经断端；c. 神经组织

图 11 -8　术中影像资料

【讨论与思考】

Furcal 神经起源于相应节段的神经根，它最常见于 L$_4$，分支呈叉状，分别加入腰、骶神经丛。多数情况下损伤会导致感觉障碍。脊柱内镜减压术后出现局部麻木、痛觉过敏及灼性神经痛的情况并不少见，Frucal 神经的存在使手术变得相对复杂，增加了术后不良症状的发生率，MRI、CT 可为 Furcal 神经提供诊断依据。作为术者，应对 Furcal 神经的解剖学有一定认识，术中仔细辨别、操作，避免其损伤的发生。目前 Furcal 神经损伤的预后不明确，有待于进一步研究。

【点评】

神经根分布及变异比较多。1939 年，Horwitz 首先报道了 Furcal 神经即分叉神经，之后 Kikuchi 等报道分叉神经均位于椎间孔内。国内王海娇等的 MRI 研究发现，如果以椎间孔为参照，Furcal 神经的分叉部位可分为在椎管内、椎间孔内及椎间孔外三种情形；以神经节为参照，分叉部位可分为节前型（分叉部位在神经节前）、节内型（分叉部位在神经节内）和节后型（分叉部位在神经节后），见图 11 -9 Furcal 神经分型。分叉神经既可以是周围神经，又可以是神经根；拥有背侧神经节的节前型和节内型分叉神经属于神经根，而没有背侧神经节的节前型和节后型分叉神经属于周围神经。起源相同的分叉神经从同一椎间孔出行根到椎管外。

医学界还有一个英文概念叫作 "extradural division of nerve root"，王海娇等将其译作 "神经根分叉"。神经根分叉径路包括了两种情况：其中的一个分叉支同主干通过同一个椎间孔，此时的分叉支属于 Furcal 神经；但分叉支也可能通过邻近椎间孔，此时就不属于 Furcal 神经了。

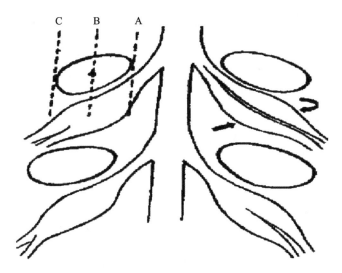

弧形箭头指分叉神经，直箭头指相应神经根；A、B、C 分别经椎弓根内缘、中点和外缘且平行于正中矢状线

图 11 −9　Furcal 神经分型示意

摘自：王海蛟，苗保娟，谢金刚. MRI 诊断腰骶分叉神经. 中国脊柱脊髓杂志，1999，9（6）：308 −310.

　　根据术者提供的术中图像看，术者认定的 Furcal 神经位于椎间隙下方，应该是和行走根 L_5 一同作为出行根在 L_5-S_1 椎间孔发出。如果把其当作 Furcal 神经，那应该发自 L_5 神经根，且属于节前型；如果是来自于出行根 L_4 神经根，则不应该称作 Furcal 神经，而是"神经根分叉（extradural division of nerve root）"了。

　　除了 Furcal 神经和神经根分叉的提法。医学界还有腰骶神经根畸形（lumbosacral nerve anomaly，LSNA）的提法，即腰骶神经根分布、走行或数目异常，或出现异常分支或吻合支。Neidre-MacNab 分型最为常用（图 11 −10）。同一椎间孔通过的两根神经称为结合神经（conjoined nerve，CN）。

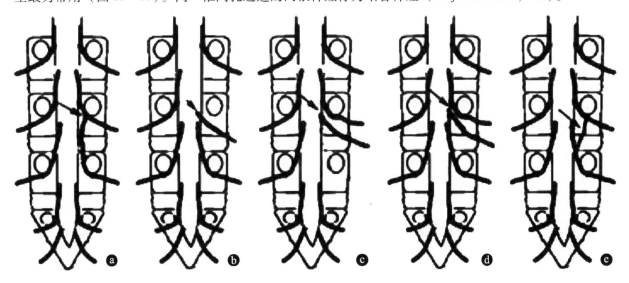

a. 1A 型，结合神经发自上一神经根；b. 1B 型，结合神经发自硬膜囊但同下方神经根靠近；c. 2A 型，2 根神经从同一个椎间孔发出，上方或下方椎间孔无神经根通过；d. 2B 型，2 根神经从同一个椎间孔发出，相邻椎间孔仍有神经根通过；e. 3 型，2 根神经根间有吻合支存在

图 11 −10　腰骶神经根畸形（LSNA）的 Neidre-MacNab 分型

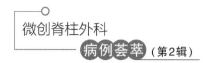

从术者提供的术中图片来看，不排除患者属于 Neidre-MacNab 分型 3 型 LSNA 的可能。

点评者还有如下困惑：①从术前 CT 提供的图像信息可见，患者的 L_{4-5} 突出间盘无钙化，但提供的术中影像资料确有增生骨质的情形，有些自相矛盾（图 11 – 8a）；②无论患者属于 Furcal 神经，还是神经根分叉，抑或 Neidre-MacNab 分型 3 型 LSNA，如果发现钳夹神经，立即松开，造成的神经损伤应该是神经出现部分或全部断裂，而非拽出一段长约 15 cm 的神经，神经的另一个断端在哪里呢？从提供的图片看，应该是一根长约 15 cm 的神经纤维，而非整个神经。提醒术者，应在术野清晰的情况下进行操作，至少避免大的损伤。③术者没有提供手术是在全身麻醉、椎管内麻醉还是局部麻醉下实施的情况描述。如果是局部麻醉下实施，患者有实时的反馈，造成神经损伤的概率会大为降低；如果是椎管内麻醉或全身麻醉，建议在有神经监护的情况下实施。④术者在前文中提到："术后患者出现左下肢麻木表现，长时间不缓解。"未提及麻木区域，以供判定损伤神经属于 L_4 还是 L_5 神经；"长时间"是个定性的描述，时间长度不精确，难以判定是造成了永久性的神经伤害还是后期由相邻神经发生代偿所致。若能提供准确的随访时间更好。

（术者：张　琳）

（整理：张　琳　刘彦康）

（点评：侯黎升）

第二节　硬膜撕裂

病例64　二次脊柱内镜下髓核摘除术后硬膜囊破裂自行修复

【病例简介】

基本信息　患者女性，61 岁。

主诉　腰椎间盘突出术后 1 年，左下肢放射痛 2 周。

现病史　患者因"腰椎间盘突出症"于 2005 年 8 月在我院行经皮脊柱内镜下 L_{4-5} 椎间盘突出切除术，术后疼痛消失。2006 年 8 月再次出现左下肢放射痛，以"腰椎间盘突出复发"收入院。

既往史　慢性腰痛病史 20 余年。因慢性肾功能不全于 2003 年 6 月和 2004 年 6 月两次在我院住院治疗。2005 年 4 月至今于我院行血液透析，同时进行口服药物保肾治疗。

查体　跛行步态步入病房，脊柱生理曲度前凸消失，腰椎活动略受限。L_4 棘突及椎旁有明显压痛，可诱发疼痛，并放射至左臀部。左小腿外侧、足背皮肤感觉减退。双下肢肌张力正常，左踇背伸肌、跖屈肌肌力 4 级，余肌力正常。左侧直腿抬高试验阳性（30°），加强试验阳性；右侧直腿抬高试验阴性。双侧足背动脉搏动良好。双侧膝反射正常，双侧跟腱反射未引出，双下肢病理征阴性。

辅助检查　第一次术前 X 线片、CT 及 MRI 检查显示腰椎侧弯，生理曲度消失，L_{4-5} 椎间盘左侧突出压迫神经根和硬膜囊（图 11 – 11、图 11 – 12）。本次手术术前 CT 及 MRI 显示 L_{4-5} 椎间盘突出，偏左侧，压迫神经根和硬膜囊（图 11 – 13、图 11 – 14）。

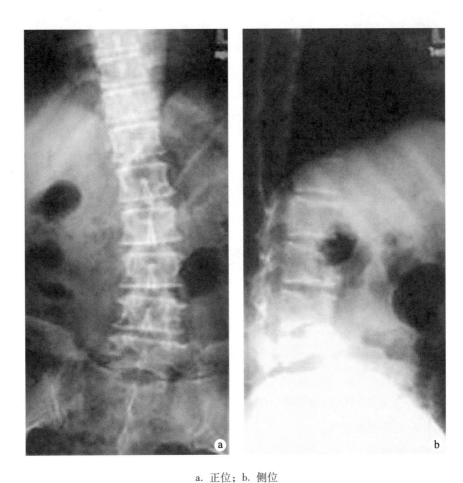

a. 正位；b. 侧位

图 11 - 11　第一次术前 X 线片显示腰椎侧弯，生理曲度消失

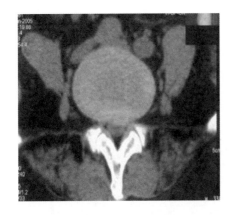

图 11 - 12　第一次术前腰椎 CT
（2005 年 5 月）显示 L$_{4-5}$椎间盘
左侧突出压迫神经根和硬膜囊

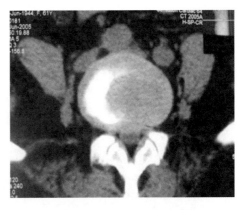

图 11 - 13　本次手术术前 CT
（2006 年 8 月）显示 L$_{4-5}$间隙
椎间盘突出，偏左侧

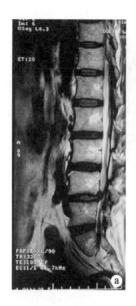
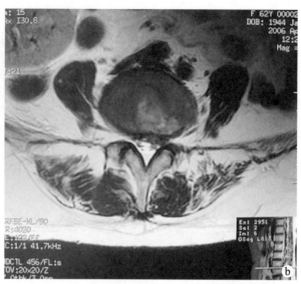

a. 矢状位；b. 轴位

图 11－14　本次手术术前 MRI 显示 L$_{4-5}$ 椎间盘突出，偏左侧，压迫神经根和硬膜囊

【手术指征】

腰痛伴左下肢疼痛，左侧肢体肌力下降，间歇性跛行，左侧直腿抬高试验阳性（30°）。影像学显示 L$_{4-5}$ 椎间盘脱出并左侧神经根受压。

【术前计划与手术过程】

拟在局部麻醉强化下行腰椎间盘突出经皮脊柱内镜下髓核摘除术。

患者俯卧位于弓形架上，常规消毒，铺无菌巾。取 L$_{4-5}$ 椎间隙后正中线右侧旁开 16 cm，与水平成 0°，在 G 型臂 X 线机监视下向 L$_{4-5}$ 椎间盘方向进针，逐级进入四级扩张管，最后达 6.2 mm 直径（图 11－15）。置入椎间盘镜，在椎间盘镜下切除突出髓核组织，在镜下可见明显的硬膜囊搏动和下行 L$_5$ 神经根。冲洗伤口，局部注射地塞米松、庆大霉素各 1 支，粘贴伤口。

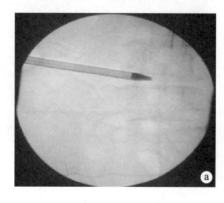
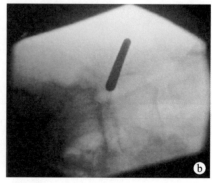

a. 正位；b. 侧位

图 11－15　本次手术术中定位过程

【术后治疗及并发症】

嘱患者加强腹肌及腰背肌功能锻炼，对症治疗。

因患者 1 年前腰椎间盘突出，在同样部位以同样术式进行治疗，所以二次手术的难度不再是"1 + 1 = 2"那么简单，术中发现突出部位完全与硬膜囊粘连在一起，剥离过程中造成了硬膜囊的破裂，由于破裂范围较小，风险评估之后，并没有行切开修补硬膜囊，而是对症抗感染治疗。患者术后无其他症状，恢复良好（图 11 - 16 ~ 图 11 - 18）。

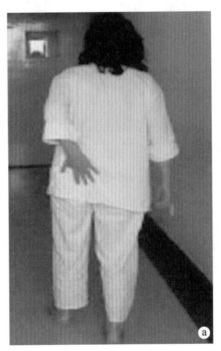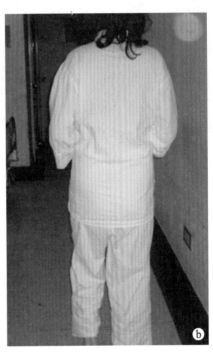

a. 术前外相；b. 术后外相

图 11 - 16　本次手术患者术前、术后活动状态对比

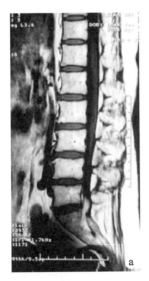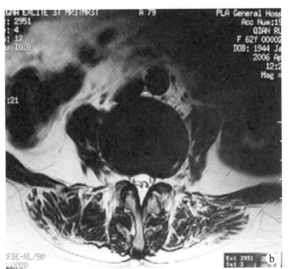

a. 矢状位；b. 轴位

图 11 - 17　第一次术后 8 个月 MRI 复查显示 L$_{4-5}$ 间隙术后表现，未见明显突出，神经根未受压迫

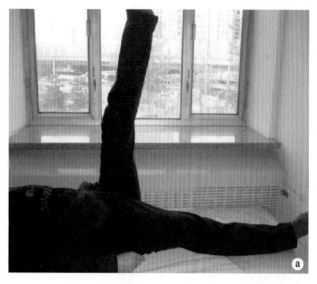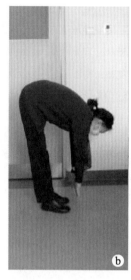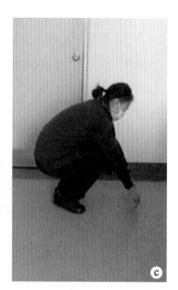

a. 直腿抬高外相；b. 弯腰外相；c. 下蹲外相

图 11 -18　第一次术后 8 个月患者复查时外相

【讨论与思考】

目前，经皮脊柱内镜手术能够替代大部分椎间盘传统开放手术，且手术创伤小、恢复快，是一种值得推广的手术方式。但鉴于腰椎间盘突出本身疾病发展特点，复发很难避免，术后再次出现椎间盘突出时，仍可采取脊柱内镜下微创治疗。由于第一次手术的创伤，即使为微侵袭手术，术后仍会出现局部硬膜囊与周围组织粘连较重的情况，所以二次手术时镜下操作难度加大，局部解剖结构欠清晰，易伤到神经根和硬膜囊。本例镜下操作时，术中即发现椎间盘突出部位与硬膜囊完全粘连在一起，在剥离过程中造成了硬膜囊的破裂，由于破裂范围较小，仔细风险评估之后，并没有采取切开修补硬膜囊破损的策略。术后要求患者除必要的大小便等活动外，严格卧床休息，同时进行抗感染治疗，同时严密观察患者的病情变化。经保守治疗后，患者无其他症状，恢复良好。

本例为我院开展脊柱内镜以来出现的第 1 例术中硬膜囊破裂的病例，当时对这种并发症的治疗缺少经验，考虑到患者伴有肾衰竭等基础疾病，遂采取密切观察保守治疗的方法，结果患者恢复满意。在后来的经皮脊柱内镜下切除椎间盘突出的病例中，我们又遇到了 2 例此类并发症：1 例术中并没有明确发现硬膜囊的破裂，术后门诊随访中发现伤口中有脑脊液流出，伤口缝合 1 针，保守治疗后顺利愈合；另 1 例患者也是术后康复回到当地后发现伤口有液体渗出，在当地医院行伤口局部缝合后愈合。早期的这 3 例患者术后出现脑脊液漏后，都没有进行再次行修补硬膜囊手术，而是均采取了保守治疗的方法，结果恢复满意，也为以后此类并发症的治疗策略提供了参考。

（术者：张西峰）

（整理：张　鹏　徐建彪　姜红振）

病例65　脊柱内镜下治疗腰椎管狭窄症并发硬膜囊破裂

【病例简介】

基本信息　患者男性，80岁。

主诉　腰痛10余年，加重伴双下肢疼痛3年，

现病史　患者10多年前无诱因出现反复腰痛，未予以特殊处理。3年前出现腰痛加重伴双下肢疼痛，右侧重，间歇性跛行约500 m，于当地医院行腰椎X线片显示L$_{1-5}$椎管均狭窄（图11-19）。遂于我院就诊，以"腰椎管狭窄症"收入院。

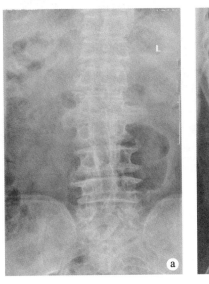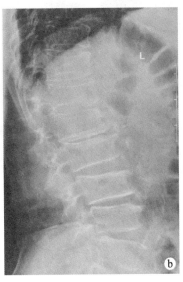

a. 正位；b. 侧位

图11-19　腰椎X线片显示脊柱退行性变

查体　行走困难，间歇性跛行约500 m。双下肢肌力4级，感觉正常。生理反射存在，病理征阴性。

辅助检查　术前腰椎MRI显示L$_{1-5}$椎管均狭窄，L$_{3-4}$椎管严重狭窄，神经组织受压明显（图11-20）。

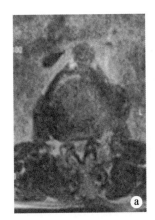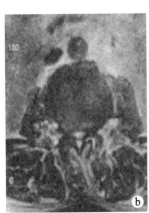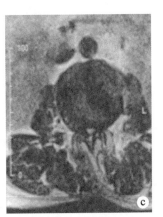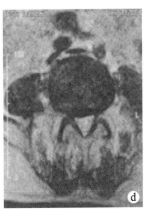

a. L$_{1-2}$间隙；b. L$_{2-3}$间隙；c. L$_{3-4}$间隙；d. L$_{4-5}$间隙

图11-20　术前腰椎MRI显示L$_{1-5}$椎管均狭窄，L$_{3-4}$椎管严重狭窄，神经组织受压明显

【手术指征】

多节段椎管狭窄，L_{3-4}封闭治疗有效。

【术前计划】

患者为多节段椎管狭窄，行封闭术后患者自觉症状缓解明显，手术指征明确，且患者有强烈要求微创手术治疗的意愿，拟行脊柱内镜下经椎间孔入路L_{3-4}椎间盘髓核摘除、神经根松解术。

【术后治疗及并发症】

术中减压基本完成，但硬膜囊破裂（图11-21）。术后诉腰部稍疼痛。

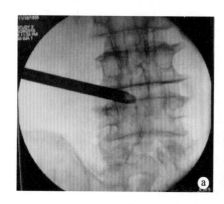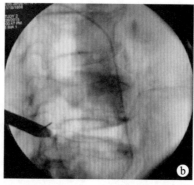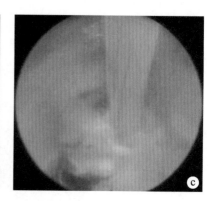

a. 正位；b. 侧位；c. 镜下见硬膜囊破裂，显露神经根

图11-21 术中定位及内镜下减压情况

术后第2天，去厕所时摔倒，出现腰腿部剧烈疼痛。予以脱水、激素及营养神经治疗后效果不佳，并出现右足背屈肌、跖屈肌肌力显著降低，右侧小腿内侧及足部感觉减弱，大小便功能障碍（图11-22）。

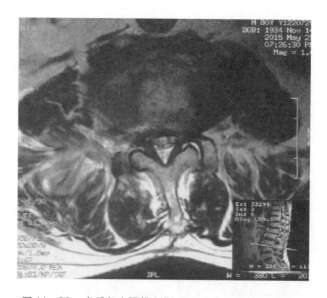

图11-22 术后复查腰椎MRI显示$_{3-4}$水平椎管明显扩大

术后第 10 天，全身麻醉下行腰椎后路椎板切除、椎管减压、神经根探查术，术中发现 L_{3-4} 节段硬膜囊破裂、马尾神经嵌顿。二次术后腰腿痛症状明显缓解，下肢肌力感觉部分恢复。但双足肌力感觉仍明显减退，恢复不明显，大便恢复正常，小便功能未完全恢复。

【讨论与思考】

严格把握微创适应证，腰椎管狭窄属于相对适应证，符合"单单"原则的才能考虑微创治疗，即单侧症状、单节段狭窄。

局部麻醉下脊柱内镜减压手术，术中患者的良好配合非常关键。若患者有严重的听力障碍，对术中根性疼痛的判断尤其要确切，必要时可行术中电生理监测。

术中一旦发现硬膜囊破裂，如果椎间盘摘除工作尚未完成，一定要想方设法完成手术，避免后续的医疗纠纷。这时可小心转动工作套筒，让套筒的舌头部分挡住马尾神经，仔细找寻游离的椎间盘碎片并摘除。对于无法确定是否损伤硬膜囊的病例，应不做非直视下操作，不做超过后纵韧带、看不见抓钳头动作的操作。对于明确术中硬膜囊破裂的病例，术后应确保患者去枕平卧严格卧床，避免神经根疝出。如有神经根嵌顿症状，应尽早行开放手术治疗，解除神经根嵌顿，严格缝闭漏口。

（术者：黄　鹏）

（整理：李　宁　徐建彪　姜红振）

病例66　保守治疗脊柱内镜术后脑脊液漏

【病例简介】

基本信息　患者女性，28 岁。

主诉　腰痛伴左下肢放射痛半年，加重 3 天。

现病史　患者于半年前出现腰痛并伴左下肢放射痛，曾在外院及我院保守治疗，病情反复发作。3 天前症状复发且加重，疼痛难忍，影响睡眠、行走。主因"腰椎间盘突出症"收入院。

查体　L_5-S_1 椎间隙及左侧椎旁肌压痛。双下肢肌张力、肌力正常。左下肢直腿抬高试验阳性；左小腿后侧感觉减弱，鞍区感觉正常；双侧跟腱反射、膝腱反射对称，双侧病理征未引出。

辅助检查　腰椎 X 线片显示腰椎轻度骨质增生，考虑 L_5-S_1 椎间盘病变（图 11 - 23）。腰椎 CT 显示腰椎曲度存在，L_{4-5} 椎间盘中央型突出，L_5-S_1 椎间盘中央偏左突出伴有钙化（图 11 - 24）。MRI 显示腰椎曲度正常，L_{4-5} 椎间盘中央型突出，L_5-S_1 椎间盘中央偏左突出，左侧隐窝狭窄，马尾神经受压（图 11 - 25）。

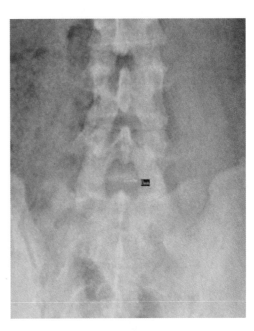

图 11 - 23　术前 X 线片显示
L_5-S_1 椎板间隙约 8 mm

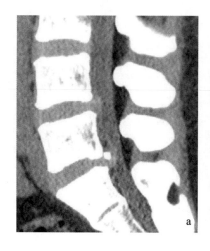
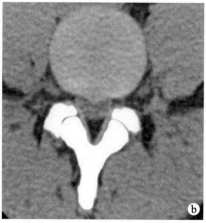
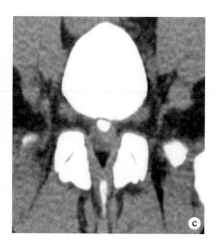

a. 矢状位；b、c. 轴位

图 11－24　术前 CT 显示 L_{4-5} 椎间盘中央型突出，L_5-S_1 椎间盘中央偏左突出伴有钙化

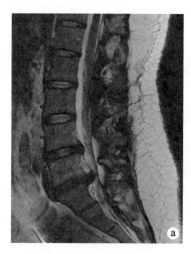
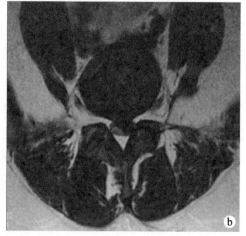

a. 矢状位；b. 轴位

图 11－25　术前 MRI 显示 L_5-S_1 椎间盘中央偏左突出，左侧隐窝狭窄，马尾神经受压

【手术指征】

L_5-S_1 椎间盘突出明显，左下肢疼痛反复发作，VAS 评分 >6 分，无法正常生活，保守治疗效果不佳。

【术前计划与手术过程】

拟行脊柱内镜下椎板间隙入路行 L_5-S_1 椎间盘摘除。

患者取俯卧位，透视下定位 L_5-S_1 椎间盘水平，棘突左侧旁开 0.5 cm 处局部利多卡因浸润麻醉。穿刺针穿刺至 L_5-S_1 关节突内侧缘，黄韧带表面部位注射 0.5% 利多卡因 3 mL，穿刺针穿透黄韧带至椎管内，注射 0.5% 利多卡因 2 mL。切除部分黄韧带后显露椎管，术中为了切除中央突出的椎间盘，当工作套管在神经根腋下往内侧推开硬膜时，出现了硬膜撕裂，患者无不适，继续摘除突出椎间盘（图 11－26）。

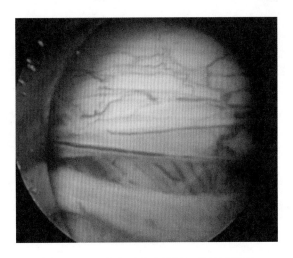

图 11-26 术中硬膜囊从神经根腋下撕裂

【术后治疗及并发症】

术后患者左下肢疼痛症状立即缓解，没有脑脊液漏发生，没有马尾神经损伤症状。但术后第 10 天，术口拆线后出现了脑脊液漏，而且行走后出现左下肢轻微疼痛；再次缝合术口，应用抗生素 48 小时预防感染，头低脚高位卧床休息。20 天后，再次术口拆线，没有脑脊液漏出现，但仍然有行走后左下肢轻微疼痛不适，没有马尾神经症状。复查 MRI 显示渗漏出的脑脊液聚集在硬膜囊后侧，压迫硬膜囊及马尾神经（图 11-27）。

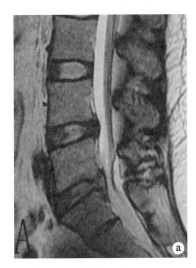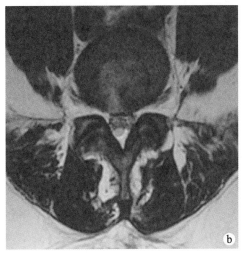

a. 矢状位；b. 轴位

图 11-27 术后 3 周复查 MRI 显示脑脊液聚集在硬膜囊背侧，压迫硬膜囊及马尾神经

术后 5 个月时患者左下肢轻微疼痛症状完全消失，复查 MRI 也显示硬膜后侧积聚的脑脊液完全吸收，硬膜囊再次膨胀，马尾神经已经没有压迫，没有硬膜漏或硬膜囊肿发生（图 11-28）。

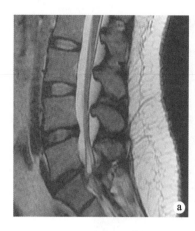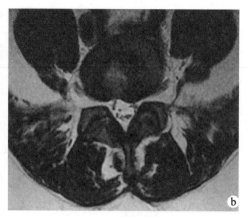

a. 矢状位；b. 轴位

图 11-28　术后 5 个月复查 MRI 显示硬膜后侧积聚的脑脊液吸收，硬膜囊再次膨胀

【讨论与思考】

硬膜囊损伤是腰椎手术的并发症之一。其发生率与患者的病情、手术技术等因素密切相关。与开放手术相比，脊柱内镜发生硬膜囊损伤的机会比较小。然而，这种风险并不能完全避免，随着脊柱内镜技术被用于病症越来越复杂的患者，如中央型巨大突出、钙化突出、椎管狭窄等，硬膜损伤的发生风险也会随之增加。

椎板间隙入路在 L_5-S_1 节段应用广泛，特别适用于高髂嵴患者。在摘除椎间盘、椎管内减压时，根据椎间盘突出位置的不同，工作套管可以放置于神经根的肩部或腋部。我们报道的这例患者，由于患者椎间盘突出部位偏向中央，术中工作套管置于神经根腋部，应用工作套管在神经根腋下向内侧推开硬膜囊时，神经根腋下部位硬膜囊发生了撕裂。与肩上入路相比，腋下入路更容易损伤硬膜囊，术中需要注意轻柔操作，缓慢移动工作套管。

脊柱内镜下的硬膜囊损伤一般比较小，多不需要修补，术后很少发生脑脊液漏，这也让术者对硬膜囊损伤的后果放松了警惕。本例患者术后 10 天拆线时发现清亮液体从伤口处持续渗出，考虑脑脊液漏。推断为术后 10 天术区的软组织没有完全愈合所致，遂再次缝合术口后延长拆线时间至 20 天，这时术口的肌肉、皮下组织已经完全愈合，再次拆线后没有再发生脑脊液漏。

内镜下硬膜损伤可能只是一个很小的问题，一般不需要修补，直接缝合术口即可。椎板间隙入路时，由于手术通道较短，硬膜损伤后需要延长拆线时间；侧方入路时，手术通道较长，硬膜损伤一般不需要延长拆线时间。有时硬膜囊损伤也可能是一系列灾难性问题的起点，如硬膜囊瘘管、脑脊髓膜炎、硬膜外脓肿等。既往有文献报道，硬膜囊破裂后，神经恰好卡压在破裂口，出现顽固的下肢疼痛或马尾神经损伤症状，这时多需要显微手术修补漏口。

（术者：李大刚）

（整理：徐建彪　姜红振）

病例67　脊柱内镜下翻修手术中硬膜囊破裂合并术后感染的处理

【病例简介】

基本信息　患者男性，42岁。

主诉　腰椎微创术后15年，腰痛伴左下肢放射痛2个月

现病史　患者15年前因 L_5-S_1 椎间盘突出于当地医院行 L_5-S_1 开窗椎间盘髓核摘除术，术后恢复良好。2个月前搬重物后出现腰痛伴左下肢放射痛，疼痛沿大腿外侧至小腿外侧，给予中医针灸及理疗后无明显缓解，就诊于当地医院，行腰椎 CT 检查显示 L_5-S_1 椎间盘突出症。患者为明确诊断及治疗，特前来我院，门诊以"L_5-S_1 椎间盘突出症"收入院。

查体　严重跛行步入病房。背部可见一长约6 cm 腰椎术后瘢痕，L_5-S_1 左侧椎旁深压痛及叩击痛，伴左下肢放射痛（放射到小腿后侧），左侧小腿后侧、足背外侧及足底皮肤触痛觉减弱。左侧直腿抬高试验左侧阳性（30°）。VAS 评分7分。肌力无明显减弱。

辅助检查　腰椎 MRI 显示 L_5-S_1 椎间盘腋下型脱出（图11-29）。

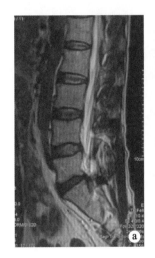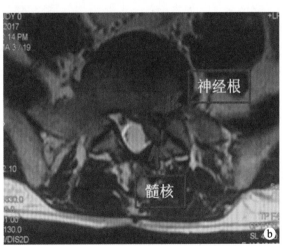

a. 矢状位；b. 轴位

图11-29　腰椎 MRI 显示 L_5-S_1 椎间盘腋下型脱出

【手术指征】

L_5-S_1 椎间盘脱出诊断明确，症状体征和影像学相符；临床症状明显，根性症状严重，VAS 评分8分。无法正常生活、工作，保守治疗无效。

【术前计划与手术过程】

拟行全麻脊柱内镜下 L_5-S_1 椎间盘脱出髓核摘除术。

该病例为腋下型脱出，不得不进行腋下瘢痕组织分离才能显露髓核组织。术中黄韧带和硬膜囊粘连严重，在去除黄韧带试图暴露腋下区域时，连同部分硬膜囊一同去除，导致硬膜囊破裂，脑脊液漏（图11-30）。在该种情况下，继续脊柱内镜手术将导致颅内高压，术中考虑开放下较容易剥离，因此更改手术方案为扩大开窗，最终取出髓核。

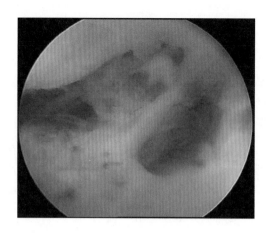

图 11 −30　术中镜下见硬膜囊破裂，马尾神经可见

【术后治疗及并发症】

术后患者临床症状明显缓解。

术后第 5 天　夜间发热，伴头疼，双下肢出现酸胀疼痛症状。体温最高 38.5 ℃，给予物理降温及对症退热药物治疗后，体温降至正常。

术后第 7 天　体温 36.8 ℃；白细胞计数 11.2×10^9/L，嗜中性粒细胞百分比 71%；C 反应蛋白 98 mg/L；降钙素原 0.110 ng/mL。

术后第 14 天　体温 36.5 ℃；白细胞计数 6.08×10^9/L，嗜中性粒细胞百分比 59.4%；C 反应蛋白 8 mg/L；降钙素原 0.045 ng/mL。指标全部正常，停抗生素；后多次复查指标仍全部正常。

【讨论与思考】

脊柱内镜椎板间入路翻修单纯腰椎间盘突出摘除术后复发是一项有效、安全、简单、直接的技术。值得警惕的是，该手术方式目前仅针对肩上型椎间盘突出复发，腋下型病例需谨慎，因为不得不进行腋下瘢痕组织分离才能显露髓核组织。脊柱内镜单通道情况下，分离瘢痕组织将会变得困难。此过程将有可能引起硬膜破裂、脑脊液漏等并发症，从而直接导致脊柱内镜手术失败。在该种情况下，建议切开扩大开窗或直接行 TLIF。该例患者术中黄韧带和硬膜囊粘连严重，在去除黄韧带试图暴露腋下区域时，连同部分硬膜囊一同去除，导致硬膜囊破裂，脑脊液漏。在该种情况下，继续脊柱内镜手术将导致颅内高压，应果断改为开放手术。针对该患者，我们采用扩大开窗方式，开放下较容易剥离，最终取出髓核。

术后出现明显感染征象，早期感染通常是术中播种的高毒力病原体：耐甲氧西林金黄色葡萄球菌（methicillin-resistant staphylococcus aureus，MRSA）和革兰阴性菌。考虑到万古霉素是治疗的金标准，因硬膜囊破裂，在未得到细菌培养结果的情况下（细菌培养需要时间，可能延误感染治疗）可直接应用万古霉素联合头孢哌酮钠舒巴坦钠（可透过炎性血脑屏障）治疗。抗感染治疗的同时监测体温、血常规、红细胞沉降率、C 反应蛋白、降钙素原，直至以上指标全部正常。指标正常后停药，观察 3 天后仍旧正常可以出院。目前，硬膜囊破裂合并感染的处置国内外没有明确的指南，神经外科处理类似案例经验较多，出现相关并发症可多与神经外科沟通。

值得注意的是，判断术后早期感染的实验室检查项目中，降钙素原是一项非常重要的指标。

（术者：虞攀峰）

（整理：徐建彪　姜红振）

病例68　脊柱内镜术后颅内硬膜下积液及继发慢性硬膜下血肿

【病例简介】

基本信息　患者女性，80岁。

主诉　腰疼伴右下肢间断麻木疼痛1年，加重3个月。

现病史　患者于1年前行走1000 m左右后出现右侧小腿内、外侧酸胀、疼痛及麻木，疼痛时无法行走，平卧休息后缓解。给予甲钴胺营养神经、艾瑞昔布对症治疗，症状稍好转，仍间断发作。3个月前上述症状加重，行走300 m即出现行走困难，右侧臀部、右小腿内外侧及右侧拇趾内侧放射痛。以"腰椎管狭窄症"收住入院。入院时腰部VAS评分7分，下肢VAS评分8分。

既往史　2008年因垂体肿瘤行放射治疗，2017年复查颅脑CT未发现复发。

查体　步行入病房，跛行步态。定向力、计算力、记忆力、理解判断力正常，无失语。脊柱生理曲度存在。颈椎活动度正常。无不自主运动，双侧指鼻试验稳准，双侧轮替试验稳准，双侧跟膝胫试验稳准，龙贝格征正常。霍纳征阴性，皮肤泌汗正常，皮肤划痕试验阴性。四肢感觉、肌容积、肌张力正常。右侧胫前肌、踇背伸肌肌力4级，余肌力正常。右侧膝腱反射、跟腱反射减弱。病理征阴性。

辅助检查　外院腰椎MRI显示L_{3-4}、L_{4-5}间盘突出及狭窄；术前颅脑CT显示未见明显异常（图11-31）。

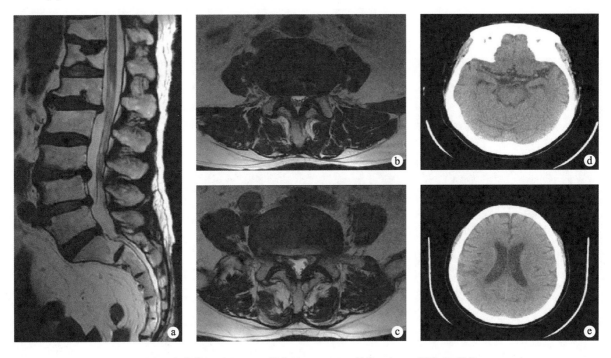

a. MRI矢状位；b. MRI L_{3-4}轴位；c. MRI L_{4-5}轴位；d、e. 颅脑CT轴位

图11-31　术前腰椎MRI和颅脑CT图像

【手术指征】

患者诊断明确，影像学显示L_{3-4}、L_{4-5}间盘突出伴椎管狭窄，症状较重，预行手术治疗。

【术前计划与手术过程】

患者为老年女性，骨质疏松，中央椎管及双侧侧隐窝狭窄为主。完善相关检查，排除手术禁忌证后，决定行单侧双通道内镜（UBE）下单侧入路双侧减压。

局部麻醉下利用 UBE 行双侧减压治疗 L_{3-4}、L_{4-5} 椎管狭窄。医师站立于患者左侧，从左侧椎板间隙进入椎管，于 C 型臂机引导下透视定位病变椎间隙上下椎板的外缘作为皮肤穿刺点，头端穿刺点作为内镜通道，尾端穿刺点作为工作通道。横行切开皮肤约 5～10 mm 至深筋膜下，使用扩张器推开椎旁肌肉及软组织，同时工作套管剖口尖部来回剥离椎板表面软组织，创造手术操作空间。在内镜和工作通道的三角构建完成后，内镜下磨除同侧部分椎板，充分扩大椎板间隙，利用磨砖继续磨除增生关节突至黄韧带覆盖区域充分暴露，切除同侧黄韧带组织，进行同侧神经根减压，同时利用髓核钳、双极射频刀头进一步进行腹侧减压。进行对侧减压前先调整内镜角度观察对侧视野，随后通过镜下磨钻、椎板咬骨钳咬除对侧肥厚黄韧带及增生关节突，进行对侧神经根松解。神经减压结束的标准为内镜下可见硬膜囊波动良好，使用神经剥离子探查硬膜囊及神经根走行方向无致压物存在。同样方式进行另一个手术节段。最后彻底止血后经工作套管放置 1 根引流管，缝合切口。

【术后治疗及随访】

术后 6 小时，腰部和下肢的 VAS 评分从术前的 7 分和 8 分降至术后的 1 分和 1 分。

术后第 2 天，引流量约 100 mL，呈透明液体。患者除了抱怨坐着时头痛之外，没有神经系统异常。在术后第 2 天复查腰部和脑部 MRI 中，观察到脑脊液漏和颅脑硬膜下积液（图 11 - 32）。因此，立即拔出引流管，并用 3-0 尼龙线全层加固缝合皮肤，并嘱托患者绝对卧床。同时，术后 5 天内静脉注射地塞米松 10 mg/d 并补液。

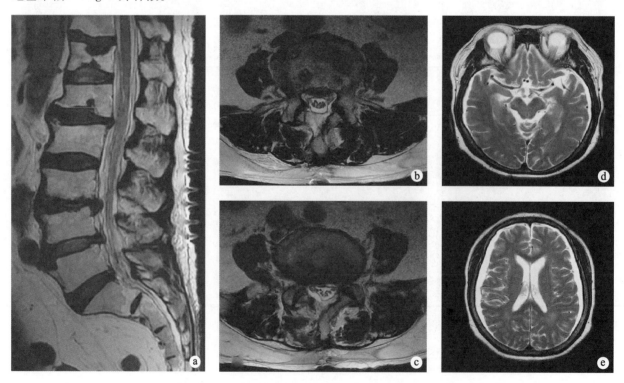

a. 腰椎矢状位；b、c. 腰椎轴位；d、e. 颅脑轴位

图 11 - 32　术后第 2 天复查腰椎 MRI T_2W_1 显示脑脊髓液漏出，减压范围满意；
颅脑 MRI 显示 T_2W_1 上存在双侧高信号区，考虑为硬膜下积液

患者卧床休息1周后，手术切口部位没有渗出，愈合良好。但是，患者诉长时间坐位时出现头痛症状。因此，我们在术后第7天给予硬膜外血贴片（epidural blood patch）。继续观察1周，患者没有头痛、腰部或腿部疼痛，也没有神经系统异常，办理出院。

　　术后第30天复查颅脑MRI后，发现硬膜下积液被转化为慢性硬膜下血肿（图11-33）。

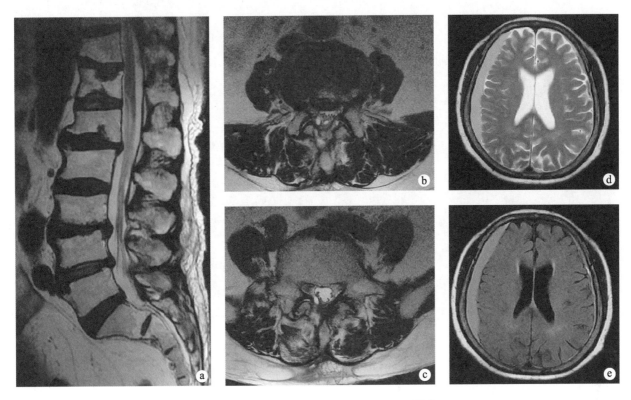

a. 腰椎矢状位；b、c. 腰椎轴位；d、e. 颅脑轴位

图11-33　术后1个月复查腰椎MRI显示假性脑膜膨出，硬脑膜和蛛网膜之间可见漏出的脑脊液；
颅脑MRI显示右侧慢性硬膜下血肿

　　患者无头痛及其他症状，继续观察随访。2个月后（术后第90天）核磁复查显示慢性硬膜下血肿较前明显吸收（图11-34）。

【讨论与思考】

　1. 脊柱术后颅内硬膜下积液及继发慢性硬膜下血肿的发生机制

　　脊柱外科手术可能会导致多种类型的颅内并发症，如硬膜外或硬膜下血肿、小脑出血和梗死、脑干和基底神经节梗死及假性脑膜膨出等。本病例在腰椎内镜手术后早期并发颅脑硬膜下积液，后来转化为慢性硬膜下血肿。形成硬膜下积液应该要满足以下两个条件：①有足够的硬膜下空间；②硬脑膜和蛛网膜之间的硬膜边界细胞层的分开。硬脑膜-蛛网膜腔空间由于轻度创伤、脱水、脑萎缩、脑脊液漏等原因可形成分隔。本病例为老年高龄患者，硬膜下腔足够宽；患者因垂体肿瘤而接受过放射治疗；另外，患者脑脊液漏导致颅内压低。这些因素都会导致蛛网膜与硬脑膜的分离。硬脑膜和蛛网膜分离后，由于年老、过去的轻微创伤、放射治疗等原因，脑脊液通过隐藏的蛛网膜缺损部位进入颅内硬膜下腔，继而发生硬膜下积液。不断增加的硬膜下积液使硬膜下腔间隙不断扩大，导致桥静脉和蛛网膜颗粒静脉不同程度破裂或局部毛细血管破裂出血，逐渐形成慢性硬膜下血肿。长期积液使积液周围形成包膜，而包膜内新生的毛细血管内皮不完整，同时积液腔内处于纤维蛋白溶解亢进状态，新生毛细血管持续渗血，从而导致慢性硬膜下血肿。此外，混有血液成分或蛋白质含量较高的硬膜下积液更易转化为慢性硬膜下血肿。

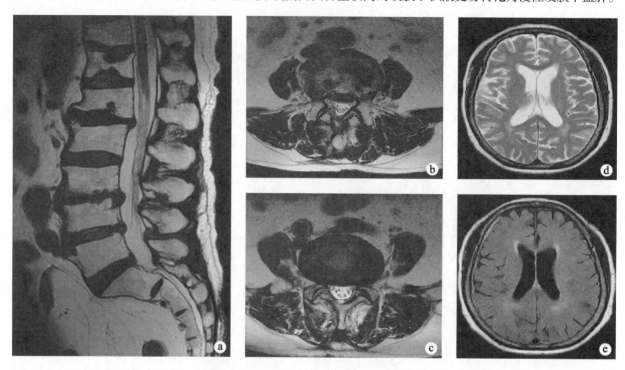

a. 腰椎矢状位；b、c. 腰椎轴位；d、e. 颅脑 MRI 轴位

图 11-34 术后 3 个月复查腰椎 T_2W_1 显示较前 MRI 相比，假性脑膜膨出已吸收，
椎管彻底减压；颅脑 MRI 显示右侧慢性硬膜下血肿已基本吸收

2. 脊柱术后颅内硬膜下积液及继发慢性硬膜下血肿的治疗

脊柱外科手术引起的颅内并发症多数是由开放手术引起的。然而，本病例是在脊柱内镜术后发生的颅内并发症，比较罕见。我们通过连续颅脑 MRI 追踪了并发症的自然病程，并发症持续了大约 3 个月，并在不进行外科手术治疗的情况下使用硬膜外血贴片和类固醇进行治疗，并得到了满意的疗效。脑脊液渗漏后目前临床上多采取补液保守治疗，但部分患者存在症状缓解时间过长、效果不理想等情况。对于保守治疗效果不理想、存在脑脊液漏的低颅压患者，硬膜外血贴片是有效的治疗方法。硬膜外血贴片治疗是指在无菌条件下，在数分钟内将 12～20 mL 自体静脉血注入硬膜外腔，使血液机械压迫硬脊膜，增加脑脊液压力，同时血液机化形成血凝块封闭硬脑膜，中止脑脊液漏。硬膜外血贴片治疗分为盲法和靶向法：盲法是指不需要寻找脑脊液漏的部位，直接将自体静脉血注入下胸椎或腰椎硬膜外腔，操作相对简单；而靶向法则首先要找到脑脊液漏的部位，将自体静脉血直接注入脑脊液漏的部位，经研究表明其疗效优于盲法。硬膜外血贴片可能是脊柱内镜术后硬脊膜漏引起头痛的一种很好的治疗选择，如血肿不能自行吸收或头痛症状较长时间未见好转，可行钻孔血肿引流术，术中彻底冲洗血肿腔，有利于减轻血肿腔内压力，从而避免桥静脉血管进一步断裂出血，术后恢复较好。

【点评】

术者采用 UBE 技术治疗腰椎管狭窄，和单通道等轴内镜技术一样，都是采用水介质下进行手术。

该患者是 L$_{3-4}$、L$_{4-5}$ 双节段的椎间盘突出和狭窄，临床症状在右侧。许多术者包括点评者在内会选择症状侧入路，将减压的重点放在症状侧。而术者选用的是左侧入路。该做法对左侧减压较为彻底，经验丰富的医师也可以做到对侧的理想减压。本例患者采用右侧入路减压是否会更好些，有待商榷。但术后患者的下肢症状缓解理想，表明术者的选择同样达到了理想效果。没有见到术者提供的术中图像，无法判断术者是否进行了神经根腹侧的减压。实践中是可以做到对侧神经根腹侧减压的。

在硬脊膜背侧与黄韧带或其他解剖结构之间，有时存在软性连接结构，或者硬脊膜背侧不光整，在通过一侧实施对侧减压时，如不能将这些软性连接结构先行分开，有增加硬脊膜损伤的风险。术中仔细分离辨认，会减少硬脊膜损伤的发生概率。

UBE 手术采用局部麻醉或硬膜外麻醉时，患者肌肉的收缩、疼痛刺激会导致手术腔隙变小、术野出血，使术野模糊，影响观察。许多术者选择全身麻醉。但由于本例患者 80 岁高龄，术者选择了局部麻醉下手术，减少了麻醉风险，但对术者的操作技能提出了更高要求。

硬脊膜损伤后有不同的处置方法。破口小者无须特殊处理，大多可自行愈合。破口大者可能需要镜下或开放手术缝合。本例患者术中没有发现硬脊膜损伤，24 小时伤口引流量 100 mL，属于隐性脑脊液漏，硬脊膜破口应该不大。术者的处置方法是有效的可选方案之一。除了全层加固缝合皮肤，患者卧床 1 周后尝试长时间坐位时，头痛出现，追加了硬膜外血贴片疗法，有效控制了患者的临床症状。术者的操作体现了其严谨的治学精神和对患者负责的态度。

大多情况下，无论是传统脊柱开放手术还是微创镜下减压手术，都有一定的硬脊膜损伤发生率。患者发生脑脊液漏，出现头痛症状后，多采取卧床休息，头低脚高位，静脉补液或者硬膜外注入液体对症治疗。不管是早期加压缝合伤口，还是放置引流管待手术切口愈合后再拔除引流管对引流管口处进行缝合，都有成功的案例。该患者接受的是 UBE 手术，本身手术切口就很小，加之引流液全部为清亮液体，可以明确已经没有出血，全部为脑脊液。进行全层加固皮肤缝合没有错误。患者最后的结局也证明了这一点。

难能可贵的是，术者考虑到患者 2008 年因垂体肿瘤行放射治疗，术前对患者进行了颅脑 CT 检查，留下了珍贵的术前资料，使得术后头痛发生时能够明确颅脑硬膜下积液发生在术后。如果是术前也是头颅 MRI 检查就更好了。

笔者采用 UBE 技术治疗腰椎管狭窄，和单通道等轴内镜技术一样，都是采用的水介质下进行手术。该患者是 L$_{3-4}$、L$_{4-5}$ 双节段的椎间盘突出和狭窄，临床症状在右侧。许多术者包括点评者在内会选择症状侧入路，将减压的重点放在症状侧，而笔者选用的是左侧入路。该作法对左侧减压较为彻底，经验丰富的人也可做到对侧的理想减压。本例患者采用右侧入路减压是否会更好些，值得商榷。但术后患者的下肢症状缓解理想，表明笔者的选择同样达到了理想效果。没有见到笔者提供的术中图像，无法判断笔者是否进行了神经根腹侧的减压。实践中是可以做到对侧神经根腹侧减压的。

在硬脊膜背侧与黄韧带或其他解剖结构之间，有时存在软性连接结构，或者硬脊膜背侧的不光整，在通过一侧实施对侧减压时，如不能将这些软性连接结构先行分开，有增加硬脊膜损伤的风险。术中仔细分离辨认，会减少硬脊膜损伤的发生概率。

（术者：Kwan Su Song）

（整理：林光勋　刘彦康）

（点评：侯黎升）

第三节　椎间盘突出复发

病例69　脊柱内镜下处理椎间盘突出复发伴相邻节段椎间盘突出

【病例简介】

基本信息　患者男性，17岁。

主诉　腰椎术后1年，再发左下肢放射性疼痛麻木1周。

现病史　患者1年前因"腰椎间盘突出症"行经椎板间入路椎间盘镜（MED）下腰椎髓核摘除术，术后恢复好。1周前运动后再次出现左下肢放射性疼痛麻木，休息后症状无缓解，行腰椎影像学检查提示腰椎间盘突出，为进一步治疗，以"腰椎间盘突出术后复发"收入院。

查体　跛行步态，脊柱生理曲度存在，下腰部叩击痛明显，左侧 L_5 神经支配区感觉减退，左踇背伸肌肌力4级，左侧直腿抬高试验阳性（20°），双跟腱反射及膝腱反射对称引出。病理征未引出。

辅助检查　腰椎 MRI 显示 L_{4-5} 椎间盘突出复发，可见椎间盘组织向左后方突出；L_{3-4} 新发椎间盘突出，左侧神经根出口受压（图11-35）。腰椎 CT 显示 L_{3-4} 及 L_{4-5} 椎间盘突出（图11-36）。腰椎 X 线片显示腰椎未见明显不稳（图11-37）。

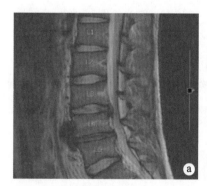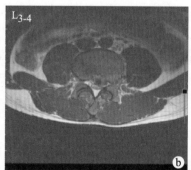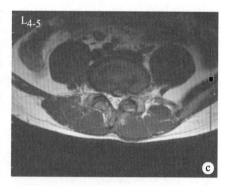

a. 矢状位；b. 轴位 L_{3-4} 间隙；c. 轴位 L_{4-5} 间隙

图11-35　腰椎 MRI 显示 L_{4-5} 椎间盘突出复发，可见椎间盘组织左后方突出，
L_{3-4} 新发椎间盘突出，左侧神经根出口受压

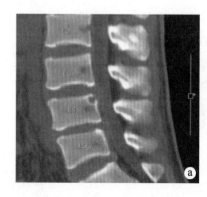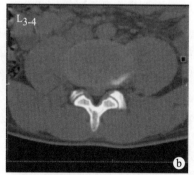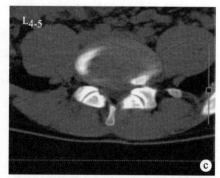

a. 矢状位；b. L_{3-4} 轴位；c. L_{4-5} 轴位

图11-36　腰椎 CT 显示 L_{3-4} 及 L_{4-5} 椎间盘突出

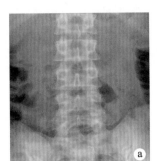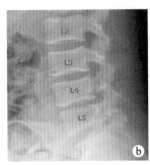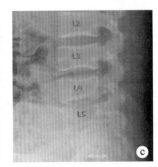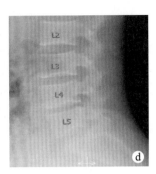

a. 正位；b. 侧位；c. 过屈位；d. 过伸位

图 11 –37　腰椎 X 线片显示腰椎无明显不稳

【手术指征】

患者 L_{4-5} 椎间盘突出复发，并伴新发 L_{3-4} 椎间盘突出，左下肢疼痛、麻木。临床症状严重，VAS 评分 >7 分，严重影响正常生活工作。

【术前计划与手术过程】

拟行椎间孔入路完全内镜下 L_{3-4}、L_{4-5} 髓核摘除术。

局部麻醉，俯卧位，L_{4-5} 间隙左侧旁开约 10 cm 行 8 mm 长切口，仅用一个切口摘除 L_{3-4} 及 L_{4-5} 两个节段突出的髓核组织。

【术后治疗及并发症】

术后常规抗感染及解除神经根水肿等治疗，无术后并发症发生。

【讨论与思考】

患者在第一次发病时腰椎 MRI 即显示 L_{3-4} 椎间盘变性，但经过仔细查体，患者腰痛及下肢痛的责任节段为 L_{4-5}，患者腰椎动力位摄片并未出现腰椎不稳表现，且患者年轻，融合手术为相对禁忌。椎间盘突出位于 L_{4-5} 节段，此节段既可行椎板间入路微创手术，也可行椎间孔入路微创手术，考虑到患者 L_{4-5} 骨窗较大，且椎间盘突出为中央偏左侧，且为脱出游离型，行椎板间入路 MED 手术可扩大减压探查范围，有利于保证手术效果。患者第一次手术时采用了过屈跪位的体位，使椎板间操作空间最大化；第二次患者因 L_{4-5} 椎间盘突出复发及 L_{3-4} 新发椎间盘突出再次入院，考虑到患者年龄小，腰椎稳定性良好，两个节段的椎间盘突出均位于左侧，且经过第一次手术后 L_{4-5} 椎板间有瘢痕组织形成，我们采取局部麻醉下经椎间孔入路完全内镜手术，一个切口摘除两个节段突出椎间盘，缓解了患者腰腿痛症状，且保留了腰椎运动节段。

（术者：张西峰　杨　群）

（整理：杨　军　姜红振）

第四节　组织残留

病例70　脊柱内镜下椎间孔成形术后骨质残留压迫神经

【病例简介】

基本信息　患者男性，81岁。

主诉　腰痛伴左下肢放射痛1周。

现病史　患者于1周前出现腰痛伴左下肢放射痛，于本院门诊给予口服药物治疗，效果不佳，影响睡眠、坐立及行走。主因"腰椎间盘突出症"收入院。

既往史　高血压、痛风性关节炎病史20余年。无手术史。

查体　L_4-S_1椎间隙及左侧椎旁肌压痛。双侧下肢肌力、肌张力正常。左下肢直腿抬高试验阳性；左侧股神经牵拉试验阴性；双足见多发痛风石，左足背感觉减弱；双侧跟腱反射、膝腱反射对称，双侧病理征未引出。

辅助检查　腰椎X线片显示腰椎退行性变，L_{3-5}椎间盘病变，L_3、L_4椎体失稳（图11-38）。CT显示腰椎退行性骨关节病，L_1椎体上缘大许莫氏结节形成，L_{4-5}椎间盘向左后上脱出，L_5-S_1椎间盘向右侧椎间孔突出（图11-39）。腰椎MRI显示腰椎退变，L_4椎体后方脱出髓核，长径约26 mm，考虑L_{4-5}椎间盘脱出髓核块向上移位；L_3-S_1双侧椎间小关节退变；L_3水平左侧竖脊肌水肿（图11-40）。

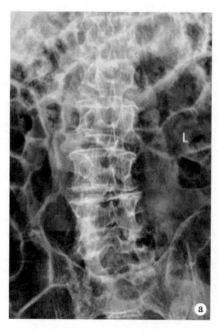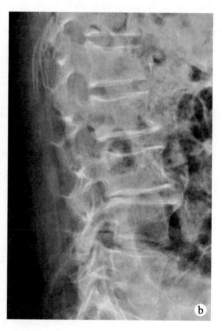

a. 正位；b. 侧位

图11-38　术前X线片显示腰椎多节段退变、增生，脊柱侧弯

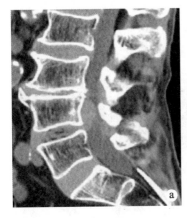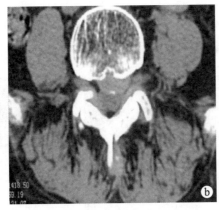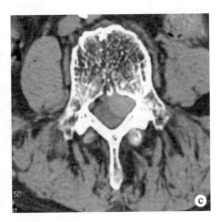

a. 矢状位；b. 轴位近椎间盘层面；c. 轴位上位椎体层面

图 11-39　术前 CT 显示 L$_{4-5}$ 椎间盘向左后上脱出

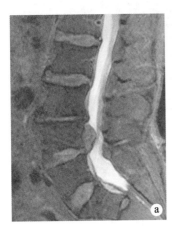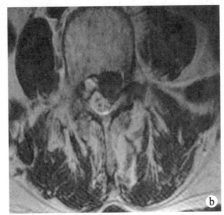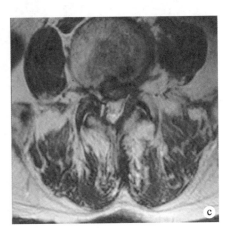

a. 矢状位；b. 轴位 L$_4$ 椎体平面；c. 轴位近椎间盘平面

图 11-40　术前 MRI 显示 L$_{4-5}$ 椎间盘向左后上脱出，左侧 L$_4$ 及 L$_5$ 神经根压迫

【手术指征】

L$_{4-5}$ 椎间盘大块脱出，左下肢疼痛明显，行走及坐立功能受限明显；保守治疗效果不佳。

【术前计划与手术过程】

脊柱内镜下侧方入路行 L$_{4-5}$ 椎间盘摘除。

患者取俯卧位，透视下定位 L$_{4-5}$ 椎间盘水平，左侧旁开 8.5 cm 处局部利多卡因浸润麻醉。穿刺针穿刺至 L$_5$ 上关节突尖部外缘，椎间孔部位注射 0.5% 利多卡因 5 mL，椎间孔成形后插入工作套筒，探查摘除游离脱出的髓核，清理椎间隙内松动退变的髓核组织。镜下见硬膜囊松弛、无突出髓核。

【手术技巧】

椎间孔成形充分后，工作通道活动度较好，有利于摘除高度上位游离髓核。

【术后治疗及并发症】

术后患者左下肢静息疼痛基本消失，肌力正常。但术后起床行走 2 天后左下肢疼痛复发。复查

MRI 显示 L$_{4-5}$椎间盘术后改变，原 L$_{4-5}$椎间盘脱出髓核基本摘除，L$_5$椎体后上缘存在髓核碎片可能（图 11-41）。复查 CT 显示 L$_{4-5}$椎间盘脱出髓核较前明显缩小，新见 L$_5$左侧上关节突局部骨质缺损，L$_5$左后上缘水平椎管内游离小骨块。考虑椎间孔成形时骨块进入椎管内（图 11-42）。

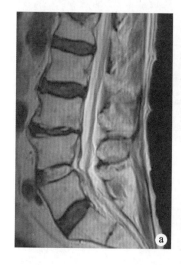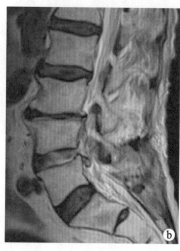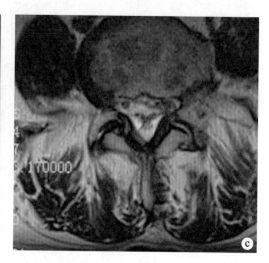

a. 矢状位示向上突出髓核清理干净；b. 矢状位示 L$_5$椎体后缘存在碎片；c. 轴位

图 11-41　术后 3 天复查 MRI 显示原 L$_{4-5}$椎间盘脱出髓核基本摘除，
L$_5$椎体后上缘存在髓核碎片可能

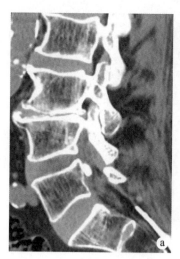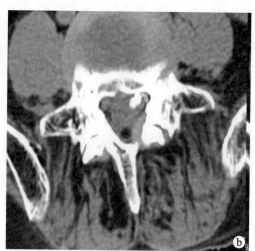

a. 矢状位；b. 轴位

图 11-42　术后 3 天复查 CT 显示原 L$_{4-5}$椎间盘脱出髓核基本摘除，
新见 L$_5$左后上缘水平椎管内游离小骨块

　　给予抗感染、止痛等对症处理，病情无明显好转，遂在术后第 7 天行二次手术，由原切口进入，镜下适当扩大椎间孔后，显露游离骨块并予以摘除。术后左下肢疼痛消失，行走功能基本正常。再次复查 CT 显示 L$_5$左后上缘水平椎管内无游离小骨块（图 11-43）。

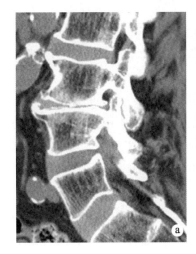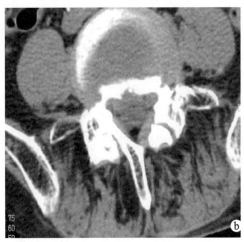

a. 矢状位；b. 轴位

图 11-43　二次内镜术后复查 CT 显示 L_5 左后上缘水平椎管内游离小骨块摘除

【讨论与思考】

术后组织残留是经皮脊柱内镜的常见并发症之一，但既往文献报道的主要是髓核残留，骨块残留尚未见报道。

分析患者情况，考虑残留骨块为椎间孔成形过程中旋切掉的骨块。椎间孔成形时，旋切下的骨质一般随着扩孔钻被带出，有时旋切下的骨质与黄韧带连接紧密，若未切断黄韧带，骨质就难以随着扩孔钻带出。更换不同型号的导棒、扩孔钻时，可能会将上次旋切掉的骨质顶入椎管内，从而出现椎管内骨块残留。

本病例为向头侧高度游离型腰椎间盘突出症，但左侧 L_4 神经根症状不明显，而是 L_5 神经根症状明显，除了摘除脱出游离的髓核外，椎间隙层面突出的椎间盘也需要清理，需要减压的术区较广，为了增加工作套管的移动范围，采用了类似 ULESS 的技术。术中椎间孔成形操作较多，可能存在旋切下的骨质未随扩孔钻带出的情况。镜下操作时未注意残留骨质的清理，从而导致骨质进入椎管内。

本例患者术中清理髓核后，硬膜囊、神经根随水流波动良好，而且患者为头侧型脱出，没有尾侧脱出，所以术中未向尾侧探查，导致未能发现尾侧的骨块。椎管内探查时应该尽量彻底，以避免类似并发症的发生。

（术者：李大刚）

（整理：步荣强　姜红振）

病例71　脊柱内镜手术后疑似髓核残留

【病例简介】

基本信息　患者女性，33 岁。

主诉　腰痛 5 年，加重伴右下肢疼痛麻木加重半年余。

现病史　患者 5 年前无明显诱因出现腰部疼痛，休息后可好转，未规律治疗，疼痛间断发作。半年前患者出现右下肢疼痛麻木，由右臀部放射至右侧小腿外侧、足背及足底，久坐久站后加重，平躺休息可缓解，于当地行针灸、按摩、理疗等保守治疗，效果不佳，今为进一步治疗收入我院，诊断为"腰椎间盘突出症"。

查体　神志清，精神好，跛行步态，脊柱未见明显畸形，腰椎生理弯曲存在。L_5-S_1 椎体棘突及其周围压痛明显、叩痛明显，疼痛未向下肢放射，双侧下肢感觉未见明显减退，双侧足背动脉搏动未见明显异常，双侧胫后动脉搏动未见明显异常。腰椎主动活动受限，双侧下肢肌力、肌张力检查无明显异常，四肢主动活动自如。右侧直腿抬高试验阳性（约 20°），双侧膝腱反射、跟腱反射未引出，病理征阴性。

辅助检查　腰椎正侧位 X 线片显示腰椎正常生理曲度存在，髂嵴不高，L_5 横突稍肥大，L_5-S_1 椎板间孔较大（图 11 - 44）。腰椎 CT 显示 L_5-S_1 椎间盘突出，并压迫右侧 S_1 神经根；纤维环和后纵韧带部分钙化（图 11 - 45）。腰椎 MRI 显示 L_5-S_1 椎间盘突出，压迫右侧神经根（图 11 - 46）。

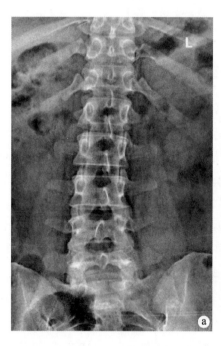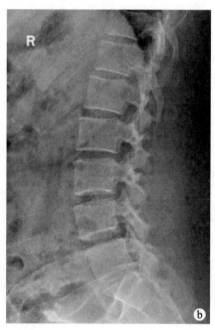

a. 正位；b. 侧位

图 11 - 44　X 线片显示腰椎正常生理曲度存在，髂嵴不高，L_5-S_1 椎板间孔较大

【手术指征】

患者被诊断为 L_5-S_1 腰椎间盘突出症（右侧旁中央钙化型）。患者体型稍胖，腰腿痛症状严重影响日常生活，保守治疗无效。

【术前计划与手术过程】

该病例虽髂嵴不高，但 L_5-S_1 椎板间孔较大，腰椎 MRI 提示为旁中央型突出，手术首选椎板间入路。术中透视情况见图 11 - 47。

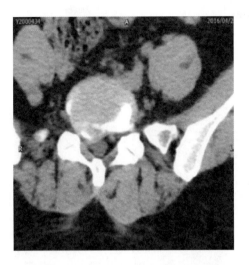

图 11 -45　腰椎 CT 显示 L_5-S_1 椎间盘突出，并压迫右侧 S_1 神经根；纤维环和后纵韧带部分钙化

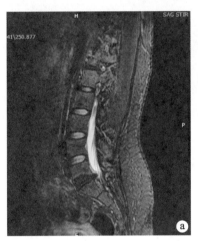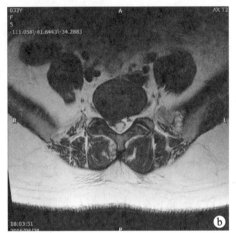

a. 矢状位；b. 轴位

图 11 -46　MRI 显示 L_5-S_1 椎间盘突出，并压迫右侧神经根

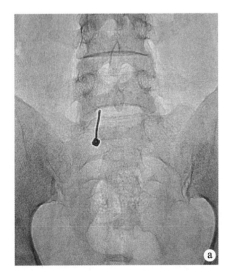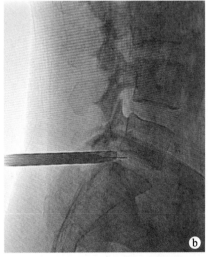

a. 正位；b. 侧位

图 11 -47　术中透视情况

【术后治疗及并发症】

术后患者临床症状较前明显好转，未出现异常情况。术后 2 个月复查腰椎 MRI 显示 L_5-S_1 水平术后改变，与术前比较，右侧术区 T_2 信号稍高，神经根管清晰可见（图 11 - 48）。

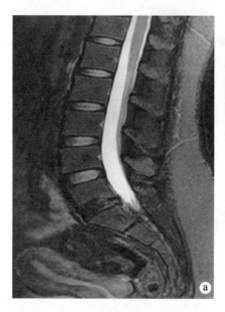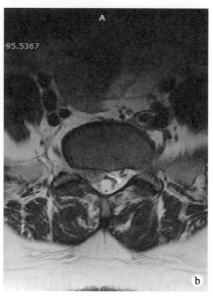

a. 矢状位；b. 轴位

图 11 -48　术后 2 个月复查 MRI 显示 L_5-S_1 水平术后改变，与术前比较，
右侧术区 T_2 信号稍高，神经根管清晰可见

【讨论与思考】

对于大部分 L_5-S_1 突出的患者来说，采取椎间孔入路或椎板间入路都可以，但对于髂嵴比较高、椎板间隙比较宽、向上游离椎间盘突出，横突肥大或者椎间孔狭窄（小关节突增生、内聚，外侧黄韧带肥厚下陷）的患者，可采用椎板间入路。从本患者的腰椎正侧位 X 线片来看，两种手术入路均可以。但考虑到本例 L_5 横突稍肥大，L_5-S_1 椎板间孔较大，腰椎 MRI 又提示为旁中央型突出，最终我们采取了椎板间入路。

术前、术后影像学的变化也是我们重点关注的内容。一般来说，术区影像学的显著变化能直接反馈患者手术疗效，但也不是所有的病例都遵循这一规律。从本患者术后复查 MRI（水平位）可以看出术前突出区域并没有完全恢复至类似脑脊液样的信号（这也是术后医师感到疑惑的地方，是不是手术不成功，没做干净）。但仔细对比术前术后腰椎 MRI 水平位片，术区 T_2 像仍可见稍低信号影，与术前突出物的极低信号影已完全不一样。对于残留阴影，我们认为是手术区域软组织影，因微创手术可操作空间小，无法彻底清除手术区域软组织（事实上也没必要）。这里我们必须清楚微创手术的目的，即以最小的切口、最佳的路径和最少的组织损伤完成责任椎间盘的减压，最大限度地减解除患者的症状。

（术者：张西峰）

（整理：朱何涛　姜红振）

第五节　假性脑脊膜膨出

病例72　脊柱内镜下椎间盘摘除术后并发感染性假性硬脊膜膨出

【病例简介】

基本信息　患者女性，61岁。

主诉　腰椎内镜术后，腰痛伴右下肢放射性疼痛13天。

现病史　患者2周前因腰痛伴右下肢疼痛于当地医院行L_{4-5}、L_5-S_1内镜下椎间孔成形并椎间盘摘除术。术后症状未改善，行走或体位改变时疼痛加重，右下肢放射性疼痛加重，来我院就诊。门诊检查血常规、血培养和MRI后，以"腰椎术后感染"收入院治疗。

查体　腰椎生理弯曲存在，腰椎活动度降低，L_{4-5}椎体右侧棘旁压痛、叩击痛明显。右下肢皮肤感觉无减退，双侧足背动脉波动未见异常。双下肢肌张力未见明显异常。右侧直腿抬高试验阳性（45°），加强试验阳性。双侧跟腱反射、膝腱反射对称，双侧病理征未引出。

辅助检查　腰椎MRI显示L_{4-5}右侧椎旁肌和腰大肌肌肉炎性改变及L_5水平右侧腰肌脓肿样改变（图11-49）。血常规提示红细胞沉降率96.5 mm/h；C反应蛋白20.09 mg/L；白细胞16.54×10^9/L。血培养见耐甲氧西林金黄色葡萄球菌。

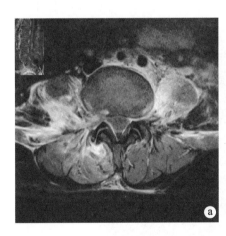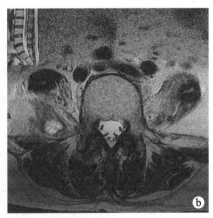

a. T_1加权增强轴位像显示在L_{4-5}间隙平面右侧腰大肌、椎旁肌炎性改变明显；b. T_2加权轴位像显示L_5平面右侧腰大肌脓肿样改变

图11-49　就诊时MRI检查

（一）第一次手术

【术前计划与手术过程】

经皮脊柱内镜下脓肿引流。患者俯卧于手术台，全身麻醉后经皮外侧入路进行手术。穿刺进针点位于右侧中线旁开15 cm处，18号脊椎穿刺针穿向L_4椎体，当感觉触碰到腰大肌时停止穿刺。随后克

氏针取代穿刺针，并逐步放置工作套管。我们使用外径为 6.3 mm、视角 25°的内镜，在内镜直视下进行脓肿引流，引出混浊液体，并且收集样品送于实验室培养（图 11 – 50）。

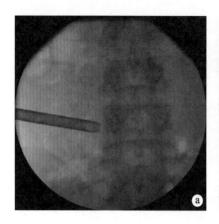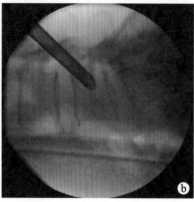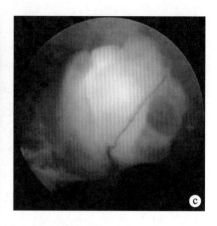

a. 正位；b. 侧位；c. 内镜下示右侧腰大肌（黑色箭头）囊性病变（红色箭头）

图 11 –50　经皮内镜引流囊肿时正位和侧位术中透视及镜下检查情况

【术后检查】

术中液体培养结果显示为感染的脑脊液，并与之前血培养中获得的病原体相同。术后 3 天，再次行腰椎 MRI 显示右侧 $L_{4,5}$ 椎间孔周围腰大肌可见一个明显的高信号囊性病变，与脑脊液具有相似的信号特征（图 11 –51）。

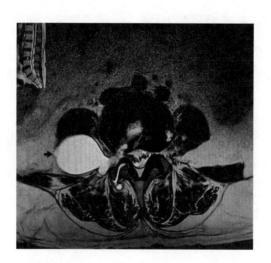

图 11 –51　T_2 加权轴位像显示了由 L_{4-5} 右侧神经根孔产生的
假性硬脊膜膨出和神经从硬膜囊突出（红色箭头）

（二）第二次手术

【手术指征】

术后患者主诉头痛（平躺时可缓解），MRI 显示由硬膜撕裂引起的感染性假性硬脊膜膨出和脑脊液漏。

【手术过程】

第一次术后第 4 天，于 L_{4-5} 进行开放单侧后中线入路手术，右侧椎旁肌骨膜下剥离后应用 Caspar 撑开器。切除部分椎板和黄韧带显露出口和下行的神经根。术中发现脑脊液外漏的包膜位于硬膜囊外侧及黄韧带和上关节突的下方。由于感染引起的炎症改变，L_4 出口神经根周围有粘连灶，L_5 下行神经根从硬膜囊突出（图 11-52）。缝合缺损硬脑膜。用纤维蛋白胶原贴片和硬脑膜密封胶来加强硬脑膜修复。

【术后处理】

应用抗生素和卧床休息 10 天后，体温正常，红细胞沉降率和 C 反应蛋白结果降至正常值。患者腰痛和神经根性疼痛症状消失。第二次术后 MRI 显示假性硬脊膜膨出消失（图 11-53）。在住院的第 16 天，患者症状缓解出院。

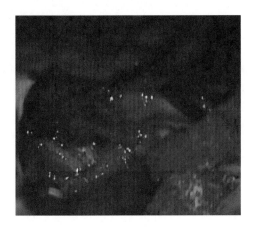

图 11-52　显微镜下显示神经
突出于硬膜囊

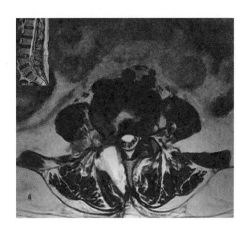

图 11-53　T_2 加权轴位像显示 L_{4-5} 的
假性脊膜完全消失，硬膜囊修补完好

【讨论与思考】

PELD 的优点包括在手术过程中使用局部麻醉，以直接获得患者对减压的感受或避免诸如神经损伤之类的并发症。此外，还有保留小关节和椎旁肌肉、降低失血量、减少术后疼痛、缩短住院时间和早日恢复正常活动等其他优势。以前报道 PELD 的围手术期并发症发生率为 2.4%～3.5%。神经根损伤、硬膜撕裂、硬膜外血肿、内脏损伤和手术部位感染都是可能发生的并发症，尽管发生率较低，但应要加以注意。

在开放性腰椎手术中，偶发性硬膜撕裂的发生率为 1.8%～17.4%，而在 PELD 中其发生率仅为 1.1%。硬脑膜撕裂虽不常见但后果较严重，其易患因素是纤维化粘连、硬膜受累、椎间盘突出、术中操作和直接硬膜损伤等。假性硬脊膜膨出是脑脊液通过破损的硬脊膜和蛛网膜溢出并局限于椎旁软组织内，或通过背部筋膜达皮下软组织内。硬脊膜破损后，如果蛛网膜完整，蛛网膜通过硬脊膜缺损区突出，脑脊液充盈蛛网膜形成囊肿；但如果蛛网膜也同时撕裂，波动的脑脊液可通过破口溢出至硬膜外及椎旁软组织。漏液周围逐渐形成反应性纤维组织层后，影响软组织对脑脊液的吸收，脑脊液则聚集于椎旁软组织内，并压迫周围软组织。其 MRI 表现为漏液与脑脊液信号相等，呈长 T_1、长 T_2 信号。

这种特殊并发症的发生率在开放手术中为0.07%~2.00%，而在PELD中更是极为罕见，因为经皮手术创伤导致的伤口空间不足以容纳外渗的脑脊液。

据术者所知，这是PELD术后第1例假性硬脊膜膨出的报告。假性硬脊膜膨出可能表现为神经压迫症状或是脑膜炎的表现。由于与感染相比，硬膜撕裂的发生率低得多，术者开始并没有首先考虑假性硬脊膜膨出。尽管如此，通过对囊性病变内镜引流获得的液体进行化验，其结果证实了诊断。避免这种并发症最好的方法是预防。在椎间盘与硬脑膜粘连牢固的情况下，在椎间盘切除术过程中，避免使用侵略性操作来暴露神经组织，并仔细使用内镜椎间盘钳是比较安全的，因此推荐用开放手术来修复缺损硬膜。在本病例确诊后，术者决定采用显微镜直视下修复MRI观察到的硬膜缺损。

在这个病例中，另一个可引起假性硬脊膜膨出的相关因素为椎间孔成形术。经皮内镜椎间孔成形术包括去除上关节突的最腹侧部分，并根据具体病变可去除邻近椎弓根的上缘部分。这种手术策略可以通过扩大的椎间孔处理出口神经根、椎间孔处突出的椎间盘及极外侧椎间盘突出。在椎间孔成形术时切除位于上关节突下的黄韧带，操作时就会容易损伤神经根或硬脊膜。

手术入路相关的污染可导致术中感染。Wang等报道350例接受PELD的患者感染发生率为0.6%，Yeung等报道的发生率与其相似（307例患者为0.65%）。避免延长手术时间并防止内镜系统与外部环境接触可以降低感染风险。

脑脊液漏引起的感染性假性硬脊膜膨出在脊柱内镜手术相关的并发症中非常罕见。如果术中或术后早期遇到，应及时处理，必要时行开放手术。

（术者：Jin Sung Kim）

（整理：林光勋　姜红振）

病例73　脊柱内镜术后假性硬膜囊肿

【病例简介】

基本信息　患者男性，26岁。

主诉　腰部扭伤1年余，右下肢麻痛9个月，加重1个月。

现病史　患者于2016年3月左右打篮球时腰部扭伤，当时下肢无明显症状。于2016年7月患者右下肢坐骨神经区域逐渐出现麻木及疼痛，主要以右小腿外侧及足背外侧麻木为主，疼痛不明显。2017年3月患者因感冒卧床休息，2天后起床时感右下肢疼痛突然加重，弯腰及行走困难，平躺及休息时症状缓解不明显。

查体　缓慢跛行入院，$L_{4,5}$棘突右侧有明显压痛及叩击痛。右侧下肢活动缓慢。右小腿外侧及足背外侧、足趾末端及足底感觉较对侧差，有麻木感。左下肢感觉基本正常。右侧直腿抬高试验、直腿抬高加强试验均阳性。

辅助检查　腰椎正侧位X线片无明显改变（图11-54）。腰椎CT、MRI显示$L_{4,5}$突出，不伴钙化（图11-55、图11-56）。

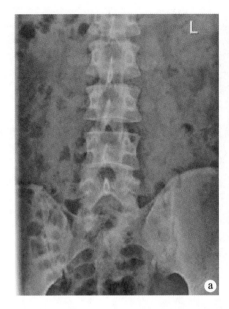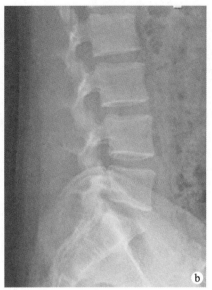

a. 正位；b. 侧位

图 11 – 54　腰椎正侧位 X 线片无明显改变

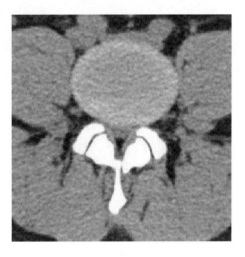

图 11 – 55　腰椎 CT 显示 L_{4-5} 椎间盘突出，不伴钙化

【手术指征】

患者腰痛伴下肢放射痛症状持续无缓解，保守治疗 6 个月以上，效果欠佳。

【术前计划】

拟行脊柱内镜下经椎间孔入路 L_{4-5} 椎间盘摘除术。

【术后治疗及并发症】

术后常规应用甘露醇、止痛静脉滴注等对症治疗，佩戴腰围保护。术后 3 天患者症状缓解良好，佩戴腰围下地活动良好，予以出院。术后 1 周患者再次出现术前类似疼痛症状，并伴有腰痛，逐渐加重。复查腰椎 MRI 显示 L_{4-5} 椎管内囊肿形成（图 11 – 57）。后期经长期保守治疗，症状缓解，术后 5 个月复查 MRI 显示囊肿消失（图 11 – 58）。

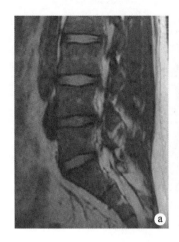
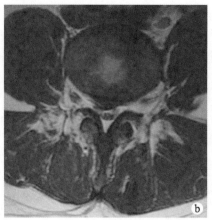
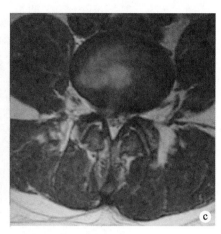

a. 矢状位；b、c. 轴位

图 11 –56　腰椎 MRI 显示 L$_{4-5}$ 椎间盘右后方突出

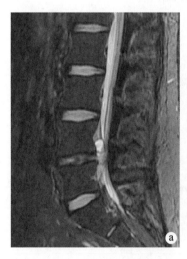
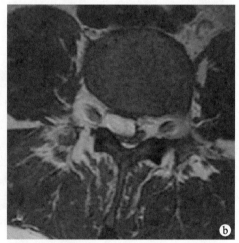

a. 矢状位；b. 轴位

图 11 –57　术后 1 周 MRI 提示硬膜外囊肿形成

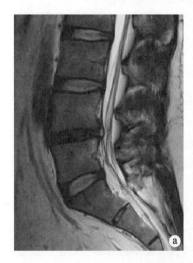
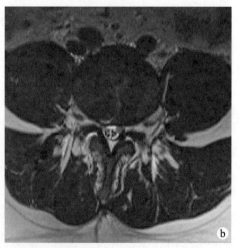

a. 矢状位；b. 轴位

图 11 –58　术后 5 个月复查 MRI 显示囊肿消失

【讨论与思考】

目前脊柱手术后出现硬膜囊肿的病例报道并不多见。该患者术后出现硬膜囊肿的原因可能为术中操作不慎撕裂硬膜，或过度的硬膜囊减压导致硬膜局部出现薄弱区域，进而蛛网膜从硬膜缺损或薄弱处疝出。下一步是开放切除囊肿、修补硬膜？还是单纯穿刺抽吸？抑或内镜探查处理？目前尚未有明确的共识。该患者拒绝再次手术，要求保守治疗，保守 1 个月后症状缓解不佳，复查 MRI 提示囊肿减小有限，保守治疗 5 个月后囊肿消失。

（术者：张　琳）

（整理：张　琳　刘彦康）

第六节　椎管内血肿

病例74　颈椎术后硬膜外血肿形成

【病例简介】

基本信息　患者女性，54 岁。

主诉　颈肩部疼痛不适 6 个月，加重伴左上肢疼痛 1 个月。

现病史　患者于 6 个月前出现颈肩部疼痛不适，低头活动后加重。间断行保守治疗，症状未得到明显缓解。1 个月前开始颈肩痛加重，伴有双上肢外侧疼痛，左侧为重。行走时双下肢无踩棉花感。为进一步检查治疗至我院就诊，门诊以"颈椎病"收入我科住院治疗。

查体　步态基本正常，自动体位，脊柱未见明显畸形，颈椎生理弯曲存在。双侧上肢无浮肿，双侧下肢无浮肿。颈棘突及其周围压痛明显、叩痛明显，不向双侧上肢放射。浅感觉：双侧上、下肢浅感觉未见明显减退，双侧上、下肢血运良好，双侧足背动脉搏动良好。颈椎主动活动因疼痛轻度受限。双侧上肢主动活动、被动活动自如，双侧上、下肢肌张力轻度增加。四肢肌力未见明显减退。四肢腱反射未见明显异常。霍夫曼征左侧阳性、右侧阴性。

辅助检查　颈椎 X 线片显示颈椎退行性变（图 11－59）。颈椎 MRI 显示颈椎曲度变直，C_{5-6} 椎间盘突出，脊髓及神经根受压（图 11－60）。颈椎 CT 显示 C_{5-6} 椎管狭窄（图 11－61）。

【术前计划与手术技巧】

拟行脊柱内镜下 C_{5-6} 左侧椎板切除、黄韧带摘除、椎管减压术。术中穿刺及放置通道于 C_{5-6} 椎板"V"点（图 11－62）。

【术后治疗及并发症】

患者术后上肢疼痛明显改善，术后常规给予脱水、止痛等对症治疗。复查 CT 显示 C_{5-6} 椎板切除充分，MRI 显示 C_{5-6} 椎管硬膜外局部血肿形成（图 11－63、图 11－64）。因患者未出现加重症状，故采取保守治疗，术后 3 天予以出院。术后 1 个月门诊复查颈椎 MRI 提示血肿基本吸收。

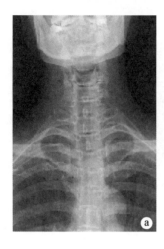
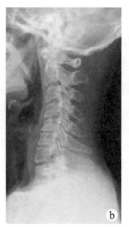
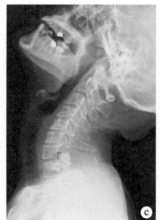
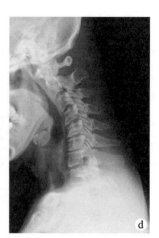

a. 正位；b. 侧位；c. 伸位；d. 屈位

图 11-59　颈椎 X 线片显示颈椎退行性变

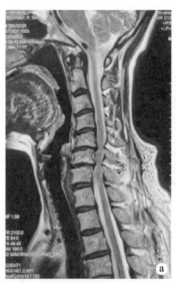
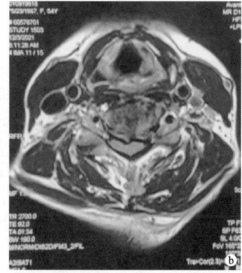

a. 矢状位；b. 轴位

图 11-60　MRI 显示颈椎曲度变直，C_{5-6} 椎间盘突出，脊髓及神经根受压

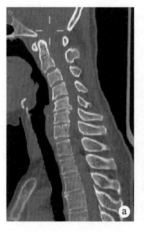
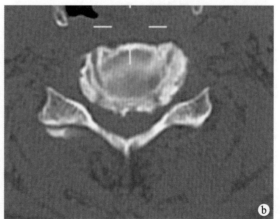

a. 矢状位；b. 轴位

图 11-61　CT 显示 C_{5-6} 椎管狭窄

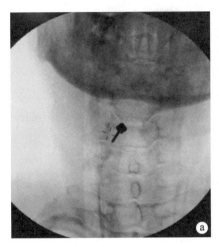
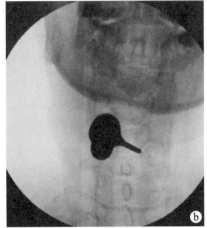

a. 穿刺正位；b. 通道建立正位

图 11 –62　术中穿刺及置入通道于 C$_{5-6}$ 椎板 "V" 点

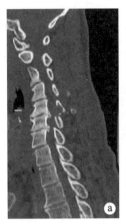
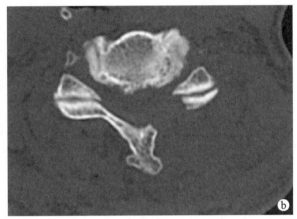

a. 矢状位；b. 轴位

图 11 –63　术后复查 CT 显示 C$_{5-6}$ 椎板切除充分

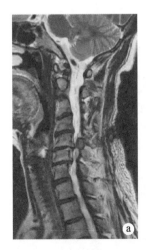
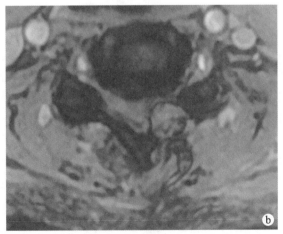

a. 矢状位；b. 轴位

图 11 –64　术后复查 MRI 显示 C$_{5-6}$ 椎管局部血肿形成

【讨论与思考】

　　脊柱内镜颈椎术后硬膜外血肿形成的原因包括：术中止血不彻底；局部慢性渗血，术中未放置引流管；术后患者管理不当，翻身活动导致引流管拔除等。一般而言，颈椎术后硬膜外血肿形成导致脊髓压迫症状时，应立即行血肿清除＋脊髓减压术。该患者选择保守观察的依据：①患者术后未出现加重症状；②复查 MRI 见血肿位于 C_{5-6} 椎板切除处，贯通椎板，由于局部有空间，血肿未对脊髓形成严重压迫。对于微创术后硬膜外血肿需手术干预的，可使用内镜下进行血肿清除、止血及重新放置引流，在创伤最小的情况下，达到翻修目的。

（术者：张西峰）

（整理：刘彦康）

病例75　合并骨质疏松患者终板损伤后出现椎管内血肿的处理

【病例简介】

　　基本信息　患者女性，61 岁。

　　主诉　腰痛伴右下肢放射痛 3 个月余。

　　现病史　患者于 3 个月前出现腰痛伴右下肢放射痛，反复在外院及本院门诊治疗，效果不佳，影响坐立及行走。主因"腰椎间盘突出症"收治入院。

　　既往史　慢性胃炎病史 10 年，骨质疏松症病史 5 年，颈椎病病史 2 年。

　　查体　L_4-S_1 椎间隙及右侧椎旁肌压痛。双下肢肌张力、肌力正常。右下肢直腿抬高试验阳性；右下肢足底感觉减弱，鞍区感觉正常；双侧跟腱反射、膝腱反射对称，病理征未引出。

　　辅助检查　腰椎 X 线片显示 L_4 椎体 I 度滑脱，骨质增生以 L_{3-5} 椎体前缘及侧缘为主（图 11－65）。CT 显示腰椎生理弯曲变直，部分椎体及椎小关节见骨质增生，L_{4-5} 椎间盘向周围膨出，L_5-S_1 椎间盘后缘见钙化灶，且明显向右后方突出，硬膜囊及右侧神经根略受压（图 11－66）。MRI 显示 L_{4-5} 椎间盘轻度膨出，相应硬膜囊受压；L_5-S_1 椎间盘向右后方突出，右侧隐窝及椎间孔受压（图 11－67）。

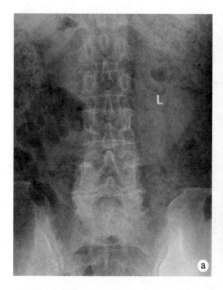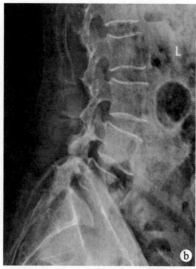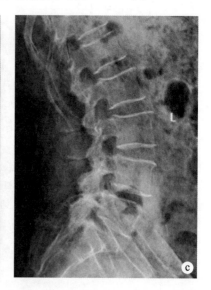

a. 正位；b. 过屈位；c. 过伸位

图 11－65　术前正位、过伸过屈位 X 线片显示 L_{4-5} 椎体 I 度滑脱

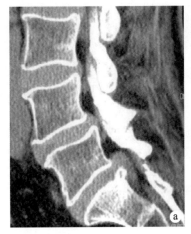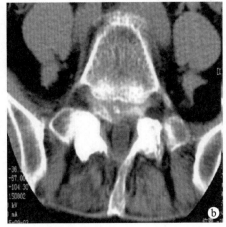

a. 矢状位；b. 轴位

图 11-66　术前 CT 显示 L_5-S_1 右侧椎间盘突出伴钙化

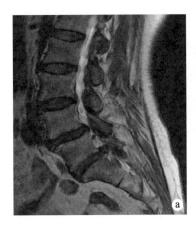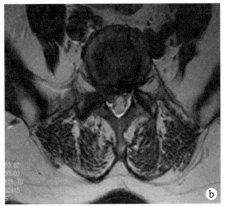

a. 矢状位；b. 轴位

图 11-67　术前 MRI 显示 L_5-S_1 右侧椎间盘突出

【手术指征】

L_5-S_1 椎间盘突出明显，静息下右下肢疼痛轻微，但行走及坐立功能受限明显；反复保守治疗 3 个月，效果不佳。

【术前计划与手术过程】

拟行脊柱内镜下椎板间隙入路 L_5-S_1 椎间盘摘除。

患者取俯卧位，定位 L_5-S_1 水平，右侧旁开 0.5 cm。穿刺针穿刺至 L_5-S_1 关节突内侧缘，黄韧带表面部位注射 0.5% 利多卡因 3 mL，穿刺针穿透黄韧带至椎管内，注射 0.5% 利多卡因 2 mL；切除部分黄韧带后显露椎管，清理椎间隙中松动退变的髓核组织。镜下见神经根松弛、无突出髓核，神经根周围注射利多卡因及复方倍他米松混合物。

【术后治疗及并发症】

术后患者右下肢疼痛基本消失，肌力正常。但复查 MRI 显示腰椎生理弯曲存在；L_5-S_1 椎间盘后方椎管内偏右侧见小块稍长 T_1、混杂 T_2 信号，范围约 12 mm×11 mm×24 mm，局部椎管狭窄，硬膜囊及神经根受压。结合术中所见，考虑 L_5 椎体下终板损伤后出血，导致椎管内局限性血肿（图 11-68）。

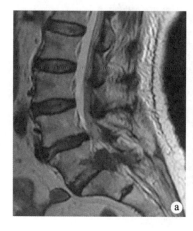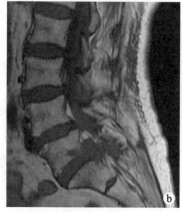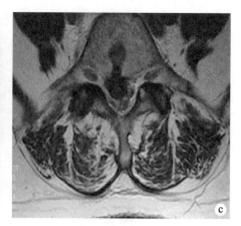

a. 矢状位 T_2 像；b. 矢状位 T_1 像；c. 轴位

图 11-68　术后第 3 天 MRI 显示 L_5-S_1 椎间盘后方椎管内偏右侧见小块稍长 T_1、
混杂 T_2 信号，考虑术后椎管内血肿

【讨论与思考】

术后血肿是经皮脊柱内镜的常见并发症之一，但既往文献报道的主要是腹膜后血肿，椎管内血肿极少报道。国外有文献报道，术后腹膜后巨大血肿需要二次手术清除血肿。

经皮脊柱内镜术后形成椎管内血肿的发生率很低，术中水压压迫及射频止血后，出血极少；即便椎管内静脉丛很丰富，术中无法彻底射频止血，关闭切口后也基本在压力下自行止血，极少形成血肿。

本病例术中术者曾有髓核钳尖部突破终板感觉，椎间隙内少量渗血，考虑椎间盘内无血管、骨渗血射频基本无效果，而且根据既往的经验，即便关节突、上下椎体后缘骨渗血，在关闭切口后也会自行止血，不会出现血肿问题。本例患者之所以终板、椎体损伤，可能与患者伴有骨质疏松有关。正常椎板间隙入路手术清理椎间隙时，髓核钳张开碰触到终板可有明显顶触感，而本例患者髓核钳张开时很容易就突破了终板；同时骨质疏松患者由于椎体内骨小梁减少，血窦扩大，发生终板、椎体损伤后，出血量会较多。所幸本例患者无明显血肿压迫症状，术后 3 个月复查 MRI 血肿完全吸收（图 11-69）。

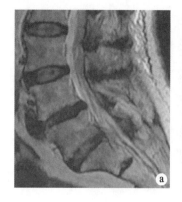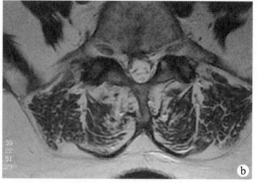

a. 矢状位；b. 轴位

图 11-69　术后 3 个月 MRI 显示椎管内血肿完全吸收

（术者：李大刚）

（整理：步荣强　姜红振）

病例76 脊柱内镜术后巨大占位的处理

【病例简介】

基本信息　患者女性，37岁。

主诉　腰背部困痛10年，加重伴右下肢放射痛6个月余。

现病史　2007年搬重物后出现腰背部困痛伴腰部活动受限，休息后缓解。2016年9月受凉后上述症状再次加重，伴右下肢放射痛，放射至小腿后侧，并出现间歇性跛行（约500 m），自行牵引、按摩等保守治疗，症状不缓解。遂于我院就诊，以"腰椎间盘突出症"收入院。

查体　左下肢VAS评分8分，腰椎生理曲度变直，腰部活动受限，棘突间无阶梯感，腰椎L_5-S_1棘突压痛、叩击痛阳性，右小腿后侧及足底皮肤感觉减退，左下肢及鞍区皮肤感觉正常；双侧髂腰肌、股四头肌、胫骨前肌、踇背伸肌及左侧趾屈肌力5级，右侧趾屈肌力4级。右侧下肢直腿抬高试验阳性（30°），加强试验阳性（10°），双侧跟腱反射、膝腱反射对称，双侧病理征未引出。

辅助检查　腰椎MRI显示腰椎退行性改变，L_5-S_1椎间盘脱出（右后型），右侧椎间孔继发性狭窄，相应水平椎管狭窄。腰椎CT显示L_5-S_1椎间盘向后脱出，伴椎管狭窄，腰椎轻度退行性改变（图11-70）。

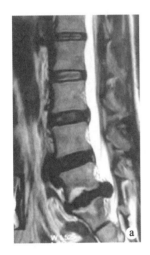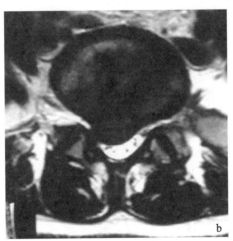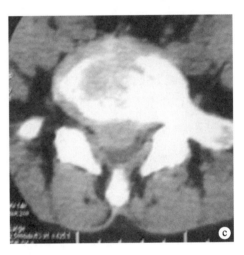

a. MRI矢状位；b. MRI轴位；c. CT轴位

图11-70　术前MRI及CT显示L_5-S_1椎间盘脱出（右后型），钙化不明显，
右侧椎间孔继发性狭窄，相应水平椎管狭窄

【手术指征】

保守治疗无效；VAS评分>6分；腰椎MRI显示L_5-S_1椎间盘脱出（右后型），右侧椎间孔继发性狭窄，相应水平椎管狭窄；影响正常生活；无明显手术禁忌证。

【术前计划与手术过程】

拟行脊柱内镜下责任椎间盘摘除。如果发现无法实施手术，及时终止；术前交代患者及家属，术中如难以彻底减压则改行开放手术。

取L_5-S_1右侧正中旁开1 cm做7 mm切口，用扩张导管穿刺至黄韧带，沿导杆置入工作套管至黄韧带处，使用蓝钳将黄韧带破口，清除硬膜外脂肪，显露硬膜囊及神经根，分离神经根和粘连的髓核，髓核钳摘除突出髓核，术中摘除一长条状髓核组织（图11-71）。

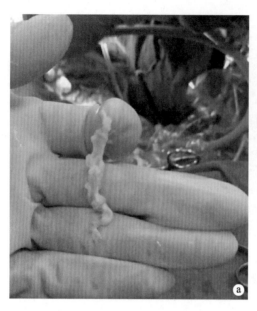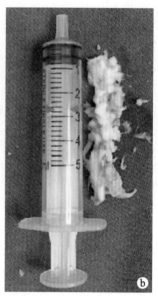

a. 术中摘除的连续长条状髓核组织；b. 术后椎间盘髓核总摘除量

图 11－71　摘除的髓核组织及总摘除量

【术后治疗及并发症】

术后伤口未见明显渗血及血肿形成。术后第 1 天，患者诉切口疼痛，可忍受，右下肢放射痛明显减轻，右侧下肢直腿抬高试验及加强试验阴性。

术后 20 余天诉存在轻微腰痛及右下肢麻木，大小便正常。生命体征平稳，正常步态。腰背部可见长约 7 mm 手术瘢痕。腰椎生理曲度稍直，腰椎活动较术前明显好转，L_5-S_1 棘突无压痛、叩击痛，右小腿后侧及足底皮肤感觉减退，但较术前好转；双侧髂腰肌、股四头肌、胫骨前肌、拇背伸肌、趾屈肌肌力 5 级。右侧下肢直腿抬高试验及加强试验阴性，生理反射存在，病理反射未引出（图 11－72）。

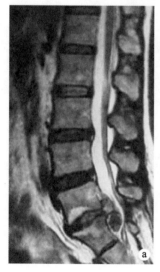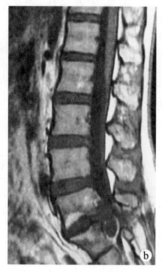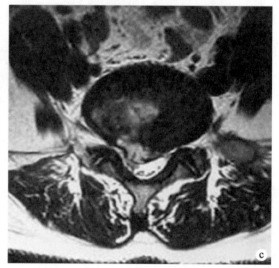

a. 矢状位 T_2 像；b. 矢状位 T_1 像；c. 轴位

图 11－72　术后 20 余天腰椎 MRI 显示 L_5-S_1 间隙水平椎管内可见 T_1 等信号、
T_2 高低混杂信号占位，局部硬膜囊受压

术后6个月患者一般情况好，无特殊不适主诉，大小便正常。生命体征平稳，正常步态。腰背部可见长约7 mm手术瘢痕。腰椎活动较术前明显好转，双下肢感觉肌力未见明显异常。右侧下肢直腿抬高试验及加强试验阴性，生理反射存在，病理反射未引出（图11-73）。

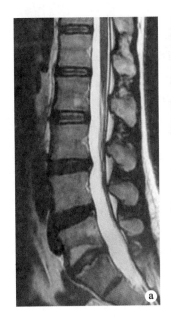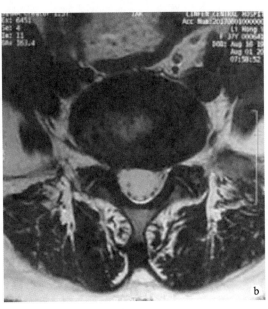

a. 矢状位；b. 轴位

图11-73　术后6个月复查腰椎MRI显示腰椎退行性改变，L_5-S_1水平椎间隙狭窄，椎管内异常占位影消失，硬膜囊未见明显受压

【讨论与思考】

该患者术后20余天时，门诊复查腰椎MRI可见手术节段椎管内存在高低混杂信号的巨大占位，而患者仅存在轻微的术后症状。即使症状轻微，看到此影像也不免令人担忧。此异常占位是否是在手术操作过程中因水压作用而使部分髓核组织向下方游离所致？抑或仅摘除了部分髓核，而术后仍有残留或再突出呢？此时需积极翻修还是保守观察？若再次行翻修手术，不仅对医师自身信心有所打击，更重要的是，如何与家属沟通，在如今紧张的医患关系下，患者能接受再次手术么？最终，考虑患者目前症状缓解，除影像学异常表现外并无再次手术指征，建议其多卧床休息，保守观察，如有不适，及时复诊。

出乎意料的是，患者术后6个月MRI检查发现，第一次复查时出现的椎管内占位影"消失"了，椎管前缘光整，无神经根及硬膜囊受压。那么，之前的占位还可能是残留在远处的髓核组织吗？虽然有研究表明破裂型腰椎间盘突出可发生重吸收，且与游离程度呈正相关，即重吸收程度远处游离髓核大于脱出髓核，脱出髓核大于突出髓核，但文献报道其重吸收时间均大于6个月，且患者占位如此之大，如为髓核组织，在短短6个月内是难以完全吸收的。所以，从时间角度考虑，其为髓核组织的可能性较低。此时，再结合近期1例脊柱内镜手术病例，同样全身麻醉下手术，该患者术后即刻发生了严重的根性痛，观察室内留观约20分钟，呈逐渐加重不缓解，遂果断以原切口置入内镜，发现减压神经根局部存在活动性出血，血肿形成，神经根受压，致使患者出现持续加重的根性痛。同样，该例患者影像中的巨大占位是否为术后血肿？相关影像学研究提示，血肿2周至数月后进入慢性期，逐渐吸收、液化，MRI表现为T_1低信号、T_2高信号；若此时血肿内含有的大量含铁血黄素则表现为T_1等信号、T_2低信号，所以综合分析该患者可能出现T_1等低信号、T_2高低混杂信号。该患者20余天复查时符合该表现，同时考虑到血肿可在数周内完全吸收。所以，结合影像学表现及异常信号影消失时间，该占位为血肿可能性更大。

　　本病例影像学演变过程罕见，笔者回忆术中操作满意，结合术后患者症状缓解，遂采取保守观察，最终患者取得了较好效果，事后看来这或许为较佳选择。但脊柱内镜术后近期MRI常规仅有术区水肿信号，若患者术后第一次复查就诊于其他医师，那么该医师看到此占位会做出同样的决定吗？可能会是另一种结果吧。所以，此影像学演变过程提醒脊柱内镜医师，若术后复查MRI出现类似影像，患者症状较轻、手术过程满意可先试行保守观察；若症状持续加重不缓解，应积极处理甚至考虑翻修手术。之所以该病例术后无明显症状，可能为局部血肿压迫硬膜囊，并未对神经根形成有效压迫，抑或小静脉慢性出血弥漫性包绕神经根而未形成压迫。而术后即刻出现严重疼痛可能为小动脉出血急剧，局部血肿压力较高压迫神经根所致。

（术者：王永峰）

（整理：徐建彪　姜红振）

第七节　术区积液

病例77　脊柱内镜术后多次出现积液的治疗

【病例简介】

基本信息　患者男性，27岁。

第一次入院　患者因"腰痛伴右下肢疼痛、麻木1个月"入院。查体见腰椎屈伸活动受限，腰骶部棘突间及右侧椎旁肌压痛并沿右臀部、右大腿后外侧、右小腿外侧放射至右足背；右大腿后外侧、右小腿外侧、右足背部及右拇趾背侧皮肤浅感觉减退；右下肢直腿抬高试验阳性（20°），加强试验阳性。腰椎MRI及CT显示L$_{4-5}$椎间盘突出（图11-74）。于2016年3月25日经侧后入路脊柱内镜下髓核摘除术，术后患者症状基本消失。

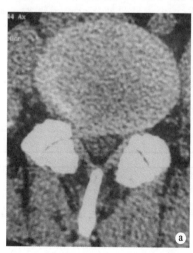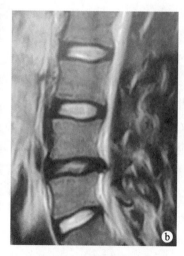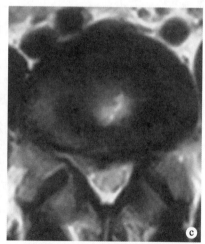

a. CT轴位；b. MRI矢状位；c. MRI轴位

图11-74　第一次入院前腰椎CT及MRI显示L$_{4-5}$椎间盘突出，右侧硬膜囊、神经根明显受压

第二次入院　术后 3 周无明显原因疼痛、麻木症状复发，影像检查显示术区积液（图 11 - 75），予以休息、脱水药物治疗无效且逐渐加重。于 2016 年 7 月 6 日局部麻醉下采用 CT 定位经皮穿刺（图 11 - 76），抽出暗红色不凝血性液体约 1 mL，患者感右下肢症状骤然减轻。复查 MRI 显示积液基本消失（图 11 - 77）。观察 1 周，腰痛及右下肢疼痛麻木症状消失出院。

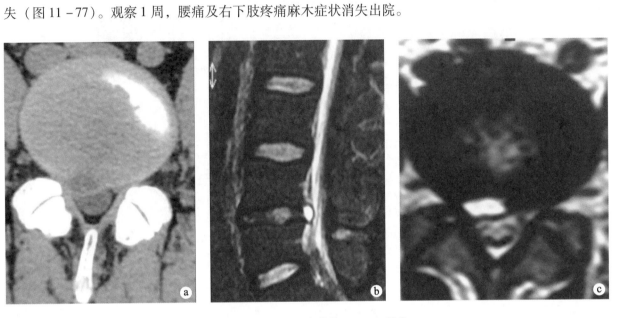

a. CT 轴位；b. MRI 矢状位；c. MRI 轴位

图 11 - 75　第二次入院前腰椎 CT 及 MRI 显示原术区（L₄₋₅ 间隙水平）积液

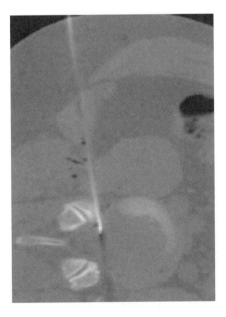

图 11 - 76　第二次入院后（2016-07-06）采取 CT 定位下经皮穿刺抽取积液

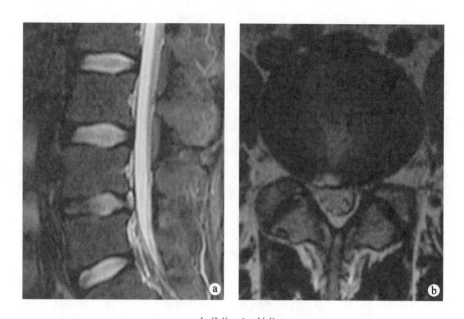

a. 矢状位；b. 轴位

图 11 –77　经皮穿刺抽取积液术后 1 周复查 MRI 显示原术区积液消失

　　第三次入院　术后 2 个月劳累后原症状复发，且逐渐加重，MRI 显示术区再次出现积液（图 11 –78），给予激素、甘露醇等药物治疗无效。于 2016 年 9 月 13 日局部麻醉下再次采用 CT 定位下经皮穿刺（图 11 –79），抽出暗红色血性液体约 1.2 mL，加用臭氧局部注射。症状消除迅速，复查 MRI 显示原术区积液消失（图 11 –80）。

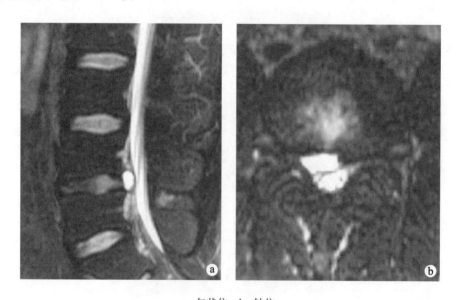

a. 矢状位；b. 轴位

图 11 –78　第三次入院前腰椎 MRI 显示原术区（L_{4-5} 间隙水平）再次出现积液

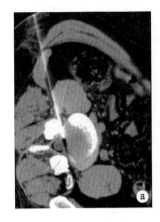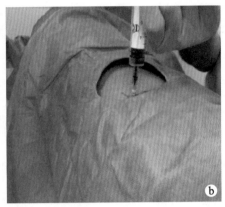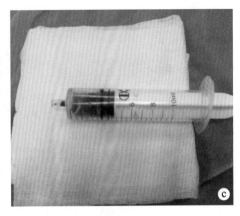

a. CT 定位下穿刺至病灶；b. 穿刺抽出液体的外观像；c. 穿刺抽出的积液

图 11 -79　第三次入院后（2016-09-13）采取 CT 定位下经皮穿刺抽取积液

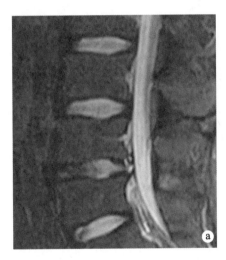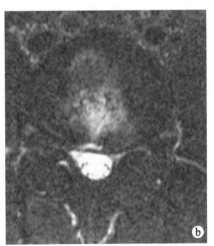

a. 矢状位；b. 轴位

图 11 -80　第三次入院穿刺抽取积液后复查 MRI 显示原术区积液消失

第四次入院　术后 2 周无明显诱因原症状再次复发，影像学检查再次显示术区积液（图 11 -81）。自行口服药物治疗无效，严重影响日常工作和生活。于 2016 年 10 月 12 日局部麻醉下行 CT 定位经侧方入路内镜探查术（图 11 -82），术中见 L_5 椎体上缘软骨终板缺损处有一活动性出血点，射频止血无效，采用骨蜡加压涂抹得以止血。腰痛及右下肢疼痛麻木症状基本消失出院，术后 MRI 显示积液去除彻底（图 11 -83），半年随访症状未再复发。

【讨论与思考】

脊柱内镜术后术区积液并不多见，2012—2016 年期间笔者共收集 12 例。

部位　L_{4-5} 节段经椎间孔入路 4 例；L_5-S_1 节段经椎板间入路 8 例。

症状特点　表现为术后症状消失，但过一段时间（1 例于术后 3 周、11 例于术后 12～14 天）原术前症状再次出现，经卧床休息、脱水药物治疗无效。

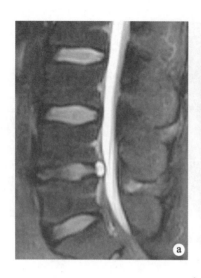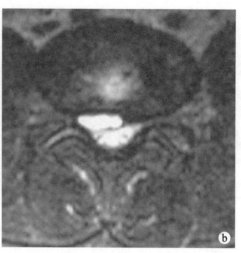

a. 矢状位；b. 轴位

图 11 –81　第四次入院前腰椎 MRI 显示原术区（L$_{4-5}$间隙水平）再次出现积液

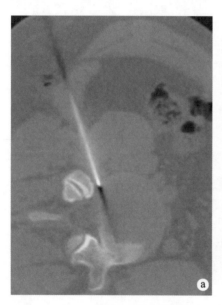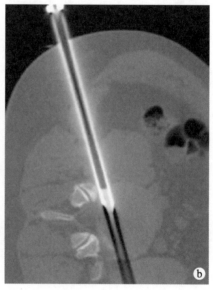

a. CT 定位下穿刺；b. CT 定位下置入套管

图 11 –82　第四次入院后（2016-10-12）采取 CT 定位经侧方入路内镜探查术

影像学特点　术后 3 ~ 5 天 MRI 均显示术区盘内水肿信号，2 例已有少量积液，1 例术后第 3 天发现积液并有神经压迫症状。

治疗方法　均采用 CT 定位穿刺抽液，除上述详细介绍的 1 例和 1 例于术后 3 天穿刺抽液外，其他 10 例分别于术后第 16 ~ 29 天抽液。其中 9 例一次性治愈，1 例穿刺抽液 2 次后经 1 年随访仍有积血但无症状。

积液特点　一般 1 ~ 3 mL，平均 2.4 mL。2 例血红色、10 例酱油色（图 11 –84）。镜检提示血性成分为主，1 例培养出头状葡萄球菌（未采用抗生素治疗）。

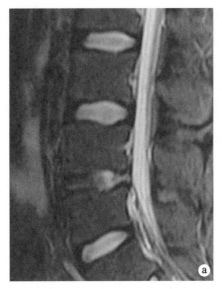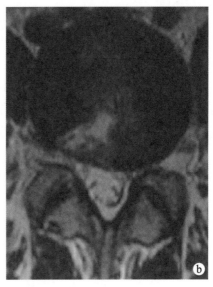

a. 矢状位；b. 轴位

图 11 -83　第四次入院穿刺抽取积液后复查 MRI 显示原术区积液消失

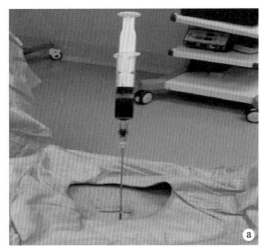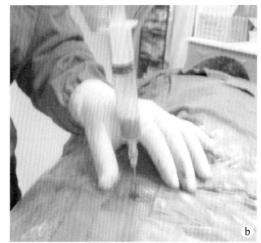

a. 外观为酱油色；b. 外观为血红色

图 11 -84　CT 定位穿刺下抽取积液

　　积液的原因分析　①出血。出血原因可归纳为术前因素、术中因素和术后因素。术前因素指术前即患有易出血性疾病，如高血压和凝血功能障碍性疾病，或术前较长时间服用含有抗凝成分的活血止疼药物，易导致术中和术后难止的广泛渗血；术中因素指直接损伤性出血；术后因素指造成椎管内压增高而引起出血的因素，如体位不当、疼痛烦躁、过早活动等。结合本例手术入路、积液颜色和化验结果分析，积液的主要原因是术中直接损伤性出血。②射频的热力损伤。在应用射频进行止血和髓核断面消融的过程中，射频的热力损伤致组织凝固性坏死，随之出现溶解、渗出等反应，也是造成积液

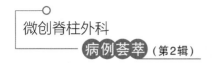

可能的因素。

预防措施 ①有效防治出血。术前仔细询问病史，有服用活血药物者，根据其所用药物的半衰期和病情，尽量停药一段时间再手术；术中尽量减少易导致出血的操作。例如，对于伴有钙化者，以髓核摘除解除压迫为主；手术中尽量减少对软骨板和骨质的损伤；与后纵韧带紧密黏附的椎间盘组织不必强行取出；一般情况下不必广泛暴露神经根；术中发现有出血点，应及时射频止血；终止手术前，应停止冲洗，工作套管旋转360°检查出血点；术毕使患者尽快处于仰卧位，压迫术区6小时，3天内尽量卧床。②减少射频使用时间。盘内髓核组织尽量钳夹取出，避免大面积、长时间的应用射频消融盘内髓核组织。

（术者：关家文）

（整理：徐建彪　姜红振）

第八节　血管损伤

病例78　栓塞术治疗脊柱内镜术后并发腰动脉出血的处理

【病例简介】

基本信息　患者女性，68岁。

主诉　腰痛伴右下肢疼痛半月余，加重2天。

现病史　患者约半月前在家中无明显诱因下出现腰部酸胀性疼痛，程度一般，久坐及久站后加重，卧床休息后有所缓解，可放射至右下肢，无明显下肢麻木乏力，行走无受限，患者未予以重视。2天前患者搬重物后再次出现腰部酸胀痛，程度较前加剧，放射至右下肢，伴麻木感，以右下肢外侧为著，行走稍受限，无大小便失禁，至我院就诊，查腰椎CT显示"腰椎退行性变，L_{2-3}、L_{3-4}、L_{4-5}椎间盘膨出"，考虑腰椎间盘突出症，给予"曲马多、加巴喷丁、四妙丸"等治疗，症状未见明显缓解，现为求进一步诊治，再次来我院门诊，拟以"腰椎间盘突出症"收入院。

查体　腰椎活动受限，L_{3-4}、L_{4-5}叩击痛阳性，棘间压痛阳性，棘旁压痛阳性，臀上皮神经压痛阴性，坐骨神经压痛阴性，骶髂关节压痛阴性。左侧直腿抬高试验阴性，加强试验阴性；右侧直腿抬高试验阳性，加强试验阳性。左侧股神经牵拉试验阴性，右侧股神经牵拉试验阳性。仰卧挺腹试验阳性，4字试验阴性，双下肢浅感觉正常，双侧腱反射阳性，四肢肌力5级。

辅助检查　腰椎CT显示L_{3-4}椎间盘突出（图11-85）。腰椎MRI显示L_{3-4}椎间盘突出，尾端脱垂型，右侧神经根受到明显压迫（图11-86）。

【手术指征】

患者L_{3-4}、L_{4-5}叩击痛阳性，直腿抬高试验及其加强试验右侧阳性，股神经牵拉试验右侧阳性，仰卧挺腹试验阳性，右下肢疼痛、麻木。临床症状严重，VAS评分6分。无法正常生活、工作。没有明显的禁忌证。

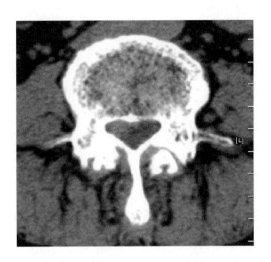

图 11 −85　腰椎 CT 显示 L_{3-4}椎间盘突出

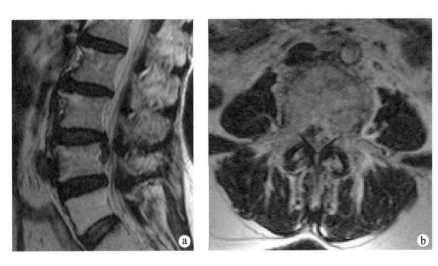

a. 矢状位；b. 轴位

图 11 −86　腰椎 MRI 显示 L_{3-4}椎间盘突出，尾端脱垂型，右侧神经根受到明显压迫

【术前计划与手术过程】

拟行脊柱内镜下 L_{3-4}椎间盘突出髓核摘除术。

常规建立手术工作通道（图 11 −87），发现通道内明显活动性出血，量较大，患者出现生命体征不稳，遂行腹主动脉造影术，术中发现右腰动脉（第 3 对）远端有一破口，造影剂渗出明显（图 11 −88），考虑右腰动脉破裂出血，遂行右腰动脉（第 3 对）弹簧圈栓塞术。

【术后治疗及并发症】

术后 34 个月对患者进行电话随访，VAS 评分 1 分（术前 6 分），ODI 0.16（术前 0.69）。

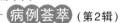
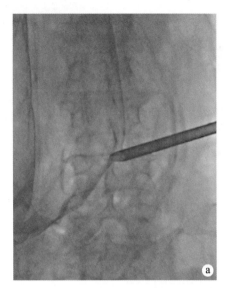
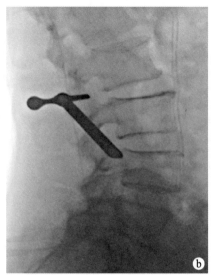

a. 正位；b. 侧位

图 11 –87　术中定位

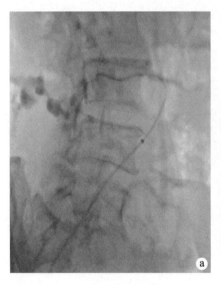
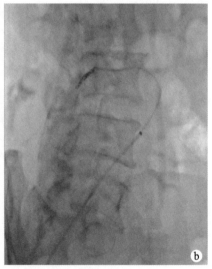

a. 右腰动脉显影；b. 右腰动脉远端造影剂渗漏

图 11 –88　腹主动脉造影术中情况

【讨论与思考】

　　近年来，PELD 因其微创、快速愈合和康复等优势在国内广泛开展。与腰椎传统手术或显微镜手术有所不同，PELD 通常经椎间孔建立工作通道，是一种在水介质持续冲洗下进行的内镜手术。但因椎间孔口富含血管，PELD 在穿刺和建立通道过程中依然有损伤动脉的可能，其危险因素包括慢性肝病所引起的凝血功能障碍、糖尿病或血液病导致的侧支循环丰富和血管脆性增加、复发性突出、使用不熟悉的技术或设施、开腹手术史和术者经验不足等。据文献报道，PELD 并发动脉损伤的发生率波动于 0.3% ~ 1.0% 。

内镜手术对于视野要求较高，少量出血通过加压冲洗后电凝止血、凝血药、吸收性明胶海绵等处理后常可恢复清晰视野，但撕裂口较大的呈搏动性腰动脉出血严重影响镜下操作，甚至威胁患者生命。也有文献报道术后隐匿性出血，通常患者在术后 0.5~4.0 小时后出现腹股沟区、臀部、侧腹部等部位疼痛，部分伴屈髋乏力感，直至生命体征不稳定。因此，整个围手术期应提高警惕，及时急查动脉造影、腹部普通 CT 或增强 CT，进一步明确病情。

明确腰动脉出血或术后发现后腹膜 - 腰大肌血肿以后，常规可采取加快输血、输液、抗休克、椎旁加压等支持治疗。若控制不良，可邀请介入科会诊，行弹簧圈栓塞、球囊封堵、血管支架等微创介入手术，同时积极邀请普外科、麻醉科等相关科室协助，尤其在介入手术失败后，应即刻行剖腹探查 + 后腹膜血肿清除术，以挽救生命。

（术者：占恭豪）

（整理：田心毅　姜红振）

第九节　椎间隙感染

病例79　脊柱内镜手术失败伴感染的治疗

【病例简介】

基本信息　患者女性，57 岁。

主诉　腰痛伴右下肢疼痛、麻木 1 年余。

现病史　患者 1 年前出现腰痛及右下肢疼痛、麻木，1 个月前复发。在当地医院行保守治疗 2 周，症状无缓解。遂于我院就诊，以"腰椎间盘突出症、腰椎管狭窄"收入院治疗。

查体　L_{4-5}压痛明显，棘突右侧压痛阳性，叩击痛阳性，右下肢直腿抬高试验阳性（30°），加强试验阳性。双下肢肌力、感觉无明显异常，双侧股神经牵拉试验阴性，双侧跟腱反射、膝腱反射对称，双侧病理征未引出。

辅助检查　CT 显示 L_{4-5}椎间盘突出；腰椎 MRI 显示 L_{4-5}极外侧型椎间盘突出，右侧神经根明显受压，椎管狭窄（图 11-89）。

【术前计划与手术过程】

拟行腰椎侧路脊柱内镜手术治疗，脊柱内镜下责任椎间盘摘除。如果发现无法实施手术，及时终止手术。

手术按 TESSYS 式入路，进行椎间孔成形操作，磨除部分上关节突腹侧部分。当用最大环锯后，退出环锯未见有骨质带出，透视见成形位置可以，遂置入脊柱内镜，摘除突出髓核。术后患者即刻症状缓解。

【术后治疗及并发症】

术后即刻患侧疼痛消失。术后第 2 天患者下床活动后出现健侧（左）下肢放射痛，逐渐加重。复

317

查CT发现对侧骨性块状物，考虑置工作通道时，将使用环锯处理关节突过程中残余的骨块推向对侧侧隐窝（图11-90）。

遂给予患者行通道下椎管减压髓核摘除固定融合（MIS-TLIF）手术，术后症状减轻，恢复良好（图11-91）。术后不到1个月，患者出现腰部疼痛，逐渐加重，且疼痛剧烈。复查腰椎MRI及实验室检查后，诊断为椎间隙感染（图11-92）。给予对症抗生素抗感染治疗6周，腰部疼痛症状缓解，复查腰椎MRI看到炎症明显改善（图11-93），但是复查红细胞沉降率一直未到正常范围（83 mm/h）。

术后1年4个月患者伤口出现破溃，取出内固定并置管生理盐水冲洗引流，感染症状完全消失后，拔除引流管，切口愈合（图11-94）。

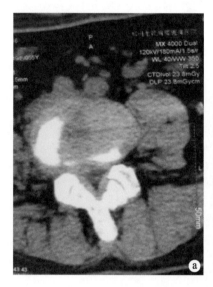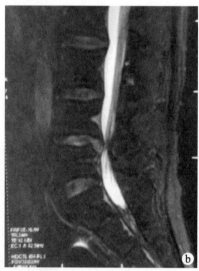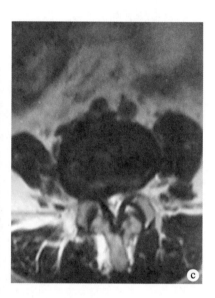

a. CT轴位；b. MRI矢状位；c. MRI轴位

图11-89　腰椎CT及MRI显示L$_{4-5}$极外侧型椎间盘突出，右侧神经根明显受压，椎管狭窄

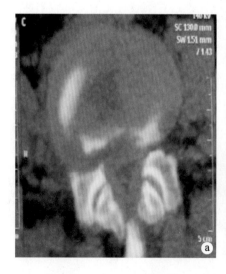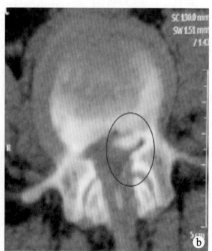

a、b. 轴位

图11-90　内镜手术后腰椎CT显示L$_{4-5}$水平左侧出现骨性块状物

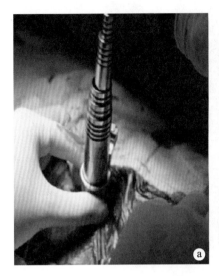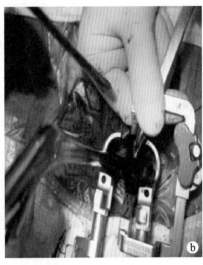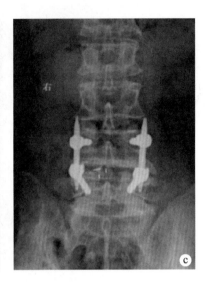

a. 置入工作套筒外相；b. 术中外相；c. 术后 X 线片正位

图 11 –91　给予患者行通道下椎管减压髓核摘除固定融合（MIS-TLIF）手术，术后症状减轻，恢复良好

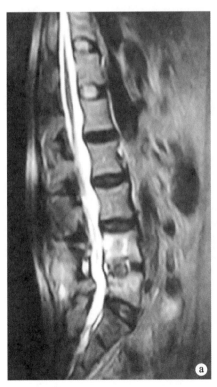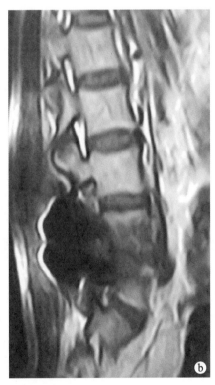

a. 矢状位 T_2 像；b. 矢状位 T_1 像

图 11 –92　MIS-TLIF 术后复查腰椎 MRI 显示 L_{4-5} 椎间隙感染

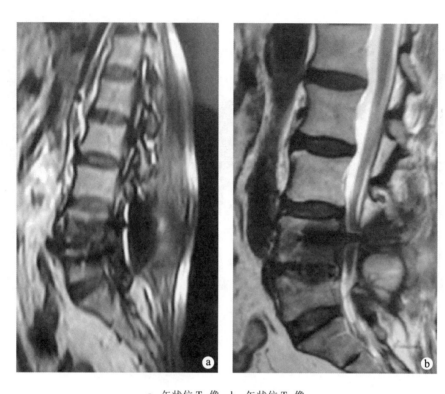

a. 矢状位 T_1 像；b. 矢状位 T_2 像

图 11-93　抗感染治疗 6 周复查腰椎 MRI 显示 L_{4-5} 椎间隙感染明显好转

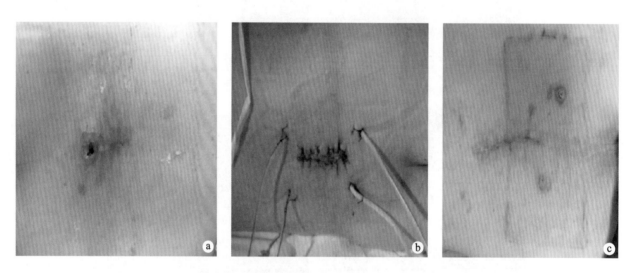

a. 破溃伤口外相；b. 置管冲洗外相；c. 伤口愈合外相

图 11-94　术后 1 年 4 个月患者伤口出现破溃，取出内固定并置管冲洗引流，最终切口愈合

【讨论与思考】

本次手术是个例手术，在行椎间孔成形时还没有 THESYS 式镜下环锯椎间孔成形技术（即 I see 技术，可以在直视下环锯打磨上关节突腹侧部分，完整取出骨块），未能及时把锯掉的骨块取出，且直接

放入通道及镜子，结果把骨块推向了对侧侧隐窝，镜下又没找到骨块，导致了患者术后健侧神经根受压疼痛。

患者在第二次手术后，出现了椎间隙感染的情况，刚开始只是经验性的应用抗生素治疗，没有予以重视，导致感染蔓延，伤口破溃，只能予以拆除内固定处理。

（术者：朱卉敏）

（整理：张　锴　姜红振）

病例80　脊柱内镜术后继发椎间隙感染的微创治疗

【病例简介】

基本信息　患者女性，67岁。

主诉　腰椎微创术后6个月。

现病史　患者6个月前因"腰椎间盘突出症"于外院行脊柱内镜手术，术后当时自觉腰痛及右下肢痛无缓解。术后1周出现剧烈腰痛，不能自行翻身，伴体温升高，38.5~39.0℃。当时诊断为椎间隙感染，给予静脉滴注头孢菌素、万古霉素等治疗，腰痛及右下肢放射痛略减轻，体温波动于37.5~38.5℃。间断使用抗生素治疗3个月后行第二次脊柱内镜清创术，无明显效果，后继续间断使用多种抗生素治疗，具体用药情况不详，仍无明显效果。于距第一次手术后6个月时以"椎间隙感染"转入我院。

查体　无法自行站立，腰部平直，皮肤色泽正常，右正中线旁开约12 cm髂嵴水平处见一长约8 mm手术切口瘢痕，无红肿及渗出物，L_4-S_1棘突、棘间均有明显压痛、叩击痛，右小腿外侧、后侧皮肤感觉明显减退，会阴区皮肤感觉正常。胫前肌群、小腿三头肌、腓骨长肌、腓骨短肌肌力4级，膝腱反射、跟腱反射正常，病理反射未引出。右下肢直腿抬高试验阳性。

辅助检查　术后多次复查MRI显示L_5-S_1椎间隙出现感染并逐渐加重（图11–95~图11–98）。

【手术指征】

患者椎间隙感染经过外院二次脊柱内镜手术及多种抗生素治疗均无效，症状逐渐加重。

【术前计划与手术过程】

拟经横突间入路行显微内镜（MED）下病灶清除冲洗引流术。患侧距棘突正中3.5 cm处细克氏针穿刺抵关节突外缘，透视正位像针尖位于病变椎间盘症状侧的关节突外缘，侧位平行于椎间隙。以示指沿多裂肌与最长肌间隙钝性分离至关节突关节外缘。显露关节突关节外缘及横突间组织。以斜口咬骨钳咬除部分上关节突尖部及下关节突外缘皮质，必要时可咬除少许横突上缘。以神经剥离器向外侧及头侧剥离拉开横突间组织即可显露椎间盘。切开纤维环摘取髓核，术中见椎间隙内充满灰绿色坏死组织，色泽晦暗，无特殊气味，清除后用过氧化氢溶液、碘伏反复冲洗椎间隙，置冲洗引流管2根，分别经肌肉皮肤外穿孔引出接出水管和入水管（图11–99~图11–101）。

【术后治疗及并发症】

术后患者连续生理盐水冲洗10天后拔管。

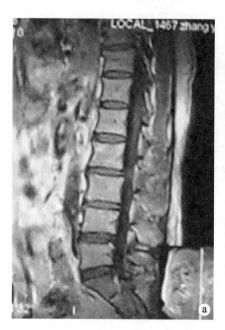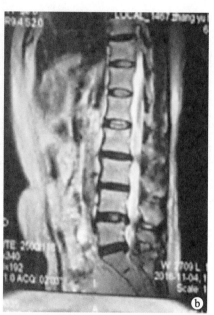

a. 矢状位 T₁ 像；b. 矢状位 T₂ 像

图 11 –95　外院第一次手术后 3 周腰椎 MRI 检查显示病灶尚不明确

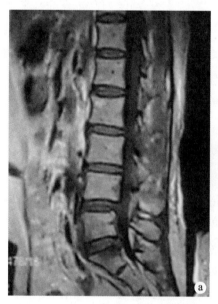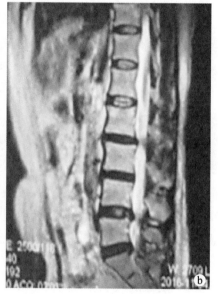

a. 矢状位 T₁ 像；b. 矢状位 T₂ 像

图 11 –96　外院第一次手术后 2 个月腰椎 MRI 显示 L₅-S₁ 椎间隙感染明显

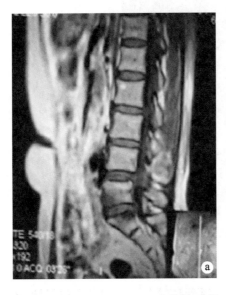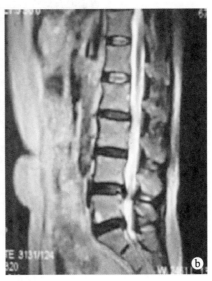

a. 矢状位 T_1 像；b. 矢状位 T_2 像

图 11 –97　外院第一次手术后 3 个月腰椎 MRI 显示 L_5-S_1 椎间隙感染加重

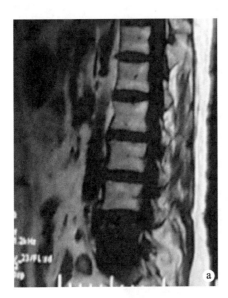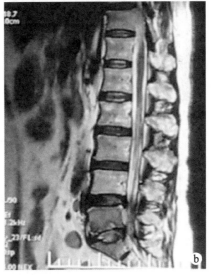

a. 矢状位 T_1 像；b. 矢状位 T_2 像

图 11 –98　外院第一次手术后 6 个月腰椎 MRI 显示 L_5-S_1 椎间隙感染加重，
且炎症向上下椎体侵袭

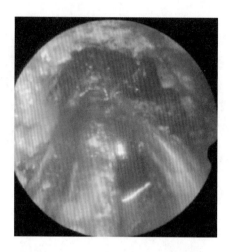

图 11 -99　经横突间入路病灶清除

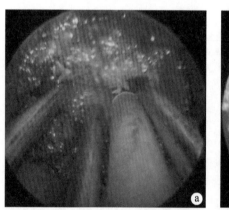
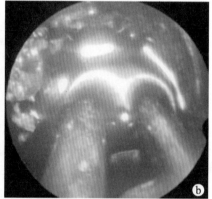

a. 碘伏浸泡；b. 过氧化氢溶液冲洗

图 11 -100　术中碘伏浸泡及过氧化氢溶液冲洗感染区

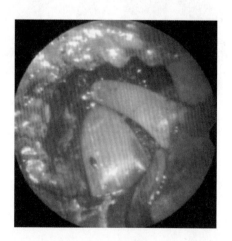

图 11 -101　镜下置入对冲引流管

【讨论与思考】

腰椎术后继发性椎间隙感染是一种比较少见而严重的并发症。Turnbull 于 1953 年首次描述了该并发症，随后的文献报道其发生率为 0.7%~2.8%，随着椎间盘相关内镜和传统手术的日趋增多，报道的继发性椎间隙感染的病例也有增多的趋势。文献报道，椎间隙感染的致病菌主要为金黄色葡萄球菌、表皮葡萄球菌和链球菌，也有大肠埃希菌、铜绿假单胞菌等。痉挛性腰痛是椎间隙感染的主要临床表现，轻微刺激即可诱发，伴发热、寒战等症状。MRI 表现为 T_2 加权像椎间盘呈高信号，并可显示炎症向椎体侵袭。保守治疗主要是卧床休息和抗生素治疗。有学者认为，椎间盘组织血供差，静脉给抗生素难以达到有效的血药浓度，而手术可直接清除感染灶，进而缩短疗程，减轻患者痛苦。

对于椎间隙感染，笔者通过本病例对治疗有如下体会：①对于已发生或可疑发生椎间隙感染的患者，在积极保守治疗的同时，宜尽快行经皮穿刺术取得组织，行组织细菌培养，获得致病菌，以便采用敏感抗生素治疗。遗憾的是本例患者二次孔镜手术均未做组织病原菌培养，而我院再次手术取出标本后并未培养出细菌，可能由于长期使用抗生素或为厌氧菌感染。②早期实行感染灶清除并对流冲洗术，可明显缩短疗程。采用后路显微内镜下经横突间入路进行感染灶清除可避免造成对椎管内的侵扰，也可避免感染向椎管内扩散。③脊柱内镜手术后椎间隙感染，尽量勿再次使用脊柱内镜进行冲洗，因为这可能是徒劳的。

笔者认为，预防术后椎间隙感染要注意以下几点：①加强无菌操作，避免手术操作时间过长；②术中精细操作，彻底止血，消除滋生细菌的环境；③采用高压冲洗枪将内镜系统各种管道内的残余组织、血液冲洗干净，尽可能阻断细菌由器械进入椎间隙内。

（术者：银和平）

（整理：李树文 姜红振）

病例81 L₅-S₁ 脊柱内镜术后感染的治疗

【病例简介】

基本信息 患者女性，52 岁。

主诉 突发左下肢麻痛 1 个月余。

现病史 患者于 2020 年 3 月 16 日搬重物时突发左臀部、左下肢放射疼痛，伴麻木，左足背外侧、左足底麻木明显，弯腰、下蹲困难，行动不便，休息后稍缓解。3 月 20 日于某中医院就诊，行腰椎 CT 后，诊断为"腰椎间盘突出症"，针灸、按摩、拔罐等治疗 10 天，未见明显好转。后前往另一中医门诊部就诊，服用中药治疗 10 天，未见明显好转。4 月 13 日于我院行腰椎 MRI 检查，提示 L_5-S_1 间盘突出，建议入院手术治疗。

查体 步行入院，轻度跛行步态，脊柱生理弯曲变直。右侧髂后上棘上方压痛，无明显叩击痛，左下肢轻度活动受限。左臀部、左大腿外侧、左足背外侧、左足底感觉较对侧减弱。左下肢直腿抬高试验阳性（50°）。

辅助检查 腰椎 MRI 显示 L_5-S_1 左旁侧突出压迫 S_1 神经根（图 11-102）。

【手术指征】

患者左下肢疼痛距离，无缓解，严重影响日常生活，下地活动等困难，体格检查明确，影像学诊断明确。

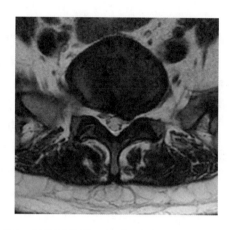

图 11 -102　腰椎 MRI 显示 L$_5$-S$_1$ 左旁侧突出压迫 S$_1$ 神经根

【术前计划】

拟行脊柱内镜 L$_5$-S$_1$ 左侧椎间孔入路突出髓核摘除术（图 11 - 103）。

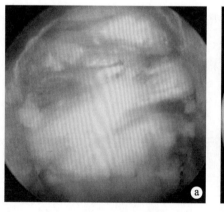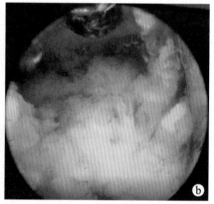

a. 神经根被突出物挤压；b. 突出物去除后神经根腹侧下方松弛

图 11 -103　术中暴露突出髓核及取出突出物后神经根下方松弛

【术后治疗及并发症】

术后常规应用甘露醇、止痛静脉滴注等对症治疗，佩戴腰围保护。患者术后恢复良好，无发热，无剧烈腰痛，左下肢放射痛消失。术后第 3 天出院。

术后第 6 天出现腰痛症状，并逐渐加重，出现下肢神经症状，下地困难。术后 2 周门诊复查 MRI，提示脓肿形成（图 11 - 104）。

再次收治入院后予以二次脊柱内镜下翻修，感染病灶清理（图 11 - 105）。术后留置双腔注药并引流，持续 24 小时硫酸庆大霉素 + 生理盐水注射液灌注冲洗引流。静脉予以头孢曲松钠。术中涂片及细菌培养结果均阴性。病理回报炎症细胞浸润。术后腰痛症状逐渐缓解，下肢神经症状消失。持续灌注冲洗两周，连续三次冲洗液培养结果为阴性后予以拔管，复查 MRI 提示椎管内占位减小（图 11 - 106）。出院后予以异烟肼口服治疗，定期每两周复诊。口服异烟肼 1 个月停药。

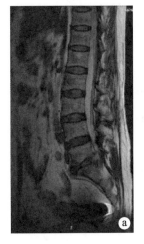
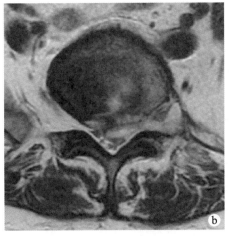
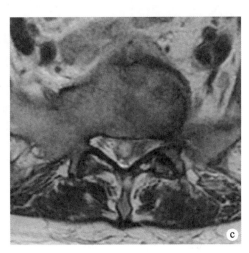

a. 矢状位；b、c. 轴位

图 11 -104　术后 2 周复查 MRI 提示脓肿形成

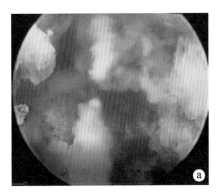
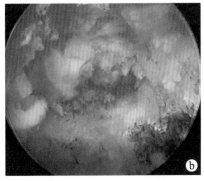
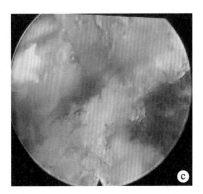

a. 瘢痕出血；b. 神经根减压；c. 脓肿释放

图 11 -105　术中清创状况

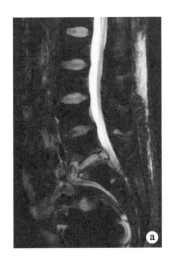
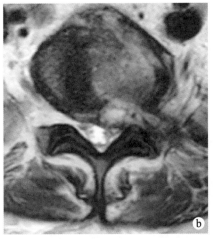
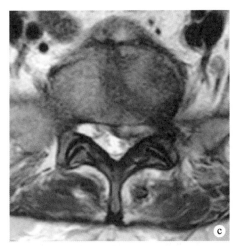

a. 矢状位；b、c. 轴位

图 11 -106　拔管后复查 MRI 提示椎管内占位减小

【讨论与思考】

脊柱内镜术后感染发生率较低，发生率为 0.12% ~ 0.22%。感染可能与术中反复穿刺、穿刺针进入肠管或腹腔及器械污染等因素有关，多为细菌性感染。临床表现以腰部疼痛为主，实验室检查可见红细胞沉降率、C 反应蛋白、白细胞等感染性指标增高，表 11 – 1 为患者第一次入院起记录的血常规、炎性指标等的变化。复查 MRI、病理及细菌培养可证实术后感染。如怀疑术前就有感染，需行抗感染治疗后方可行手术。对于术后感染者，内镜下清创、置管灌洗可作为脊柱感染的微创治疗选择，也有术者清创后不置管灌洗取得成功的案例。

表 11 – 1 术后血常规、炎性指标等变化

	5月4日	5月7日	5月21日	5月22日	5月24日	5月27日	5月31日	6月3日	6月7日	7月15日
WBC（10^9/L）	6.69	7.64	10.02	10.24	9.83	7.18	8.82	6.2	6.5	5.82
中性粒百分比	0.429	0.589	0.669	0.663	0.61	0.521	0.569	0.465	0.468	0.429
红细胞沉降率（mm/h）	30	—	70	74	74	74	72	76	70	60
CRP（mg/L）	0.26	0.72	6.62	5.58	3.08	2.11	1.05	1.53	0.67	0.9
IL-6（pg/mL）	4.08	17.22	26.41	48.8	12.59	8.22	9.01	8.52	6.4	3.23

（术者：张　琳）

（整理：张　琳　刘彦康）

第十节　类脊髓高压症

病例82　脊柱内镜术中出现类脊髓高压症的处理

【病例简介】

基本信息　患者男性，47 岁。

主诉　左下肢疼痛 1 年，加重 3 个月，伴左小腿、足背外侧麻木 3 个月。

查体　跛行步态、行走时腰部不能直立。左下肢直腿抬高试验阳性（20°）；左下肢有明显的放射性疼痛，伴左臀部、左小腿外侧疼痛，左足背皮肤感觉减退；左侧踇背伸肌肌力 4 级，跖屈肌肌力 5 级，股四头肌、股二头肌肌力 4 级。左侧膝腱反射、跟腱反射正常，病理反射未引出。左下肢疼痛 VAS 评分 8 分，腰背痛 VAS 评分 6 分。

辅助检查　腰椎 X 线片显示腰椎生理曲度存在，轻度侧弯（图 11 – 108）。

CT 显示 L_{4-5} 椎间盘左后突出，未见明显钙化（图 11 – 109）；MRI 显示 L_{4-5} 水平椎间盘向左后突出，相应的神经根、硬膜囊受到明显压迫（图 11 – 110）。

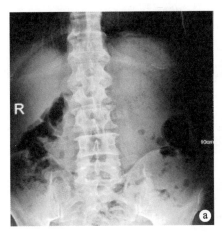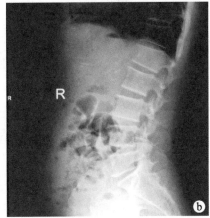

a. 正位；b. 侧位

图 11-108　腰椎 X 线片显示腰椎生理曲度存在，轻度侧弯

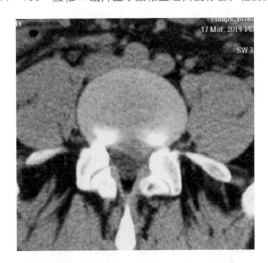

图 11-109　CT 显示 L_{4-5} 椎间盘左后突出，未见明显钙化

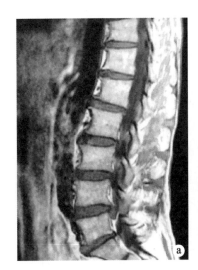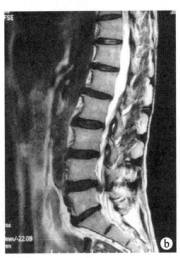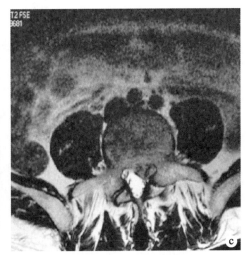

a. 矢状位 T_1 像；b. 矢状位 T_2 像；c. 轴位

图 11-110　MRI 显示 L_{4-5} 水平椎间盘向左后突出，相应的神经根、硬膜囊受到明显压迫

【手术指征】

根据患者的症状、体征及相关辅助影像学检查，诊断为"L_{4-5}椎间盘突出症"。病理表现为L_5神经根受突出物压迫从而导致相应支配区域的感觉、肌力变化。患者历经多种保守治疗无效，有明确手术指征。

【术前计划与手术过程】

L_{4-5}间隙拟采用经椎间孔入路，采用俯卧体位，取0.5%利多卡因局部浸润麻醉（配制方法：2%利多卡因10 mL+生理盐水30 mL），遵循脊柱外科手术理念，严格按脊柱内镜技术要求，由浅入深，按解剖层次进行穿刺、置管、减压等操作。

手术穿刺、置管过程顺利，但是在摘除髓核阶段患者出现类脊髓高压症的临床表现：患者先是诉双下肢出现麻木不适、发凉，逐渐由远端向近端蔓延，接着出现会阴部麻木、坠胀感，但此时双下肢主动运动基本正常，感觉异常平面继续升高，最高可达上胸部，并出现颈部僵硬、疼痛不适；伴随有心率增快，120~150次/分，血压升高，（160~180）/（90~120）mmHg，肌肉紧张、抽搐，出汗；患者自觉心慌胸闷（但氧饱和度无明显变化），烦躁，有极度恐惧感，意识始终清楚。此时镜下仔细观察，发现手术区域的硬膜囊有小的破口（图11-111），在此前的手术过程中未被发现。

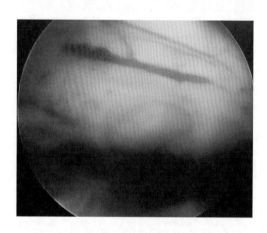

图11-111　镜下发现硬膜囊有小的破口

立即暂停手术，调整手术床为头高脚低位。给予吸氧，肌注安定5 mg，保暖，密切注意心电监护生命体征变化。同时给予患者心理抚慰，嘱其放松，尽量平静呼吸。因为此时手术行将结束，待患者情况稍好转后，重新开始手术，将残余的病变髓核摘除，彻底止血后迅速结束手术。将患者由俯卧位改为平卧位，转入重症监护室继续严密观察。

【术后治疗及并发症】

患者在经过一系列的保暖、镇静、吸氧等处理措施后，一般情况好转，感觉异常平面逐渐下降，会阴部及双下肢麻木、发凉感觉减轻，心率和血压也逐步恢复至正常范围，烦躁、紧张情绪逐渐舒缓。至术后2小时，所有术中出现的不适症状基本消失；至术后24小时，患者各生命体征均正常，所有术中出现的不适症状均消失，大小便功能无障碍，术前患肢根性症状均明显缓解。

【讨论与思考】

在我们的2000多例脊柱内镜手术病例中，共4例病例有类似的情况。其中男性2例，女性

2 例，年龄 34~48 岁，平均年龄 41 岁，均为腰椎间盘突出症手术患者，临床症状、体征与影像学检查（MRI、CT）相符；L_{4-5} 间隙 2 例，L_5-S_1 间隙 2 例；椎间孔入路 2 例，椎板间入路 2 例；手术时间 1.0~1.5 小时。

这 4 例行脊柱内镜手术的患者有类似的临床表现：①均在术中出现类脊髓高压症的表现，且镜下均发现硬膜囊有小破口；②经过及时有效的处理，术后 2 小时不适症状均明显缓解，术后 24 小时不适症状均完全消失，并无后遗症状。

Higuchi 等曾应用 MRI 研究硬膜外注射盐水对硬膜囊的压迫和持续时间，脑脊液容量的变化与注射盐水容量相关，注射盐水后硬膜囊压力至少持续 30 分钟，推测出现类脊髓高压症的原因，可能是硬膜囊破裂后未及时发现，导致冲洗用生理盐水经硬膜囊破口进入，水压逐渐蓄积，从而引起硬膜囊内压力增高。此 4 例类脊髓高压症的临床表现均有渐进性，先从双下肢麻木发凉开始，逐渐异常感觉平面上升，待发现后中止手术，停止生理盐水冲洗，不适症状又逐渐好转，这与硬膜囊内压力先高后低的变化过程基本同步。可能还与水温过低有关，十几度的冲洗用生理盐水进入硬膜内，刺激血管收缩，可能也会导致类似症状。

总结经验教训，提醒术者：患者进行脊柱内镜手术采用俯卧体位时，适当的头高脚低位是必要的；冲洗水压不应太高；最好能将冲洗液水温加热至体温水平；镜下操作一定要耐心细致，严防硬膜囊损伤；出现类脊髓高压症，不必慌乱，尽快结束手术，给予镇静、吸氧、保暖、心理抚慰措施，一般情况下不适症状会较快好转、消失，并且不留后遗症。

（术者：张德辉）

（整理：姜红振）

病例83 类脊髓高压症致颅内出血的处理

【病例简介】

基本信息 患者男性，67 岁。

主诉 腰痛伴右下肢麻痛 15 个月，加重伴间歇性跛行 3 个月。

现病史 患者于 15 个月前发病，麻痛范围从右臀部至足底及足背区，至外院行针灸治疗，症状缓解，3 个月前复发加重，并出现间歇性跛行，行走 50 m 即需休息，就诊于我院，以"腰椎间盘突出症（L_{4-5}，右）"收入院接受治疗。

既往史 原发性胆汁淤积性肝硬化，食管胃底静脉曲张，脾切除术后，门脉高压，腹腔积液；高血压 3 级极高危组；2 型糖尿病；腔隙性脑梗死。

查体 步入病房，L_{4-5}、L_5-S_1 棘间及右侧椎旁压痛，叩击痛阳性，伴右下肢放射痛。右踇背伸肌肌力略减弱；双下肢其他肌肉肌力正常，右侧下肢小腿外侧、足背及足底皮肤感觉减退，右下肢直腿抬高试验阳性（65°），加强试验阳性，左下肢直腿抬高试验阴性（80°），加强试验阴性，双侧股神经牵拉试验阴性。双侧足背动脉搏动正常。左侧膝腱反射正常，右侧膝腱反射、双侧跟腱反射未引出，病理征阴性。

辅助检查 腰椎 MRI 显示 L_{4-5} 椎间盘突出，腰椎管狭窄，腰椎退行性骨关节炎（图 11-112）。

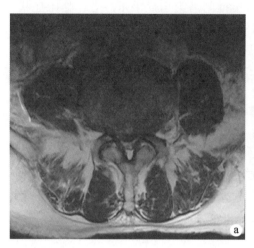
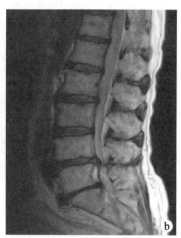

a. 轴位；b. 矢状位

图 11 –112 MRI 显示 L_{4-5} 椎间盘向中央偏右突出，并向下脱垂至椎弓根上缘水平

术前检查 凝血三项、D-二聚体、生化全套等实验室检查大致正常。入院后至第二次手术前监测血压值范围为$(20 \sim 150)/(60 \sim 90)$ mmHg。

（一）第一次手术

【手术指征】

患者有典型的右下肢神经根性症状和体征，并处于原发性胆汁淤积性肝硬化失代偿期，但凝血功能尚好，手术耐受性尚可。

【术前计划与手术过程】

拟行脊柱内镜下责任椎间盘摘除。

俯卧位，L_{4-5} 棘突旁右侧旁开 11 cm，头倾 15°（图 11 –113）。

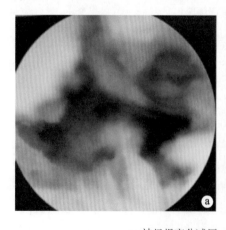
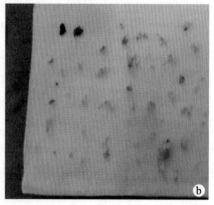

a. 神经根充分减压；b. 摘除的病变组织

图 11 –113 手术后镜下神经充分减压及取出的病变组织

【术后治疗及并发症】

术后第 3 天开始，患者出现右下肢 L_5 神经根分布区的疼痛并逐渐加重，无法下床行走，给予 L_5 神经根阻滞治疗后，症状改善不明显，术后 7 天拆线见伤口愈合良好，体温正常，血象正常。查体示右踇背伸肌肌力略减弱；双下肢其他肌力正常，右下肢小腿外侧、足背及足底皮肤感觉减退，右下肢直腿抬高试验阳性（60°），加强试验阳性；左下肢直腿抬高试验阴性（80°），加强试验阴性；病理征阴性。

【讨论与思考】

患者术后有典型的 L_5 神经根压迫症状和相应的体征，腰椎 MRI 提示高信号区与手术区域吻合且神经根受压（图 11 - 114），体温及血象正常，伤口愈合良好，考虑复发的可能性较大，但尚不能排除感染的可能，拟再次行脊柱内镜手术进行探查。

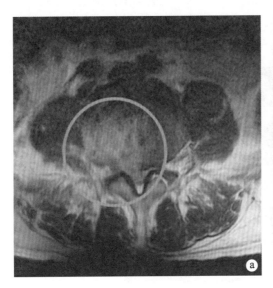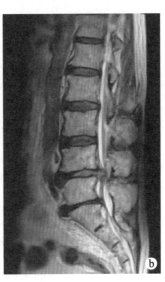

a. 轴位；b. 矢状位

图 11 - 114　第一次术后复查 MRI 显示 L_{4-5} 椎间盘突出明显增大，
椎间盘右半区明显高信号，与手术区域吻合

（二）第二次手术

【术前计划与手术过程】

脊柱内镜下责任节段探查，明确诊断并治疗。

左侧卧位，按第一次手术通道路径逐级钝性扩张（图 11 - 115）。

【术后治疗及并发症】

手术结束时，患者躁动不安，诉憋闷，监测显示血压波动在（180 ~ 220）/（90 ~ 120）mmHg，心率波动在 120 ~ 130 次/分，出现左侧肢体活动障碍，右侧瞳孔散大，立即转入 ICU，后行头颅 CT 检查显示右侧大脑半球多发脑出血（图 11 - 116）。病情稳定后，转入我科进一步行平衡功能、手功能、起立床、康复踏车、器械运动、肢体功能、日常生活动作等康复训练。目前患者右下肢疼痛症状完全消失，左侧肢体功能逐渐恢复。

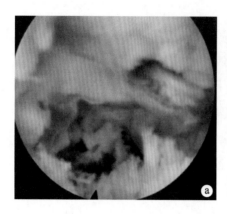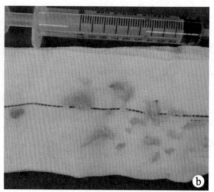

a. 镜下探查情况；b. 摘除的椎间盘组织

图 11 –115　第二次手术镜下可见神经根周围被大量破碎的疏松退变组织包绕，
神经表面血管淤血，无感染表现，再次摘除大量的椎间盘组织

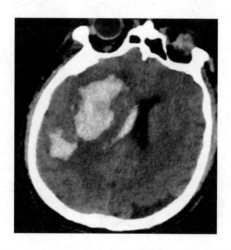

图 11 –116　头颅 CT 显示右侧脑内大面积出血灶

【讨论与思考】

　　该患者手术结束时出现憋闷、大汗、恐慌等类脊髓高压症表现，导致血压迅速上升、心率明显增快，患者为老年人，既往有长期高血压、糖尿病、肝硬化病史，血管脆性增加，最终导致颅内出血。类脊髓高压症是始动因素，继发血压升高是直接病因，颅内出血是严重并发症。

　　两次手术过程中，通过髓核钳及镜下观察可感知患者椎间盘组织较非肝硬化患者完整性差、脆性增加，可推断此为患者第一次手术后复发的主要原因，纤维环完整性破坏后，椎间盘组织更易于再次突出。

　　术中减压完成后，可见神经根虽然已经回落、出现自主搏动，但其表面血管明显淤血的状态在减压前后无明显变化，考虑淤血的主要原因是肝硬化后静脉压力升高，而不是局部对神经根的压迫。由此可推断，患者腰段脊神经长期处于淤血状态的可能性较大。

　　第二次手术前我们无法完全排除术后感染的可能，通过脊柱内镜下探查后排除了感染因素。这提示我们，脊柱内镜不但可以作为脊柱外科的一项手术技术来治疗诊断明确的疾病，而且在疾病的诊断性探查方面也具有创伤小、恢复快、可诊断并治疗等独特优势。

本次手术是个例手术，文献鲜有高血压合并肝硬化患者脊柱内镜术后出现颅内出血的报道。通过本例获得的经验是，该类患者身体基础条件极差，术中一旦纤维环完整性破坏，应尽可能将松动的椎间盘组织完全摘除以降低复发的可能性；获得的教训是，术前、术中及术后均应加强患者的血压管理，避免高血压危象及其导致的严重并发症的发生。

术中未见硬膜囊撕裂，术后患者亦无脑脊液漏发生，患者出现类脊髓高压症的具体原因还需要进一步研究。

（术者：丁　宇）

（整理：朱　凯　姜红振）

参考文献

1. KIKUCHI S, HASUE M, NISHIYAMA K, et al. Anatomic and clinical studies of radicular symptoms [J]. Spine (Phila Pa 1976), 1984, 9(1):23-30.

2. 王海蛟, 苗保娟, 谢金刚. MRI 诊断腰骶分叉神经 [J]. 中国脊柱脊髓杂志, 1999, 9(6): 308-310.

3. BURKE S M, SAFAIN M G, KRYZANSKI J, et al. Nerve root anomalies: implications for transforaminal lumbar interbody fusion surgery and a review of the Neidre and Macnab classification system [J]. Neurosurg Focus, 2013, 35(2): E9.

4. LEE H G, KANG M S, KIM S Y, et al. Dural injury in unilateral biportal endoscopic spinal surgery [J]. Global Spine J, 2021, 11(6): 845-851.

5. YEUNG A T, TSOU P M. Posterolateral endoscopic excision for lumbar disc herniation: surgical technique, outcome, and complications in 307 consecutive cases [J]. Spine, 2002, 27(3): 722-731.

6. GADJRADJ P S, VAN TULDER M W, DIRVEN C M, et al. Clinical outcomes after percutaneous transforaminal endoscopic discectomy for lumbar disc herniation: a prospective case series [J]. Neurosurg Focus, 2016, 40(2): E3.

7. CAMMISA J R, GIRARDI F P, SANGANI P K, et al. Incidental durotomy in spine surgery [J]. Spine, 2000, 25(5): 2663-2667.

8. TAFAZAL S I, SELL P J. Incidental durotomy in lumbar spine surgery: incidence and management [J]. Eur Spine J, 2005, 14(7): 287-290.

9. AHN Y, LEE H Y, LEE S H, et al. Dural tears in percutaneous endoscopic lumbar discectomy [J]. Eur Spine J, 2011, 20(5): 58-64.

10. KOO J, ADAMSON R, WAGNER J R, et al. A new cause of chronic meningitis: infected lumbar pseudomeningocele [J]. Am J Med, 1989, 86(9): 103-104.

11. AHN Y. Transforaminal percutaneous endoscopic lumbar discectomy: technical tips to prevent complications [J]. Expert Rev Med Devices, 2012, 9(1): 361-366.

12. WANG H, ZHOU Y, LI C, et al. Risk factors for failure of single-level percutaneous endoscopic lumbar discectomy [J]. J Neurosurg Spine, 2015, 23(1): 320-325.

13. MATSUMOTO M, OKADA E, WATANABE K, et al. Spontaneous regression of soft disc herniation in patients with cervical myelopathy [J]. Neurosurg Q, 2012, 22(1): 7-11.

14. MACKI M, HERNANDEZ-HERMANN M, BYDON M, et al. Spontaneous regression of sequestrated lumbar disc

herniations：Literature review ［J］. Clin Neurol Neurosurg, 2014, 120(2)：136 – 141.

15. AHN S H, AHN M W, BYUN W M. Effect of the transligamentous extension of lumbar disc herniations on their regression and the clinical outcome of sciatica ［J］. Spine, 2000, 25(4)：475 – 480.

16. TAKADA E, TAKAHASHI M, SHIMADA K. Natural history of lumbar disc hernia with radicular leg pain：Spontaneous MRI changes of the herniated mass and correlation with clinical outcome ［J］. J Orthop Surg, 2001, 9(1)：1 – 7.

17. HIGUCHI H, ADACHI Y, KAZAMA T. Effects of epidural saline injection on cerebrospinal fluid volume and velocity waveform ［J］. Anesthesiology, 2005, 102(2)：285 – 292.

18. 叶猛, 王力文, 王鸿晨. 脊柱内镜手术出现失误及并发症的原因与预防措施［J］. 局解手术学杂志, 2017, 26(5)：362 – 365.

第十二章
脊柱内镜下椎间融合

病例84　脊柱内镜下 L$_{4-5}$ 椎间 Cage 植入

【病例简介】

基本信息　患者男性，59 岁。

主诉　左下肢酸胀疼痛 3 个月。

现病史　患者于 2018 年 10 月行脊柱内镜下椎板间孔入路 L$_{4-5}$ 椎管减压手术，术后即刻左下肢麻木、疼痛好转。1 个月后又出现左下肢酸胀麻木，无法久坐久站，行走大约 500 m 即出现左下肢麻木僵硬，无法迈步。症状逐渐加重。

查体　跛行步态，弯腰受限，L$_{4-5}$ 棘突处压痛、叩痛明显，左下肢直腿抬高阳性（30°），右下肢阴性。左下肢远端肌力 4 级，近端肌力 5 级，右下肢肌力正常。

辅助检查　腰椎 X 线片显示 L$_4$ 椎体向前 I 度滑脱，腰椎不稳（图 12 – 1）。腰椎 CT、MRI 显示 L$_4$ 椎体向前滑脱，L$_{4-5}$ 术后正常改变，硬膜囊无明显受压（图 12 – 2、图 12 – 3）。

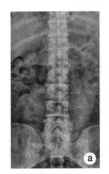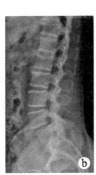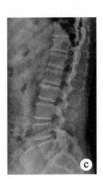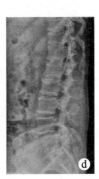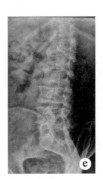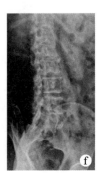

a. 正位；b. 侧位；c. 过伸位；d. 过屈位；e. 斜位；f. 斜位

图 12 – 1　腰椎 X 线片显示 L$_4$ 椎体向前 I 度滑脱，腰椎不稳

【手术指征】

患者入院时症状与第一次手术前相同，症状逐渐加重。术前影像学检查显示 L$_{4-5}$ 椎体不稳，可考虑手术治疗。

【术前计划与手术过程】

L$_{4-5}$ 镜下 Cage 植入、经皮椎弓根内固定术。术中先后行脊柱内镜下经椎间孔入路 L$_{4-5}$ 椎间盘摘除，左侧 Cage 植入，经皮 L$_{4-5}$ 椎弓根内固定，右侧 Cage 植入（图 12 – 4）。

337

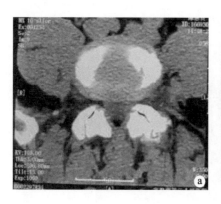
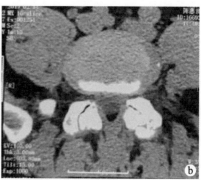

a、b. 轴位

图 12-2　腰椎 CT 显示 L₄ 椎体向前移位，不伴突出钙化

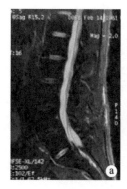
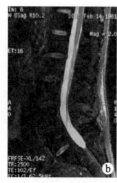
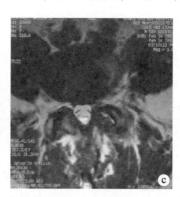
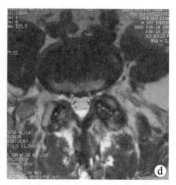

a、b. 矢状位；c、d. 轴位

图 12-3　腰椎 MRI 检查显示 L₄ 椎体轻度滑脱，L₄₋₅术后正常改变，硬膜囊未见明显受压

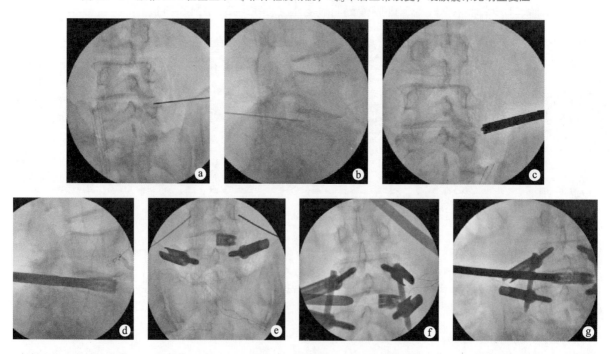

a. 穿刺正位；b. 穿刺侧位；c. 通道建立正位；d. Cage 左侧植入侧位；e. Cage 左侧植入及置入 L₅ 椎弓根螺钉正位；f. 连接棍安放完成，右侧椎间隙准备时透视正位；g. Cage 右侧植入正位

图 12-4　术中穿刺、放置通道、Cage 植入及椎弓根螺钉的置入

【术后治疗及并发症】

术后常规应用激素、甘露醇、止痛静脉滴注等对症治疗，佩戴支具。手术次日适当下床活动，患者感左下肢麻木、疼痛好转。术后近、远期无并发症，术后随访患者一般情况良好，无腰痛及下肢麻木、无力感。随访影像学检查提示椎间融合良好（图12-5、图12-6）。

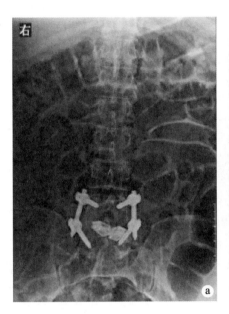
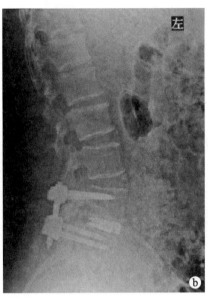

a. 正位；b. 侧位

图12-5 术后3日复查腰椎平片显示内置物位置满意

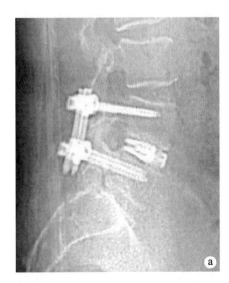
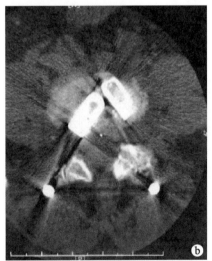

a. X线片侧位；b. CT轴位

图12-6 术后半年复查腰椎平片及CT显示椎间融合良好

【讨论与思考】

脊柱不稳定的有效解决方式为椎间融合。随着微创技术的进步，对于脊柱不稳定、症状明显者，可行脊柱内镜下椎间盘摘除、内镜下 Cage 植入、联合经皮椎弓根内固定手术治疗。该联合手术发挥了微创技术的最大优势，既实现了椎间融合，又最大限度地减轻了创伤、出血；患者术后早期下床活动，达到快速康复；可作为 PLIF、OLIF 等传统开放手术的替代手术，也优于较为微创的 MIS-TLIF 手术。

（术者：张西峰）

（整理：刘彦康）

病例85　脊柱内镜下腰椎融合治疗腰椎滑脱伴椎间盘突出

【病例简介】

基本信息　患者女性，49 岁。

主诉　腰及右下肢疼痛麻木 2 个月，加重半个月。

现病史　患者 2 个月前无明显诱因出现腰部酸痛、右下肢疼痛、麻木，平卧后缓解。于半个月前疼痛加重，当地给予针灸治疗，疼痛不能缓解，来我院就诊，门诊以"腰椎间盘突出症"收入我科。

既往史　无高血压、糖尿病病史，无药物过敏史。

查体　跛行步态，L_{4-5} 右侧椎旁压痛，叩击偶可放射至右下肢。右侧直腿抬高试验阳性（40°），左侧直腿抬高试验阴性，双侧股神经牵拉试验阴性，双侧膝腱反射、跟腱反射阳性，肛门反射未引出，右下肢小腿外侧痛觉较左侧减退，双足足趾肌力 5 级，双侧髌阵挛、踝阵挛阴性，双侧巴宾斯基征阴性。

辅助检查　腰椎 X 线、腰椎 CT 及 MRI 检查显示 L_{4-5} 轻度滑脱，椎间盘突出（图 12 - 7、图 12 - 8）。

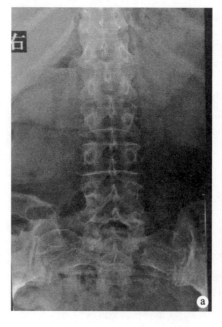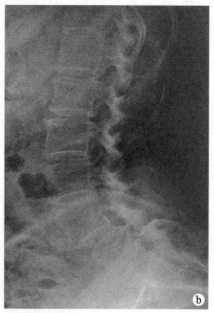

a. 正位；b. 侧位

图 12 -7　腰椎 X 线片显示 L_{4-5} 轻度滑脱

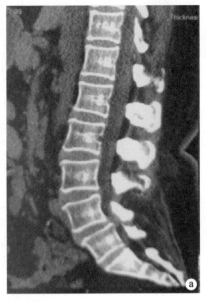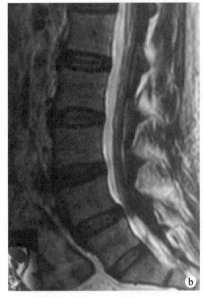

a. CT 矢状位；b. MRI 矢状位

图 12 – 8　腰椎 CT 及 MRI 显示 L₄₋₅椎间盘突出，神经根受到压迫

【手术指征】

　　腰椎间盘突出神经根受到明显压迫。患者经 1 个多月保守治疗效果不佳，右下肢疼痛明确。适合采用手术治疗。

【手术过程】

　　患者躯体屈曲30°俯卧于手术床上，C 型臂 X 线机下正侧定位 L₄₋₅间隙，做好体表标记后术野常规消毒铺巾，采用2% 利多卡因 20 mL + 0.9% 氧化钠注射液 40 mL 局部麻醉，右侧后路脊柱旁定位点切口，置入导针再次定位准确后，置入粗通道至 L₄₋₅椎板，镜下冲洗低温等离子射频止血，镜下见黄韧带增生肥厚严重，部分黄韧带钙化，精细刨钻磨除部分椎板，精细椎板咬骨钳扩大椎板间孔，仔细保护硬膜囊及神经根，完全切除增生及钙化黄韧带，镜下清晰神经根及硬膜囊，见突出椎间盘及部分游离的髓核组织顶压神经根，更换细通道置入椎间隙，切除突出游离的髓核，见神经根完全松懈，刮除椎间隙上下终板，植入 27 mm × 9 mm × 8 mm 带松质骨的 Cage，透视见位置可。于 L₄₋₅椎弓根经皮置入 4 根椎弓根螺钉，透视见位置可，安装钉棒，拧紧固定螺钉，再透视见位置好。冲洗缝合切口。手术顺利，平安返回病房（图 12 – 9、图 12 – 10）。

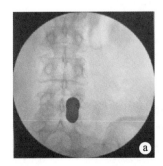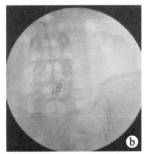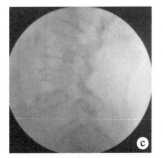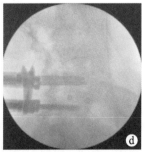

a. 置入工作套筒正位；b. 植入 Cage 后透视正位；c. 植入 Cage 后透视侧位；d. 置入椎弓根钉后透视侧位

图 12 – 9　术中透视过程

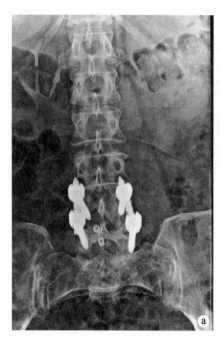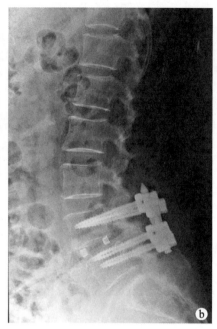

a. 正位；b. 侧位

图 12-10　术后复查 X 线

【术后治疗及并发症】

术后常规护理，当天下床。术后当天出院休养康复。

【讨论与思考】

脊柱内镜下腰椎融合手术，整个手术过程在局部麻醉下进行，将脊柱内镜和经皮椎弓根钉相结合，脊柱内镜宽通道处理后方黄韧带，细通道处理前方椎间盘和终板，通过通道植入 Cage，具有创伤小、恢复快的优点。其远期的效果有待于进一步随访观察。相信随着技术和器械的不断完善，手术时间会逐步缩短，安全性会逐步提高。

（术者：张西峰）

（整理：徐建彪　姜红振）

病例86　脊柱内镜下椎间融合器置入联合经皮椎弓根钉固定治疗腰椎滑脱

【病例简介】

基本信息　患者女性，64 岁。

主诉　腰痛伴左下肢放射性疼痛 6 个月。

现病史　患者于 6 个月前无明显诱因出现下腰部疼痛，伴左下肢放射痛，呈间断性，可放射至左侧臀部、大腿后方、小腿后外侧及足背。下床行走时可诱发放射痛，行走困难，需扶拐。行 MRI 检查显示"L_{3-4} 椎体向前滑脱，L_{3-4}、L_{4-5} 椎管狭窄"。患者口服消炎镇痛药物症状可稍缓解，为进一步治疗，以"腰椎管狭窄"入院，拟行微创手术治疗。

既往史　帕金森病病史 15 年，平素双下肢肌张力高，右上肢胀痛，长期口服"盐酸普拉克索缓释片、卡左双多巴控释片、多巴丝肼"治疗。

查体　颈胸段后凸，L~3-4~、L~4-5~椎间隙周围轻度压痛、无明显叩击痛，未触及明显台阶感，左小腿外侧、足背及足跟外侧皮肤感觉减退，双侧足背动脉波动未见异常。腰椎前屈、后伸活动受限，双侧髂腰肌、股四头肌、胫骨前肌、小腿三头肌肌力 4 级，双侧股四头肌肌张力高。双侧直腿抬高试验阴性。双侧跟腱反射、膝腱反射对称，双侧巴宾斯基征阳性。

辅助检查　腰椎正侧位及过伸过屈位 X 线片显示腰椎退变明显，L_{3-4}椎间隙变窄，L_3、L_4 椎体向前滑脱，动力位 L_{3-4}、L_{4-5}不稳定（图 12 – 11）。MRI 矢状位显示 L_3、L_4 椎体向前 I 度滑脱，L_{3-4}、L_{4-5}椎间盘水平椎管狭窄（图 12 – 12）。

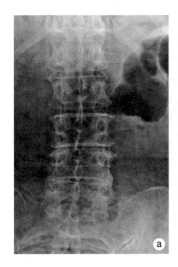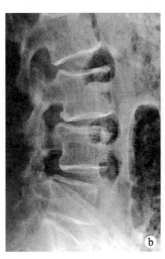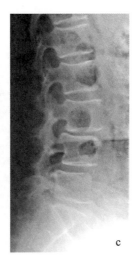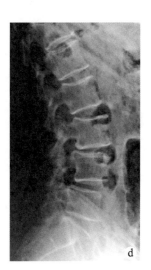

a. 正位；b. 侧位；c. 过屈位；d. 过伸位

图 12 – 11　腰椎正侧位及过伸过屈位 X 线片显示腰椎退变明显，L_{3-4}椎间隙变窄，

L_3、L_4 椎体向前滑脱，动力位 L_{3-4}、L_{4-5}不稳定

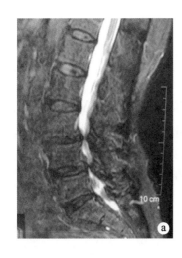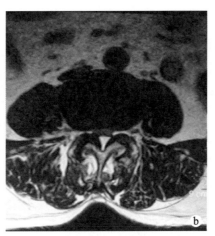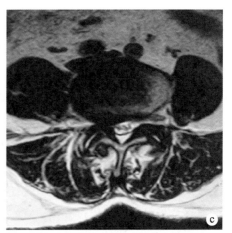

a. 矢状位；b. L_{4-5}轴位；c. L_5-S_1 轴位

图 12 – 12　腰椎 MRI 显示 L_3、L_4 椎体向前 I 度滑脱，L_{3-4}、L_{4-5}椎间盘水平椎管狭窄，L_5-S_1 椎间盘膨出

【手术指征】

患者腰痛伴左下肢放射痛半年，临床症状严重，行走困难，VAS 评分 >6 分。无法正常生活、工作。没有明显的禁忌证。

【术前计划与手术过程】

拟行脊柱内镜下 L_{3-4}、L_{4-5} 椎间盘摘除，Cage 植入，取髂骨植骨融合，椎弓根钉内固定。

进行硬膜外麻醉，成功后，俯卧位，透视下经皮椎弓根钉置入点及 L_{3-4}、L_{4-5} 内镜穿刺点定位；L_{3-4} 取棘突左侧旁开 9 cm、L_{4-5} 取棘突左侧旁开 10 cm 穿刺，穿刺针直接进入椎间隙，置入导杆及工作通道，放置内镜，镜下摘除椎间盘，处理终板，扩大切口，置入 Cage 植入通道，取自体髂骨植骨，放置 Cage，透视下确定位置良好，退出通道；透视下经 L_3、L_4、L_5 椎弓根，分别置入椎弓根钉 6 枚，透视位置良好，上连接杆，缝合皮肤（图 12 - 13）。

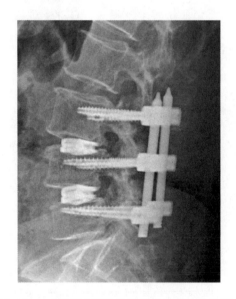

图 12 - 13　术后复查腰椎 X 线片显示内植物位置良好

【术后治疗及并发症】

常规术后康复训练。

【讨论与思考】

微创手术的理念为用最小的创伤解决主要的问题，经皮内镜椎间盘摘除、Cage 植入、植骨融合，经皮椎弓根钉内固定手术，可以获得最小的组织损伤和更快的愈合，但是由于多个节段椎间盘摘除及椎弓根钉内固定，手术时间较长，麻醉选择以硬膜外麻醉为好，便于术中减轻患者疼痛不适，监测患者的生命体征。其穿刺点的选择与单纯的经皮内镜椎间盘摘除也有不同，距中线的位置较近，直接进入椎间隙处理椎间盘，避免出口神经根的损伤。

经皮椎弓根钉置入过程中，宜先保持腰椎呈前屈体位，置入椎弓根钉后再植入 Cage，然后将体位变为后伸位，便于植入物的稳定、不脱出，减少术后并发症。

（术者：张西峰）

（整理：闫宇邱　姜红振）

病例 87　脊柱内镜下 B-Twin 椎间融合器的临床应用

【病例简介】

基本信息　患者男性，63 岁。

主诉　腰及左下肢疼痛 40 年，加重伴右下肢疼痛 3 个月。

现病史　患者于 40 年前劳累后出现腰及左侧下肢疼痛，自感疼痛，经休息后可缓解。于我院诊断为"腰椎间盘突出症"，保守治疗，效果不佳。1973 年行手术治疗，术式不详，术后症状好转；2006年起再次发作，症状同前，保守治疗，效果不佳。2007 年 11 月入我科行后路减压髓核摘除，病情好转，左下肢疼痛间断发作，可耐受。最近 3 个月病情明显加重，伴右臀、右下肢麻痛不适，以右侧肢体为主，经休息后不缓解，夜间睡眠差，口服双氯芬酸钠仍难以耐受，强迫卧位。为进一步检查治疗于 2008 年 8 月 28 日至我院就诊，门诊以"腰椎间盘突出术后复发"收入我科住院治疗。患者目前精神状态一般，体力情况良好，食欲食量良好，睡眠情况较差，大便正常，小便正常。

查体　步态基本正常，强迫体位，脊柱未见明显畸形，颈椎正常生理弯曲，腰部正中可见一约15 cm 手术瘢痕，无炎性反应，双下肢无水肿。腰椎棘突及其周围压痛不明显、叩痛不明显，不向双侧下肢放射，双侧面部感觉未见明显减退，左侧下肢小腿外侧感觉明显减退。腰椎前屈活动明显疼痛受限。双侧上肢主动活动、被动活动自如，双侧上下肢肌张力未见明显异常。左侧伸趾肌肌力 2 级，左侧踇背伸肌肌力 2 级，膝腱反射、跟腱反射轻度减退，左侧直腿抬高试验可疑阳性，加强试验阳性，右侧直腿抬高及加强试验阳性。

辅助检查　术前 X 线片显示 L_{4-5} 椎板缺如，术后改变。术前 MRI 显示 L_{4-5} 椎板缺如，术后改变，椎间盘突出压迫相应节段脊髓及神经根，相应节段椎管狭窄（图 12 - 14、图 12 - 15）。

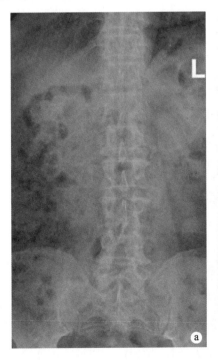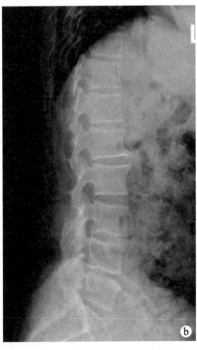

a. 正位；b. 侧位

图 12 - 14　术前 X 线片（2008-01）显示 L_{4-5} 椎板缺如，术后改变，腰椎生理曲度变直

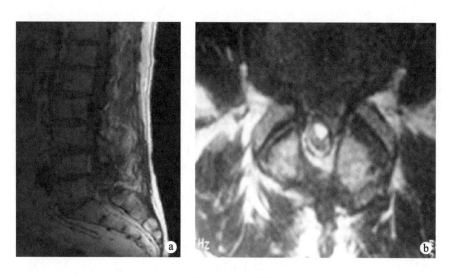

a. 矢状位；b. 轴位

图 12-15　术前 MRI（2008-08-15）显示 L$_{4-5}$ 椎板缺如，术后改变，椎间盘突出压迫
相应节段脊髓及神经根，相应节段椎管狭窄

【手术指征】

根据患者病史、症状、体征和影像学检查，目前腰椎间盘突出术后复发诊断明确，患者经保守治疗无效，症状明显，影响正常生活，有明确的手术适应证，手术是有效的治疗措施。目前患者全身情况良好，各项检查未见手术绝对禁忌证。

【手术过程】

1. 微创手术经过

患者俯卧于体位架上，确定 L$_{4-5}$ 椎间盘水平，旁开 12 cm 处局部利多卡因浸润麻醉。之后使用克氏针从该处朝 L$_{4-5}$ 椎间盘方向进针，透视下确认间隙后在进针处皮肤切开约 1 cm 的切口，插入工作套筒，注入亚甲蓝进行染色。经套筒插入椎间盘镜，镜下用开口器将 L$_{4-5}$ 椎间盘纤维环打开一个缺口，髓核咬钳咬除髓核组织，见髓核退变明显。然后用射频刀进行重建并止血。术中患者活动腰部及双下肢，症状较前明显好转。询问患者症状有缓解后，退出椎间盘镜系统，切口拉膜，闭合切口。术中出血约 15 mL。

术后第 3 天，患者佩戴腰围下床后腰痛不适，站立行走明显，提示腰椎术后不稳，拟行椎间融合。

2. B-Twin 融合手术经过

患者俯卧于体位架上，确定 L$_{4-5}$ 椎间盘水平，做好标记后在该水平脊柱 L$_{4-5}$ 侧旁开 6 cm 处局部利多卡因浸润麻醉（图 12-16）。之后使用克氏针从该处朝向 L$_{4-5}$ 椎间盘方向进针，透视下确认间隙后，在进针处皮肤切开约 1 cm 的切口，插入工作套筒，注入亚甲蓝进行染色。经套筒插入椎间盘镜，镜下用开口器将 L$_{4-5}$椎间盘纤维环打开一个缺口，髓核咬钳咬除髓核组织，见髓核退变明显。然后用射频刀进行重建并止血。双髂后上嵴1% 利多卡因浸润麻醉，各切 2 cm 刀口，微创取适量外板及松质骨后缝合，沿工作套筒椎间植骨，将 B-Twin 器械顺工作套筒插至 L$_{4-5}$椎间隙，透视下确认间隙后，尖端置入距椎前缘 2 mm，透视下旋转手柄，撑开融合器，位置良好，依次置入对侧融合器，冲洗刀口，术中患者活动腰部及双下肢，症状较前明显好转。询问患者症状有缓解后，退出椎间盘镜系统，缝合切口。术中出血约 40 mL。

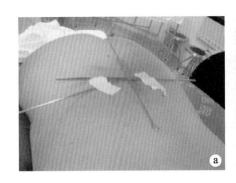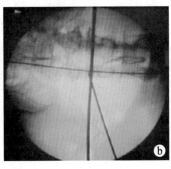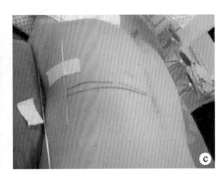

a. 克氏针体表定位；b. 透视定位穿刺间隙；c. 体表标记穿刺线

图 12 –16　2008-09-01 术中定位透视

【术后治疗及随访】

术后给予继续静脉滴注抗生素治疗，观察病情变化，积极进行神经肌肉功能锻炼。术后 3 年、10 年随访腰椎活动良好（图 12 –17 ~ 图 12 –24）。

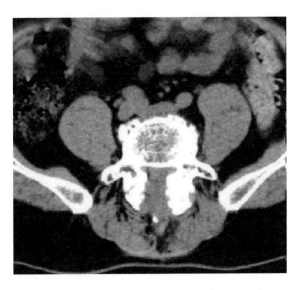

图 12 –17　术后复查腰椎 CT（2008-09-10）显示 L$_{4-5}$水平压迫解除

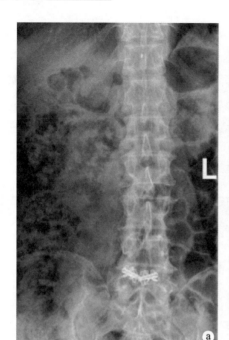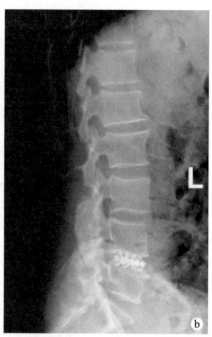

a. 正位；b. 侧位

图 12 – 18 B-Twin 融合术后复查（2008-09）

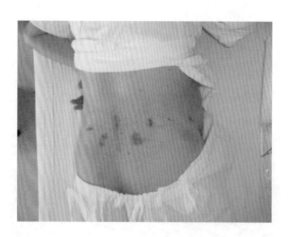

图 12 – 19 B-Twin 融合术后伤口外观

【讨论与思考】

经皮脊柱内镜在微创治疗退行性腰椎疾病中的适应证逐渐扩大，而 B-Twin 可膨胀椎间融合器可以实现微创治疗下的脊柱稳定和融合。故联合这两项技术的绝对适应证应包括椎间盘疾病和脊柱不稳定两个方面。对于伴随或术后可能出现脊柱不稳的椎间盘突出症，B-Twin 可膨胀椎间融合器为其提供了一种解决方法，将两项技术联合可以在内镜的孔道中实现脊柱融合手术，极大地减少了患者创伤，实现了脊柱融合的无血化，是真正的脊柱微创融合术。对于腰骶椎的稳定手术，融合是研究者们追求的金标准；但当融合不佳时，若脊柱相对稳定，动态检查脊柱稳定性好，使患者充分达到无痛生存也是优良的结果。

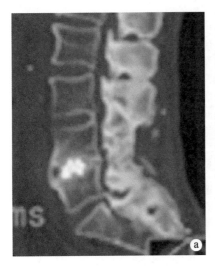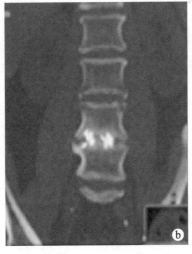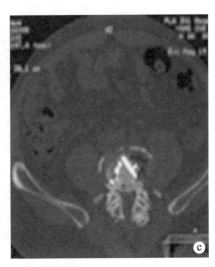

a. 矢状位；b. 冠状位；c. 轴位

图 12 –20　B-Twin 融合术后 3 年复查 CT（2011-05）显示局部骨性融合，终板骨小梁增长连续，
融合器无移位，终板无囊性变及假关节形成

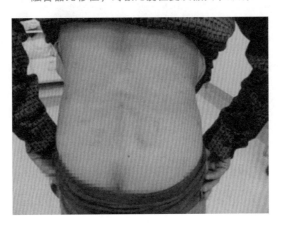

图 12 –21　B-Twin 融合术后 3 年随访局部手术瘢痕（2011-05）

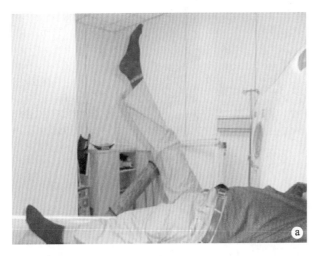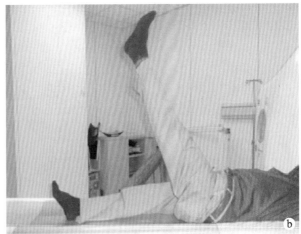

a. 右腿抬高；b. 左腿抬高

图 12 –22　B-Twin 融合术后 3 年随访双侧直腿抬高试验阴性（2011-05）

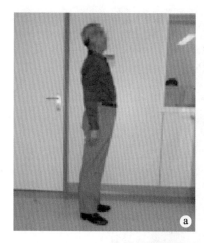
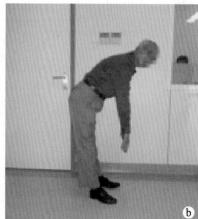
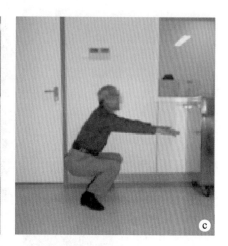
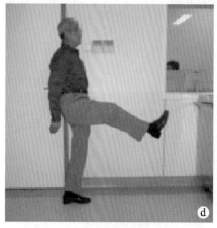
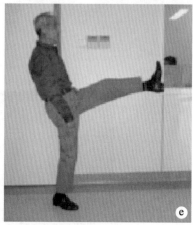

a. 站立位；b. 弯腰活动；c. 下蹲；d. 右下肢踢腿；e. 左下肢踢腿

图 12 −23　B-Twin 融合术后 3 年随访运动情况（2011-05）

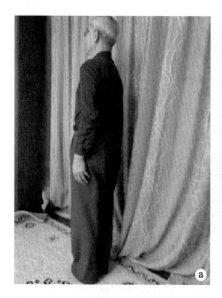
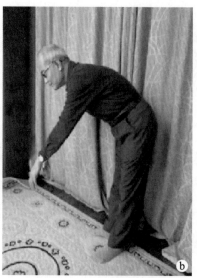
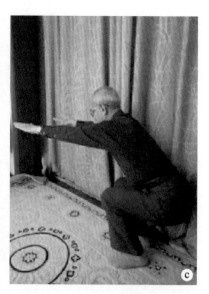

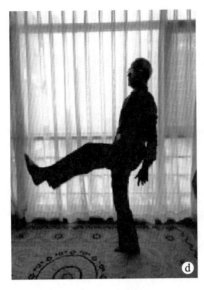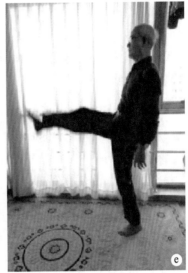

a. 站立位情况；b. 弯腰活动；c. 下蹲外相；d. 左下肢踢腿；e. 右下肢踢腿

图 12-24　B-Twin 融合术后 10 年随访运动情况（2018-05）

虽然该例患者长期随访取得了良好的临床效果，但是该技术也有不足，主要表现在 B-Twin 可膨胀椎间融合器的设计缺陷和手术设计缺陷两个方面：① B-Twin 可膨胀椎间融合器设计为多足膨胀式结构，与传统融合器的面接触不同，其膨胀后与终板是多足点接触，这使得接触点应力较大，容易疝入椎体内；植骨围绕在 B-Twin 可膨胀椎间融合器周围，但融合器无中空植骨槽，无法保证植骨稳定地与终板接触，影响融合率。②此微创手术的设计中没有后路强力的固定，应力过度集中于 B-Twin 可膨胀椎间融合器与终板的点接触面，一旦融合器出现沉陷，稳定性即大大降低，腰椎微动造成植骨与终板接触面不足，影响融合率。

（术者：张西峰）

（整理：张　鹏　姜红振）

病例88　脊柱内镜下椎间融合术治疗峡部裂腰椎滑脱

【病例简介】

基本信息　患者女性，75 岁。

主诉　腰痛伴双下肢疼痛 3 年，加重伴间歇性跛行 6 个月。

现病史　3 年前无明显诱因出现腰骶部疼痛，伴双下肢疼痛，疼痛范围为腰骶部、臀部外上侧，大腿及小腿后侧。此后患者病情反复。半年前加重，患者连续行走 100 m 左右感腰骶部及双下肢疼痛加重，不能继续行走，不能久站及久坐，无踩棉花感等症状。VAS 评分 6 分。

既往史　高血压、糖尿病等病史 5 年余，口服二甲双胍、苯磺酸氨氯地平等药物，控制良好。否认其他慢性病史及外伤、手术史。

查体　跛行入病房，主动体位，触诊 L_4 棘突较 L_5 棘突前移，双侧髂后上棘及臀部外上侧压痛明显。双下肢直腿抬高试验阴性（约70°），加强试验阴性，双下肢皮肤感觉正常，双侧背伸及跖屈肌肌力5级。双侧膝腱反射、跟腱反射阳性，双侧巴宾斯基征阴性。

辅助检查　腰椎 X 线片显示 L_5 椎体滑脱，L_5-S_1 节段失稳（图 12 – 25）。CT 及 MRI 显示 L_5 峡部裂，硬膜囊后移，神经根受牵拉（图 12 – 26）。

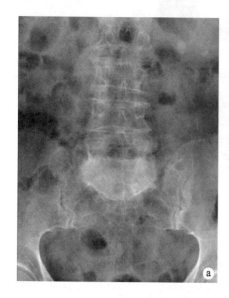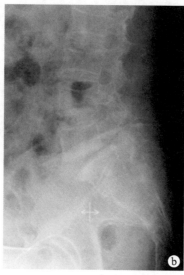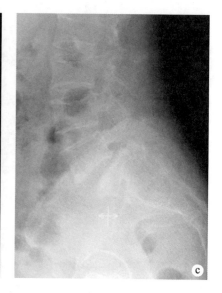

a. 正位；b. 侧位；c. 伸位

图 12 –25　腰椎 X 线片显示 L_5 椎体滑脱，L_5-S_1 节段失稳

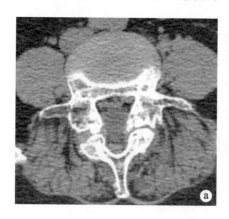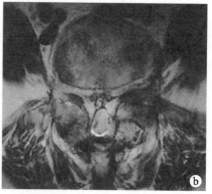

a. CT 轴位；b. MRI 轴位

图 12 –26　CT 及 MRI 显示 L_5 峡部裂，硬膜囊后移，神经根受牵拉

【手术指征】

患者临床症状较重，日常不能行走超过100 m，VAS 评分6分，临床症状呈加重趋势，无法正常生活、工作，且患者坚决拒绝开放手术治疗。动力位 X 线检查明显不稳，CT 见明确 L_5 峡部裂。

【术前计划与手术过程】

拟行后路脊柱内镜下 L_5-S_1 全椎管减压、椎间盘髓核摘除、椎间植骨融合、经皮椎弓根钉棒系统植入内固定术。

患者取俯卧位，采用椎板间入路，切口旁开 1.5～2.0 cm，首先进行全内镜下椎板开窗，完成切口侧椎管减压后，再由棘突间隙进入对侧椎管进行减压，完成单侧入路双侧减压。全椎管减压完成后，再由切口侧神经根外进行椎间隙处理，内镜直视下完成椎间隙处理，刮除软骨终板及椎间隙植骨、切口侧单枚融合器植入。最后完成经皮椎弓根钉植入。

【术后治疗及并发症】

常规术后康复，恢复良好，无并发症发生。术后 1 年复查腰椎 X 线片及 CT 显示椎间融合（图 12 - 27）。

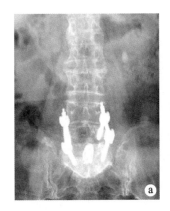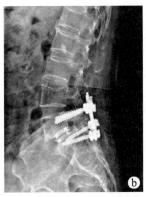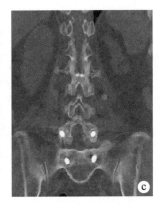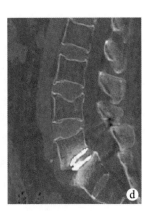

a. X 线片正位；b. X 线片侧位；c. CT 冠状位；d. CT 矢状位

图 12 - 27　术后 1 年复查腰椎 X 线片及 CT 显示椎间融合

【讨论与思考】

腰椎融合术作为一种改变原有脊柱生理结构的术式，在手术适应证的把握上应慎之又慎，在临床实践应用中应遵循"非必要不融合"的原则。该患者明确 L$_5$ 双侧峡部裂伴椎间失稳并滑脱，且症状呈加重趋势，故可行腰椎融合术。微创手术的理念为用最小的创伤解决最主要的问题，小的切口可以获得最小的组织损伤和更快的愈合。内镜下腰椎融合术，可有效避免腰椎后方肌肉剥离操作，防止椎旁肌去神经化、去血管化的发生，符合外科微创化的发展方向。

脊柱微创手术的基本原则是彻底减压神经组织，有效保护稳定结构，减少椎旁软组织的损伤。而单纯的手术减压不能改善腰椎不稳，对于原有腰椎失稳的病例，需要附加融合固定术。内镜下融合术的优势在于副损伤小、直达靶点，借助水介质与内镜的放大作用可以清晰地显示突出的椎间盘、肥厚的黄韧带及增生骨质等致压结构。同时，内镜可插入椎间隙内，直视观察处理软骨终板。镜下减压、植入融合器配合经皮椎弓根钉使用，能够取长补短，相得益彰，不仅可以充分实现神经减压，而且可以有效保护椎旁软组织，缩短患者的恢复时间，还能有效减少患者的远期并发症。

另外，内镜下融合术的操作过程投射至显示器，学习观摩者可以清晰直观地看到手术操作过程，内镜下融合术更易于学习掌握，便于推广普及。不足之处主要为手术时间较长、初学者难以完成长节段融合固定。随着科技进步、器械改良、技术革新，内镜下融合术将更加完善，成为治疗脊柱疾病的主流术式之一。

（术者：丁　宇）

（整理：卢正操）

第十三章
微创椎间融合固定

病例 89　退行性脊柱侧弯的微创治疗及其并发症的处理

【病例简介】

基本信息　患者男性，76 岁。

主诉　腰痛伴双下肢疼痛 5 个月，加重 2 个月。

现病史　患者于 5 个月前无明显诱因出现腰痛伴双下肢疼痛，可行走 500 m 左右，休息后缓解、行走后加重，此后上述症状反复出现。近 2 个月上述症状加重，行走约 50 m 后即出现双下肢疼痛。2015 年 4 月于当地医院行腰椎 MRI 显示腰椎退行性侧弯。现为进一步治疗来我院，门诊以"脊柱退行性侧弯"收入我科。

查体　行走缓慢，跛行步态，腰椎侧弯畸形，腰部生理弯曲变直；腰骶部棘突及椎旁压痛明显、叩痛明显，不向双侧下肢放射，双下肢感觉正常；腰椎活动度降低，双下肢主动活动自如，肌张力未见明显异常；左侧踇背伸肌肌力 4 级，双侧下肢胫骨前肌、伸趾肌肌力 4 级，膝腱反射、跟腱反射轻度减退，双侧直腿抬高及加强试验阴性。

辅助检查　脊柱正侧位 X 线片显示腰椎侧弯（图 13-1）。腰椎 CT 显示腰椎侧弯明显，局部有骨赘形成，L_{4-5}、L_5-S_1 椎间隙明显变窄（图 13-2）。腰椎 MRI 显示 L_{4-5}、L_5-S_1 平面椎管狭窄，局部神经根、硬膜囊受压明显（图 13-3）。

【手术过程】

第一次手术在全身麻醉下行侧方入路 L_{1-2}、L_{2-3}、L_{3-4}、L_{4-5} 髓核切除、融合器植入及后路经皮椎弓根螺钉内固定术，术后患者腰骶部疼痛好转。

术后第 2 天，患者下床后感觉左下肢疼痛加重并伴有放射痛，伴左侧小腿足背外侧及踇趾麻木感，且疼痛逐渐加剧，床上翻身及轻微活动就感觉疼痛剧烈。疼痛放射到足背内侧，合并麻木，左侧直腿抬高试验阳性（40°）。予以脱水、营养神经等对症治疗无效。考虑 L_5 神经根受累（图 13-4）。

术后复查 CT 与术前 CT 比较显示左侧 L_5 上关节突与 L_4 下关节突组成的关节突关节间隙增大（本来左侧为凹侧关节突关节间隙狭窄），L_5 上关节突更加内聚，神经根管更加狭窄，考虑矫形术后神经根移动（图 13-5）。遂再次在全身麻醉下手术，调整 L_5 左侧椎弓根螺钉位置。术后症状无缓解。

第三次手术在局部麻醉下行神经根阻滞术。神经根封闭后患者左下肢疼痛明显减轻，该结果支持 L_5 神经根压迫引起症状的判断。按照术前制订方案行内镜下椎间孔及神经根管减压（图 13-6 ~ 图 13-9）。

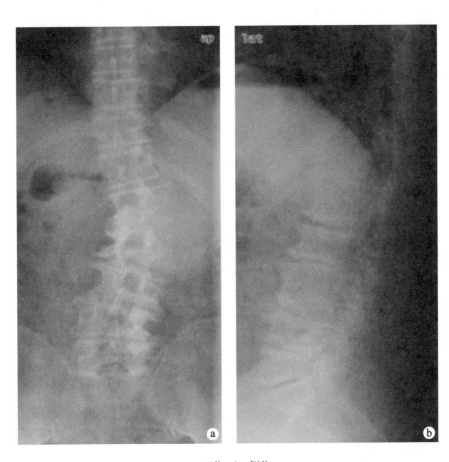

a. 正位；b. 侧位

图 13 - 1　X 线片显示腰椎侧弯

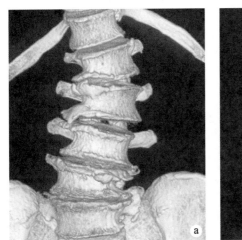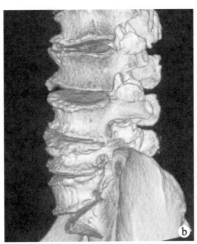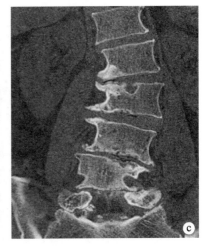

a、b. 三维 CT；c. 冠状位

图 13 - 2　CT 显示腰椎侧弯明显，局部有骨赘形成，L_{4-5} 及 L_5-S_1 椎间隙明显变窄

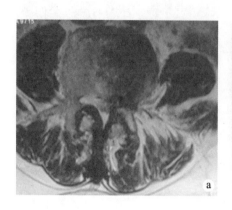
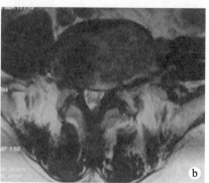

a. L₄₋₅轴位；b. L₅-S₁轴位

图 13 - 3　腰椎 MRI 显示 L₄₋₅、L₅-S₁ 平面椎管狭窄，
局部神经根、硬膜囊受压明显

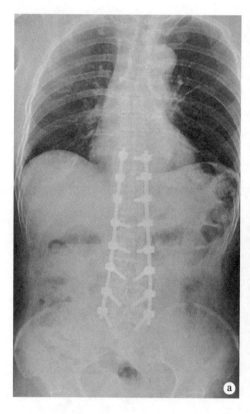
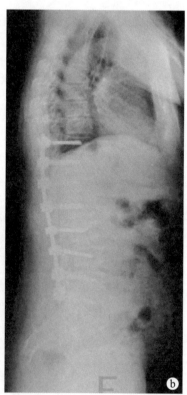

a. 正位；b. 侧位

图 13 - 4　第一次术后复查脊柱正侧位 X 线片显示侧弯矫正良好

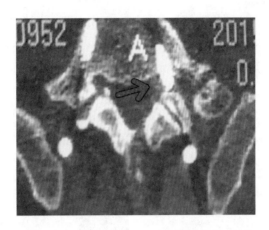

图 13-5　第一次术后复查 CT 显示左侧 L_5 椎弓根钉对神经根有压迫（箭头所示）

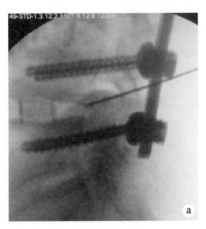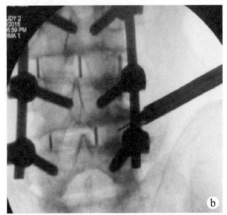

a. 侧位；b. 正位

图 13-6　术中置管情况

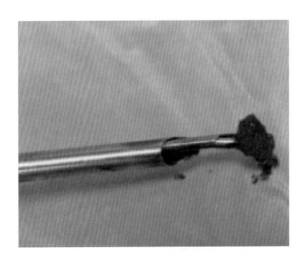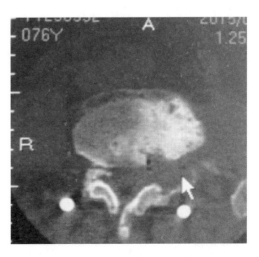

图 13-7　内镜下翻修手术取出压迫神经的骨赘　　图 13-8　术后复查 CT 显示压迫物消失

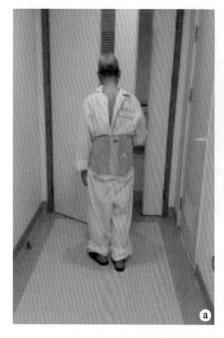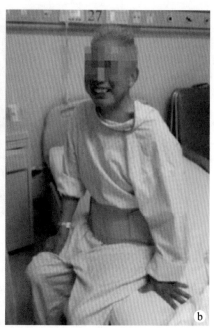

a. 站立位；b. 坐位

图 13－9　术后患者外相

【术后治疗】

内镜下神经根探查松解术后症状消失，2 天后出院。6 个月后随访，患者恢复良好。

【讨论与思考】

退行性腰椎侧弯是成人退行性脊柱侧弯的一种类型，椎间盘退行性变是其主要病理生理学基础和发病原因。当发生椎间盘塌陷和双侧关节突关节不对称时，椎间盘和关节突关节因失去维持脊柱生理形态的能力而出现节段性失稳。随着老龄化社会的到来，退行性腰椎侧弯的发生率和手术需求也逐渐增加。传统手术方式需广泛剥离椎旁肌，可能引起椎旁肌缺血、失神经支配，进而导致肌萎缩和瘢痕化。部分患者术后可出现腰背部轴性疼痛、症状复发甚至加重。目前，微创融合联合经皮椎弓根螺钉内固定长节段手术具有手术创伤小、术中出血量少、术后恢复迅速、疗效确切等优点，是微创脊柱外科的有效手术方法。该例患者即采取该种微创策略。但是术后患者出现 L_5 神经根支配区域疼痛的症状，反复寻找原因，最后通过局部麻醉脊柱内镜辅助下将致压骨赘取出，患者疼痛症状消失。对于微创术后并发症的处理，脊柱内镜是个不错的选择，它可避免二次手术广泛剥离肌肉组织及脑脊液漏等风险。

（术者：张西峰）

（整理：张　鹏　姜红振）

病例90　腰椎不稳的微创融合治疗

【病例简介】

基本信息　患者女性，52 岁。

主诉 腰痛伴双下肢疼痛急性发作 2 天。

现病史 患者于 2 天前锻炼时不慎扭伤腰部，当即出现腰部及双下肢剧烈疼痛，无法站立及行走，平躺后症状缓解有限，现患者为求进一步检查及治疗来我院就诊，急诊以"腰椎间盘突出急性发作、腰腿疼痛待查"收入院。

查体 平车入院，脊柱正常生理弯曲，脊柱表面皮肤无红肿、淤紫。脊柱腰骶部棘突间压痛及叩击痛明显。双侧腹股沟区、双下肢剧烈疼痛，双侧膝腱反射、跟腱反射减弱，双侧巴宾斯基征阴性。双侧髂骨摩擦试验阳性。双小腿内外侧皮肤感觉略减退。双下肢直腿抬高试验阳性，双下肢肌力、肌张力未见明显减退，拾物试验阳性。

辅助检查 腰椎正侧、过伸过屈位 X 线片显示腰椎退行性变，L_{4-5} 椎间隙变窄。腰椎 MRI 显示 L_{4-5} 椎间盘膨出，椎体终板炎（图 13 – 10、图 13 – 11）。

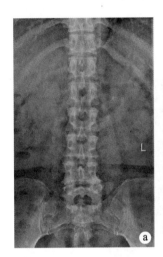 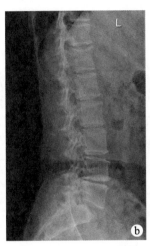 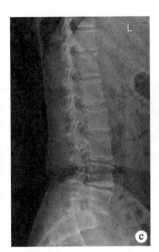 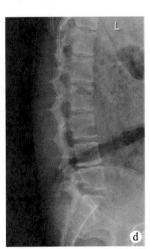

a. 正位；b. 侧位；c. 过伸位；d. 过屈位

图 13 – 10　腰椎正侧、过伸过屈位 X 线片显示腰椎退行性改变，L_{4-5} 椎间隙变窄

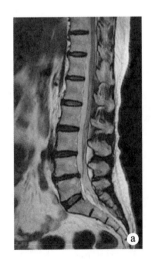 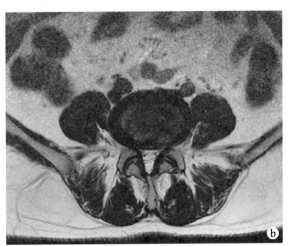

a. 矢状位；b. 轴位

图 13 – 11　腰椎 MRI 显示 L_{4-5} 椎间盘膨出；腰椎退行性变，L_{4-5} 椎体终板炎

【手术指征】

患者疼痛定位于 L_{4-5} 间隙，影像学资料显示 L_{4-5} 椎间隙退变明显，间隙变窄，终板炎性改变，但患者椎间盘突出不明显。为了明确责任间隙，先行腰椎封闭，封闭位置为腰椎 L_{4-5} 椎间孔及周围椎管内区域。封闭术后患者腰痛及双下肢症状在平躺时明显改善，疼痛减轻，但不能耐受下床活动，在翻身、站立及行走时腰痛及双下肢疼痛明显。考虑 L_{4-5} 椎体不稳所致。手术不仅需要解决神经压迫症状，还应处理腰椎不稳。

【术前计划】

L_{4-5} 椎体间 Cage 植入、后路经皮椎弓根钉内固定术。在切开皮肤达到椎间隙层面后，摘除椎间盘，处理终板后，植入 Cage，同时行右侧单侧椎弓根螺钉固定。

【术后处理及并发症】

术后患者腰痛及双下肢症状明显改善，疼痛减轻。常规给予患者消肿、止痛及营养神经药物治疗，3 天后可以在他人辅助下下床。远期随访情况良好（图 13 - 12 ~ 图 13 - 15）。

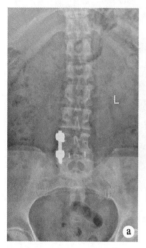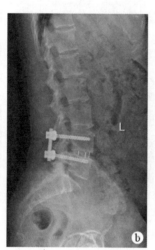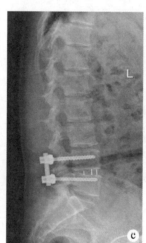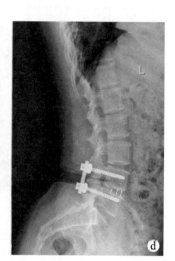

a. 正位；b. 侧位；c. 过屈位；d. 过伸位

图 13 - 12　术后腰椎 X 线片显示内固定在位、固定良好

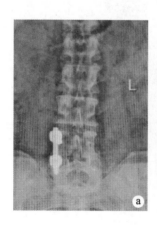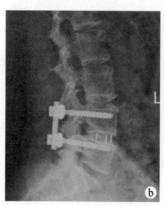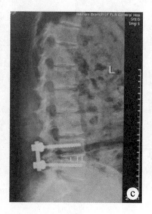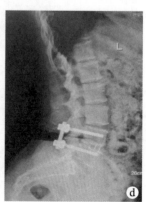

a. 正位；b. 侧位；c. 过屈位；d. 过伸位

图 13 - 13　患者 4 年后随访复查 X 线显示内植物位置良好，未见椎间隙明显塌陷

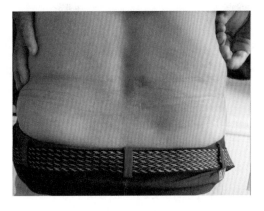

图 13 – 14　患者伤口外观，后方可见 2 个椎弓根钉切口，侧方切口不明显

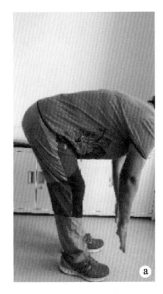 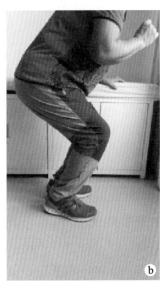 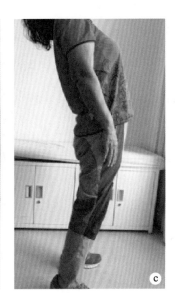

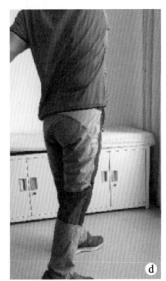 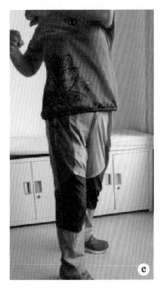

a. 弯腰；b. 下蹲；c. 后伸；d. 左旋转身；e. 右旋转身

图 13 – 15　术后患者动态活动时无明显限制及不适症状

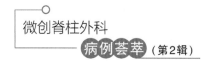
【讨论与思考】

当患者入院影像学资料不能完全与查体情况切合时，创伤性的治疗都需要慎之又慎。责任间隙的寻找非常关键。本患者入院影像学资料不能反映患者自述的严重症状，因此，给予患者封闭测试病变位置，体现了微创治疗中"以小博大"的精神。

当结合封闭治疗明确责任间隙后，采用经皮微创手术技术不但可以获得与传统开放手术同样的手术效果，而且可以大大减少术后创伤。符合微创适应证者可通过最小的创伤获得最大的治疗效果。从该例患者的成功治疗可以看出，微创手术方式可以达到传统手术方式的治疗效果，极大减轻术中及术后创伤对患者本人的打击，为患者及早下床活动创造积极条件。

（术者：张西峰）

（整理：朱　博　姜红振）

病例91　经皮内镜下斜形腰椎椎间融合术并发肠瘘及处理

【病例简介】

基本信息　患者女性，54 岁。

主诉　腰痛 3 年，加重伴左下肢酸痛 1 年。

现病史　患者 3 年前无明显诱因出现腰部疼痛，劳累后加重，休息时缓解。1 年前患者自觉腰痛加重，左下肢酸痛，行走后加重，行走约 100 m 后腰痛伴左下肢酸痛，需蹲下休息后缓解，以左小腿前外侧疼痛为重，曾自服止痛药物治疗，效果欠佳。为求进一步诊治来诊我院，查腰椎正侧位 X 线片及 MRI 后门诊以"腰椎滑脱症"收入我科。

查体　步态基本正常，腰椎生理曲度加深，四肢肌肉未见明显萎缩，双下肢无水肿。L_{4-5} 棘突间可触及台阶感，L_{3-5} 棘突左侧压痛阳性，叩痛明显，无明显下肢放射，双下肢皮肤浅感觉未见明显异常，双侧足背动脉搏动未见明显异常。腰椎活动度降低。双下肢主动活动自如，双上肢主动活动、被动活动自如，双下肢肌张力未见明显异常。左侧股神经牵拉试验阳性，左蹬背伸肌肌力 4 级。双侧膝腱反射正常，跟腱反射未引出。双侧巴宾斯基征阴性。

既往史　高血压病史 14 年，自服厄贝沙坦、氨氯地平控制血压。

辅助检查　腰椎 X 线片显示 L_4 椎体前滑脱，腰椎退行性变（图 13 - 16）；腰椎 MRI 显示 L_{4-5} 节段椎管狭窄（图 13 - 17）。

术前诊断　L_4 椎体前滑脱；L_{4-5} 节段椎管狭窄；腰椎退行性变。

【手术指征】

患者"腰椎滑脱、腰椎管狭窄"诊断明确，保守治疗无效，症状明显，腰背部疼痛，行走后出现下肢疼痛，影响正常生活，有明确的手术指征。目前患者全身情况良好，各项检查未见手术绝对禁忌证。因患者年龄较大，体质较弱，为减少手术创伤，手术方式采取经皮内镜下斜形腰椎椎间融合术（OLIF）。

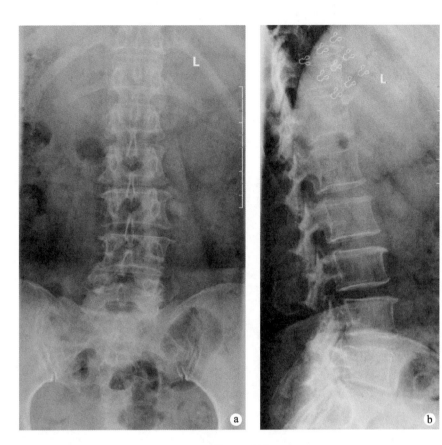

a. 正位；b. 侧位

图 13 – 16　X 线片显示 L_4 椎体前滑脱，腰椎退行性变

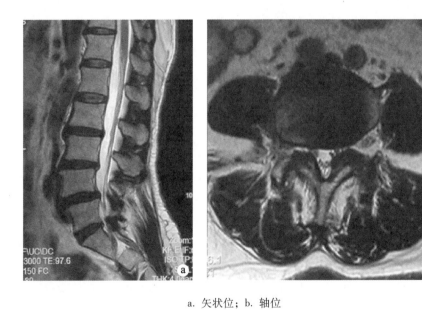

a. 矢状位；b. 轴位

图 13 – 17　腰椎 MRI 显示 L_{4-5} 节段椎管狭窄，硬膜囊局部受压，硬膜外脂肪组织明显增厚

【手术过程】

取右侧卧位，C型臂X线机透视引导下定位$L_{4、5}$椎体间隙。左腹部外侧取一长约4 cm纵向切口，逐层切开至筋膜层，应用大血管钳钝性分离腹部各层肌肉至腹膜外脂肪，手指钝性分离至椎体侧方，应用定位针定位$L_{4、5}$椎体间隙。切开$L_{4、5}$椎间盘纤维环，彻底清除$L_{4、5}$椎间盘和上下软骨终板；于Cage间植入骨修复材料，植入10号Cage，透视见Cage位置良好。侧方置入合适长度侧方钛板一块，螺钉2枚，再次透视见钉板及Cage位置良好（图13-18）。

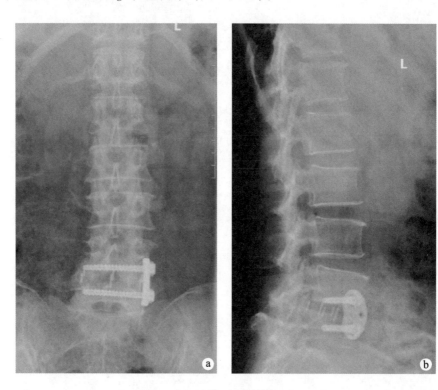

a. 正位；b. 侧位

图13-18 术后复查X线片显示内植物位置良好

【术后治疗及并发症】

术后一般处理 ①予以抗生素抗感染治疗；②补液，促进骨质愈合，对症支持治疗；③营养神经，促进神经恢复；④胃黏膜保护剂治疗，防止胃黏膜受损；⑤甘露醇脱水治疗，减少神经根水肿；⑥密切观察患者病情变化。

术后病情变化 术后第2天时，患者自诉腹部疼痛明显，查体示腹部有明显压痛，腹胀明显，使用开塞露后患者自行排出大便，感腹部疼痛减轻，切口疼痛亦减轻。急诊床旁超声检查示肝脏大小形态如常，实质回声均匀，门静脉主干不宽，肝内外胆管不扩张，肝内未见明确占位病变；胆囊、胰腺、脾脏未见明显异常。考虑当前症状为腹膜后刺激导致，继续予以抗感染对症治疗，定时换药，密切观察切口愈合情况，并指导患者行双下肢功能锻炼。

术后第4天时，患者自诉腰部术区疼痛，腹胀及腹部胀痛，有排气。查体示一般状态好，体温不高，术区散在压痛，左侧腹部压痛明显，有反跳痛。行床旁超声检查提示双肾、膀胱未见明显异常。

普外科会诊建议：①密切观察病情变化；②对症支持治疗；③目前暂无普外科特殊处理；④复查腹部X线片及CT，腹部CT提示腰大肌周围见气体影，考虑不除外肠管损伤。行碘剂灌肠造影，显示有肠瘘存在（图13–19）。

　　根据患者病史、症状、体征和影像学检查认为，目前"腰椎术后结肠瘘"诊断明确，患者经保守治疗无效，症状明显，腹膜炎症状明显，有明确的手术指征。请普外科会诊，急诊行剖腹探查，该患者因发现肠瘘时间较晚，不适合行修补手术，宜行结肠造瘘术。待病情允许后行二期肠吻合术（图13–20、图13–21）。术后2年复查X线片及MRI显示内植物位置良好，L_{4-5}椎间隙融合较好，神经根及硬膜囊无受压（图13–22、图13–23）。

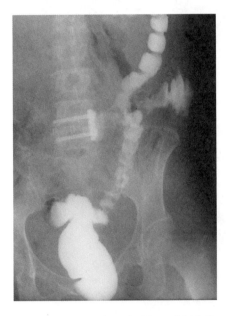

图13–19　碘剂灌肠造影显示碘剂外渗

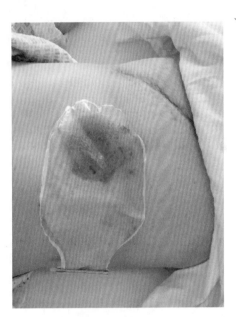

图13–20　结肠造瘘术后外相

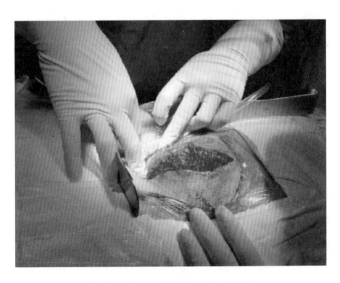

图13–21　二期肠吻合手术外相

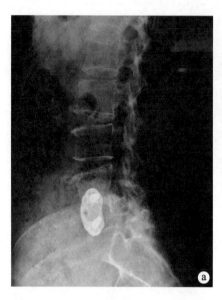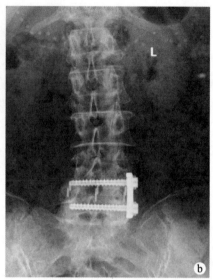

a. 正位；b. 侧位

图 13-22　术后 2 年复查 X 线片显示内植物位置良好，侧弯稍有进展

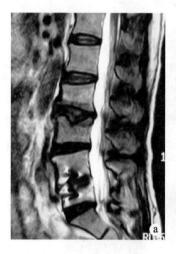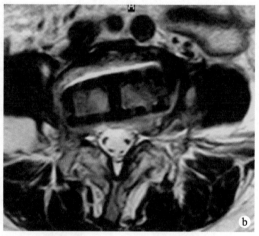

a. 矢状位；b. 轴位

图 13-23　术后 2 年复查 MRI 显示 L$_{4-5}$ 椎间隙融合较好，神经根及硬膜囊无受压

【讨论与思考】

　　该患者术后第 2 天出现腹痛腹胀，但有排气排便，大便颜色基本正常。腹部超声检查未见异常，所以考虑是术后腹膜后刺激所致。术后第 4 天，腹痛症状仍持续，无明显加重，腹膜刺激征不明显，肠鸣音正常。请普外科会诊，建议严密观察，复查腹部 CT 提示腰大肌内气体影，不除外肠管损伤可能。行碘剂造影后确诊肠瘘存在。行剖腹探查手术，术中见两个漏口各 1.0 cm，不是放置融合器所致。因为融合器和扩张器的大小远超过漏口的大小，如果是融合器放置过程所致，肠瘘一定大于看见的漏口直径。根据术中定位穿刺情况，考虑该并发症主要由穿刺时扎伤肠管导致肠瘘所致。可能由于急于

穿刺定位完成手术，并未将腹膜外脂肪剥离清楚，致使定位针过于偏向腹侧，贯穿肠管。降结肠属于半腹膜后组织，导致腹膜刺激症状不重，大部分漏出物位于腹膜后，CT 检查看不到膈肌下游离气体。两个漏口均位于腹膜后，腹腔炎症并不重，是导致肠瘘发现较迟的原因。

该例患者术前谈话已告知各种并发症，并重点提及腹腔脏器损伤可能。患者及家属对手术风险充分了解并同意手术。我们需要总结经验教训。OLIF 手术出现肠瘘病例极少，患者术后在出现腹部疼痛时，不可排除肠瘘可能，腹部 CT 发现膈肌下游离气体可以协助诊断，肠造影为确诊的金标准。国外有肠瘘导致患者死亡的报告，发现肠瘘这一罕见并发症后及时处理可以避免危险情况的发生。

目前来说，脊柱微创手术是脊柱外科发展的趋势，微创手术创伤小，能解决脊柱病例中很多需要开放手术的患者的要求，手术风险也是客观存在的。脊柱侧路手术常见的并发症包括腰丛神经损伤及腹腔脏器损伤。该患者是一例非常罕见的肠管损伤的病例。这就提醒我们术者，要时刻注意，术中更加仔细操作，进一步提高手术安全性，尽量避免相关并发症。

经过数十年的 XLIF、OLIF 历练，个人认为侧方入路椎间融合与长节段经皮固定是治疗退行性侧弯的优选方法。

（术者：张西峰）

（整理：李凝道 姜红振）

病例92 CT 导航 XLIF 侧方融合经皮固定治疗退行性腰椎侧弯

【病例简介】

基本信息 患者女性，68 岁。

主诉 腰背部及双下肢酸痛 10 年，行走困难 2 个月。

现病史 患者 10 年前无明显诱因出现腰背部及右下肢酸痛感，休息时缓解，劳累后加重，症状反复发作，在当地考虑腰椎管狭窄，行按摩、理疗后稍缓解。近 2 个月来腰背部酸痛加重，伴右下肢麻胀感，行走约 10 m，双下肢酸痛、麻木加重，放射至小腿后外侧，右侧较重，腰椎后仰时加重明显，需休息片刻才可继续行走，口服药物治疗无缓解。门诊以"退行性脊柱侧弯，多节段椎管狭窄"收入我科，患者骨质疏松严重。

查体 缓慢跛行步态，半自动体位，脊柱明显侧弯畸形，弯腰时成剃刀背样畸形，右腰部高于左腰部，左侧肩高。多处腰椎棘突及其周围压痛明显、叩痛明显，疼痛向右侧下肢放射，右足外侧皮肤感觉减退，双侧足背动脉搏动未见明显异常。腰椎主动活动受限。右侧下肢主动活动自如。双侧下肢被动活动自如。双侧上肢被动活动自如。右侧下肢肌力减退。右侧髂腰肌、股四头肌、股二头肌肌力 4 级，右侧下肢膝腱反射、跟腱反射轻度减退，右侧直腿抬高试验可疑阳性，加强试验阳性。

辅助检查 X 线片显示脊柱侧弯（图 13-24）。

【手术指征】

结合该患者症状、体征及 X 线片可明确诊断为退行性脊柱侧弯，腰椎管狭窄症，有明确手术指征。

【术前计划与手术过程】

拟行 CT 引导下腰椎直接侧方融合和经皮脊柱椎弓根螺钉内固定术。

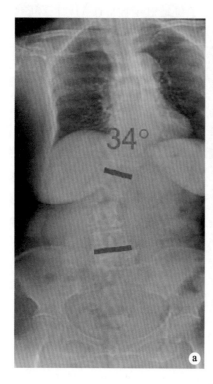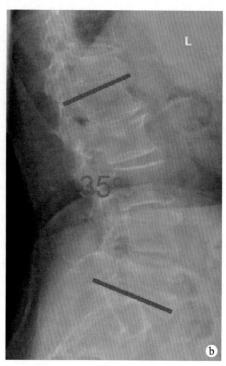

a. 正位；b. 侧位

图 13 - 24　X 线片显示脊柱侧弯，红线延长线夹角为测量角度

步骤一　采取右侧卧位全身麻醉，CT 引导下腰椎直接侧方融合术。①目的：凹侧入路 3 个间隙的融合；②过程：开刀 2 小时左右，融合了 3 个间隙，出血 50 mL；③体会：导航下手术速度快，一次扫描完成整个术式。

具体过程　取左髂嵴为中心点，皮肤纵行切口 1.5 cm，插入导航标定点，而后使用 CT 导航引导，取 L_{3-5} 棘突间中心纵向皮肤切口，长约 6 cm，切开皮肤、皮下组织、深筋膜，逐层钝性分离肌肉，直至 L_{3-4} 椎间盘左前外侧缘，随后植入工作通道，使用蛇型臂固定工作通道，切开 L_{3-4} 椎间盘纤维环，用不同型号的铰刀、刮匙和髓核钳等器械彻底清除 L_{3-4} 椎间盘和上下软骨终板，试模测试后选择 11 号 Cage，冲洗椎间隙后，植入 11 号 Cage。同法于 L_{2-3}、L_{4-5} 椎间隙各植入 9 号 Cage 和 11 号 Cage，CT 扫描下见 Cage 位置良好，彻底止血，大量生理盐水冲洗切口。逐层缝合切口（图 13 - 25、图 13 - 26）。

步骤二　调整为俯卧位，骨水泥椎体成形术、经皮脊柱椎弓根螺钉内固定术。①目的：经皮置入 T_{10}-L_5 椎弓根螺钉。②过程：第一次扫描导航置入 10 个导丝，预备导丝不够。导航发生了漂移，CT 扫描发现 10 个导丝 6 个位置需要调整。调整是在 C 型臂 X 线机下完成的。③第二次扫描导航变换固定针的位置到先前的长尾椎弓根钉上。导航引导置入 9 个导丝，4 个位置不好。再次使用 C 型臂 X 线机引导完成手术。④出血 500 mL，手术时间 8 小时。

具体过程　在 CT 导航引导下依次确定 T_{10}-L_5 椎弓根螺钉进钉点，随后于进钉点植入椎弓根钉导丝，攻丝后植入椎弓根螺钉，CT 透视后见定位准确，椎弓根螺钉位置良好；剪裁和预弯合适长度及弧度进行固定（图 13 - 27 ~ 图 13 - 29）。

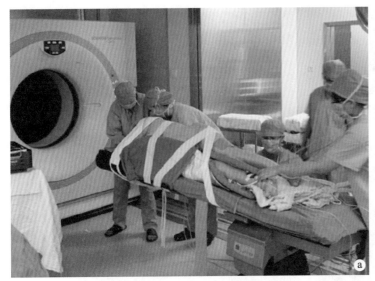
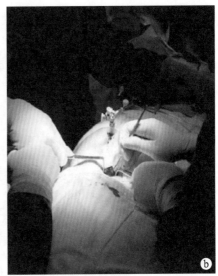

a. 固定患者体位；b. 导航下操作

图 13-25　手术准备过程

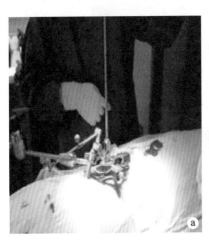
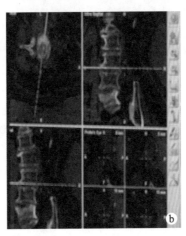
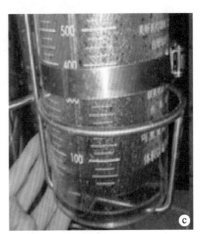

a. 处理间隙时外相；b. 导航影像；c. 术中出血

图 13-26　处理椎间隙过程，术中出血约 50 mL

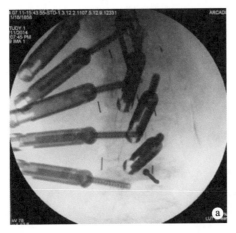
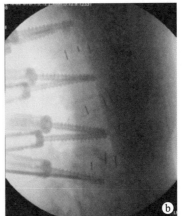

a. 正位；b. 侧位

图 13-27　经皮椎弓根钉植入

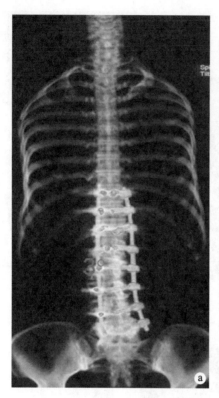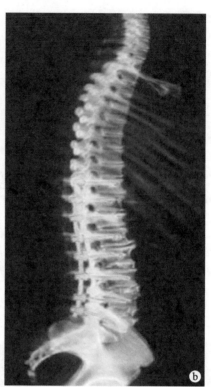

a. 正位；b. 侧位

图 13 – 28　术后复查三维 CT 显示仍有 3°侧弯

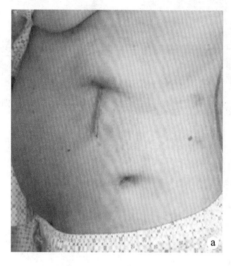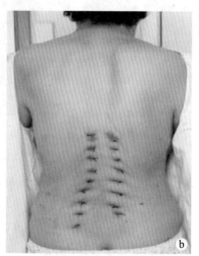

a. 侧方手术伤口；b. 背部经皮置钉术后伤口

图 13 – 29　术后伤口情况

【术后治疗】

患者术后双下肢疼痛麻木症状减轻，双下肢感觉运动正常。复查 X 线片显示腰椎内置物位置妥当，无其他并发症出现。术后继续给予口服抗生素及营养神经药物治疗，必要时行对症止痛等相关治疗。

【讨论与思考】

退行性脊柱侧弯的外科治疗策略，传统采取开放内固定矫形融合手术，这些治疗方法在解除患者病痛的同时都不同程度地损伤了机体的组织和器官。导航引导下的内固定融合手术明显减少了对肌肉、韧带等的创伤，减少了出血，加快了术后康复。经皮椎弓根钉技术可避免骶棘肌剥离，有效减轻或避免脊神经后支的损伤，保护多裂肌功能。DLIF 技术自侧方微小切口进入，通道下能够获得目标椎间隙的充分松解及植骨融合，而加大的椎间融合器可更有力地提供椎间隙冠状面的平衡及稳定支撑，有效消除侧弯的回弹应力，增加椎间隙高度，增大椎管容积及椎间孔面积。

（术者：张西峰）

（整理：徐建彪　姜红振）

病例93　XLIF 侧方融合经皮固定治疗退行性腰椎侧弯

【病例简介】

基本信息　患者女性，58 岁。

主诉　腰背部疼痛 25 年，症状加重 10 余年。

现病史　患者 25 年前无明显诱因出现腰背部疼痛，保守治疗后缓解，腰部疼痛仍然存在。10 年前腰背部疼痛症状加重，当地医院 MRI 检查显示腰椎间盘突出，建议行手术治疗，患者因个人原因未接受手术治疗，回家给予保守治疗。7 个月前出现左下肢足底麻木症状，现行走距离不能超过 500 m，腰部疼痛及下肢麻木活动后明显，休息后症状减轻。为行手术治疗来我院就诊，门诊以"退行性脊柱侧弯"收入我科。

查体　步行入院，脊柱侧弯，腰椎凸向左侧，脊柱表面皮肤无红肿、淤紫。T$_{10}$、T$_{11}$ 棘突压痛及叩击痛。全脊柱主动活动自如。双侧下肢主动活动自如，双下肢肌力、肌张力正常，双下肢直腿抬高试验阴性，左下肢足底感觉减退、麻木。右下肢感觉未见异常。脊柱前屈活动正常，脊柱后伸试验阳性，侧屈活动度减弱（图 13 – 30）。

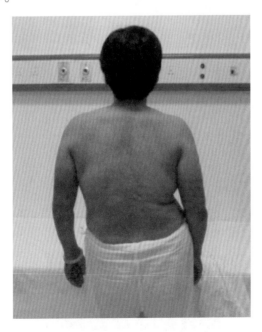

图 13 – 30　患者外相

辅助检查　术前 X 线片显示脊柱侧弯伴退行性改变（图 13 - 31）。术前 CT 显示 L_{3-4} 椎间盘膨出，L_{4-5}、L_5-S_1 椎间盘突出（左旁中央型），腰椎侧弯，腰椎退变（图 13 - 32）。

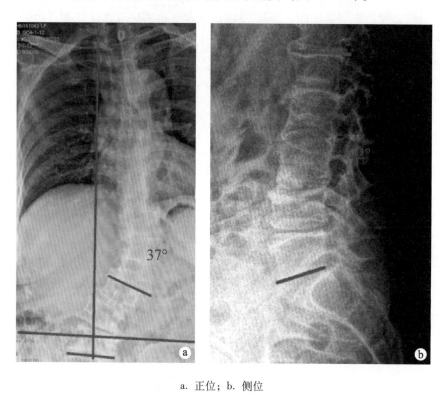

a. 正位；b. 侧位

图 13 - 31　术前 X 线片显示脊柱侧弯伴退行性改变，红线延长线夹角为测量角度

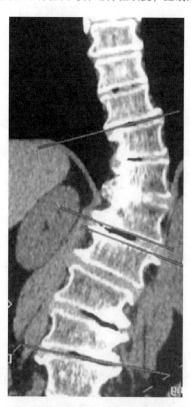

图 13 - 32　术前 CT 显示腰椎侧弯，腰椎退变

【手术指征】

患者脊柱侧弯，腰椎凸向左侧，T_{10}、T_{11}棘突压痛及叩击痛。患者术前 X 线片及 CT 显示脊柱侧弯伴退行性改变，腰椎管狭窄。症状逐渐加重。

【术前计划与手术过程】

手术分为两期进行：第一期行微创下 Cage 植入、椎间融合、异体骨植骨术；第二期行椎管减压及经皮椎体内固定术。

第一期 微创下 Cage 植入、椎间融合、异体骨植骨术（图 13 – 33）。

患者右侧卧位，局部利多卡因浸润麻醉，沿左侧腋中线 L_5-S_1 椎体水平，纵行皮肤切口，长约 3 cm。因患者对痛觉敏感，不能耐受局部麻醉手术，术中将麻醉方式改为全身麻醉。麻醉效果满意后，切开皮肤、皮下组织，钝性分离至 L_5-S_1 椎体及椎间盘，清理 L_5-S_1 椎体上软组织。透视下再次确认定位准确，置入工作套管，使用专业器械摘除部分椎间盘进行减压，显露 L_5-S_1 椎间隙，探查椎间盘，髓核钳取出髓核，术中充分减压后，透视下于 L_5-S_1 椎间隙植入内固定 Cage，并应用移植替代骨行椎间隙植骨，局部应用吸收性明胶海绵止血，然后按上述方法行 L_{3-4} 椎间隙减压、椎间融合、Cage 植入术。因 L_{2-3} 椎间隙狭窄严重，Cage 植入术困难，决定行椎管减压，去除压迫突出椎间盘，再次透视见内固定植入 Cage 在位，位置佳，固定牢固。术中出血约 80 mL，未输血，术后患者双侧下肢活动好。

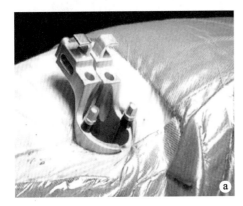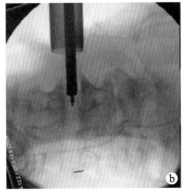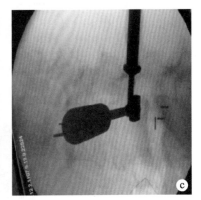

a. 体表伤口外相；b. 术中透视正位；c. 术中透视侧位

图 13 – 33　一期手术术中情况

第二期 椎管减压及经皮椎弓根钉内固定术（图 13 – 34 ~ 图 13 – 36）。

患者全身麻醉成功后，取仰卧位，用多枚克氏针定位 T_{10}-S_1 椎弓根钉进针点在皮肤上做标记。破皮后用 4 枚活检针在透视下先定位 L_5-S_1 椎弓根钉进针点，透视下见进针位置准确，依次穿入导针，撤去活检针，攻丝后拧入椎弓根螺钉，由此方法依次在 T_{10}-L_4 上各拧入 1 对螺钉，透视见各对螺钉稳定在位后，依次从两侧皮下置入钛体，连接同侧椎弓根螺钉，左侧 T_{12}-L_2 椎间隙加压，右侧 L_4-S_1 椎间隙加压后，于各螺钉钉尾拧入固定尾冒，断钉器去除各螺钉钉尾固定杆，彻底止血，酒精消毒皮肤后依次缝合切口。

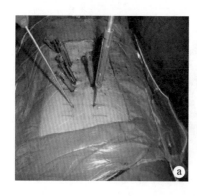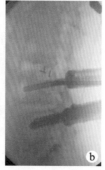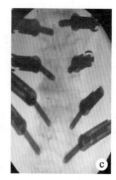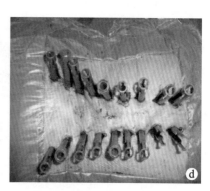

a. 经皮置钉时体表相；b. 术中透视侧位；c. 术中透视正位；d. 经皮置钉后外相

图 13 –34　二期手术术中情况

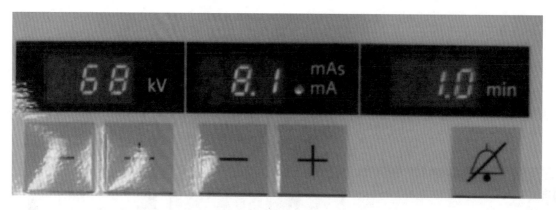

术中透视90次，合计60秒，使用2 m铅屏风；医师避免了铅衣的沉重负担和X线下的暴露

图 13 –35　经皮内固定手术透视时间

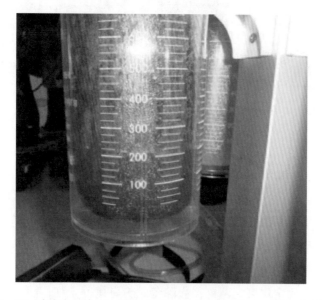

图 13 –36　术中出血情况：150 mL 血 +50 mL 生理盐水 =200 mL 引流液

【术后治疗及并发症】

术后给予继续静脉滴注抗生素治疗，观察病情变化，积极进行神经肌肉功能锻炼。患者切口愈合良好，无红肿渗液。因患者骨质疏松，嘱患者继续补钙治疗。随访近2年，患者预后良好（图13-37~图13-39）。术后6年时，患者因急性心梗去世。去世前，生活正常。

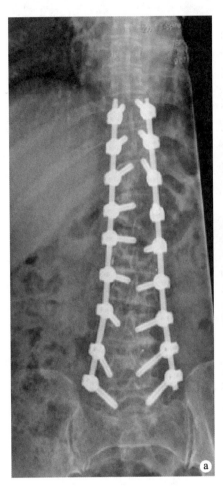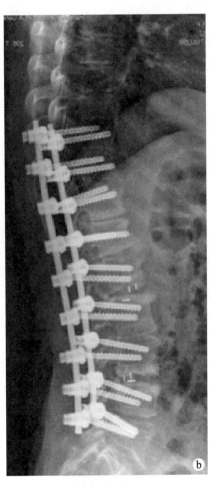

a. 正位；b. 侧位

图13-37　术后复查X线显示椎弓根钉位置固定良好

【讨论与思考】

目前外科手术仍是治疗退行性脊柱侧弯的良好方法，但因其难度大，矫形效果往往不佳，并发症多及围手术期风险大，严重限制了此类疾病的治疗。通常的手术方法需要大范围切开，翻开骶棘肌，部分切除椎板及关节突，进行椎管减压及选择性前柱椎间融合，手术创伤大，出血多。微创技术近年来发展很快，直接侧方椎间融合技术、经皮椎弓根螺钉等为微创治疗腰椎退行性疾病提供了广阔的空间。侧方入路自患者侧方垂直到达椎间隙进行椎间融合，不经过腹腔，不干扰椎管结构，并发症少。而经皮椎弓根螺钉内固定技术已经成为一种较为成熟的微创技术，其通过影像定位，直接经皮穿刺置椎弓根螺钉，不剥离骶棘肌，不损伤腰神经后支，最大限度地保护腰背肌肉功能，创伤小，出血少。

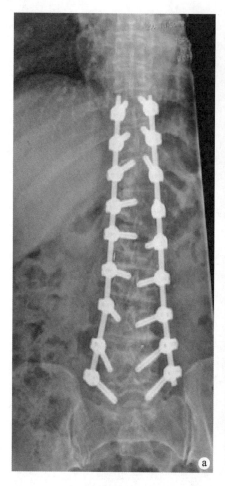
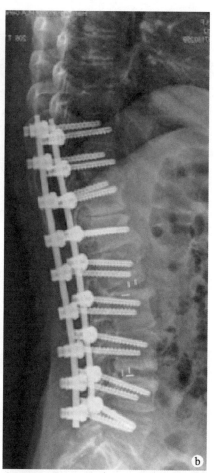

a. 正位；b. 侧位

图 13-38　术后 1 年 10 个月时复查 X 线

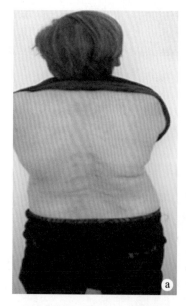
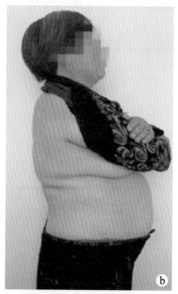

a. 背面像；b. 侧面像

图 13-39　术后 1 年 10 个月时复查外观像

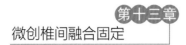

　　该病例一期进行侧方椎间融合，二期又行微创椎管减压、经皮椎弓根钉内固定术，联合多种微创技术，最大限度地减少了患者的创伤，取得了良好的效果。

（术者：张西峰）

（整理：徐建彪　姜红振）

第十四章
介入方法治疗腰痛

病例94 顽固性腰痛伴终板炎的射频治疗

【病例简介】

基本信息 患者女性，41岁。

主诉 腰痛5年，加重伴双下肢疼痛8个月。

现病史 患者5年前无明显诱因出现腰部反复疼痛，休息可缓解，于2017年在当地医院行腰椎神经封闭术，症状当时好转。8个月前无诱因出现双下肢疼痛，症状主要在臀部及大腿后侧，左侧明显，平卧及翻身时疼痛加重，晨起时自觉腰背部发僵，活动后略有缓解，长时间站立、行走时加重。给予保守对症治疗，效果欠佳。进一步行MRI检查见腰椎间盘突出、腰椎终板炎、骶管囊肿。

查体 腰椎生理曲度存在，L_{4-5}、L_5-S_1棘突间压痛、叩击痛，腰椎活动明显受限。右小腿外侧皮肤感觉较对侧过敏。双下肢肌力、肌张力正常。双侧膝腱反射正常，双侧跟腱反射未引出。双侧直腿抬高试验阴性，加强试验阴性，双侧股神经牵拉试验阴性，病理征阴性。

辅助检查 X线片见腰椎侧弯，椎间隙高度大致正常（图14-1）。CT显示L_{4-5}、L_5-S_1关节突关节骨质增生，关节面狭窄，左侧为著，关节面骨赘形成（图14-2、图14-3）。矢状位及轴位MRI显示L_{4-5}、L_5-S_1椎体终板炎，T_1、T_2均呈高信号，Modic Ⅱ型；骶管囊肿（图14-4、图14-5）。

【手术指征】

影像学显示L_{4-5}及L_5-S_1终板炎、腰椎关节突关节骨性增生，骶管囊肿；未见显著椎管狭窄、椎间盘突出、腰椎滑脱及其他显著异常。患者疼痛症状明显，VAS评分6分，符合射频镇痛治疗手术指征。

【术前计划与手术过程】

患者既往有长期慢性腰痛病史，影像检查提示腰椎关节突关节增生、关节面异常，同时局部有显著压痛。体位改变时疼痛明显加重，并伴有晨僵症状。影像检查未见显著椎管内神经受压，考虑骨关节源性腰痛为主，不能除外终板炎刺激窦椎神经导致疼痛。首先行腰椎关节突关节背内侧支诊断性封闭治疗，C型臂定位L_4、L_5、S_1上关节突-横突移行处，沿透视定位引导进针触及相应靶点，患者自觉相应穿刺部位酸胀感。各靶点以1%利多卡因局部注射2 mL。次日患者腰痛症状明显缓解，行L_4、L_5及S_1脊神经背内侧支60~70℃射频热凝治疗（图14-6）。

【术后治疗及并发症】

术后次日出院，VAS评分1~2分，行动无碍。嘱患者加强腰腹力量练习。

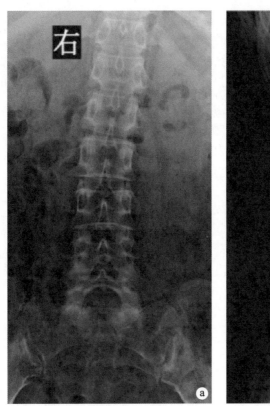
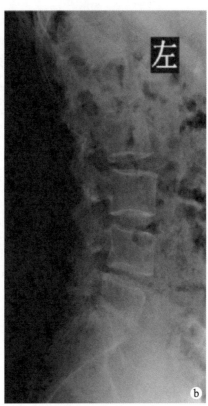

a. 正位；b. 侧位

图 14-1　X 线片见腰椎侧弯，椎间隙高度大致正常

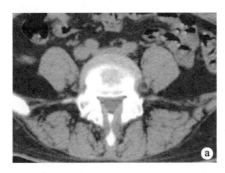
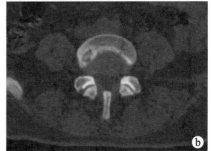

图 14-2　轴位 CT 显示 L_{4-5} 关节突关节骨质增生，关节面狭窄，左侧为著

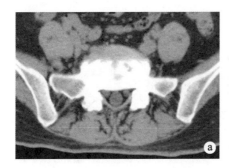
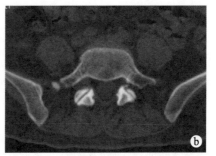

图 14-3　轴位 CT 显示 L_5-S_1 关节突关节骨质增生，关节面骨赘形成，左侧为著

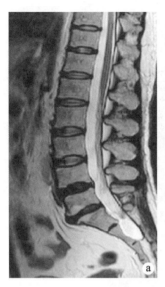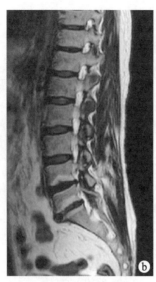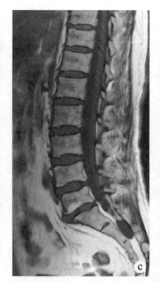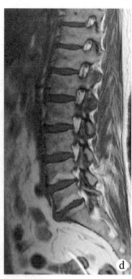

图 14 –4　矢状位 MRI 显示 L_4、L_5、S_1 终板 T_1、T_2 均呈高信号，骶管囊肿

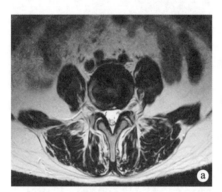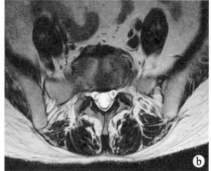

a. L_{4-5}；b. L_5-S_1

图 14 –5　轴位 MRI（T_2）显示 L_{4-5} 左侧关节突关节面水信号模糊；L_5-S_1 双侧关节突关节面水信号消失

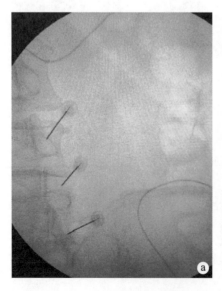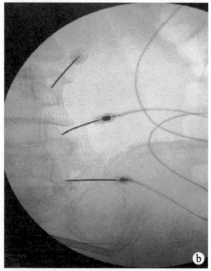

图 14 –6　术中正位透视示针尖位于 L_4、L_5、S_1 上关节突和横突移行处；
连接射频电极，行运动和感觉测试后进行热凝射频治疗

【讨论与思考】

慢性脊柱关节源性疼痛是一组由脊柱小关节病变引起的头颈部、腰背部疼痛综合征，易反复发作且久治难愈。小关节周围有丰富的神经纤维丛，各种炎症、损伤均可以引起小关节病变从而导致疼痛发生，有49%~61%的慢性头颈痛患者、30%~53%的慢性胸壁痛患者、27%~36%的腰痛患者的症状源于小关节病变。

小关节源性疼痛的诊断是临床工作一个难点，通常需要和椎间盘突出、腰椎管狭窄、侧隐窝狭窄、终板炎以及骶髂关节炎等一系列疾病进行鉴别诊断。小关节源性的腰痛特点包括：①小关节局部存在显著压痛、叩击痛；②"腰臀疼一片"表现，疼痛可放散臀部、大腿后方，极少至膝关节以下；③可有晨僵症状，活动后有缓解；④直腿抬高试验阴性，股神经牵拉试验阴性；⑤影像学表现缺乏特异性，可见小关节骨性增生，骨赘形成，关节间隙狭窄（<2 mm）。

本病例患者影像学显示显著的 Modic Ⅱ型终板炎表现（脂肪沉淀期 – T_1、T_2 均呈高信号）。通常认为 Modic Ⅰ型（水肿炎症期 – T_1 低信号，T_2 高信号）由于炎症刺激的存在和腰痛的相关性较大，而Ⅱ型和Ⅲ型（骨硬化期 – T_1、T_2 均呈低信号）的临床意义较小。经再次仔细询问病史及查体，患者初次发病前有搬运重物的情况，L_{4-5} 及 L_5-S_1 小关节处存在明显压痛点，左侧明显，并存在晨僵症状，活动后稍有缓解，符合小关节源性疼痛特征。分别对 L_{4-5}、L_5-S_1 小关节的痛觉神经 L_4、L_5、S_1 脊神经背内侧支诊断性封闭后疼痛缓解，进一步行射频消融治疗，取得良好疗效。

（术者：张嘉靖）

（整理：张嘉靖　刘彦康）

病例95　高龄患者腰椎内固定融合术后疼痛的治疗

【病例简介】

基本信息　患者男性，84岁。

主诉　腰椎术后疼痛不适6年。

现病史　患者2014年因 L_{4-5} 椎管狭窄症在外院行椎管减压、L_{4-5} 椎弓根螺钉内固定术，术后腰痛症状较前加重，伴双下肢疼痛无力，不能长距离行走，严重影响日常生活。

查体　腰椎未见明显畸形，腰背部轻压痛，下肢叩击痛阴性，双下肢皮肤感觉对称，双髋关节活动无受限，双下肢其他肌肉肌力大致正常，双侧跟膝腱射未引出，双侧直腿抬高试验均60°，加强试验阳性。双侧股神经牵拉试验阴性，病理征阴性。

辅助检查　X线片见 L_{4-5} 内固定融合术后改变（图14 – 7）。CT显示 L_{4-5} 内固定术后改变（图14 – 8）。矢状位及轴位MRI未见手术相邻间隙病变（图14 – 9、图14 – 10）。

【手术指征】

影像学显示未见显著椎管狭窄、椎间盘突出、腰椎滑脱及内固定钉棒系统异常，患者疼痛症状明显，VAS评分6分，符合射频镇痛治疗指征。

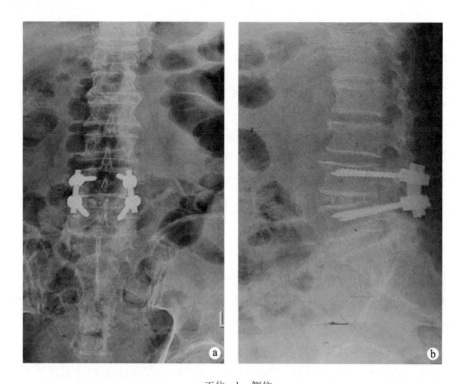

a. 正位；b. 侧位

图 14 -7　X 线片未见钉棒系统异常

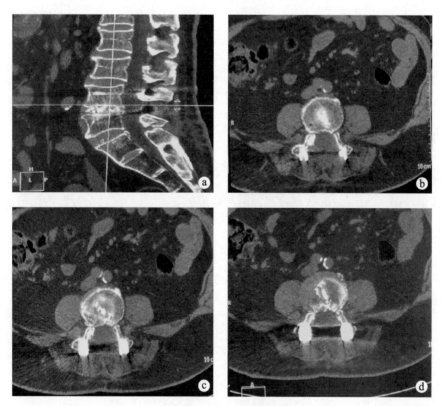

a. 矢状位；b ~ d. 轴位

图 14 -8　CT 显示 L$_{4-5}$ 内固定术后改变

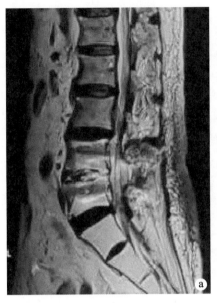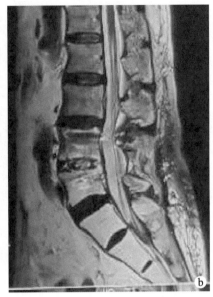

图 14 –9　矢状位 MRI 显示 L_{4-5} 内固定术后改变

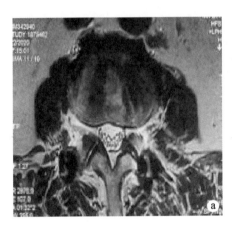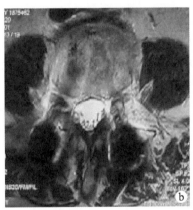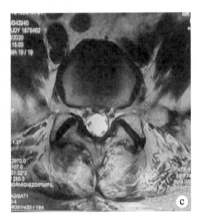

a. L_{3-4}；b. L_{4-5}；c. L_5-S_1

图 14 –10　轴位 MRI 显示 L_{3-4}、L_{4-5} 及 L_5-S_1 平面无相邻椎管狭窄及椎间盘突出

【术前计划】

　　患者既往行 L_{4-5} 节段椎管狭窄扩大减压及融合内固定术，术后腰痛症状明显加重，伴双下肢疼痛无力。影像学检查提示无显著结构性病变，考虑腰椎手术失败综合征（failed back surgery syndrome, FBSS）。常见内固定术后腰痛来源可简单概括为神经源性、骨关节源性及软组织源性疼痛。由于内固定融合术中可能损伤椎板、关节突关节等骨性结构，该患者术后腰痛症状考虑以骨关节源性为主，下肢疼痛症状不能除外神经根性症状，虽然影像检查未见显著椎管内神经受压，不能除外相邻椎间孔内神经卡压。行 L_4、L_5 及 S_1 脊神经背内侧支射频热凝及 L_5 神经根阻滞及脉冲射频治疗（图 14 –11）。

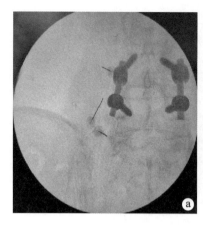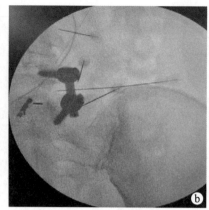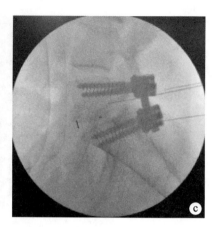

a、b. 正位；c. 侧位

图 14 - 11　术中神经阻滞及射频热凝操作透视

【术后治疗及并发症】

术后次日出院，VAS 评分 2 ~ 3 分。嘱患者在家平卧，3 天后下床，无明显头痛。

【讨论与思考】

腰椎手术失败综合征（failed back surgery syndrome，FBSS）是指在一次或多次腰椎手术后，因手术过程中对骨、软组织正常解剖结构的破坏、神经组织的损伤等多种原因，患者仍存在或复发腰痛或坐骨神经痛、伴或不伴下肢感觉运动功能障碍和大小便功能障碍的一类症候群，其发生率为 10% ~ 40% 。导致 FBSS 发生的原因包括侧隐窝和神经孔过度减压导致脊柱不稳和疼痛，以及位置错误的融合器和螺钉碰到神经结构导致放射痛。其手术并发症包括神经损伤，感染，血肿，伤口愈合不良，腰椎不稳，内固定失败，硬膜外瘢痕等。部分患者同时存在多种原因，而不是单一原因。FBSS 的治疗方式包括保守治疗、介入治疗（如封闭、射频治疗及脊髓电刺激等）和手术治疗。

本例患者高龄，术后 6 年症状持续存在，尝试多种保守治疗无效，再次开放手术风险较高，预期效果未知。在详细的病史收集、准确的体格检查及精准诊断的基础上，分析患者的疼痛可能源自椎体关节突关节、L_5 神经根。关节突关节源性的疼痛进行脊神经背内侧支的阻滞和射频热凝可达到良好的镇痛效果，神经根封闭及脉冲射频也可以起到镇痛的作用。患者术后仍有残余症状，不能除外肌筋膜疼痛综合征，继续行康复训练及局部的理疗有助于达到长期缓解。无后期随访结果，难以评价射频热凝及神经根组织和脉冲射频治疗的优劣及有效性。

（术者：马宏伟）

（整理：张嘉靖　刘彦康）

第十五章
椎间盘突出自行吸收

病例96 椎间盘突出物重吸收

【病例简介】

基本信息 患者女性，49 岁。

主诉 腰痛 20 年，加重 1 个月。

现病史 患者 20 年前因摔伤遗留腰痛，每年间断发作，予以物理治疗。2015 年 4 月无明显诱因腰痛加重伴有左下肢放射痛，疼痛自腰臀部放射至左大腿后侧、小腿外侧及足底，行 MRI 检查显示 L_5-S_1 椎间盘左后方突出（图 15 - 1）。鉴于患者当时左下肢疼痛及腰背痛轻微，下肢感觉运动无明显异常，建议患者可先行保守治疗。经保守治疗 3 个月，患者疼痛逐渐缓解，2016 年 8 月复查遗留主观感觉左侧小腿及足底麻木，MRI 显示 L_5-S_1 突出的椎间盘基本吸收（图 15 - 2）。

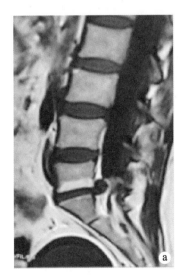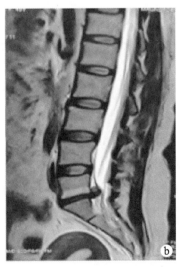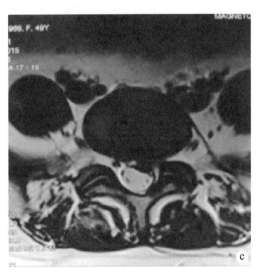

a. 矢状位 T_1 像；b. 矢状位 T_2 像；c. 轴位

图 15 - 1 MRI 显示 L_5-S_1 水平椎间盘向左后方突出，左侧神经根明显受压

查体 腰椎正常生理弯曲，主动活动轻度受限。左侧小腿及足底感觉减退，其余部位感觉无异常，双侧直腿抬高试验阴性。

辅助检查 MRI 显示 L_5-S_1 水平椎间盘向左后方突出，左侧神经根明显受压。

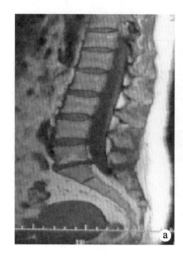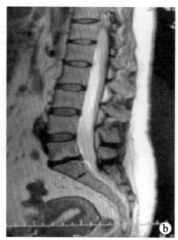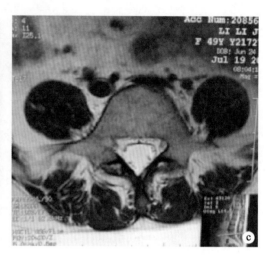

a. 矢状位 T_1 像；b. 矢状位 T_2 像；c. 轴位

图 15-2　3 个月后复查 MRI 显示 L_5-S_1 水平突出椎间盘基本吸收，神经根受压解除

【讨论与思考】

自 Guinto 1984 年报道了第一例腰椎间盘突出自行吸收的病例以来，陆续又有新的案例公布，范围也扩展到了颈椎和胸椎。近来又有学者发表了钙化的椎间盘突出物自行吸收的论文。目前关于椎间盘突出自行吸收的机制尚不统一，有自身免疫机制、椎间盘的脱水干燥机制、突出物再调节机制、脑脊液搏动压力机制等。值得关注的是自身免疫理论，由于纤维环及终板的严密包裹，髓核在正常情况下是与体内免疫系统隔绝的，因此当各种原因导致髓核的屏障破坏时，髓核就会与免疫因子接触，发生自身免疫反应。

椎间盘突出时，纤维环破裂，髓核通过裂隙脱出，髓核作为一个特异性抗原，自身免疫反应会引发的一系列炎性反应，组织学显示突出部分有大量新生血管形成，巨噬细胞、淋巴细胞、成纤维细胞、肥大细胞等浸润，其中巨噬细胞为炎症细胞的主要成分，巨噬细胞浸润吞噬降解突出椎间盘被认为是吸收的主要因素；同时髓核突出部分存在各种炎症细胞介质［白介素（interleukin，IL）、肿瘤坏死因子（tumor necrosis factor，TNF）、前列腺素（prostaglandin，PG）、一氧化氮（nitric oxide，NO）、磷脂酶 A_2（phospholipase A_2，PLA_2）等］引起血管舒张，血管通透性增加，加重炎性反应。新生血管形成、炎症细胞浸润、各种细胞因子炎性介质的表达互相影响，共同作用于突出的髓核组织，是其变小和消失的病理基础，另外软骨细胞的凋亡和突出髓核的脱水也在突出椎间盘吸收过程中起着不同的作用。若突出组织不是髓核，则无法引起一系列连锁的炎性反应，则吸收过程不会出现。

按照以上理论，腰椎间盘突出自行吸收的概率应该是高的。但是腰椎间盘突出一旦过了急性期，许多患者的临床症状就会获得很大程度的缓解。许多患者症状缓解后，除非症状和体征复发，无论医师还是患者，多数不再建议和实施影像学复查。因此临床上见到明显吸收的病例并不多。此外，吸收的彻底性比是否吸收更有意义。突出物变小可以，完全消失可能性比较小。如果没有产生不需要手术的吸收，那么就没有多少临床意义。临床上经常看见患者腰椎间盘突出后症状长期不缓解，或者短期缓解后症状缓解不彻底或经常发作。最后的结局，多是实施了各种手术治疗。

对于影像检查提示突出严重，症状不严重或者严重疼痛后 2～3 天很快缓解的患者，可以密切观察。如果症状进一步缓解，就继续观察。这样的患者有可能出现本文介绍病例的结果，最后突出组织明显吸收。如果疼痛不缓解，建议尽快微创手术。若是等到出现了不可逆的神经损伤，即使那时突出椎间盘组织吸收了，患者还是无法获益。

（术者：张西峰）

（整理：徐建彪　姜红振）

病例 97　椎间盘突出自行消失

【病例简介】

基本信息　患者男性，44 岁。

主诉　腰部及双下肢间断性疼痛 4 年余。

现病史　患者于 2011 年无明显诱因出现腰部及双下肢放射痛，行保守治疗后缓解。2014 年 10 月症状加重，无法下床走路，行 MRI 检查提示腰椎间盘突出，再次予以保守治疗后缓解。患者为求进一步治疗来我院就诊。

查体　脊柱未见明显畸形，腰椎正常生理弯曲，主动活动轻度受限。双下肢感觉无异常，直腿抬高试验阳性（50°）。

辅助检查　腰椎 MRI（2014-03-11）显示 L_{3-4} 椎间盘突出（图 15-3）。复查腰椎 MRI（2015-02-25）显示 L_{3-4} 的巨大突出消失（图 15-4）。

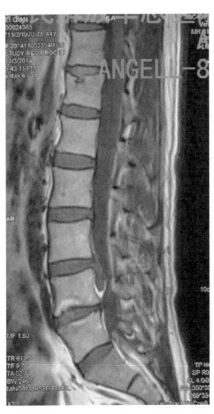

图 15-3　腰椎 MRI（2014-03-11）显示 L_{3-5} 椎间盘突出

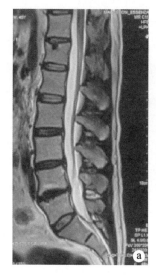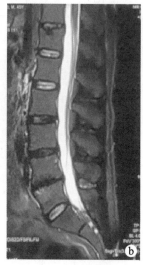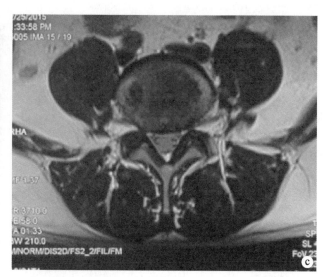

a. 矢状位 T_2 像；b. 矢状位抑脂像；c. 轴位

图 15 -4　复查腰椎 MRI（2015-02-25）显示 L_{3-4} 的巨大突出消失

【手术指征】

患者入院前 MRI 显示 L_{3-4} 存在较大髓核脱出，且与临床症状相符。入院后复查 MRI 显示 L_{3-4} 突出消失，且临床症状减轻。手术指征消失，取消手术计划。

【讨论与思考】

由 MRI 检查（2014-03-11）看出，确有较大脱出，对脊髓造成压迫。但患者行保守治疗后症状缓解，复查 MRI（2015-02-25）发现巨大脱出物消失，脊髓压迫减轻。由此可以看出，一些患者的突出可以通过理疗和休息的方式得到缓解，是行之有效的方法。因此，临床治疗腰椎间盘突出，手术是一种途径，而不是唯一途径。我们要正确对待手术治疗方式，应用多种手段，以最小的代价取得最好的效果。

作为医师，经常见到准备手术的患者，住院后安排好手术了突然说不痛了。对于这样的患者，我们的回答是："你可以回家了。你是来治疗疼痛的，经过观察没有手术疼痛就消失了。说明你和医师都很幸运，你不必要冒风险接受手术，医师也不必要冒风险给你做手术。"手术是医师治病的手段，不是目的。明代裴一中在《言医·序》中说："学不贯今古，识不通天人，才不近仙，心不近佛者。宁耕田织布取衣食耳，断不可作医以误世！"中国外科之父裘法祖先生说："德不近佛者不可为医，才不近仙者不可为医。"

医学是良心活儿，一切以患者的利益为重。

（术者：张西峰）

（整理：步荣强　姜红振）

病例98 巨大椎间盘突出自行吸收

【病例简介】

基本信息 患者女性，54 岁。

主诉 腰痛伴左下肢放射痛、麻木 1 年半。

现病史 患者于 2015 年 12 月无诱因出现腰痛伴左下肢放射痛、麻木，无明显间歇性跛行，大小便正常，MRI 检查提示腰椎管狭窄、L_{4-5} 椎间盘突出，行保守治疗效果良好。于 2017 年 7 月行腰椎 MRI 检查提示 L_{4-5} 椎间盘突出明显吸收。

查体 跛行步态，腰椎屈伸运动轻微受限。腰部、左侧大腿外侧疼痛，以小腿外侧为主，VAS 评分 4 分。左下肢外侧无明显感觉减退区。双侧直腿抬高试验均阴性。左下肢肌力 5 级，左拇趾背伸肌肌力 5 级；右下肢肌力 5 级，右拇趾背伸肌肌力 5 级，肌张力正常。

辅助检查 腰椎 MRI（2015-12-07）显示 L_{4-5} 椎间盘突出伴腰椎管狭窄，腰椎 MRI（2017-07-06）显示 L_{4-5} 椎间盘突出物明显吸收减小（图 15 – 5、图 15 – 6）。

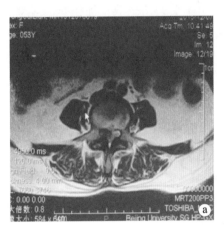 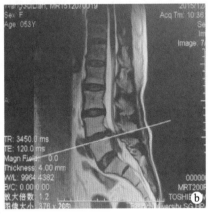

a. 轴位；b. 矢状位

图 15 – 5 腰椎 MRI（2015-12-07）显示 L_{4-5} 椎间盘突出伴腰椎管狭窄

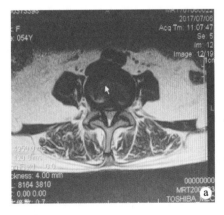 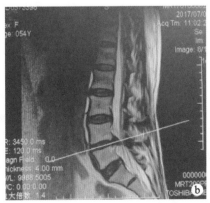

a. 轴位；b. 矢状位

图 15 – 6 腰椎 MRI（2017-07-06）显示 L_{4-5} 椎间盘突出物明显吸收减小

【讨论与思考】

此患者是巨大腰椎间盘突出经保守治疗后突出的髓核自行吸收的一个病例，临床上很少见。Guinto于1984年在对保守治疗腰椎间盘突出症患者进行CT随访时，首次观察到突出的椎间盘组织可以自行缩小或者消失，将其称之为自发性消退（spontaneous regression），这个发现开启了腰椎间盘突出后重吸收研究的先河。这种突出的椎间盘组织未经手术切除或髓核消融术等干预，突出物发生缩小或者消失的现象称为"重吸收（resorption）"。

正常情况下，由于纤维环以及上下终板的紧密包绕，髓核在生理状态下是与免疫系统隔绝的，即免疫豁免，当各种原因导致髓核的屏障破坏时，髓核会与免疫因子接触，产生自身免疫反应。许多文献指出，伴有后纵韧带破裂的突出椎间盘组织最易发生重吸收，因为后纵韧带破裂后突出的髓核更容易接触血液运输，易激活自身免疫机制。所以游离型、穿破后纵韧带型等破裂型髓核突出最易吸收，而且突出的髓核越大、游离越远就越容易发生吸收，髓核成分多的也易吸收。相反，突出物纤维环成分多或系含有软骨终板，一般难以自然吸收。

目前，腰椎间盘突出症的治疗方法正在朝着尽量保持不改变椎间盘和整个腰椎生物力学特性的无创或微创技术方向发展。突出椎间盘重吸收现象也使手术受到了挑战，促使我们对某些过早、过度甚至扩大指征进行手术的现象予以反思。同时我们也要清楚，并不是所有腰椎间盘突出症都能发生重吸收；对于容易发生重吸收的巨大破裂型突出，如病程中出现马尾神经压迫症状，绝对不能等待重吸收，需要及时手术。

（术者：张西峰）

（整理：姜红振）

参考文献

1. GUINTO F C Jr, HASHIM H, STUMER M. CT demonstration of disk regression after conservative therapy [J]. AJNR Am J Neuroradiol, 1984, 5(5): 632-633.

2. AHMAD F U, SCHALLERT E, BREGY A, et al. Disappearing large calcified thoracic disc herniation in a patient with thalassaemia [J]. BMJ Case Rep, 2016, 2016: bcr2015213166.

3. KRISHNAN P. Spontaneous complete absorption of a large prolapsed lumbar intervertebral disc with extrusion and cranial migration [J]. J Neurosci Rural Pract, 2017, 8(2): 307-309.

4. LIU J T, JIANG H, WANG Y J, et al. A study of a rat lumbar disc herniation model and the mechanism spontaneous of resorption [J]. Zhongguo Gu Shang, 2010, 23(5): 370-372.

5. ALTUN I, YÜKSEL K Z. Lumbar herniated disc: spontaneous regression [J]. Korean J Pain, 2017, 30(1): 44-50.

6. KIM S G, YANG J C, KIM T W, et al. Spontaneous regression of extruded lumbar disc herniation: three cases report [J]. Korean J Spine, 2013, 10(2): 78-81.

7. TEPLICK J G, HASKIN M E. Spontaneous regression of herniated nucleus pulposus [J]. AJR Am J Roentgenol, 1985, 145(2): 371-375.